形神并调 多维治疗

——陆小左临证五十年经验集萃

主编◎张 伟 刘洪宇

U0346171

全国百佳图书出版单位
中国中医药出版社
·北京·

图书在版编目（CIP）数据

形神并调 多维治疗：陆小左临证五十年经验集萃 /
张伟，刘洪宇主编 . —北京：中国中医药出版社，
2021.4

ISBN 978-7-5132-6491-4

Ⅰ . ①形… Ⅱ . ①张… ②刘… Ⅲ . ①中医临床—经
验—中国—现代 Ⅳ . ① R249.7

中国版本图书馆 CIP 数据核字（2020）第 205752 号

中国中医药出版社出版

北京经济技术开发区科创十三街 31 号院二区 8 号楼
邮政编码 100176
传真 010-64405721
河北品睿印刷有限公司印刷
各地新华书店经销

开本 787×1092 1/16 印张 23 字数 512 千字
2021 年 4 月第 1 版 2021 年 4 月第 1 次印刷
书号 ISBN 978-7-5132-6491-4

定价 88.00 元
网址 www.cptcm.com

社 长 热 线 010-64405720
购 书 热 线 010-89535836
维 权 打 假 010-64405753

微信服务号 zgzyycbs
微商城网址 https://kdt.im/LIdUGr
官 方 微 博 http://e.weibo.com/cptcm
天猫旗舰店网址 https://zgzyycbs.tmall.com

如有印装质量问题请与本社出版部联系（010-64405510）

形神并调 多维治疗
——陆小左临证五十年经验集萃
编委会

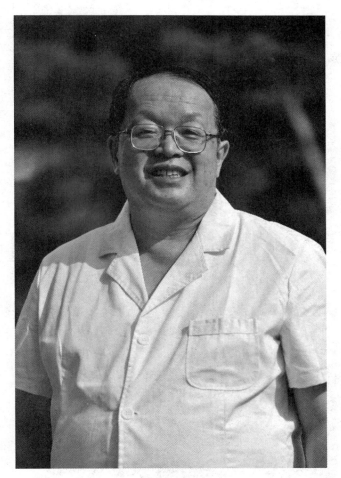

陆小左教授

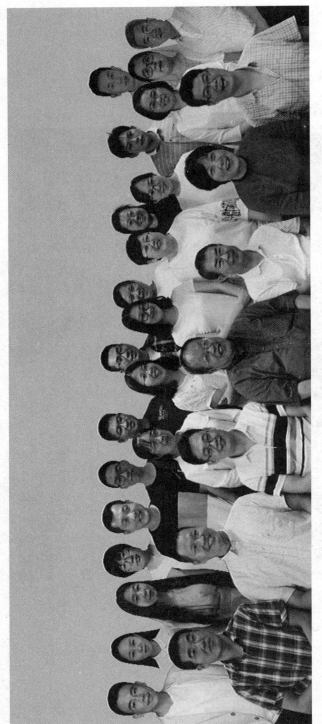

本书编者

中医学作为中华优秀传统文化的瑰宝，具有鲜明的传承特征。在与疾病斗争的历史长河里，历代先贤不断总结疾病预防、诊断、治疗、康复的经验，由经验升华为理论，再应用于临床实践，继而再丰富完善，去伪存真，去粗取精，如此循环往复，代代相传，精益求精，为后世留下了取之不竭、用之不尽的中医宝藏，包括丰富的经典、理论、方法和宝贵的实践经验，也为中华民族的繁衍昌盛作出了巨大贡献。

我们不仅是中医药宝贵财富的享用者和继承者，我们还是中医药学术的探索者和传承人，我们肩负着守正创新的历史使命。数千年的医学实践和预防治疗效果已经充分证明，中医学的基本理念、理论是正确的、先进的。我们应该看到，每个时代的健康、疾病问题都有不同于以往时代的特点，每个时代的医家都面对着具有时代特征的医学问题，正因如此，每一个时代名医辈出，灿若繁星。中华人民共和国的成立为中医学的继承发展创造了前所未有的良好条件，70多年来，中医学在守护人民群众健康的实践中又有了很大进步。当下，中医在救治新冠肺炎患者中已经发挥并继续发挥重大作用。在解决新发及未知疾病的探索中，中医药的先进性、有效性和安全性再一次得到实践的验证。发展中医学需要不断创新，但更要守正传承，这是发展中医的必由之路，更是当代中医人的责任。

津沽大地，人杰地灵，名医辈出，陆小左教授即是其中一位。我与陆教授相识多年，经常一起探讨有关中医发展的问题，每次交流我都获益良多。陆教授为人敦厚，思维活跃，医术高超，德艺双馨，对中医的许多领域都有深入的研究，集世医、儒医、名医、名师于一身，教学、研究、临床都有许多成果。他的道德境界应当弘扬，他独特且疗效显著的临床经验应当推广。陆小左教授的弟子们总结他的医疗经验，思考挖掘他的学术思想、理论、方法很有意义。本书的作者们通过对大量临床一手病案的详细记述，详尽得当地梳理了陆教授的学术思想、理论体系。细阅全书，我对陆教授的学养、德行、医术、建树有了进一步的认识，同时也感到由衷敬佩。

我认为，陆小左教授的弟子们总结老师的学术思想和临床经验，其意义不局限于对陆小左教授道德境界、精湛医术的总结，还具有传承中医、发展中医的意义。因为，任何一个时代的中医的高度和深度都会在该时代中医名家身上予以体现，记述、整理和总结显得尤为重要。从全国来说，这方面的工作依然是"短板"，亟待加强。如果年轻的中医师们都能重视并认真做好名老中医专家的学术思想、临床经验的总结、传承工作，博大精深的中医药学将得以薪火相传，更好地造福百姓。其功德无量，善莫大焉。是为序。

李维东

2020 年 8 月 1 日

多年来，陆小左教授一直致力于中医理论研究和教学，从事中医临床及带教工作近50年，在中医药继承与创新方面积累了十分丰富的经验。古人多能针药同施，内外治法多种同用，今人却鲜有。而陆教授在临床上能熟练运用中药、针灸、推拿、刮痧、拔罐、耳针等多种中医传统技能，坚持"针药并施，多维治疗""形神并调，内外兼治"的治疗原则。他倡导的"辨病辨证多维治疗法"在不寐、痹证、郁证、咳嗽、中风、月经病及皮肤病等方面疗效显著。为了传承中医药学术，我们这些多年跟诊陆教授的名中医工作室医生，硕士、博士研究生及师承徒弟共二十余人，将陆教授近50年的临床和科研经验进行了系统梳理，并提炼成此书。

本书介绍了陆教授的主要学术思想、临床用针用药和治疗经验，以及理论研究成果和临床治疗方法，从中读者不仅能够学到新理论、新方法，还可得到启示。

本书从设计到初稿再到定稿，历经近两年时间。期间，在陆教授的指导下，编委会多次讨论，反复修改，可以说这本书凝聚了两代人的智慧。

陆教授提出的"三不"病机，丰富了中医病机理论；在疾病治疗方面，陆教授提出了"针药并施，多维治疗""形神并调，内外兼治"的理念；在针灸方面，提出"扶正安神通任""补肾安神通督"两大针法和多组经验组穴；总结出以"鸡血藤16味""止咳方"等为代表的18个经典经验方和常用经方、时方及一些中药的临床活用。陆教授希望能将他的临床经验毫无保留地传给大家，打破"中医不传之秘在于量"的禁锢，因此本书所有方剂均标明剂量与用法，以方便使用。此外，本书对刮痧、拔罐、推拿等其他传统中医疗法也加以介绍，并附有典型案例。

　　本书资料详实，论述精当，实用性强，能够较充分地展现陆教授的学术思想和临床经验，学术价值较高，有助于科研和教学人员更新观念，有助于临床医生拓宽诊疗思路，亦可供中医药院校师生及中医爱好者参考。

　　尽管编委会成员竭尽全力，但由于学识所限，不妥之处请读者及同道提出宝贵意见，以便再版时修订提高。

编者
2020 年 10 月

1. 限于篇幅，书中提及的"扶正安神通任""补肾安神通督"针法、经验组穴"颈三穴""肩三穴""臀三穴""安眠三穴"等、经验方"鸡血藤16味""止咳方""枕清眠安汤""调经方"等及其他治疗方法"形神调节按摩术""耳穴调平术""平衡刮痧拔罐术""自律神经训练法"，具体的穴位、功能作用、有关分析、操作方法参照相关章节，其他章节不再重复介绍，用相关标识予以提示。

2. "药对"和"组穴"仅列出陆教授专有的，其他临床医界常用的不再列举。

3. 常用经方、时方及一些中药的临床活用，为体现陆教授的临床实际应用，毫无保留地奉献给读者，打破传统"中医不传之秘在于量"的禁锢，故本书所有方剂用量均标出，以方便使用。

4. 中药饮片属共知的特殊煎法不再标出，如钩藤、砂仁"后下"，车前子、旋覆花"包煎"，龙骨、牡蛎"先煎"，阿胶、龟板胶"烊化"等，使用时需遵循药物的特殊煎法。

5. 使用的药物有炮制品时，需根据病情适当选用，书中不再注明。

6. 专病论治中的病种是基于陆教授的经验方及常用合方的治疗范围而选，且是门诊病例整理中数量居前、体现陆教授诊疗的优势病种，病例达不到标准的一概不选。癌病、颤病（帕金森）、痴呆、不孕不育是普遍认为较难治的病种，虽病例少，但经陆教授采用其理法方药治疗后效果甚佳者一并列举。

7. 对每个病案的分析较为详细，一是在于体现陆教授形神并调、"三不"病机、多维治疗、内外兼治等理论的临床应用，二是避免病案分析不透不全之缺点。病案后的按语部分为编者常年跟诊陆教授的学习观察及临床体会，以供参考。

8. 专病"痿证"为陆教授在辽宁省盘锦市中医院出专家门诊时指导该科治疗的病种。

9. 专病论治中的病名以中医病名为统领，中西病名混用。

10. 医家小传由学生执笔。

编者
2020 年 10 月

目 录

医家小传

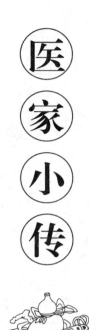

陆小左教授，博士研究生导师，从事中医教学、临床、科研工作近50年，是一位执着地爱党爱国、爱中医药事业、全心全意为患者服务、精心传道授业解惑的中医大家。

陆教授1951年9月30日出生于北京，籍贯浙江海宁，母亲是清末宰相爱国将领左宗棠的曾孙女。陆教授自幼受左氏家族遗训"身无半亩，心忧天下；读破万卷，神交古人"的熏陶，小学时即品学兼优，任学校少先队大队长，被长春市富锦路小学评为优秀毕业生。1969年1月，陆教授作为知识青年到吉林敦化插队。在农村，他不怕辛苦，种过地，打过铁，托过坯，盖过房，修过水库，扑过山火，被评为县级先进知青。

1972年1月，陆教授被派到敦化县精神病院工作，并随当地名中医李吉瑞学习中医，开始与中医结下不解之缘。1975年，陆教授参加了敦化县卫校中医班学习。1977年，国家恢复高考的第一年，陆教授考入白求恩医科大学中医系，后随中医系转入刚恢复办学的长春中医学院（现长春中医药大学），成为"文革"后第一批五年制中医学专业大学生。1982年，陆教授报考天津中医学院（现天津中医药大学）硕士研究生，以优异成绩录取，师从中医大家杨锦堂教授从事《伤寒论》研究。

1985年，陆教授研究生毕业，留校任教，在中医基础理论教研室从事教学工作。1993年，陆教授担任天津中医学院中医诊断教研室副主任，主持该教研室工作。期间，他主持建成了第一门天津市级优秀课程。1997年，陆教授任中医系副主任、中医实验室主任。2000年，陆教授任研究生处副处长，主持研究生处工作。主持研究生处工作期间，陆教授大力推进博士点、硕士点建设，完成了中医学科一级博士点的申报，使中医学科博士点由两个扩展到12个。2003年，陆教授任天津中医药大学医疗系主任，倾心中医学专业学生临床实践能力的提高，主持建设了中医实训课程。2009年，陆教授作为课题组骨干获国家教学成果一等奖。2009年起，陆教授任天津中医药大学中医药工程学院院长，从事中医诊疗仪器研发、教学工作。2012年，陆教授带领团队完成的研究项目获天津市科技进步三等奖。2017年，陆教授被《科学中国人》杂志评为2016年年度人物。2018年，陆教授带领团队完成的研究项目获中国产学研合作创新成果二等奖。

陆教授1988年晋升为讲师，1995年晋升为副教授，1997年被遴选为硕士研究生导师，2000年晋升为教授，2004年被遴选为博士研究生导师，现任世界中医药学会联合会中医诊疗仪器专业委员会会长、世界中医药学会联合会中医诊断学分会副会长、中华中医药学会中医诊断学分会顾问、中华中医药学会治未病分会常委、中国生物医学工程学会中医工程专业委员会副主任委员。

50年来，陆教授在临床、教学、科学研究中恪守中医正道，继承中医精髓，探索中医发展之路，为中医药事业发展作出了贡献。他为人善良敦厚，理解关爱病人，尽心竭力为病人诊治疾病，是获得病人及家属高度评价的好大夫；他无私教学生、带徒弟，立德树人，传授中医理论及方法，是深受学生爱戴的好老师；他为学刻苦，潜心研究中医经典，注重总结临床经验，创建了形神辨病辨证法、形神综合治疗法及"三不"病机为内涵的中医理论陆氏体系，是中医领域的探索者；他注重中西医结合，善于借鉴相关科学技术解决中医问题，是中医工程学科乃至中医现代化的开拓者。

一、医德高尚，为人师表

陆教授医德好、医术高，许多病人仰慕陆教授的医德医术而从外地赶来求治。为满足众多病人需求，特别是满足远道病人求医，他周六也开设门诊，经常为病人诊治到晚上7点甚至8点。有时他已下班走到医院门口，见到匆忙赶来的病人，便返回诊室为病人诊治；有时病人费用不足，他就掏钱给病人垫上。陆教授的诊室里，经常能见到危重、肢体障碍的病人，对此他从不嫌弃肢体障碍、二便失禁或有体味的病人，每当病人或家属因病人身上的气味内疚地望着陆教授时，他无一丝不悦，语言更加和蔼，诊断、治疗更加耐心，在处方、治疗的同时，给病人和病人家属以安慰。

治疗疑难危重病对医生的医德和医术提出了很高的要求，甚至是考验。面对疑难危重病人，陆教授从不推诿，敢于和病人及家属共同承担风险，常常以高超的医术使病人转危为安。在他的诊室里，经常可以看到术后身体衰弱坐着轮椅的病人，经他诊治，病人慢慢地摆脱了轮椅；被诊为绝症或畏惧手术的病人，经他诊治，身体状况逐渐好转，又重新走上了工作岗位；四肢颤抖行走靠人搀扶的帕金森病病人，经他诊治，肢体震颤逐步缓解，恢复了行走；失眠数年身心憔悴"已不会睡觉"的病人，经他诊治，慢慢摆脱了失眠的痛苦，露出了笑容；经西医诊断反复肺炎住院治疗身体虚弱、个子矮小"活不过三个月"的幼儿，经他诊治，免疫力逐渐提高，气色好了，个子也长高了，现已是活泼可爱的3年级小学生了。

陆教授重视培养弟子的人品和医术，用自己的言行举止示范道德，毫无保留地传授自己的治疗经验。他教导学生"有仁心方能有仁术"，有为病人解除病痛的信心方能理解中医精髓，热爱中医才能做到传承精华、守正创新。他把自己几十年摸索出来的、在临床上效果显著的18个经验方剂、综合治疗方法传授给每一位弟子，并结合临床病例，一一讲解这些方剂、方法的应用。他的高尚医德、形神辨病辨证和多维治疗体系，已在众多弟子身上传承和发扬光大。

二、形神统一观

陆教授对《黄帝内经》"形与神俱"的论述有深刻的理解。早年，陆教授在精神病院从事针灸工作时发现，病人精神病发作时，有的力大惊人，有的特别耐冻，兼有躯体疾病的精神病病人发作时会出现躯体病缓解、减轻的情况。后来，在长期的医疗实践中，陆教授提出了形神统一的理论。陆教授的形神统一理论包括：人的形体与精神是相互依存、相互作用、高度统一的整体，形体与精神相互依存、相互影响是中医整体观的重要组成部分；人的健康就在于身体与精神的和谐统一。身体与精神统一的水平高，健康状况就好；水平低，健康状况水平就差；失衡，人就会出现病证。

陆教授用"通、荣、平"描述人的身体与精神的平衡，认为人的身体与精神处于"通、荣、平"状态，就健康。中医之养生观、治未病学说的精要，不仅在于维护和提高人体脏腑的功能平衡，更在于维护和提高人体脏腑与情志的平衡，维护和提高身体与精神统一的平衡。

陆教授认为，人的疾病是身体与精神的失衡。身体与精神失衡，既会表现为脏腑疾病影响情志，也会表现为情志不遂影响脏腑。陆教授在数十年临床经验的基础上提出了导致疾病的"三不病机"，用"不通、不荣、不平"描述身体与精神的失衡原因和表现。当身体与精神处于"不通、不荣、不平"状态时，就表现为疾病。中医诊断观的精要，不仅在于能够发现人体脏腑功能的失衡，更在于能够发现人体的形体与精神的失衡，并洞察人体脏腑病变对情志的作用及人的情志异常对脏腑的作用。中医治疗观的精要，不仅在于帮助病人恢复脏腑功能，更在于帮助病人恢复脏腑与情志的平衡。所以，对疾病的临床诊断、治疗，都要立足于病人的形神平衡，"以平为期"；不仅要判断和治疗病人的"形"即脏腑肢体的病证，而且要判断和治疗病人脏腑病证对其"神"即情志的影响及病人情志异常对脏腑的影响，以实现形与神的平衡。

三、形神辨病辨证体系

陆教授认为，形神综合治疗的前提是形神辨病辨证。陆教授对与"人的体"与"人的神"的相互关系有深刻的阐释。陆教授认为，神有广义和狭义之分，医者均要重视；既要司外揣内，也要司内揣外。他说，诸内之脏腑变化必有诸外之情志表现。形体病变既可因神志之变而起，也可因神志之变而变。形体神情之变化可为判断形神之病证提供线索。

陆教授认为，对病人形神异常状态的认识，就是对病人所患疾病、疾病所处具体阶段、具体类型的判定。辨病辨证，对病因的判断很重要。病因包括六淫、饮食劳伤致病，也包括七情致病。临床诊断，要重视六淫、饮食劳伤对脏腑的影响，更要重视七情对脏腑的作用。他说，疾病的发生、发展异常复杂，六淫、七情、饮食劳伤往往交织在一起导致病人形神失衡，这是临床辨病辨证的难点所在。只有在长期临床实践中潜心总结，才能把握六淫、七情、饮食劳伤引发疾病的内在机理。

为了提高中医诊断学教学、中医临床诊疗，特别是西医学习中医人员应用中医诊疗方法的整体水平，最大限度地减少望闻问切的主观因素，陆教授非常重视中医诊断客观化、标准化研究和舌诊仪、脉诊仪等中医诊断设备的研制，曾主持、完成了由国家自然科学基金资助的研究项目，他指导的多位博士研究生、硕士研究生的学位论文也都是围绕中医诊断客观化、标准化和舌诊仪、脉诊仪展开的。鉴于陆教授在这个领域的贡献，他被推选为世界中医药学会联合会中医诊疗仪器专业委员会主任委员。

通过形神辨病、辨证、辨因，得到了对病人所患疾病和病证这个"理"的认识，接下来确定综合治疗的"法""方""药""技"就顺理成章了。

四、形神多维治疗体系

　　形神并调是陆教授的临床治疗原则。在形神并调的治疗方法上，陆教授多有建树。他曾形象地把治病比做"拔萝卜"，双手十个指头要形成合力。他说的合力，就是形神并调，多维综合治疗。

　　陆教授强调，治疗形体之病时，要注意神志之变，或加以安慰劝导，或施移精变气之术，力求神扬气达。之所以要重视安神，是因为形体病痛会导致情绪变化，情绪变化又会加重形体之痛，而形成恶性循环。要打破这一恶性循环，就不能单纯治形，要形神兼治，以达到治疗躯体疾病和改善情绪的双重目的。形神兼治在治神时，他注重调气理血，使气血得通，得荣，致平。"血气者，人之神"。他认为调气理血为治神调形之枢机。比如，治疗糖尿病，陆教授重视调理病人的情志，在其经验方"消渴方"中加用柴胡。他说，精神过于紧张容易造成血糖升高，柴胡疏肝理气，与方中他药相合，可解患者消渴之苦。

　　陆教授强调，神志病态的调整，也要注意调形。因为异常的情志变化会导致形体病证，而形体病证又会影响或加重神志异常，以导致恶性循环。神志病变对形体的作用，可表现为诸多不通、不荣、不平的症状，如食欲不振、胃脘痛、头痛、胸闷、颈项痛、手麻、腰腿痛等，改善病人的这些形体症状，有利于抑郁、癫、狂、不寐、健忘、痴呆等神志病证的改善。这些病证的改善，又会缓解上述的症状。如此形神俱治，相互促进，以达平衡之态。

　　陆教授治形调神之法颇多，已成体系。他擅用内服汤剂，创建了基于经方的陆氏方剂，如"温胆安神汤""枕清眠安汤""归脾安神汤""痴呆醒神方"等。他擅长针灸，创建了"扶正安神通任""补肾安神通督"陆氏两大针法。他的"形神调节按摩术""耳穴调平术""平衡刮痧拔罐术""自律神经训练法"等配套治法配合针药并用，形神兼调，内外并调，每遇顽症效果甚佳。

　　陆教授认为，形神兼治的合力中还包括病人和家属的力，即调动他们的积极性。他非常重视病人心理的变化，善于帮助病人建立战胜病痛的信心而去除思想负担。他说："就诊之要，应以安神为先。"他遵循《灵枢·官能》"用针之要，无忘其神"的治疗原则，在处方用药、外治按摩方面均本着"无忘其神"之训。他说，病人的心理因素对治疗效果有直接的影响，相信医生，主动要求治疗者常有事半功倍之效。他认为治疗的首要任务就是治神，用医者的言谈举止吸引病人及家属，用广博的学识，亲切和蔼、专心于治疗的态度，熟练的技术使病人树立战胜病魔的信心，病情就已经好了一半。他认为，中医治疗疾病不仅要重视患者的客观体征，更要重视病人的主观感受。在使用各种治疗措施的过程中，要以"和"与"顺"调整形与神的变化。调形以治神，通过药物、针灸等治疗措施，恢复体内气血阴阳以及经脉功能的协调平衡，可以使人的精神状态明显好转。调神以治形，通过调节人体的精神状态也能使脏腑、组织、器官的功能活动得到改善，使人体的形体功能得到恢复。

陆教授还认为，形神并调要已病未病兼顾，将形神并调贯穿于未病先防、既病防变、愈后防复之中。在诊室里，他用高超的医术落实既病防变的形神并调原则，嘱病人不生气，不着急，心平气和地对待疾病，要有信心、决心和耐心，积极配合治疗，这样就好得快。他嘱渐愈病人心平气和地生活，注意饮食、运动，以防疾病再发。在大学讲堂上，他向中医学专业本科生、硕士生、博士生传授未病已病形神并调的理论和方法。在老年大学，他用老年人听得懂的语言，传授形神兼防的养生方法，使形神兼防的养生理念和方法通过许许多多老年人向社会传达。他还安排弟子在老年大学开设"心理情志养生""中医心理学"等课程，针对老年人的特点，传播心理情志养生方法，促进老人健康地生活。

五、人才培养观

陆教授高度重视中医人才培养。在校期间共亲自培养了中医学博士 22 名、硕士 44 名，并指导近百名硕博生。在医院还培养了以师承方式学习中医人员 8 名，建立名中医工作室，培养在职人员数名，临床带教西学中医生数名，更有众多的天津中医药大学学生在课余时间来学习，还有外省市中医药大学的学生利用寒暑假慕名前来跟诊。陆教授爱徒，培养弟子甚是用心，很讲究方法，可概括为"重传道""重基础""重临床""重解惑"的"四重模式"。

重传道，就是重视对学生医学职业道德和认识中医病因、病机、诊疗规律能力的培养。陆教授带徒，首重道德和思维。在培养学生的职业道德上，他重言传身教，用自己全心全意为病人服务的行为感召学生，为学生树立榜样。在培养学生认识中医病因、病机、诊疗规律能力上，他重临床实际，尤重对病例的分析，遇到典型病例，就会给学生现场教学，说明此病、证的规律及相应治法。

重基础，就是重视引导学生学习中医经典，用经方。陆教授善用经方，却不拘泥于经方。他说，时代在发展，今人饮食结构、生活条件及工作环境、医疗状况都不同于古代，疾病在变化，方药也要随着疾病的变化而变。陆教授理论功底深厚，酷爱学习，并引领弟子们学习经典、学习经方的新用。在"陆战队"的微信群里，经常可以看到他为弟子们精选的经典、经方学术论文和经方临床诊疗的成果、动态。

重临床，就是重视引导在校学生早临床、多临床、苦练临床基本功。给本科学生上课时，陆教授总是叮嘱、鼓励学生尽早去临床找老师学习。在诊室，每逢见到大一、大二学生请求跟诊学习，他都欣然接受，精心给予指点，帮助学生从临床理解理论，给跟诊学生充分的实践机会，包括记病历、刮痧拔罐、推拿按摩、针灸等，使跟诊学生的基础理论和临床技能都有了提高。在临床诊断上，陆教授精于望、闻、问、切，也重视和熟悉西医的临床诊断方法，将西医诊断方法作为望、闻、问、切的延伸。他说，患者影像学的图像、生化学的数据、物理学的图形、望触叩听的印象，都能为我们所用，成为望闻问切信息的补充，为中医辨病、辨证提供依据，使辨病、辨证更加精准。在临床治疗上，陆教授熟悉西医常用的各种治疗方法，坚持中医为本、西医为用，中医为主、西医为辅的原则，为患重症、危重症疾病的患者及家属提供中西医结合的治疗建议。

　　重解惑，就是重视回答学生在学习中特别是临床中遇到的问题，及时"点拨"，帮助学生领悟中医的精髓。陆教授说，学中医，既要有记性，更要有悟性。怎么"悟"呢？他指出，一要在理解中"悟"。不能死记硬背，不能把中医当作教条。要理解辨病、辨证与治疗的内在联系。精准辨证，灵活施治。二要在实践中"悟"。中医是实践科学，要学以致用，在学中用，在用中学，而跟师在临床实践中学习是学习中医的最基本形式，也是最有效的形式。在临床实践中"点拨"，是陆教授带徒的特色。我两次见到陆教授治疗全身湿疹的病人，只是在常用方剂的基础上加了一味川芎，病人服药后竟显奇效，由此对陆教授的景仰由心而生，赞叹不已。他的一句"治风先治血，血行风自灭"，一下点明了妙用川芎的理论基础。

　　陆教授重视中医在海外的传播。他可以用日语给日本留学生或短期进修的医生讲课，深受学生欢迎。陆教授十余次受学校公派赴德、日讲学、授课、坐诊、带教。陆教授理论与实际有机结合的精彩授课，吸引了许多学生来中国学习中医。1996年，陆教授在德国坐诊时遇到一位叫尤纳斯的高中生因外伤致失明。病人多方医治无效后，辗转找到他。陆教授针药并施，经过7个月的治疗，尤纳斯的视力竟然恢复了。亲身感受了中医神奇效果的尤纳斯对中医学产生了兴趣，高中毕业后就来到天津中医药大学中医学专业学习，读了本科读硕士，读了硕士读博士，学成后回国从事中医临床工作，现已是当地有名的针灸师。

　　陆教授弟子众多，很多已成为所在学校、医院的骨干。他们在各自的岗位继承、推广着陆教授的学术思想和治疗技术，并发扬着陆教授的治学精神、学术思想、理论和临床诊疗方法。比如，胡广芹已是世界中医药学会联合会痧疗专业委员会会长，石强已成为国家中医药管理局重点学科后备学科带头人，吴喜庆提出了"泻南补北安神"针法和九六针法，张伟提出了"点、线、面"推拿套路，王佳利运用老师的理论在痿证治疗上取得的良好效果等。

　　陆教授一生著作、成果甚丰，发表学术论文120余篇，出版专著、译著近60部，录制出版中医学视听教程8部。其中，《中医临床诊断全书》获2004年科技著作三等奖，《内科常见病证的推拿治疗》获2004年中国电视教材三等奖，《脉诊》获2009年中华医学会电视教程二等奖。陆教授在中医发展四诊客观化方面做了大量工作，成功研制了舌象仪、脉象仪、证候模拟人等中医诊断仪器，获国家专利11项。其中，指导学生完成的"中医证候模拟人"获全国大学生挑战杯竞赛二等奖。陆教授主持及参与国家自然科学基金、科技部"973"重大项目及天津市科研项目近20项。

　　"做医生要对得起患者的信赖，做老师要对得起学生的渴望"乃陆教授之座右铭。陆教授是深得患者信赖的医家，他的高尚道德和精湛医术，感动着每位患者，越来越多的患者慕名前来请求诊治；陆教授是深受学生爱戴的师长，他有教无类、诲人不倦、循循善诱传授中医理论、方法、技能的教育教学态度，激励着每位学生。陆教授是一位集仁者、学者、医者于一体，德艺双馨，形神并调，多维治疗，济世救人，广育人才的一代中医大家。

　　跟随陆教授学习中医，成为陆教授的弟子，幸也！

学术精华

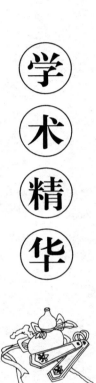

理论创新

形神一体观

形神合一论是中医学理论的重要组成部分，体现了人体结构与功能、生理属性、精神意识属性的和谐统一。形神合一是中医整体恒动观在形神关系上的具体体现，对于指导中医的诊断、治疗有着重要的临床意义。但临床实践中，很多医生只注重治形，而忽略了神在治疗中的作用。陆教授早年就发现了神在治疗中的作用，且注重对神的研究，在继承传统理论的基础上，逐渐形成了自己的形神一体观。

形神合一论最早的论述见于《黄帝内经》，《素问·上古天真论》称之为"形与神俱"。所谓形与神俱，是指形体与人的精神意识及思维活动密切相关，正如张介宾在《类经·针刺类》中所言："形者神之体，神者形之用；无神则形不可活，无形则神无以生。"陆教授认为"形与神俱"的思想体现了生理情况下形神的完整统一性，同时也反映了病理上的必然联系性，临床治疗时应"形神兼治"，注重调整两者的关系，既治形又治神，以消除疾患，维护健康。

要理解形神合一，就必须了解什么是"神"，什么是"形"，以及它们之间的关系。从文字学角度看，"神"与"形"二字出现的时间都比较早，其基本含义经过了一个相当时间的历史发展演化过程，逐渐完善并用于解释生命现象与疾病发生的内涵，成为两个具有独特内涵的中医学概念。

一、中医对神的认识

（一）神的概念

"神"，形声兼会意字。要理解"神"的含义，我们不妨先把其拆分为"示"与"申"两部分。"示"的古字的字形类似古人祭祀用的祭台，作为部首时多与祭祀、崇拜、祷祝有关，再加上"申"字表声，两相结合，有"天神"之意，不同于凡尘俗世之人。其创造和主宰着世间的万事万物，也常泛指人们身体上的精神和虚无缥缈的神灵。《说文解字·示部》曰："神，天神引出万物者也。"《说文解字·笺》曰："天地生万物，物有主之者曰神。"

中医学在发展过程中保留了神的"神秘"以及"主宰"的含义，同时又赋予其代表生命现象的内涵，这三者共同构成中医学"神"的概念。"神"在《黄帝内经》中记载颇多，有一百余处，后世医家与现代医者亦多有所发挥，对神的解释共有十余种，陆教授认为，神在中医学中可以概括为以下两种含义。

1. 神指人体生命现象的总概括　《黄帝内经》把具有生命活动的物体看作是神的一种体现，如《素问·六微旨大论》曰："出入废则神机化灭，升降息则气立孤危。"指出凡具有呼吸、饮食、排泄等生命活动的物体，神便蕴含其中，而人体的生命活动就是神的一种，且为高级的一种。

首先，神是指人的生命规律及其现象。《灵枢·本神》曰："故生之来谓之精，两精相搏谓之神。"明确指出了秉受于父母之精而形成的人体可直接称为"神"。《素问·六节藏象论》说："天食人以五气，地食人以五味。五气入鼻，藏于心肺，上使五色修明，音声能彰。五味入口，藏于肠胃，味有所藏，以养五气，气和而生，津液相成，神乃自生。"《灵枢·天年》曰："何者为神……血气已和，营卫已通，五脏已成，神气舍心，魂魄毕具，乃成为人。"说明"神"产生于天地合气，生成于营卫气血，随血气而行，终藏于心，使得脏腑功能状态协调平衡，气血充盛，人体生命活动方能正常。这是直接用健康人的生理状态来解释神的内涵。

其次，神是指人体某些脏腑组织的生理功能。由于人体生命与内部的脏腑、经络、气血等密切相关，脏腑、经络功能的盛衰、气血的虚实又可直接影响着生命之神，因此中医常常把人体的某些脏气、经气与血气直接称之为神。《素问·八正神明论》曰："血气者，人之神，不可不谨养。"《灵枢·营卫生会》言："血者，神气也。"《灵枢·平人绝谷》云："神者，水谷之精气也。"《灵枢·小针解》说："神者，正气也。"《素问·调经论》曰："神有余则笑不休，神不足则悲……志有余则腹胀飧泄，不足则厥。"心藏神，肺藏气，肝藏血，脾藏肉，肾藏志，五脏所藏之神、气、血、肉、志，共同组成了人的形体。人体生命依赖于身形和五脏而成为一个整体，五脏以经脉相联系，通过经脉运行气血使其通畅无阻，志意通达，形神互调。若五脏功能失调，则形神失和，机体就会出现各种各样的疾病，正所谓《灵枢·九针十二原》中所提及的："粗守形，上守神。"医技低劣的医生治病时注重于患者经脉肉皮骨等形衰之迹，仅局限于"治病"，医术高超的医生则能够通过全面审查形体而把握患者内在的具体状态，发现脏腑组织功能及气血阴阳的变化，认识疾病发生发展的本质，超越守形之粗，从而达到"守神"以"治人"的高超境界。

第三，神是指人体种种生命活动的外在征象。人体内在的神机运动可通过外部征象表现出来，如目之神色、形之神态、面部五色以及语言、思维变化等外部表象，即"有诸于内必形诸于外。"这种显露于外的征象都是"神"的具体体现，如《灵枢·大惑论》曰："目者，五脏六腑之精也，营卫魂魄之所常营也，神气之所生也。"《素问·刺法论》曰："神失位，使神采不圆。"还有人体正气对于各种治疗方法、药物的反应性也以"神"概括之，如《素问·汤液醪醴论》中"神不使"就是此例。

2. 神指人的心理活动　神最典型的含义是指人的精神意识思维活动，包括感觉、知觉、意识、思维、情志、欲望、灵感等，即后世所说的"狭义之神"。人为万物之灵，其区别于其他生物的特征是具有思维活动，故将其单独提出进行详细论述。《素问·八正神明论》载："请言神，神乎神，耳不闻，目明心开而志先，慧然独悟，口弗能言，俱视独见，适若昏，昭然独明，若风吹云，故曰神。"指出人对外界事物的体察、领悟、见地、把握、理解等意识思维过程就是"神"的作用。

《黄帝内经》认为，"神"的概念不能全面解释复杂的心理活动，于是将心理活动之神分为"五神"，即《素问·宣明五气》所言"心藏神，肺藏魄，肝藏魂，脾藏意，肾藏志"。《灵枢·本神》又将"心神"进行精细的剖析，而有了"所以任物者谓之心，心有所忆谓之意，意有所存谓之志，因志而存变谓之思，因思而远慕谓之虑，因虑而处物谓之智"对事物认知全过程的精辟总结。即"心"负责思想意识，在心神的主宰下产生的意念叫作"意"；意积存多了所形成的认识叫作"志"；在认识的基础上酝酿思考叫作"思"；在思考的基础上深谋远虑谓之"虑"；经过深思熟虑恰当处理事物叫作"智"。这些感知、记忆、思考、想象和判断都属于逻辑思维范畴，中医学认为这也属于"神"的内容。

（二）神的生成

陆教授认为，从绝大多数情况看，中医学中"神"是一个非物质性的抽象概念，但神又是物质的产物，它必须依赖于物质而存在，即神由先天之精所生，又赖后天水谷精气及其化生的气血物质来滋养。

神是由先天父母之精——天癸相结合而产生，是对生命活动的总体反映，随神而来的魂、魄、意、志、思、虑、智，无不产生于父母之精，故人出生之后，不仅其身体外表与父母相类似，就连神情、气质也受先天父母影响。

人出生之后，神又依赖于身体水谷精微的滋养和五脏六腑精气的充实，如《素问·平人绝谷》曰："故神者，水谷之精气也。"《素问·八正神明论》曰："血气者，人之神，不可不谨养。"《灵枢·营卫生会》谓："血者，神气也。"神藏在五脏六腑之中，依附于身体，形乃神之宅，神乃形之主，形与神俱，不可离分。心藏脉，脉舍神；肺藏气，气舍魄；肾藏精，精舍志。再如《素问·阴阳应象大论》说："人有五脏化五气，以生喜怒悲忧恐""肝在志为怒，心在志为喜，脾在志为思，肺在志为忧，肾在志为恐。"这些神志的活动各依附于不同的脏腑，脏腑之精气充实，神的活动才能正常，脏腑精气空虚，就会出现易怒、健忘、悲伤、恐惧，甚至精神失常等一系列症状。精气血津液充足，脏腑功能强健，则神旺；精气血津液亏耗，脏腑功能衰败，则神衰。

（三）神的生理功能

1.主宰人体的生命活动　陆教授认为，神是人体一切生命活动和心理活动的主宰，是人体生命活动的综合表现。如《灵枢·天年》曰："人生十岁，五脏始定，血气已通，其气在下……百岁，五脏皆虚，神气皆去，形骸独居而终矣""失神者死，得神者生。"《素问·五常政大论》亦曰："根于中者，命曰神机，神去则机息。"这些论述均强调了神的有无对人体生命起着决定性作用，神主宰人的生命。

2.调节脏腑的生理功能　精、气、血、津液是生成神的物质基础。陆教授认为，以五脏精气为基础而产生的精神意识思维活动对脏腑的活动及气血津液的运行起着调控作用。正常情况下，神支配人体各脏腑的功能活动，并协调人体各部之间的相互关系，从而使人体保持完整和谐。如《灵枢·邪客》曰："心者，五脏六腑之大主也，精神之所舍也。"张介宾在《类经·藏象类》亦曰："脏腑百骸，惟所是命，聪明智慧，莫不由之。"《素问·灵兰秘典论》曰："心者，君主之官，神明出焉……故主明则下安，以此养生则寿，殁世不殆，以为天下则大昌。主不明则十二官危，使道闭塞而不通，形乃大伤。"《灵枢·本脏》曰："志意者，所以御精神，收魂魄，适寒温，和喜怒者也……志意和则精神专直，魂魄不散，悔怒不起，五脏不受邪矣。"包括"志""意"在内的神，不仅主宰五脏六腑的功能，也可以御邪内侵，保护人体，调节情志，防止疾病的发生。

3. 反映机体的生命状态 藏象学说认为，凡是机体表现于外的"征象"，都是脏腑生命活动的外在反映。因此，神的生成虽有赖于五脏的生理功能，但又是反映五脏功能状态的重要征象。陆教授认为，神的表现可以从人体的形象、面色、眼神、语言、应答、舌象、脉象及肢体活动中得以反映，如"神气""神色""神态""神情"等。《素问·移情变气论》说："得神者昌，失神者亡。"说明察神的存亡，对于判断正气的盛衰、疾病的轻重和预后有特别重要的意义。

4. 神是脏腑精气对外界环境变化的应答 在自然环境与社会环境的刺激下，人体内部脏腑就会做出相应反应，这种反应实际就是神的表现。脏腑精气对外界环境刺激而做出应答反应的结果表现为精神、意识和思维的活动，同时，还可产生不同的情志活动，如《素问·阴阳应象大论》说："人有五脏化五气，以生喜怒悲忧恐。"一方面，可以保持正常的心理活动状态，所谓"精神内守"，并以此主宰和协调机体内部的生理活动；另一方面，使机体与外部环境也取得协调统一，体现了神的存在。

（四）中医神明、精神的概念

1. 神明 "神"是相对于我们的感官而言的，不可测度；如果我们运用自身的智慧，便能感悟彼此的心之神机。"神"虽藏于内，但它所主宰的生命活动是通过人体的形象、面色、神态等表现出来的。生命活动的外在表现给我们提供了一些明白而清晰的可观测的形象，从而做出判断，即"神"藏于内，"明"见于外，合称"神明"。

2. 精神 精神是"精"与"神"的合称，其中"精"是"神"产生的物质基础，"神"是"精"之功能的终极表现，两者互为依存。需要注意的是，此处的"精神"不等同于现代词汇中的"精神"一词。

（五）神的分类

有关于神的分类，主要可分为元神、识神、五脏神、情志等。

1. 元神 元神最初来源于道家，又名先天之神。"元"有起始而混然未分之意，如《尔雅·释诂》说："元，始也。"直至明·李时珍提出"脑为元神之府"后，陆续有医家引用"元神"来阐述医理。

（1）道家所认识的元神：元神是随着内丹性命之学发展而产生的，是古代内丹家在修炼实践中的总结。如唐·吕洞宾在《太乙金华宗旨》中认为，元神是人的"本来面目"，是人得以生长的根本原因，并认为："凡人投胎时，元神居方寸，而识神则居下心。"点明元神于先天产生，寄居于脑。《难经·三十六难》曰："命门者，诸神精之所舍，元气之所系也。"命门所藏之精乃先天之精，即元精。明·张景岳在《传忠录》中曰："元精元气者，即化生精气之元神也。"元精化生元气，元气又化生为元神，故元神由命门所主宰，为三神之首。宋·张伯端在《玉清金笥青华秘文金宝内炼丹诀》中更明确指出："夫神者，有元神焉，有欲神焉。元神者，乃先天以来一点灵光也。"元神与生俱来，是先天生命固有的内在机制，主宰着人的生命。若能把握好元神，人就能够长寿。《指南针·修真后辩》对此进行了详尽的论述。曰："精气神而曰元，是本来之物，人未有此身，先有此物，既有此物，而后无形生形，无质生质……包此一点之真，变化成形，已有精气神寓于形内……元神至灵至圣，主宰万事，知之可以延年益寿。"

元神之所在，《太乙金华宗旨》认为是"居方寸"。"方寸"本指一寸见方的心部，又作寸心，但道家多认为元神是头脑内所藏之神。《尔雅·释诂》曰："元，首也。"因此《黄庭经·至道章第七》说："至道不烦决存真，泥丸百节皆有神。发神苍华字太元，脑神精根字泥丸。"这里，"脑神"是头面七神的一种，居于泥丸宫，即脑宫。泥丸宫中不只有"脑神"一神，还有其他神，故本篇又说："一面之神宗泥丸，泥丸九真皆有房。"九真就是九位真神。如按《大洞真经》所说，则头部共有十一宫十六真，"脑神"只是其中之一，且无实际意义，只是指代所在的部位以便存思观想的地方。故《黄庭经·至道章第七》云："但思一部寿无穷，非各别住俱脑中，列位次坐向外方，所存在心自相当。"周嵋声在《黄庭经义疏》注云："即可由气聚而神凝，神凝而形见，虚构成不同的神形和神名，但城府栉比，焉能逐一存念，而且这些神灵也并不是在头脑占有真正的部位与居住处所。"由此可见，元神虽为"脑神"，居于脑中，但并没有精神思维活动的功能，只是道家存思服气炼形的一种称谓。

除此之外，在道家学说中，"元神"与"识神"作为两个十分重要的基本概念，往往一并出现。它不仅用来阐述内丹修炼的奥秘，还用来描述人体生命的本质。正如慧真子所说："……元神、识神为主宰人身气化之权柄。"在父母受孕之时，胎儿的元神和识神就形成了。元神居于头上"天心"（玄关、泥丸宫）中，元神喜静，识神喜动。识神则居住在下面的肉心中。识神动则情欲盛，情欲盛则耗散元精，进而耗散元神。元神被识神所控制，久而久之，则识神飞扬跋扈，元神昏迷丧失。元神与识神是一对相互依存而又相互制约的生命要素。元神能主身体之造化，识神能主心之变化。人一旦降生，元神和识神就分开了。

（2）中医学所认识的元神：陆教授说，虽然至明·李时珍方提出"脑为元神之府"，但"元神"的概念早已隐含于中医理论之中，如《素问·阴阳应象大论》云："黄帝曰：阴阳者，天地之道也，万物之纲纪，变化之父母，生杀之本始，神明之府也。"《灵枢·本神》云："故生之来谓之精，两精相搏谓之神。"男为阳，女为阴，男女相合，恰逢阳精和阴精互相交媾和合，新的生命便会产生，而在交媾和合的过程中，元神就出现了。元神是人最本原、最深层的部分，与生俱来，可视为人类适应自然、适应社会进化过程中获得的精神印记，是人体生命活动的主宰之神，是人类生命活动自存的内在机制和规律。

　　从本质上讲，元神根植于精气，也能作用于精气。元神实际就是生命活动的根本气机——神机、玄机，是来源于阴阳的运动。阴阳运动变化莫测，故称"神""玄"。从根本上讲，阴阳是决定天地万物（包括人体）一切运动变化的根本，而"元神主宰一切"则是它的另外一种表达形式。当然从概念上讲，"阴阳"与"元神"还是有所不同的。"阴阳"是"双方"，而"元神"是"一机"。阴阳双方的相互作用，而形成"一机"。

　　（3）元神的功能：陆教授说，元神是作为决定生命力的力量而存在的，时时发挥着作用，是生命的主宰。元神既调控五脏六腑等内脏器官的自主活动，也调控着人体生、长、壮、老的生理进程。它有着既定固有的生物程序，不以人的意志为转移，是神的高级层次，故《灵枢·天年》说："百岁，五脏皆虚，神气皆去，形骸独居而终矣。"

　　先天元神伴随着生命的降临而存在，魂魄的形成在元神之后。人出生后，在婴儿时期懵懂无知，随着年龄增长，在元神的促进作用下，意识思维活动日益成熟，五脏神中之志意也随之形成。当五脏分化、发育成形后，神识通过血、营、脉、气、精的运行而入舍，藏于五脏，即心藏神（心），肝藏魂（虑），肺藏魄，脾藏意（思），肾藏志（智），形神合一而发挥作用，完成各种生理功能。

　　陆教授认为，元神对生命活动具有自主调控作用，主要体现在三个方面。首先，元神有主宰人体五脏六腑、形体官窍的作用，即元神具有自我调和的功能。其次，元神包含着人类在进化过程中某些重要的基本属性，如与宇宙规律的一致性、与自然环境的协调性等。通过元神，人体之气可与化育天地万物之气相感相通，使机体适应内外界环境的不断变化，从而具有适应环境、自我调和的功能。其三，元神具有自动识别、抵抗和治疗疾病的能力。当感受外邪时，机体卫气自然趋于肌表而卫外，御邪于外或驱邪外出。因此，机体的自我调和、适应环境、抗病祛邪和康复自愈能力均在元神"无思无虑，自然虚灵"本源状态的调控下。

　　2. 识神　识神原系佛教概念，指轮回学说中承受因果报应的精神实体。《诸真语录》云"随魂往来之谓识"，指对外界事物的感应。道家也用来表示思虑、意识等心理活动，有时称作"思虑神"。近代医家张锡纯说："识神者，有思有虑，灵而不虚也。"古人常把感知觉称为"识"，把与感知觉有关的精神心理活动称为识神。感知觉是外物通过感官而产生的。眼、耳、鼻、舌、身等感官参与感知的功能活动，人的不同感觉器官在认知过程中能感受到事物的不同性质，正如《灵枢·脉度》所说："五脏常内阅于上七窍也。故肺气通于鼻，肺和则鼻能知臭香矣；心气通于舌，心和则舌能知五味矣；肝气通于目，肝和则目能辨五色矣；脾气通于口，脾和则口能知五谷矣；肾气通于耳，肾和则耳能闻五音矣。"

　　陆教授认为，识神是生命活动的总体意识，是元神的表现形式。元神是最高级主宰，"识神是次高级主宰"。"元神支配识神，识神反馈元神"。识神可以近似地看作是元神演化的感知觉、思维、意识等高级精神心理活动。

　　3. 五脏神　陆教授说，元神一旦产生，便开始演化出魂和魄，协同分化地工作。

那些伴随着元神而往返运动的称为魂，那些伴随精微物质出入的称为魄。元神演化出"心"，心具有觉知、识别、应变事物的功能，称为"识心""识神"或"心神"。元神的分化作用也在此潜存于"心神"。心神演化出"意""志""思""虑""智"。随着新生命的血气完全充和，营养、防卫运行系统开通，五脏分立成形，魂、魄、意、志、思、虑、智等识神系统的元素具备，并分别藏于五脏，形神合一，而成为一个人。

神、魂、魄、意、志后世称之为"五神"，五神分藏于五脏。《素问·宣明五气》说，"心藏神，肺藏魄，肝藏魂，脾藏意，肾藏志，是谓五脏所藏"，故谓之"五脏神"。

（1）心藏神

①狭义之"心藏神"：心作为"君主之官，神明出焉"，在"神"的生成与发挥生理功能等方面处于关键地位。如《素问·五脏生成》曰："诸血者，皆属于心。"《素问·痿论》曰："心主身之血脉。"《灵枢·营卫生会》曰："血者，神气也。"《素问·六节藏象论》说："津液相成，神乃自生。"《灵枢·天年》云："何者为神？岐伯曰：血气已和，荣卫已通，五脏已成，神气舍心，魂魄毕具，乃成为人。"《灵枢·天年》又曰："失神者死，得神者生。"可见，心主血脉，血液充足，在脉管中运行正常，神气才能外现。此外，《素问·六节藏象论》尚云："心者，生之本，神之变也。"说明心不仅对形体起支配、统帅、决定作用，也是精神活动的一个重要场所。心既是生命的根本，也是神机变化的物质源泉。

另外，陆教授说，心属火。《白虎通义·五行》云："火之为言化也，阳气用事，万物变化也。"《五行大义》也将火行的主要意义理解为变化、活动。而神的一大特性就是事物玄妙而神奇、变化而莫测，故后世称"神乃火气之精"，将神这一名称归于火、归于心。

②广义之"心藏神"：心是感觉与知觉一切事物的核心，意、志、思、虑、智都是心不同功能的变化和显现。张介宾在《类经·疾病类》中记载："心为五脏六腑之大主，而总统魂魄，兼该意志。"《素问·灵兰秘典论》曰："心者，君主之官，神明出焉。"心为一身之君主，禀虚灵而含造化，具一理而应万机。脏腑百骸，唯所是命，聪明智慧，莫不由之，故曰神明出焉。

陆教授认为，人体的感知觉，一方面需各感官参与而分归各个脏腑所主，另一方面则需在感觉的基础上根据以往的经验与记忆加工推理而为知觉，而此则归属于心。"忆"包括记与忆。记是识别记住事物，忆是把记住的事物重现。中医学提出"心之所忆"，即将记与忆归属于心。同时又认为，"心有所忆谓之意""脾藏意"，又将其归于脾。由此可见，记忆需众多脏腑参与。正如《灵枢·大惑论》在谈及记忆病证时所言："上气不足，下气有余，肠胃实而心肺虚……故善忘也。""心有所忆谓之意"是说心有主意之功。而此意则有注意与意念产生之含义，前者是进行思维活动的开端，后者是在感知觉、记忆与注意的基础上进行简单思维活动的结果。

③心藏神与"五脏神"的关系："五脏神"在于强调心神的活动不是孤立的，五脏皆参与神的活动。这里的参与并不是指把"神"机械性地分为五个部分而每脏各负责一部分，而是每脏都在整体性参与神的活动。所以，虽然心是神的主宰，但其主导地位不

是一成不变的。当其他脏的功能出现异常时，受病之脏对神的影响就上升为主要矛盾，占支配地位，就能够左右神的活动，使之发生异常。这也是陆教授调神方法很多的原因之一。

（2）肝藏魂：《灵枢·本神》说："随神往来者谓之魂。"张介宾注："魂之为言，如梦寐恍惚，变幻游行之境皆是也。神藏于心，故心静则神清；魂随乎神，故神昏则魂荡。"魂依附于神，辅助神的活动，亦步亦趋，如影随形，因此魂与神是很难区分的。这是因为"心藏脉，脉舍神""肝藏血，血舍魂"。神与魂都是依附于血的，心无血则肝无所藏，肝无血则心无所运，基于这样的关系，神无魂则神气不存，魂无神则魂灵不在，所以从某种意义上说，魂只是神的另一种表现方式。陆教授认为，后天发展而成的、较高级的、偏于兴奋的、主动的为魂，类似于今人所说的思维、想象、评价、决断和情感、意志等心理活动。而张介宾所说的魂所主的"梦寐恍惚，变幻游行之境"，在心神出现异常的时候同样会出现。

另外，陆教授还将魂与人的睡眠联系起来，认为魂藏则寐，魂不藏则失眠或出现多梦、梦游等现象。梦象、梦游是一种特殊现象，但属于人所感知的，故从病理而言，当属感知觉异常，是魂不受人志意所支配而产生的现象，由此也说明魂有人体感知觉的含义。

（3）肺藏魄：《灵枢·本神》说："并精而出入者谓之魄。"《左传·昭公七年》曰："谓初生之时，耳目心识，手足运动，啼呼为声，此则魄之灵也。"张介宾注："魄之为用，能动能作，痛痒由之而觉也。精生于气，故气聚则精盈；魄并于精，故形强则魄壮。"魄指依附形体而产生的感觉、感知、语言和动作等功能活动，包括形体所具有的所有功能。陆教授认为，与生俱来的、本能的、较低级的、偏于抑制的、被动的为魄，如新生儿啼哭、嘴触及乳头吮吸等非条件反射性动作和四肢运动、耳听、目视、冷热痛痒等感知觉及记忆等。魄的含义近似于广义的神，代表着人体生命活动的种种表现，自然也包括狭义之神。魄的作用与"肺藏气"密切相关。肺的司呼吸功能，是维持人体正常生命活动的重要保障，反映在对神的作用上就成为无所不包。

汪蕴谷在《杂症会心录》中指出："人之形骸，魄也。形骸而动，亦魄也。梦寐变幻，魂也。聪慧灵通，神也。分而言之，气足则生魂，魂为阳神，精足则生魄，魄为阴神。"综合中国传统文化所论，以形气、阴阳、动静分魂魄，则有魂阳、魄阴，魂动、魄静，魂气、魄形。魄是与生俱来且以形体为基础的，即"附形之灵为魄"；魂则是建立在神气活动基础上的，即"附气之神为魂也"。它是逐步发展完善的，是活跃的。但就魂"随神往来"，受"志意"支配之特性及临床、日常生活之"魂不守舍"现象而言，魂当被理解为具有"注意"的性质。古人常以魂魄对举，魄指一般感觉而言，魂可被理解为感觉基础上的知觉，当然此知觉的建立需记忆、思维、想象、意志、情感等心理活动的参与。

（4）脾藏意：陆教授说，"脾藏意"一指"注意"，表现为对一定事物的指向和集中，是进行思维活动的开端，如张介宾《类经·藏象类》所云："一念之生，心有所向，而未定者，曰意。"二指"记忆"与"意念"的产生，如《灵枢·本神》云："心有所忆谓之意。"三指"测度",如段玉裁《说文解字注》云:"意之训为测度。"

另外,《黄帝内经》既言"脾藏意"又言"脾在志为思",故有人认为,"意"的另一层意思是"思",即思考、思虑。也正因为脾主思虑,智虑出焉,所以《难经·三十四难》称"脾藏意与智",《素问遗篇·刺法论》称"脾为谏议之官"。土主孕育、培植,以稼穑为性。脾位中央,为孤脏,以灌四傍,故脾属土。"注意"虽然不是独立的心理活动过程,但却是一切心理活动的开端,且伴随人的各种精神心理活动始终。因为有了"注意",才能清晰地反映周围世界中的某一特定事物,同时摆脱在当时不具重要性的其余事物的干扰,所以任何心理活动总是由于注意指向它所反映的事物才能产生,正如土养万物一般。记忆是人的思维、想象、意志活动的基础,犹如土为万物之母一般。思考、思虑、测度则是人的思维过程、想象与意志活动的关键所在。思维过程就是思考问题、解决问题的过程。想象则要求注意力高度集中于思考对象,属抽象思维活动的继续,使人认识无法直接感知到事物的形象。意志由采取决定与执行决定两个阶段的心理活动组成,其中"意之所存"属前者,"存变""远虑""因虑处物"属后者。由此思维、想象、意志的过程均以思考、思虑、测度为重要环节,这一点正如土居五方之中央、四时之中间、五行次序与方位之中央,如脾为调节人体五脏气机之枢纽之一般,故属土气,归属于脾。

(5)肾藏志:陆教授说,志有广义、狭义之不同。广义之"志"当与"神"相似,如古有"五志""六志"之说,是情志活动等的总括。狭义之"志"即指有着明确目标的意向性心理过程,亦即现代心理学所说的动机与意志。神、魂、魄、意、志并列而言,其"志"当指狭义之"志"。据隋·萧吉《五行大义》,水行的主要意义为藏伏、收藏、终结。志为人的思维过程终结进而形成坚定不移的目标,这一目标靠自觉确立,含有藏伏之性,故具备藏伏、终结之水行特征。肾主冬、主收藏,为春季升发之基础,志意的确定是人们具体完成一种事情活动的前提,故曰肾藏志。另外,《素问·灵兰秘典论》云:"肾者,作强之官,伎巧出焉。"即把伎巧之智也归属于肾,而这种认识则与肾主骨生髓、髓藏于脑有关。

4. 情志(七情五志) 七情是指人体喜、怒、忧、思、悲、恐、惊七种情志变化,即人的七种情感。

情是情感和情绪。七情是伴随着人的需要而产生的对客观事物的表现,是人体的生理本能。七情之称谓首见于《礼记·礼运》。其云:"何谓人情,喜怒哀惧爱恶欲,七者弗学而能……故圣人之所以治人七情。"《黄帝内经》提出了喜、怒、忧、思、悲、恐、惊、畏八种情绪,后世认为恐与畏同类,故成七情之说。《三因极一病证方论》说:"七情者,喜、怒、忧、思、悲、恐、惊……"陆教授认为,凡可满足人需要的事物会引起肯定性质的情绪,以喜来概括;凡不能满足人需要的事物,或与人的需要相违背的事物,会引起否定性质的情绪,如愤怒、哀怨、痛苦、失望、憎恨、凄怆等,分别概括为怒、忧、悲、恐、惊等。七情大致可概括人类的基本情感。其中,思是指人的思维活动,是思考、思虑之意,并非一种情绪。

七情与五脏有密切的关系,由五脏精气所化生。《素问·天元纪大论》说:"人有五脏化五气，以生喜怒忧思恐。"《黄帝内经》又根据七情与五行、五脏的亲和性，将喜、怒、思、忧、恐分属于五脏。《素问·阴阳应象大论》认为，肝"在志为怒"，心"在志为喜"，脾"在志为思"，肺"在志为忧"，肾"在志为恐"，阐明了五脏与情志的密切关系，即五脏"在志"为喜、怒、思、忧、恐，简称"五志"。

《三因极一病证方论·三因论》说："七情，人之常性，动之则先自脏腑郁发，外形于肢体，为内所因。"所以七情具有两重性，适度的情绪反应，为人之常性，属生理范畴；七情过度，即刺激的强度或时间超过机体生理调节范围，则成为病因，可使人致病。由于七情致病先自脏腑郁发，外形于肢体，故称七情内伤。情志过度是内伤病的主要致病因素之一，也是疾病发展与治疗不能忽视的一个原因。陆教授受此影响很深，临床特别关注那些难治或久治不愈的患者出现因忧、思、悲等情志而引起神的病变并给予治疗。

（1）心在志为喜：喜属心情愉快的情绪表现。正常喜笑，属良性刺激反应，有益于身心健康。《素问·举痛论》说："喜则气和志达，荣卫通利。"即适度喜乐，能缓和精神紧张，使营卫通利，有利于健康。但喜乐过度又可导致疾病，使心神受伤，神志涣散而不能集中或内守，如《灵枢·本神》说："喜乐者，神惮散而不藏。"《素问·调经论》说："神有余则笑不休。"

（2）肝在志为怒：怒是情绪激动的情志表现，一般由不良刺激引起。《素问·举痛论》云："怒则气逆，甚则呕血及飧泄。"大怒可使肝气上逆，血随气上行而见呕血，或郁怒伤肝，肝旺乘脾，影响脾胃的运化功能而致泄泻。《素问·生气通天论》提及："阳气者，大怒则形气绝，而血菀于上，使人薄厥。"大怒可使血随气涌积于清窍而致眩晕、昏厥。《古今医统大全·怒候》说："怒为肝木太过。"《素问·阴阳应象大论》说"怒伤肝"，故肝气上逆是产生怒这种情志的生理和病理基础。应当指出，若遇可怒之事而适度怒之，又为"情之正"，属生理性质的反应，把握好"度"，一般不会使人患病。

（3）脾在志为思：思是思虑、思考。《灵枢·本神》说："因志而存变谓之思，因思而远慕谓之虑。"《类经·藏象类》注释说："因志而存变，谓意志虽定，而复有反复计度者，曰思。"因此，思是正常的思维活动。但思虑过度，所思不遂，则可影响气机升降出入，致气结为病。《素问·举痛论》说："思则心有所存，神有所归，正气留而不行，故气结矣。"《素问·阴阳应象大论》说"思伤脾"，所以，脾生理正常所化生的水谷精气是思的物质基础，而思又是产生情志病理影响脾的因素。

（4）肺在志为忧（悲）：忧、悲同属肺志。忧是愁苦忧虑，悲是悲哀的情绪表现。悲、忧是人体接受外界某些不良刺激而发生的不愉快的情绪反应。悲多由外来可引起伤心哀痛的事物刺激引起。忧是发愁、焦虑，是对某种不良刺激因素先有所了解，因而表现为忧心忡忡。一般来说，悲自外来，忧自内发。两者虽略有不同，但对人体生理活动的影响大体是相同的，故悲和忧同属肺志。悲、忧源于心而为肺所应。《素问·举痛论》说"悲则气消"，即悲伤过度，可以使肺气耗伤。此外，神气不足也可以致悲。《灵枢·本神》说："心藏脉，脉舍神，心气虚则悲；实则笑不休。"故肺和心是产生悲、忧情志的生理和病理基础。

（5）肾在志为恐（惊）：恐是害怕、畏惧，是人体对某些事物惧怕的一种精神状态。恐与惊相似，同属肾志。但惊为不自知，事出突然而受惊；恐为自知，俗称胆怯。《医述·惊恐怔忡》引李东垣说："有触而心动曰惊。"又引《赤水玄珠》说："子和云：惊者为自不知，恐者为自知故也。盖惊者闻响即惊，恐者心中恍恍然自知，如人将捕之状，及不能独自坐卧须人伴侣，或夜须灯照者是也。脏腑之恐有四：一曰肾，《经》云：在脏为肾，在志为恐。又云：精气并于肾则恐。二曰肝胆，《经》云：肝藏血，血不足则恐。戴人曰：胆者，敢也，惊怕则胆伤矣。盖肝胆实则怒而勇敢，肝胆虚则善恐而不敢也。三曰胃，《经》云：胃为恐。四曰心，《经》云：心怵惕思虑则伤神，神伤则恐惧自失。"《杂病源流犀烛·惊悸悲恐喜怒忧思源流》亦说："恐者，心、肾、肝、胃病也。心藏神，神伤则心怯而恐，火伤水也。胃属土，肾属水，土邪伤水则为恐。肝者肾之子，水强则胆壮，水虚则血虚，故易恐。而恐者，又肾之情志。故心、肝、胃之经，皆有恐病，其原莫不由于肾也，此则《内经》之旨也。"故肾、心、肝、胆、胃均是产生恐的生理和病理基础，尤其是心、肾，凡可引起恐惧的刺激，作用于心而肾所应，则产生恐惧。

二、中医对形的认识

中医历来重视对"形"的认识，如《灵枢·决气》云："岐伯曰：两神相搏，合而成形，常先身生，是谓精。"《素问·阴阳应象大论》："黄帝曰：……阳化气，阴成形。"指出阴性凝敛，可凝聚成形。《素问·八正神明论》则明确了"形"的定义："……岐伯曰：请言形，形乎形，目冥冥，问其所病，索之于经，慧然在前，按之不得，不知其情，故曰形。"指出形是反映于外的体征，察其外表只能知其一二，但问明其发病的原因，仔细诊察经脉之变化，则病因机制就会变得明朗，要是按寻之仍不能明确，就不容易得知其病情，因外部有形迹可察，故称其为形。

（一）"形"包含的内容

1. 指形体、形质　形体、形质包括人体脏腑、躯体、四肢、官窍及人体内具有濡养作用的精微物质等。《灵枢·本脏》云："五脏者，固有小大、高下……六腑者亦有小大、长短。"表明五脏六腑是看得见、摸得着的有形实体。《灵枢·平人绝谷》更详细地阐述了胃、大肠和小肠等脏腑的形态、大小、长度等。《灵枢·寿夭刚柔》曰："黄帝问于伯高曰：余闻形有缓急，气有盛衰，骨有大小，肉有坚脆，皮有厚薄，其以立寿夭，奈何？伯高答曰：形与气相任则寿……不胜形则夭。"《灵枢》中的《经水》《经筋》《肠胃》《骨度》等篇也专门论述了中医理论下的人体解剖形态，论述了不同脏腑具有不同的生理特点。其中，精微物质的"形"主要指液态的极细微状态下的物质，如精、血、津液等，尤其是肾精，这是形的特殊表现形式。如《黄帝内经》中"女子七七"肾精衰竭后产生"形坏而无子"、"男子八八"产生"形体皆极"的结果，直接表明"精"与"形"关系密切。此外《素问·四气调神大论》曰"广步于庭，被发缓形，以使志生，生而勿杀……"《素问·灵兰秘典论》曰"使道闭塞而不通，形乃大伤"，《素问·宝命全形论》曰"人生有形，不离阴阳"，从另一个方面抽象概括了形。总之，人体之形是有形实体，看得见，摸得着，具有作为人的外在形态的基础，是构成人体生命有形可见的物质承载部分，反映了生命结构的整体性和多样性。

2. 指形色　《灵枢·五阅五使》曰："黄帝曰：五色之见于明堂，以观五脏之气，左右高下，各有形乎？岐伯曰：五脏之在中也，各以次舍，左右上下，各如其度也。"如满面通红、脸色苍白、面色发黄、舌紫、膝红肿等即是指形体颜色。

3. 指形态　《灵枢·本脏》记载："黄帝曰：厚薄美恶，皆有形，愿闻其所病。岐伯答曰：视其外应，以知其内脏，则知所病矣。"表明相关脏腑出现病变会在外形上有所体现。如《素问·脉要精微论》说："帝曰：诊得心脉而急，此为何病？病形何如？岐伯曰：病名心疝，少腹当有形也。"此病名为心疝，其病理变化为心与小肠相表里，心不受邪，病传于腑，小肠受之。此实为心气之厥所致，而反映于少腹之外形。《金匮要略·痰饮咳嗽病脉证治并治》曰："咳逆倚息，气短不得卧，其形如肿，谓之支饮。"此病名为支饮，其病理变化为痰饮、水气停留于胸膈，上迫于肺，肺失肃降，临床表现除咳嗽气喘外，还可见肢体肿胀之象。以形态表现而命名的病名如鹤膝风、瘿病、瘘、疝等，均反映出外部形态结构的改变；肺痈、肠痈、鼓胀、血鼓等病名反映了脏器的损伤；骨节的肿大、变形、蹒跚、偏瘫步态等则反映了外在的形态。

4. 指形势、情形　《灵枢·邪气脏腑病形》曰："黄帝曰：请问脉之缓急、小大、滑涩之病形何如？岐伯曰：臣请言五脏之病变也。心脉急甚者，为瘛疭……涩甚为喑；微涩为血溢，维厥，耳鸣，颠疾。"心脉的大小缓急和滑涩，以阴阳寒热气血为纲领，既能反映五脏内部的病变，又能在外观察到相应的临床表现，如心脉急甚者，心为火脏，感受寒邪，盖手足诸节，神气之所游行出入。寒主收引，易伤神气，临床表现为手脚痉挛、口眼㖞斜；若心脉涩甚，可见声音嘶哑。心脉微涩，在外表现为血管出血及阳维脉上逆所致的耳鸣，或头部疾病等。《伤寒论注·大青龙汤证》记载："发汗分形层之次第，利水定三焦之浅深。故发汗有五法，麻黄汤汗在皮肤，乃外感之寒气；桂枝汤汗在经络，乃血脉之精气；葛根汤汗在肌肤，乃津液之清气；大青龙汗在胸中，乃内扰之阳气；小青龙汗在心下，乃内蓄之水气。"这也表明，中医在辨证时会根据不同疾病的病理变化将其分为不同的层次和情形来论治，如麻黄汤证主因感受寒邪，治当解表；桂枝汤的发汗机理主要是驱经络之邪随汗液而出，使营卫自和；小青龙汤则是两解表里之邪等等。另外，形容滑脉的"如盘走珠"、形容喘甚的"张口抬肩"、形容抽搐的"角弓反张"、形容病危的"呼多吸少"，以及"循衣摸床"的失神、"狂躁不安"的神乱，均反映了疾病症状表现的情形及形势缓急。

5. 指容貌与性情、感觉　《素问·血气形志》言："形乐志苦，病生于脉，治之以灸刺。形乐志乐，病生于肉，治之以针石。形苦志乐，病生于筋，治之以熨引。形苦志苦，病生于咽嗌，治之以百药。形数惊恐，经络不通，病生于不仁，治之以按摩醪药，是谓五形志也。"描述了"苦笑""形苦志乐""真乐""真苦""惊恐"五形。《金匮要略·五脏风寒积聚病脉证并治》曰："肾着之病，其人身体重，腰中冷，如坐水中，形如水状，反不渴，小便自利。"描述了"肾着"病腰中冷、如坐水中的形志。

　　总之，陆教授认为，中医学所说的形，既指实体结构的客观存在，亦是对那些视之可见、触之可及的脏腑组织、四肢九窍等有形躯体的抽象和概括描述。

（二）形的分类

　　中医的"形"包括脏腑、经络、气血、津液、精、骨、肉、筋、脉、髓、九窍、皮毛等，由先天父母之精相合而成，又有赖后天水谷精微的充养。形是生命活动的载体。从病理方面讲，形是机体内在病理状态的外在征象，通过诊察外部形质与形态变化来诊察体内气化功能的状态及气血痰瘀、脏腑组织形质的病理变化。

　　陆教授说，一般而言，中医之形可分为三类：其一，"形"指构成人体的具体形质结构；其二，"形"是对人体组织结构如五脏六腑、五官九窍、四肢百骸等有"形"躯体的抽象和概括；其三，"形"是功能活动的载体，生命功能活动有赖于"形"的存在。有关形的介绍各中医书籍阐述很多，本书不再详述。

三、形与神的关系

　　陆教授认为，形神合一，形神一体，形与神不可分离。世界是物质的，生命是物质长期演化的结果，组成生命的形和神都具有物质性，两者在此基础上达到高度协调，形成统一的生命体，即形神一体。形神一体主要以强调人的有形之体与无形之神的互相依附、不可分割为理论基础。所谓形体是指视之可见、触之有形者，是以五脏为中心、以经络为传导通路的有机整体；神是浮现于形之外、触之不及者。

（一）人体是形与神的统一体

　　《老子》称人为"神器"，即生命由"神"和"器"两者构成。《墨子·经上》云："生，刑（形）与知处也。"认为人的生命现象是形体与知觉相结合的产物。中医学亦认为，人体是由形和神构成的。如《灵枢·天年》云："血气已和，营卫已通，五脏已成，神气舍心，魂魄毕具乃成为人。"《素问·上古天真论》指出："故能形与神俱，而尽终其天年，度百岁乃去。"生动地描述了人的形体和精神思维活动是一个统一的整体。

（二）形为神之宅，神为形之主

　　形与神关系至为密切，形只有在神的主宰下才有一切生命现象的产生，神必须依附于形才能完成所有生命功能。如《荀子·天论》指出"形具而神生"，强调神对形的依赖关系。中医学亦认为，形神两者不可分割，形是产生生命活动的前提条件，正如《灵枢·本神》所言："故生之来谓之精，两精相搏谓之神。"《灵枢·本脏》言："五脏者，所以藏精神血气魂魄者也。"而神是生命活动的主宰，故《素问·灵兰秘典论》曰："心者，君主之官也，神明出焉……"神是形的生命体现，形是神存在的载体。形与神两者关系密切，不可分离，故《灵枢·九针十二原》曰："粗守形，上守神。"张介宾在《类经·针刺类》亦言："形者神之质，神者形之用。"

（三）形神并存并亡

　　没有脱离形的神，也没有脱离神的形。形体存在，精神方存在；形体衰亡，精神亦毁灭。《史记·太史公自序》曰："神大用则竭，形大劳则敝，形神离则死……由是观之，神者生之本也，形者生之具也。"尤其强调了身心、形体与精神的统一。范缜在《神灭论》中开宗明义指出："神即形也，形即神也。是以形存则神存，形谢则神灭也。"说明形体是精神存在的基础，形亡则神灭。《类经·针刺类》云："形者神之质，神者形之用，无形则神无以生，无神则形不可活。"《素问·六节藏象论》言："气合而生，津液相成，神乃自生。"《素问·八正神明论》曰："血气者，人之神，不可不谨养。"说明神的存在是以气血津液为前提和物质基础的。神的生理功能依赖血气的奉养，脏腑精气的盛衰对"神"有着重要影响。同时，"神"对"形"有驾驭统摄作用。

　　中医学认为，神对形具有依附性，神不能离开形体而独立存在，只有依附于形体才能产生正常的思维功能。如《素问·上古天真论》言："形体不敝，精神不散。"《素问·八正神明论》云："故养神者，必知形之肥瘦，营卫血气之盛衰。"反之，神对形体亦具有主宰作用，若神失内守，最终会出现"形乃大伤"的情况。如《灵枢·天年》云："百岁，五脏皆虚，神气皆去，形骸独居而终矣。"《类经·针刺类》云："无神则形不可活""神去离形谓之死。"对生命起始与终结均强调形神的并存并亡。在病理上，两者相互影响，"形"病伤"神"，"神"病伤"形"。《景岳全书》指出："伤形则神为之消。"《灵枢·本神》曰："肝气虚则恐。"情志异常也会影响五脏六腑的生理功能。《灵枢·本神》曰："心，怵惕思虑则伤神……肾，盛怒而不止则伤志。"指出情志异常，内伤五脏神。

　　形神合一论在指导中医临床诊断治疗上有着重要意义。在中医诊断与治疗时，陆教授特别注意形与神的相互影响，既重视心理因素对躯体疾病的影响，又不忽视某些神志疾病系由躯体疾病所致的现象。治疗时更是结合病人的具体情况，或以安神为主，治形为辅；或以治形为主，调神为辅；或形神兼治，使气和神达形安。亦采用调形以安神的方法，运用按摩、刮痧、拔罐、针灸、耳针等形体治疗之法，以达形健神安之目的；或运用调神以安形的方法，通过选方、选药、选穴、心理治疗、七情相胜等调神之法解决困扰病人的形体之苦。形神兼辨，形神并调，则形神俱安，这是陆教授临床诊断与治疗的最大特色。

四、形与神的病变

　　基于"形神合一"论，形与神在生理上关系密切，在病理上相互影响。这种影响直接表现在形病则神病、神病则形亦病。在临床表现上，陆教授认为，形病与神病存在轻重、隐显的差异。

（一）神的病变

　　中医学认为，对人体七情有最高主宰作用的是元神。识神是生命活动的最高形式，元神通过识神间接地发挥其主宰作用。在元神的支配作用下，人体各脏腑组织器官之神产生，这些神可称之为"脏神"或"官神"。然而发挥核心作用的是五脏化五气之五神。五神生五志（七情）。"透过现象认识事物的本质"是我们认识世界的基本方法。在人体生理病理状态下，由于"有诸内者，必形诸外"，若要认识神的功能与状态，必须"欲知其内者，当以观乎外；诊于外者，斯以知其内"，即观察人体的外部表现，可以测知神与内脏的变化，从而了解疾病发生的部位、性质，认清其内在的病理本质。因此，陆教授认为，从临床角度而言，神的病变应在"神气病（广义之神）"的基础上，与"神志病"（五脏神）、"情志病"（七情五志）相区别。

1. 神气病

（1）神气病的主要类型：根据神的盛衰和病情的轻重，一般可分为得神、少神、失神、假神四类。

1）得神：又称"有神"。临床表现为两目灵活，明亮有神，面色荣润，含蓄不露，神志清晰，表情自然，肌肉不削，反应灵敏。提示精气充盛，体健神旺，为健康表现，或虽病而精气未衰，病轻易治，预后良好。

2）少神：又称"神气不足"。临床表现为两目晦滞，目光乏神，面色少华，暗淡不荣，精神不振，思维迟钝，少气懒言，肌肉松软，动作迟缓。提示精气不足，机能减退，多见于虚证患者或疾病恢复期病人。

3）失神：又称"无神"，是精亏神衰或邪盛神乱的病重表现，可见于久病虚证和邪实病人。

①精亏神衰而失神：临床表现为两目晦暗，目无光彩，面色无华，晦暗暴露，精神萎靡，意识模糊，反应迟钝，手撒尿遗，骨枯肉脱，形体赢瘦。提示精气大伤，机能衰减，多见于慢性久病、重病之人，预后不良。

②邪盛而失神：临床表现为神昏谵语，循衣摸床，撮空理线；或猝倒神昏，两手握固，牙关紧急。提示邪气亢盛，热扰神明，邪陷心包；或肝风夹痰，蒙蔽清窍，阻闭经络。皆属机体功能严重障碍，气血津液失调，多见于急性病人，亦属病重。

4）假神：久病、重病之人精气本已极度衰竭，而突然一时间出现某些神气暂时"好转"的虚假表现者为假神。如原本目光晦滞，突然目似有光，但却浮光外露；本为面色晦暗，一时面似有华，但为两颧泛红如妆；本已神昏或精神极度萎靡，突然神识似清，想见亲人，言语不休，但精神烦躁不安；原本身体沉重难移，忽思起床活动，但并不能自己转动；本来毫无食欲，久不能食，突然索食，且食量大增等。

假神的出现是因为脏腑精气极度衰竭，正气将脱，阴不敛阳，虚阳外越，阴阳即将离决所致，古人比作"回光返照"或"残灯复明"，常是危重病人临终前的征兆。

假神与病情好转应加以区别。一般假神见于垂危病人，病人局部症状的突然"好转"与整体病情的恶化不相符合，且为时短暂，病情很快恶化。重病好转时，其精神好转是逐渐的，并与整体状况好转相一致，如饮食渐增、面色渐润、身体功能渐复等。

（2）神气病的主要病机——"气立"异常："气立"异常是神气病变的关键病机。《素问·六微旨大论》曰："（气）出入废，则神机化灭；升降息，则气立孤危。故非出入，则无以生长壮老已；非升降，则无以生长化收藏。"这段经文阐明了"气立"在无形之神、有形肢体和形神矛盾运动中起着枢纽作用。《素问·阴阳应象大论》曰："人有五脏化五气，以生喜怒悲忧恐。"指出了形、气、神之间依次相生的关系。后世医家多有发挥，如李杲在《脾胃论·省言箴》中曰："气乃神之祖，精乃气之子，气者精神之根蒂也。"

由此可见，"气立"即气机的升降出入运动，是神产生与发挥作用的基础。因此，在病理状态下，精气的充盛及气机的运动状态正常是神功能正常的先决条件。如果神气被邪气闭阻，暂时无法宣发而藏匿，称为神匿，可表现为严重的失神症状；如果神气有所损耗，称为神伤，可表现为少神症状；如果神失阴血滋养，称为神燥；神气迟缓，称为神呆，可表现为少神、失神症状；如果阴阳离决，则会出现神散而见失神、假神之症。

2. 神志病 《灵枢·平人绝谷》说："五脏安定，血脉和利，精神乃居。"陆教授认为，五神乃情绪之本，人受到外界言语或情景等刺激时会直接作用于魂与魄。心主神明，经由神志潜意识的甄别，反映到情感层面就会出现喜、怒、忧、悲、思、恐、惊等情绪。情志活动是建立在五神正常生理活动基础之上的，若外界的强刺激影响到神志，就会出现更为严重的失神表现。

就临床表现而言，神志病虽然种类繁多，但总以认知障碍为特征，大致可分为以下几类：①先天遗传缺陷、孕妇服药、感染等导致神志不全，出现精神、心理发育不良或躯体症状障碍。这种由先天精气逆乱，导致后天躯体或神志疾病者，《黄帝内经》称为胎病，《类经》称为胎里疾。②脏腑受邪扰动，或气机郁闭，或气血、阴阳逆乱，以致神志紊乱，出现淡漠、痴呆、语无伦次、幻想、幻视、幻听、定向力丧失、躁动不安等，或意识模糊乃至昏迷，或猝然昏仆。③各种因素导致的虚损性疾病，以致心神失养，神机失用，出现易疲倦、健忘、失眠、注意力不集中等症状，如《医宗必读》所说的"魂失养，故交睫即魇"。魂神失养，噩梦夜惊，恐怯惶慌；魄神失养，魄无所附则脏躁，神衰失用则卑慄。在陆教授的门诊中第一类表现不多见，二三类（尤其第三类）则多见。

（1）神志病的主要类型

1）魂病：《类经·藏象类》云："魂之为言，如梦寐恍惚、变幻游行之境皆是也。"指出神与魂的生理、病理关系是神藏于心，故心静则神清；魂随乎神，故神昏则魂荡。

就病证而言，首先是魂不能随神往来，不能与神相互呼应，故谓"神昏则魂荡"。肝不藏魂时首先出现多梦、梦魇，甚至梦游之状。多梦是肝不敛藏魂之轻症；梦魇是神动而魂不应，故欲动而不能动；梦游是人在梦中游行而神不知；梦呓是口说梦话而神不知。这些均属魂动而神不知。其次是"徘徊不定，谋虑不决"。得病之人多思维不能集中，计谋思虑能力下降，甚至思维散乱，谋虑不能，即所谓的"失魂"。第三是出现各种幻觉，如幻视、幻闻、幻听等。幻觉、思维散乱、谋虑不能等是精神疾患的常见症状。夏子益《奇疾方》云："凡人自觉本形作两人，并行并卧、不辨真假者，离魂病也。"《灵枢·本神》曰："肝藏血，血舍魂。"言下之意有二：其一，血是魂活动的物质基础。其二，血是魂之舍。"魂"就像一个居客，以血为舍，以血为涵，以血为养，故魂出现问题，习称"魂不守舍"。

魂之病，从治疗角度，陆教授认为应心肝神魂并治，多采用滋阴补血、清火潜阳、安神定魂之法。

2）魄病："并精而出入者谓之魄"。魄的功能多表现在一些先天性本能上。至于记忆，则与肾藏精、通于脑有关。《灵枢·本神》曰："肺藏气，气舍魄。"魄全则感觉灵敏，动作协调，记忆深久。魄藏于肺而得气养，气足则行为果断。魄之为病表现为身体本能出现了不相协调的反应，以知觉问题为主，可涉及神智。作为五神之一，魄之为病也常表现出心理或精神症状，如落魄之人症见目暗无神、如丧神守、视而不见、听而不闻、食之无味、饥渴不知、冷热不辨、形消骨立、如行尸走肉般。魄为精气所养，所以陆教授认为，魄病之治当以益精养气之品为宜。若牵涉情志病，心病还须心药治。

3）志意之病：脾藏意，肾藏志。志意之病，脾不藏意，肾不藏志，意志外漏，不得以封藏，则出现记忆力减退、腹胀飧泄、过于亢奋、四肢不举、精神恍惚、闷闷不乐、行为狂乱异常等症状。如《类经》曰："时惊者，肾藏志，志失则惊也。"《黄帝内经太素》曰："盛怒气聚，伤于肾志，故迷惑失理也。"《素问·调经论》曰："志有余则腹胀飧泄。"《素问·疏五过论》曰："论裁志意，必有法则。"陆教授认为，治疗此病应补肾填精，益气健脾，使脾肾之意志得以封藏。

（2）神志病的主要病机：陆教授认为，神志病的病机很多，常见的有如下几方面。

①魂魄不调：《医法圆通》说："凡人禀二气以生。二气即阳精、阴精也。二气浑为一气，神居二气之中，为气之宰，故曰精、气、神。二气贯于周身……"因两气贯于周身，所以，神亦遍于周身。阴阳升降失衡，则魂强魄弱或魂弱魄强。魂强有兴奋、主动、易飘的阳性特点，魄强有淡漠、低落、易郁的阴性特点。

②魂魄不安：内外诸邪扰动，魂不守舍，魄不安宁，自浮自动，不受神的支配。

③魂魄散乱：神昏则魂荡，魂魄惑乱；精气散则魂魄飞扬，魂魄俱去。夏子益《奇疾方》云："凡人自觉本形作两人，并行并卧、不辨真假者，离魂病也。"

④心神失养：人体气血阴阳不足皆可引起心神失养，症见失眠、健忘等。

⑤心神被郁：主要表现为抑郁，化火者多急躁易怒。

⑥心神蒙蔽：主要表现为神志昏蒙，神情呆滞，表情淡漠，甚至喃喃自语，主要因湿热、痰浊、瘀浊蒙蔽心包所致。

⑦心神内闭：主要表现为突然昏倒，不省人事，因邪盛阻闭气机或痰瘀等郁闭神窍所致，或见神昏谵语。

⑧心神扰动：主要表现为心中烦乱，并可有身体与手足躁扰，但神志尚清，多为热邪扰动心神所致；亦有"虚劳虚烦不得眠"者，此为阳气浮越而致。甚者，神昏谵语，神志如狂，多为火热扰动心神所致。陆教授门诊以魂魄不调、心神失养、心神被郁、心神蒙蔽常见。

3. 情志病　情志病有因情致形病者，亦有形病致神不安出现情志病者，还有因情或形病而致形神（情）俱病者。本节主要就"因情致形病者"展开讨论。"形病则神不安"，主要与五脏六腑、四肢百骸、经络官窍的气血阴阳等生理活性物质的盈亏、人体气机升降出入的正常与否有关，历代医家对此论述较多，陆教授继承先人观点多有论述。本书不单列章节论述，仅在其他章节散在提及，亦可参考后文"神病变的主要临床表现"与本书的病案部分。

（1）因情致病的主要类型：目前认为，七情本是人体正常的情志活动，是人体对内外环境刺激的不同反应，但其若超过人体的生理调节范围，七情则会转变为致病因素，其原因在于：一是情志反应过于强烈、突然，或曰激情暴发；二是消极的情感活动持续过久；三是与情志的正、负性有关。愉快、欣喜、乐观、恬静、满足、幽默感、欢乐等情志反应，一般有益于身心健康，称为正性或良性情志；痛苦、焦虑、不愉快、愤怒、压抑、烦恼、悲愤、沮丧、不满、敌对、挫折感等，一般认为有害于人类身心健康，称为负性或不良情志。陆教授认为，情志致病的实质与《中庸》"发而皆中节"观念的不节相同。《中庸》认为，七情之中无论哪种情绪，中节者和，不节者病。

1）情志不节："夫百病之始生也，皆生于风雨寒暑，清湿喜怒。喜怒不节则伤脏，风雨则伤上，清湿则伤下"。"病之生时，有喜怒不测，饮食不节"。这里的"不节"有两方面的意思：一有猝然、不料之意，隐含着一种突发性、随机性；二有不当之意，不当发而发。不节则纯属发而无制，这就极易引发情志太过。

2）情志太过：《灵枢·本神》指出："肝，悲哀动中则伤魂；肺，喜乐无极则伤魄。"《道德经》说："喜怒亡魂，卒惊伤魄。"诸如怒伤肝、喜伤心、思伤脾、忧伤肺、恐伤肾皆属此类。情志太过又可分为四种情况。

①突然发生情绪变化的暴怒、暴喜、暴忧等，可概括为"暴"。如《素问·通评虚实》说："隔塞闭绝，上下不通，则暴忧之病也。"这里就指出突发忧郁难解，则易致气结胸膈，久而生痰，塞而不通，饮食难进，从而导致噎膈疾病的发生。

②情绪变化程度剧烈，如大怒、盛怒、大惊、悲哀太甚等，"大怒则形气绝，而血菀于上，使人薄厥"。表明大怒可迫使气血上逆而产生突然昏厥之症。《中藏经》云："思虑过度则伤心……喜怒悲愁过度则伤肺。"也说明过度的情志变化能够对相应的五脏造成不同程度的影响。

③时间持久的某种情绪，如《灵枢·本神》云："脾，忧愁而不解则伤意；肺，喜乐无极则伤魄；肾，盛怒而不止则伤志，恐惧而不解则伤精。"《济阴纲目》云："妇人不得于夫，不得于舅姑，忧怒郁遏，时日积累，脾气消沮，肝气横逆，遂成隐核，如鳖棋子，不痛不痒，十数年后，方为疮陷，名曰乳岩。以其疮形嵌凹，似岩穴也。"其中的"不解""无极""不止""时日积累"就体现了情志久羁不释成为致伤藏神，甚至郁遏成"岩"的病因。在临床上，陆教授认为，更多的是久病不愈的形病而出现的烦躁或郁闷等神的病变。

④反复刺激，如"形数惊恐，经络不通，病生于不仁"的论述，其中的"数惊恐"即反复刺激。

3）情志不及：陆教授认为，人的情志是由五脏中的精气变化而产生的，因此不同的情志与不同的脏器相对应，具体来说就是，心在志为喜，肝在志为怒，脾在志为思，肺在志为忧，肾在志为恐。由于"怒则气上，喜则气缓，悲则气消，恐则气下，惊则气乱，思则气结"（《素问·举痛论》），则情绪的偏盛会导致气机的紊乱，最终可致脏腑气血受损而为病。治疗方面，根据中医的"情志相胜"理论，喜胜忧（悲），忧（悲）胜怒，怒胜思，思胜恐，恐胜喜。不及者，我胜者，胜我也，即当"怒"不怒，则思偏甚；当"忧（悲）"不忧（悲），则怒偏甚；当"喜"不喜，则忧（悲）偏甚；当"思"不思，则恐偏甚；当"恐"不恐，则喜偏甚。

（2）因情致病的主要病机

1）直接伤及内脏：《灵枢·百病始生》说："喜怒不节则伤脏……"《素问·阴阳应象大论》说"怒伤肝""喜伤心""思伤脾""忧伤肺""恐伤肾"。《三因极一病证方论·三因论》记载："七情人之常性，动之则先自脏腑郁发，外形于肢体。"《三因极一病证方论·五劳证治》说："五劳者，皆用意施为，过伤五脏，使五神（即神、魂、魄、意、志）不宁而为病，故曰五劳。以其尽力谋虑则肝劳，曲运神机则心劳，意外致思则脾劳，预事而忧则肺劳，矜持志节则肾劳。是皆不量禀赋，临事过差，遂伤五脏。"所以陆教授认为情志可直接伤及内脏，且不同的情志刺激所伤的脏器也有所不同。

①怒伤肝是指过度愤怒，引起肝气上逆，肝阳上亢或肝火上炎，耗伤肝阴。《素问·本病论》说："人或恚怒，气逆上而不下，即伤肝也。"《灵枢·邪气脏腑病形》说："若有所大怒，气上而不下，积于胁下，则伤肝。"《素问·举痛论》说："怒则气逆，甚则呕血及飧泄。"《素问·生气通天论》说："大怒则形气绝，而血菀于上，使人薄厥。"《医医偶录》说："怒气泄，则肝血必大伤；怒气郁，则肝血又暗损。怒者血之贼也。"

②喜伤心是指过喜使心气涣散，神不守舍。《灵枢·本神》说："喜乐者，神惮散而不藏。"《医碥·气》说："喜则气缓，志气通畅和缓本无病。然过于喜则心神散荡不藏，为笑不休，为气不收，甚则为狂。"心藏神，心神散荡，喜笑不休则伤心。

③思伤脾是指思虑过度，脾失健运，气机郁结。或思虑过多，耗伤心神，心血乏源无以濡养脾胃。《望诊遵经·变色望法相参》说："思则气结于脾。"《医述·卷七》说："思则气结，结于心而伤于脾也。"《医学衷中参西录·资生汤》说："心为神明之府，有时心有隐曲，思想不得自遂，则心神怫郁，心血亦遂不能濡润脾土，以成过思伤脾之病。"《琉球百问·琉球原问》说："思虑过多，脾血必耗。"

④忧（悲）伤肺是指过度忧伤悲哀，可以耗伤肺气。《医醇賸义·劳伤》说："悲则气逆，膹郁不舒，积久伤肺。"《素问·举痛论》中也进一步指出说："悲则心系急，肺布叶举，而上焦不通，荣卫不散，热气在中，故气消矣。"阐述了悲伤肺的病机为悲则心系拘急，肺布叶举，致营卫之气不利，壅阻上焦，气郁化火，耗伤胸中气血，导致肺气消损。

⑤恐伤肾是指恐惧过度，耗伤肾的精气。因肾藏精，所以《素问·举痛论》说："恐则精却。"《灵枢·本神》说："恐惧而不解则伤精，精伤则骨酸痿厥，精时自下。"提出恐惧不解则伤及肾精，并可进一步导致患者出现骨节酸痛痿软、遗精等症状。

⑥惊伤心胆是指大惊可以伤心神及胆。《素问·举痛论》说："惊则心无所倚，神无所归，虑无所定，故气乱矣。"《三因极一病证方论·卷七》说："惊伤胆者，神无所

归，虑无所定，说物不竟而迫，故经曰：惊则气乱。"《济生方·惊悸怔忡健忘门》说："夫惊悸者，心虚胆怯之所致也。且心者君主之官，神明出焉。胆者中正之官，决断出焉。心气安逸，胆气不怯，决断思虑得其所矣。或因事有所大惊，或闻虚响，或见异相，登高涉险，惊忤心神，气与涎郁，遂使惊悸。"指出胆主决断，与人的精神思维活动密切相关，若大惊伤及胆腑，则会出现惊悸多梦等症状，抑或胆气上逆扰动心神，心主神明，则会导致相关神志疾病出现。《杂病源流犀烛·卷六》说："惊者，心与肝胃病也……"

　　陆教授指出，虽然情志伤对脏腑有一定的选择性，但不能机械地认为怒只能伤肝、喜只能伤心等等，因为人体是一个有机的整体，情志活动又复杂多变，而总统于心，正如《灵枢·口问》说："心者，五脏六腑之主也……故悲哀愁忧则心动，心动则五脏六腑皆摇。"这里就明确指出了各种情志刺激都与心有关，心神受损又可涉及其他脏腑。如郁怒伤肝，肝气横逆，又常犯脾胃，出现肝脾不调、肝胃不和等证。肝郁化火，气火上逆，还可导致木胜侮金，即肝火犯肺等。

　　陆教授认为，情志所伤的病证，以心、肝、脾三脏和气血失调为多见。因心主血藏神，肝藏血主疏泄，它们与外界各种信息刺激的接受反应和调节有密切的关系。脾主运化，主思，位居中焦，是气机升降的枢纽，又是气血生化之源。所以，情志伤的病证以心、肝、脾三脏为多见。而七情内伤又会首先影响脏腑气机，使气机升降出入运动失常。气为血帅，气行则血行，因此，气机逆乱必然影响到血的正常运行。所以，情志伤又以气血失调为多见。若思虑劳神过度，可损伤心脾，导致心脾气血两虚，出现神志异常和脾失健运的症状。若郁怒伤肝，肝经气郁，可出现两胁胀痛、善太息等症。女性患者在肝郁气滞的基础上可有气滞血瘀之改变，可出现胁痛、痛经、闭经或癥瘕等症。此外，肝郁还可以化火，气火上逆，则常见心烦易怒、口苦干渴等症。情志伤影响气机，还可导致湿、食、痰诸郁为病。

　　2）影响脏腑气机：《素问·举痛论》说："怒则气上，喜则气缓，悲则气消，恐则气下……惊则气乱……思则气结。"《三因极一病证方论·七气叙论》说："喜伤心，其气散；怒伤肝，其气出；忧伤肺，其气聚；思伤脾，其气结；悲伤心包，其气急；恐伤肾，其气怯；惊伤胆，其气乱。虽七诊自殊，无逾于气。"陆教授认为这些都说明情志改变会影响脏腑气机的运行。

　　①怒则气上：是指盛怒则肝气上逆，血随气逆，并走于上。临床常见气逆、面红目赤，或呕血，甚则猝然昏倒。《素问·生气通天论》说："大怒则形气绝，而血菀于上，使人薄厥。"《素问·举痛论》说："怒则气逆，甚则呕血及飧泄。"怒则气上还可导致肝阳上亢、肝火上炎。另外，怒伤肝还可表现为肝失疏泄的肝气郁结，出现胸胁胀痛、善太息等症。

　　②喜则气缓：包括缓和紧张情绪和心气涣散两个方面。在正常情况下，适度之喜能缓和精神紧张，使营卫通利，心情舒畅。《素问·举痛论》说："喜则气和志达，荣卫通利，故气缓矣。"但暴喜过度，又可使心气涣散，神不守舍，出现精神不集中，甚则失神狂乱等症状，如《灵枢·本神》说："喜乐者，神惮散而不藏。"《医醇賸义·劳伤》

说："喜则伤心，此为本脏之病，过喜则阳气太浮，而百脉开解，故心脏受伤也。"

③悲则气消：是指过度忧悲可使肺气抑郁，意志消沉，肺气耗伤。如《素问·举痛论》说："悲则心气急，肺布叶举，而上焦不通，荣卫不散，热气在中，故气消矣。"《灵枢·本神》说："愁忧者，气闭塞而不行。"《医醇賸义·劳伤》说："悲则气逆，膺郁不舒，积久伤肺。"临床表现常见心情沉重、闷闷不乐、精神不振、胸闷、气短等。

④恐则气下：是指恐惧过度，气趋于下，同时精血亦下行。《医宗金鉴·四十一卷》诸气总括曰："恐则气下伤精志。"临床可见面色苍白、头昏，甚则昏厥。恐又可使肾气下陷不固，出现二便失禁，或男子遗精、孕妇流产等。恐伤肾精还可见骨酸痿厥等。

⑤惊则气乱：是指突然受惊，使心气紊乱。《素问·举痛论》说："惊则心无所倚，神无所归，虑无所定，故气乱矣。"临床可见惊慌失措，心悸心慌，惶惶不可终日等。

⑥思则气结：是指思虑劳神过度，导致气机郁结，伤神损脾。《素问·举痛论》说："思则心有所存，神有所归，正气留而不行，故气结矣。"临床上可见纳呆、脘腹胀满、便溏、心悸、失眠、健忘等。

神的病变虽可分为神气病、神志病、情志病，但它们的临床表现及病机很难完全分开，常相互影响，临床上陆教授常用情志病和神志病来描述神的病变。

4. 神之病变的主要临床表现

烦：是指心中烦热不安的自觉症状，多见于热证之中。烦可根据其所兼有的不同表现，有"烦热"者，因热而烦也，或烦而自觉身热反体温正常，或烦而体温增高而已无所感也；"烦满者"，心烦而兼心胸郁闷，或亦有心烦而腹满者；"微烦者"，心烦程度不重者；"虚烦者"，心烦而非燥实之邪所致，是无形邪热内乱之证，此处一并讨论。

烦躁：是指心中烦热不安，手足躁扰不宁的症状。烦与躁实为两症，前者多属自觉，后者多为他觉，但于临床，两者每多互见，故常烦躁并称。《伤寒明理论》中就论述了两者的区别和联系："伤寒烦躁，何以明之？烦为扰扰而烦，躁为愤躁之躁。合而言之，烦躁为热也；析而分之，烦也躁也，在阴阳之别焉。烦阳也，躁阴也；烦为热之轻者，躁为热之甚者。经有烦疼、烦满、烦渴、虚烦，皆以烦为热也。有不烦而躁者，为怫怫然便作躁闷，此为阴盛格阳也。虽大躁欲于泥水中卧，但饮水不得入口者是矣。所谓烦躁者，谓先烦渐到躁也；所谓躁烦者，谓先发躁而迤逦复烦者也。"指出烦的特点为"扰扰而烦"，而躁的特点为"愤躁之躁"，烦躁两者均属热者，但其区别在于烦属阳而躁属阴，且烦轻躁重。在临床治疗当中要注意两者虽常常并称但有主次和先后之分，以免误判疾病的发展及转归，耽误病情。

欲眠：是指睡眠增多的临床表现。不论昼夜，时时欲睡，呼之即醒，稍后复眠。睡眠增多症又有"欲眠睡""多眠睡""踡卧""但欲寐""欲卧""欲眠"等称谓。

不得眠：是指入睡困难、睡后多梦易醒、醒后不易入睡，以致睡眠时间缩短，甚至彻夜不能入睡的病证。有人称为"不得卧""不能卧""卧起不安"，虽同具有失眠之义，然而亦有所差异。不得卧、不能卧者，尚有因呼吸困难或心烦意乱等引起。卧起不安主要是指心境烦乱而坐卧不宁之状。

喜忘：是记忆力减退的一种表现。患者对往事容易忘记，严重者，言谈不知首尾，事过转瞬即忘。后世也称为"喜忘""多忘""健忘""易忘"，其义均同。《类证治裁·健忘》释本证曰："健忘者，陡然忘之，尽力思索不来也。夫人之神宅于心，心之精依于肾，而脑为元神之府，精髓之海，实记忆所凭也。"进一步认识到肾精、脑髓与记忆力之间的关系十分密切。

喜悲伤欲哭：指未遇悲伤之事，经常悲伤欲泣，不能自制的症状而言。

默默：默默无声，经常性抑郁不舒。

多嗔：即时常无故怨责他人。每见于心境不畅之时。

心中懊恼：心中烦郁特甚，使人有无可奈何之感。《伤寒明理论》对此释曰："懊者，懊恼之懊；恼者，郁闷之貌。即心中懊懊恼恼，烦烦恼恼，郁郁然不舒畅，愦愦然无奈，比之烦闷而甚者，懊恼也。"本症与烦症在程度上有轻重之别，此重而彼轻；在病者自我感觉上也略有所异，彼者唯心神烦乱不安，而此者尚兼心胸郁闷不畅之感，以"乱""闷"为临床特征表现。

谵语：是以神志不清、胡言乱语为特征的一种临床表现，多见于实证、热证之中，语声高亢有力，语言逻辑紊乱。《伤寒明理论》释本证曰："伤寒谵语，何以明之？谵语谓呢喃而语也，又作谵，谓妄有所见而言也，此皆真气昏乱、神识不清之所致。"

郑声：以神志昏沉、语言重复、语声低微、不相续接为特征的一种症状，为疾病晚期精神散乱的一种危重表现。

独语：神志一般清醒而喃喃自语、见人语止的病状。

不识人：不识人者，神志不清而不能辨识其原所熟知之人事也。

如见鬼状：意指病者言行举止异常。

循衣摸床：指病人在意识不清的状态下，两手不自主地经常抚摸床沿和衣被的临床表现。

怵惕：恐惧貌。指未遇恐惧之事而产生恐惧之感，终日惶惶不安，如人将捕之的症状而言。

发狂：表现为狂躁妄动，胡言乱语，少寐多梦，打人骂詈，不避亲疏之症。多由暴怒气郁化火，煎津为痰，痰火扰乱心神所致。

发癫：表现为表情淡漠，神识痴呆，喃喃自语，哭笑无常，悲观失望之症。多由忧思气结，津凝为痰，痰浊蒙蔽心神，或先天禀赋不足所致。

发痫：病人突然昏倒，口吐涎沫，两目上视，四肢抽搐，醒后如常。多由脏气失调、肝风夹痰上逆、阻闭清窍所致。

郁闷：以忧郁不畅、情绪不宁、胸胁胀满疼痛为主要临床表现，或易怒易哭，或咽中如有炙脔，吞之不下，咳之不出的特殊症状。

一般陆教授门诊常见的神之病变症状为烦、烦躁、郁闷、欲眠、不得眠、喜忘、喜悲伤欲哭、默默、多嗔、心中懊恼等。其余因病重，门诊少见。

（二）形的病变

形的病变可涉及脏腑气血，四肢百骸，且无所不在。具体可以分为脏腑病、经络病、官窍病、肢体病等，气、血、津、液、精（髓）、营、卫、阴、阳的病变亦可包括其中，此类疾病是中医内外妇儿诸科讨论的重点内容，中医临床相关书籍均有详细阐发，在此不再赘述。

（三）神病与形病之间的关系

形神之间关系密切，论神不能忘形，论形不能忘神，一荣俱荣、一损俱损，任一方发病都可形成形神俱病。正如《素问·灵兰秘典论》所曰："主明则下安……主不明则十二官危。"《灵枢·本神》云："肝藏血，血舍魂，肝气虚则恐，实则怒……心气虚则悲，实则笑不休""形病则神不安，神病则形受损。"神伤形必伤，形伤神必损。如果形神分离，则人死亡。这也是陆教授"形神并调"的最基本理论基础。

1. 神变则形病　《素问·阴阳应象大论》云："人有五脏化五气，以生喜怒悲忧恐。"即情志由五脏产生，所以情志变化可直接损伤脏腑。《素问·阴阳应象大论》又曰："怒伤肝，喜伤心，思伤脾，忧伤肺，恐伤肾。"情志过激可引起气机逆乱，过度的精神意识活动会破坏机体内环境的生理平衡，而产生疾病，如《灵枢·百病始生》曰："喜怒不节则伤脏，伤脏则病起于阴。"喜怒不节可导致阴阳失调，故有"暴怒伤阴，暴喜伤阳"之论。心神不安则五脏神不宁，从而影响脏腑、官窍、百骸，导致疾病的发生，此为由神伤致形伤。"神失守位"继而遭受外邪侵犯，开始为动神，继则乱气，终则扰形，或不经气血，直伤形体。现代研究证实，精神心理意识不仅可以导致疾病，也是导致衰老虚弱的重要原因。故精神心理的调节重在治神已经越来越受到重视。

2. 形病则神伤　形是神的物质基础，临床常见躯体疾病导致心理活动异常。如《灵枢·本神》曰："心气虚则悲。"《素问·脏气法时论》曰："肝病者，两胁下痛引少腹，令人善怒。"《灵枢·经脉》曰："心……气不足则善恐，心惕惕如人将捕之。"说明当五脏发生形病时，会直接影响人的情志活动变化。《景岳全书》曰："伤形则神为之消。"《灵枢·平人绝谷》云："气得上下，五脏安定，血脉和利，精神乃居。"人体内气血条畅，脏腑得以安养，才能使人神不受扰动。当形体出现满溢、亏虚等变化，体内气机乱散，血涩凝滞，五脏六腑不安，神机失用，则表现出精神亢奋虚衰等病态。再如肝肾亏虚、脾气虚弱、痰浊、瘀血等"形伤"，都会出现失眠、健忘或狂躁、暴怒等神志症状；心绞痛发作可引起恐怖、焦虑；脑卒中后发生的抑郁症状，都说明躯体疾病发生后，会引起情绪反应和心理活动异常。临床上这种因形病则致神伤的情况特别常见，尤其是那些久治不愈，或突发被西医判为"死刑"的诸如癌症、艾滋病等患者。

基于"形神合一"论，形与神在生理上关系密切，两者在病理上亦相互影响，这种影响直接表现在形病则神病、神病则形亦病上。在临床症状表现中，形病与神病存在轻重、隐显的差异。

五、传统的形神辨治与现代心身医学

中医的心身统一思想可追溯到远古时期，始于祝由等心理疗法，其通过移情易性，变利血气，从而达到治疗疾病的目的。那时的人们就已意识到情绪变化和心理因素在疾病治疗中的意义。先秦时期的著作中，《左传》对心理因素致病及心身疾病的病机等多有涉及。中医的经典著作《黄帝内经》对"形神合一"的理论阐述颇多，认为形与神是相互依附的统一体，这说明从古代开始，我国医学就将心理变化、情绪因素等作为对神的认识和治疗的一个重要因素。

（一）中医学的形神辨治

　　"形"与"神"的概念，根据不同的层次和角度有着不同含义。从人体的整体角度来看，躯体的真实存在为形，躯体的生命活动为神；从某一脏器的角度来看，脏器本身为形，其生理功能为神，即形为实际物质，神则为物质的功能。《文子·符言》中说"神贵于形也，故神制形则从，形胜神则穷"，说明神充则气强，神衰则身衰，神亡则死，强调了神对于形的制约作用。《黄帝内经》中十分重视神对形的主宰作用，认为神为形之主，神虽由形所化，但又能够反过来作用于形。李东垣《省言箴》也认为："积气以成精，积精以全神。"还有张景岳的"虽神由精气而生，然所以统驭精气而为运用之主者，则又在吾心之神"等等。这些观点说明，神在人体居首要地位，唯有神在，人才能够进行正常的生命活动。这个观点与现代心身医学对心身关系的认识相同，都是更加侧重"心（神）"的作用。

　　那么神和形是如何相互影响的呢？这主要因为人的神魂与意志状态同五脏之间有着密切的联系。神动于内，情志现于外，这便是五脏主五种情志活动的全过程。正常情况下，五脏之间在生理上互相制约，平衡着阴阳。五脏间在病理状态下也会互相影响，就像一道工作流水线，正常时从上游到下游各司其职，而在出现故障时，哪个环节出现问题，都可能导致流水线生产的停滞。由于情志活动是五脏正常功能的一部分，也就是说当五脏功能受损时，可以出现情绪和神志方面的异常表现。如心脾两虚的脏躁可以伴有"喜悲伤欲哭，象如神灵所作"的神志异常的症状。不仅五脏功能受损时可以出现形损神伤的异常表现，不同的过激情绪状态亦可出现神损形伤的相应脏腑功能损伤。中医将人的情绪概括成"喜、怒、忧、思、悲、恐、惊"，又称"七情"。陈无择说："七情，人之常情，动之则先自脏腑郁发，外现于肢体，为内所伤。"七情致病可以表现为干扰机体气机运行，直接损伤脏腑，而气机失调亦可导致痰、火等病理产物的产生，从而导致机体出现各种疾病。这里的直接损伤脏腑是与外邪损伤机体的方式、路径相对应而言的。相比之下，外界六淫邪气损伤机体大部分情况下是要经过由表及里、由外而内的一个发展过程，在较重阶段才至损伤脏腑，而情绪致病，则可以跨越这一阶段，直接影响脏腑造成功能损伤。从这个角度上可以说，情绪因素致病对脏腑的损伤更直接。中医学认为能够导致疾病的因素有很多，包括先天禀赋、心理素质、六淫七情、痰结、瘀血、饮食劳逸、房劳过度等。诸多因素中以七情内伤最为重要。正常而有节制的情志变化可调节脏腑，畅达气机，而强烈或持久不良的情绪刺激，一旦超过机体情志的调节能力，便可致气机郁滞，脏腑功能紊乱，从而导致多种疾病发生。这类由情绪异常导致出现的躯体疾病，一般称为心身疾病。中医在治疗上，早期多采取疏肝理气、调达心脾的方法。人的情绪多与气机状态有关，气机通畅则情绪状态正常，而气机的通畅又与肝的疏泄调节气机功能有关。由于情志因素伤及脏腑具有一定的规律性，不同的情绪根据所应脏腑不同，发病时具有一定的相应关系：如喜伤心、怒伤肝、思伤脾、忧伤肺、恐伤肾等，所以有些心身疾病还可依据五脏情志的五行生克关系进行治疗。如张子和说："悲可以治怒，以怆恻苦楚之言感之；喜可以治悲，以谑浪亵狎之言娱之；恐可以治喜，以恐惧死亡之言怖之；怒可以治思，以污辱斯罔之言触之；思可以治恐，以虑彼志此之言夺之，凡此五者，必诡诈谲怪，无所不至，然后可动人耳目，易人听视。"情志不遂，若迁延日久，可由气及血，从而对五脏的功能产生影响，在临床上表现出气血寒热阴阳的不同，辨证治疗时须辨其在气在血，偏寒偏热，察其病及何脏而辨证施治。中医学在辨证施治心身疾病方面，积累了丰富的经验，强调"先治其心，而后医其身"。正如《医门法律》所说："设能善养此心，而居处安静，无为惧惧，无为欣欣，宛然从物而不争，与时变化而无我，则志意和，精神定，悔怒不起，魂魄不散，五脏俱宁，邪亦安从奈我何哉？"情志活动的本质是以心神为主导的相互协调的脏腑功能活动。意识、思维、情绪等精神活动均由心神主管。各种异常的情绪活动均可影响心神的活动，甚至出现各种神情病变，如昏迷、痴呆、癫狂、痫病、谵语、失眠、健忘、多梦、嗜睡、躁扰不宁、暴怒、忧郁、嬉笑无常等。很多疾病都与环境适应不良引起的过度应激相关，由心理影响生理，从而影响疾病的产生和传变。

（二）西医学的心身疾病

现代心身医学研究证实，社会心理因素刺激所导致出现的情绪变化可以通过中枢神经系统、内分泌系统、免疫系统等对人的健康状态产生相应影响。强烈的精神刺激会使人产生各种情绪，如过度焦虑、过度悲伤、情绪抑郁等，这些都会影响心神的正常活动，使心藏神的功能受到影响，从而引发疾病。心身疾病的范围相当广泛，基本涵盖了人体各大系统疾病，如高血压、冠心病、心肌梗死、偏头痛、消化性溃疡、神经性呕吐、神经性厌食、支气管哮喘、甲状腺功能亢进、糖尿病、肥胖症、围绝经期综合征、神经性皮炎、风湿性关节炎、恶性肿瘤等。就中医而言，心身疾病多属于胸痹、真心痛、眩晕、胃脘痛、呕吐、哮喘、消渴、痹证、癥瘕等疾病范畴。

（三）心身疾病患者的表现和形神辨治

陆教授早年在学习中医期间，曾在精神病医院从事精神病的针灸治疗工作。在对精神病患者的诊疗过程中，陆教授观察到精神病患者的身体状态和精神情况之间有一些奇特的相关现象：有些患者在精神病发作期会表现出肢体力量明显超于平常，甚至有的力大惊人，可以轻易挪动平时无法搬动的物体；有些精神病患者发作期表现出异常突出的耐寒能力，在低温环境下只着单薄衣物也不觉寒冷；还有些患者除精神疾病外还有其他躯体疾病，但当精神疾病症状严重时，躯体疾病往往会相应减轻。在治疗过程中陆教授还发现，通过躯体活动可以有效改善精神病患者的精神疾病状态，明显缓解精神症状。这一现象说明，人的形体和精神状态之间存在着某种关系，对此陆教授和吉林中医名家李吉瑞先生进行了深入研究。《黄帝内经》的"形神一体观"给了陆教授以启发，形神在生理上相互依存，也就意味着在病理上具有必然的联系。人体的躯体病变可因情绪神志异常而引起，情绪的变化也可缓解或加重患者的临床表现，故治疗不能只单纯针对躯体疾病，要根据情绪变化可引起脏腑功能、气血状态改变的特点，通过消除异常情绪刺激调整患者的气血状态，平衡阴阳，恢复脏腑功能，从而达到形神兼治的目的。传统的形神辨治对神形关系有非常清晰明确的认知，并且在长期的实践中对精神、心理、情绪状态及临床疾病间的关系总结出了丰富的经验。陆教授在传统形神辨治的基础上，有机结合现代心身医学理论，在治疗形神疾病方面进行了理论创新与实践，并积累了丰富经验，提出来"调神以治形，调形以治神"的治疗原则，将形神并调贯穿疾病治疗始终。

"三不"病机观

"三不"病机是指"不通""不荣""不平"三种病机，简称"三不病机"，是陆教授基于中医基础理论提出的新的病机学说。

人体内部之脏腑、经络、气血津液以及人体与外界环境之间是一个对立统一、相互关联的整体，这种联系在不断地产生矛盾和解决矛盾中保持着"阴阳相贯，如环无端"的动态平衡，从而维持人体"阴平阳秘，精神乃治"的健康状态。否则，就会产生"不通、不荣、不平"病理状态。《金匮要略》谓，导致疾病的原因（千般疢难）不越三条："一者，经络受邪，入脏腑，为内所因也；二者，四肢九窍，血脉相传，壅塞不通，为外皮肤所中也；三者，房室、金刃、虫兽所伤。"指出外邪侵袭人体后产生的病理机制，"不通"是关键。此外《金匮要略》亦有腹不通、气不通、血脉不通、荣气不通、阴阳气不通等病机记载，也有大便不通、小便不通、经水不通等症状描述。其中虽没有"不荣""不平"的病机描述，但对一些虚损性病证的病机则有"不荣"的阐述，对厥阴病、奔豚病、咳嗽上气等病证的病机有"不平"的阐述。

中医通路系统理论是陆教授基于对气血津液运行规律的认识而产生的。通路系统由内外通路系统和体内通路系统构成。人体通过内外通路系统与自然界连通，通过体内通路系统协调人体内部各个组织器官的功能活动，使人体与自然界以及人体自身成为一个有机的整体。内外通路系统由水谷通路、水液通路和外气通路三部分组成，体内通路由经络系统、血脉系统、三焦系统和脑神经系统四部分组成。

一、不通

不通是指人体各个通路系统中运行的物质应通而不通，从而导致疾病的发生、发展与变化，既包括滞涩不畅，又包括闭阻不通。陆教授临证中非常重视"不通"病机，认为水谷通路不通就会出现胃肠疾病；外气通路不通会使呼吸受阻，从而出现咳、喘、呼吸困难等症；经络不通则循行部位会出现麻木、疼痛等症；血脉不通可见瘀血。

（一）不通的病机

不通的病机主要表现在以下四个方面。

1. 气血不通　气为血之帅，血为气之母，气血在生理上相互依存，在病理上相互影响。气血在机体中流行不止，环周不休，若遇情志不遂、闪挫外伤，或寒邪、痰湿等阻滞脉络，则可使气机郁滞，血行障碍。气血不通，不能正常发挥濡养脏腑百骸的作用，从而引发疾病。如气滞血瘀可出现疼痛、癥瘕积聚等。

2. 经络不通　经络是人体独特的运输、传导、联络系统，内联脏腑，外络肢节，沟通上下，在生理状态下，运行气血，营养全身，抗御外邪，传导信息，调整虚实。若经脉受邪，经气不利，经络不通，则可出现该经循行部位及所属脏腑的病证。如足太阳膀胱经受邪可出现头、腰背疼痛，手太阴肺经不通可表现为胸闷、咳喘等症。

3. 脏腑不通　肝主疏泄，肝气不通则疏泄失常，血不归藏，可见少腹胀痛、手足抽搐、月经不调等症。心主血脉，主神明，心气不通则可致血脉运行失常及精神意识思维改变，如心悸、心痛、失眠等。脾主运化水谷，胃主受纳腐熟，脾宜升，胃宜降，脾胃气滞则运化失职，可见纳少、腹胀、便溏等。肺主气，司呼吸，主宣发肃降，通调水道，肺气不通则气失宣降，出现气逆、腠理不固、水液代谢失常等。肾藏元阴元阳，是人体生长之根，脏腑活动之本，肾气不通，常可致诸脏皆病。肠气不通，可见便秘腹胀。胆气不通，胆汁外溢，可见黄疸等。

4. 三焦不通　三焦是水谷之通路，气之所终始，其功用上则输布气津，气化水液，通行营卫；下则通利水道。任何病证，无论外感内伤皆可影响三焦功能。若三焦气滞，则气津失布，热郁、湿阻、水停，进而营卫不和，脏腑失和，上下不通，可见气津失布而口渴、营卫失和而不安、经络不通而疼痛、表里不通而肢困等。

（二）不通则痛

《素问·举痛论》言："经脉流行不止，环周不休，寒气入经而稽迟，泣而不行，客于脉外则血少，客于脉中则气不通，故卒然而痛。"又云："热气留于小肠，肠中痛，瘅热焦渴，则坚干不得出，故痛而闭不通矣。"亦云："寒气客于肠胃之间，膜原之下，血不得散，小络急引，故痛。"寒热邪气侵袭人体，可致机体气血津液运行障碍，阻塞不通，引起疼痛。无论经、络、脏、腑，只要为邪所困、血不得散、气不得通，经络阻滞，运化迟缓，脏腑肌腠失于濡养皆可发为疼痛。陆教授在临证中时常强调：疼痛之病机在于气血运行的障碍，不通则痛。不通所致疼痛多为实证。临证中陆教授坚持"通则不痛"的治疗原则，将造成不通的病因病机归纳为以下几个方面。

1. 外感六淫致不通

（1）风邪：风邪清扬开泄，易袭腠理、阳位，滞于肌肤之间，内不得通，外不得泄，可出现身痛发热、头项强痛、关节疼痛等症。且风性主动，为木气，风邪致病常可出现痉挛拘急。若肝伤及脾，致木盛克土可出现胃脘痛、腹胀等。

（2）寒邪：寒性收引凝滞，易伤阳气，感寒则影响血脉运行，寒凝肌表，经脉缩蜷不利，导致气滞血瘀，使经脉不通，不通则痛，可出现周身疼痛或脘腹疼痛等痛证。

（3）暑湿：暑多夹湿，暑湿重浊黏滞，暑热伤阴，暑湿阻滞脉络，气血郁滞，经气不舒，则出现肢体、关节酸重疼痛，肿胀屈伸不利等。

　　（4）燥邪：燥邪干涩伤阴，易伤津液，表现为体表肌肤和体内脏腑缺乏津液，干枯不润而疼痛，如燥邪侵袭伤肺，可致皮肤皲裂、干咳少痰、头痛、胸闷胸痛等。

　　（5）火邪（热邪）：风、寒、暑、湿、燥等五气蕴结入里皆可化火。火邪易燔灼津液及肌肉腠理，侵入人体血分，聚于局部，腐蚀血肉而发为疮疡肿痛。火邪致痛临床表现多为肿痛、刺痛、灼痛、剧痛等。

　　外感六淫之邪可单独侵袭人体致病，也可合而袭人，但最终都会导致经脉闭阻，经脉之气不通，气血逆乱，攻冲作痛。

　　2. 内伤七情致不通　喜、怒、忧、思、悲、恐、惊七种情志变化过于强烈、突然或持久，可引起机体气机紊乱，相应脏腑功能失调而引起疼痛的表现。如大怒伤肝可引起头痛、胁痛，忧思日久伤脾可导致脘腹痞闷胀痛，喜笑太过会引起胸痛及上腹痛。陆教授在临床鉴别诊断时，常将情志致病作为重要的参考因素。

　　3. 痰饮瘀血致不通　痰饮、瘀血的形成病因离不开内伤七情、外感六淫以及饮食劳倦，病变多为痰饮瘀血导致脏腑气化失常，气机失调，气血津液亏虚等。百病多因痰作祟，痰饮可流窜全身，停聚各处，导致多种疾病发生。如流注经络筋骨，可致肢麻、胀痛或半身不遂；若停聚于胃，会致脘痞胀痛、呃逆、纳少；凝于咽喉，则咽部不适，如物梗喉；饮停胸胁，则胸胁胀满，咳嗽引痛。瘀血阻滞局部影响血液运行，亦可导致脏腑功能失调。如瘀阻肺络，可见胸痛、咯血；脾胃瘀血，则胃脘作痛；瘀阻心脉，可见胸闷心痛；肝经瘀阻，则见胁痛、痞块；四肢瘀阻，局部可见肿痛或青紫。瘀血为病繁多，临床多表现为疼痛多如刺如割，且痛处不移而拒按，夜间尤甚。

　　导致不通的原因还有外伤致气滞血瘀而痛、寄生虫淤堵脏腑引起疼痛等。

（三）不通则生癥瘕

　　所谓癥瘕，痛有定处坚硬不移为癥，痛无定处聚散无常为瘕。癥瘕之病机，多为血行不利，气机不畅，通路受阻，脏腑失调，痰饮瘀血内结，气聚成瘕，血瘀成癥。诸如外邪侵袭、脏腑气化的太过与不及、饮食失节、情志失调等因素，单个因素影响或多个因素相互作用，互为因果，终成瘀血留滞，络痹气阻，痰瘀胶结，久则而成癥瘕。癥瘕两者都有瘀滞不通的病机，且程度不同，发病不同。经脉通路气血不通皆可发为癥瘕积聚，且后期多累及位置较深的经络，陆教授认为，中医学中的痞气、痛疝、瘿瘤、瘰疬、疝气、肠覃、乳岩等，西医学中的子宫肌瘤、肿瘤、动脉粥样硬化斑块、脑梗死病灶、动静脉栓塞等具有"有形可见"或者"聚散不定"特点的结块，都可以通过不通之病机进行分析和治疗。《医学入门》中言："善治癥瘕者，调其气而破其血，消其食而豁其痰，衰其大半而止，不可猛攻峻施，以伤元气……宁扶脾胃正气，待其自化。"陆教授在临证中强调：癥瘕积聚在发生发展过程中，机体通路中诸邪黏滞胶聚，正气耗损，日久入络，需综合运用活血化瘀、补益正气、清热解毒、软坚散结、祛瘀理气通络等辨证论治，不可峻补峻攻。

二、不荣

不荣是指营养物质不足，即各个通路系统中运行的物质的量的减少或功能的减弱，而使机体失于濡养的病理变化。不荣包括气虚、血虚、精亏、阴虚、阳虚以及各脏腑组织、器官的功能不足。

（一）不荣的病机

不荣的病机主要体现在气、血、精、津液、阴阳的亏虚方面。

1. 气虚　气虚涵盖的范围甚广，营卫气虚、心肺气虚、宗气不足、脾气亏虚、肾气不足，以及气虚所致的肝郁气滞等皆属气虚范畴。气虚，则气的温煦、推动、气化功能减弱，除常见的气短、乏力之外，还可表现为麻木、隐痛、酸痛等。心气虚衰，无力推动血液运行，可出现心悸、气短、自汗、易惊、健忘、面色淡白、少气懒言、神疲乏力、难以入眠。脾气虚则脾失健运，精微不布，水湿内停，可发为纳呆、腹胀、便溏。脾主四肢肌肉，脾虚失运，气血生化不足，肢体失养，可见乏力、肌肤不仁。胃气虚则腐熟受纳水谷机能减弱，而见纳差、饥不欲食等。气血亏虚，脏腑失养，中气不足，可见精神不振、形体消瘦等。

2. 血虚　血虚不能濡养脏腑经筋组织，则可出现视物昏花、两目干涩、心悸、多梦、健忘、神疲、手足麻木等症。血虚不荣临床表现大多为麻木、重痛等。心血虚不能濡养心脏，心失所养，可出现心悸、怔忡、不寐、健忘、头晕目眩等症。肝血虚为肝血不足，筋失所养，多见头昏眼花、两眼干涩、视物模糊、筋骨无力、女性月经量少或经闭等。

3. 津亏　津液亏虚，阴津不足，不能濡养脏腑，可表现为口干口渴、脘腹隐痛。若大肠失却津液濡润，传导滞涩，可见大便秘结。津液大量耗伤，可致津血不能荣养筋脉，症见转筋挛急、干涩疼痛等。

4. 阴虚　体内阴液亏虚，阴气不能发挥其固涩收敛濡养的作用，无以制阳，而出现阴虚火旺。虚火燔灼脏腑经脉，可见舌红少苔、咽干咽痛、腰膝酸软无力、潮热盗汗、灼热疼痛等症。如心阴虚，虚热内扰，可见心悸或怔忡、心烦、失眠多梦、潮热或低热、五心烦热、盗汗、唇燥咽干、口苦、尿黄、便结等症。肝阴虚，津亏血少，虚热内扰，症见头晕、耳鸣、两目干涩、视力减退、五心烦热、潮热盗汗或胁肋隐隐灼痛，或手足蠕动等。肾阴虚则腰膝酸软疼痛。

5. 阳虚　阳气亏虚，温运功能失常，不能推动血脉运行，虚寒内生可表现为肢体麻木、恶寒疼痛、形寒肢冷、隐隐作痛遇寒加重等。心阳虚可见心悸、胸痛、冷汗、肢厥。脾阳虚可见食少、腹胀痛、畏寒怕冷、四肢不温。肾阳虚可见腰膝酸冷、性欲减退、夜尿频、怕冷等。

另外，临证各种虚证常相兼出现，如气血两虚、气阴两虚、气阳两虚、阴阳两虚等。

（二）不荣则痛

　　"邪之所凑，其气必虚"。诸邪致病，必先因人体抗病能力的低下或不足，即多因"虚"出现后，机体正气亏虚不能抗邪于外，"邪"才能侵犯人体致病。如《素问·举痛论》云："阴气竭，阳气未入，故卒然痛死不知人""寒气客于背俞之脉，则脉泣，脉泣则血虚，血虚则痛。"又如《灵枢·五癃津液别》也指出："髓液皆减而下，下过度则虚，虚，故腰背痛而胫酸。"临床上疼痛的病因病机多可归为虚实两类。实为不通则痛，虚乃不荣则痛。

　　1. 气血不荣则痛　气血衰少，皮肤腠理、筋骨肌肉不得荣养而生疼痛。

　　2. 津液不荣则痛　津液亏损，阴液不足，不能濡养经筋而拘挛疼痛。

　　3. 肾精不荣则痛　肾精亏虚，髓海不荣，腰膝手足失于荣养，则发为酸软或空虚疼痛或足根部疼痛。

（三）不荣则麻木

　　"麻"指机体感觉如虫行皮下，走窜不息。"木"指机体掐按不觉，如木之厚。麻与木虽在感觉上略有差异，但两者在机理上相似，临床又多相兼出现。不仁则是感觉功能丧失或迟钝。这种不荣则麻木是有别于痛的另一种感觉。患者初病时机体不荣往往表现为疼痛，但病久入深则渐为麻木。因患病日久，营卫运行涩滞，闭阻于内，不能外荣肌肤而导致麻木不仁。其病机多为因虚而致。虚损之气不得周流，而神则依赖气血濡养，并以经脉为通道。若气血不至，经脉不通，神亦不至，故对机体感觉功能的调控减弱，从而出现麻木不仁。气血与营卫都可荣养皮肤，气血营卫亏虚，荣养失职亦可导致皮肤麻木不仁。如《素问·逆调论》云："荣气虚则不仁，卫气虚则不用，荣卫俱虚则不仁且不用。"

　　1. 气血不荣则麻木　气血不荣，气血虚损，失于运化，气虚不能正常推动血液运行，则经络通路内空虚，四肢筋脉不得荣养，则发为麻木。血虚不运亦可致涩滞血瘀，经络不通，则发为麻木。神载于气血，气血不至则神亦不至，神机失调，则麻木不仁，机体不觉疼痛。

　　2. 营卫不荣则麻木　营卫行于肌表，营卫畅达，则肌肤柔软、感应灵敏。若营卫亏虚或因邪气侵袭，营卫失和，运行不畅，局部营卫输布不均，导致涩滞不通，流行不畅，可见如"虫行皮下"之感。脾胃气虚，水谷精微化生不足，机体失于濡养而致麻木。

　　另外，不荣也可导致痿证。陆教授在临证中将痿证之病机特点概括为脾气亏虚、湿浊内蕴、肝肾阴虚等。脾胃为后天之本，气血化生之源，人体四肢百骸有赖于脾胃运化水谷精微的滋养，脾病则四肢不用，表现为痿证，而见肌肉萎缩。脾喜燥恶湿，无论是六淫湿邪困脾，还是脾虚不运生湿，都可影响脾运化水谷精微，使机体失于濡养。另肝主筋、肾生髓，肝肾阴虚，筋髓失养，此三者皆乃"不荣"，皆可导致肢体肌肉无养，筋脉不润，骨枯髓虚，发为痿证。

三、不平

《素问·生气通天论》云："阴平阳秘，精神乃治，阴阳离决，精气乃绝。"气血阴阳之间的动态平衡，为"阴平阳秘"。中医在几千年的传承中一直强调平衡的重要性。《素问·三部九候论》有言："必先度其形之肥瘦，以调其气之虚实，实则泻之，虚则补之，必先去其血脉而后调之，无问其病，以平为期。""不平"是指机体各脏器、组织、器官之间的平衡状态遭到破坏而发生病理变化，可涉及形神、阴阳、气血、脏腑，即阴阳失衡、脏腑失衡、气血运行方向逆乱等。不平的病机主要包括以下几个方面。

（一）形神不平

1. 形损及神　神通过气血津液等载体蕴于五脏，所以五脏的虚实变化都可导致神志以及神的调控功能异常。如肝气盛则怒、心气盛则喜、脾气盛则思、肺气盛则悲、肾气虚则恐。外邪侵袭、经络不和亦可致神的异常，如外邪侵犯足太阴脾经时，可见心烦、舌本强、不安卧等。气血津液是神得以产生的物质基础，因此气血津液运行异常也会导致神的异常。气血的不足与过盛会引起喜、怒、忧、思、悲、恐、惊的产生，如血余则怒，不足为恐。陆教授在临证中非常重视形体的异常对神的影响，认为机体的病变是各种神志病发生的深层病机，特别是久病或病重患者对神的影响临床更多见。

2. 神损及形　神为形之主，神主宰五脏六腑功能与气血精津运行。神若为病，则调控作用失常，进而导致脏腑、气血精津运化以及功能失常。神损及形临床多见的就是七情太过。七情太过不仅损伤相应脏器，亦可损伤多个脏腑的功能。如过度的惊吓会损伤心、肾功能，过度忧愁会损伤脾、肺功能，过度悲伤会损伤肺、心、肝功能，过度愤怒会损伤肝、肾功能。陆教授认为，患者只要存在神的病变，或多或少都会影响形的治疗效果及速度。

（二）阴阳不平

陆教授临证每向学生强调："谨察阴阳所在而调之，以平为期。"调整机体阴阳，最终的目的是"平"。阳胜则热，阴胜则寒，阴阳偏盛为邪气盛的实证，可采用"泻其有余"的原则：寒者热之，热者寒之。在"泻其有余"的同时，应注意阴阳偏衰表现为正气不足的虚证，注意"补其不足"。阴阳之间是相互制约而维持相对平衡的，阳长则阴消，阴长则阳消，阴阳其中之一虚弱，则不能制约对方，就会导致对方的亢盛。阳盛可导致阴衰，阴盛可导致阳衰，即所谓"阳虚则阴盛""阴虚则阳亢"。因此需在"泻其有余"的同时注重"补其不足"，阳虚不能制阴而致阴盛之虚寒证，应补阳；阴虚不能制阳而致阳亢之虚热证，应补阴。临证用寒药而反热，多由阴虚而热，应滋其阴；用热药而反寒，多由阳虚而寒，应补其阳。阳盛者清热，阴盛者祛寒；阳虚者补阳，阴虚者补阴，使阴阳最终归于平衡协调。

（三）脏腑不平

　　脏腑之间是一个以五脏为中心，相互促进、制约的平衡整体。脏腑之间的相互促进与制约的关系是多方面的，因此某一脏腑失调或超出了机体自和能力，便可引起其他脏腑功能紊乱，导致疾病产生。

　　1. 肝病引起脏腑不平　　肝主疏泄与藏血功能的失常，会影响心、脾、胃、肺、胆、女子胞等功能的正常。肝的疏泄不及，会导致全身气机郁滞不畅，出现气滞痰凝血瘀等，可使心之脉络被痰瘀阻滞，运行不畅；使脾胃运化功能失调；使肺气宣发不及；使胆汁分泌排泄不畅，瘀阻于内；使男子排精不畅；使女子月经后期、经行不畅等。肝的疏泄太过，会导致脾气不升反降，胃气不降反升，气机上逆犯肺，使肺气肃降功能失常；会导致胆气上逆；亦会出现男子精室被扰。肝血虚或不足会导致心血虚，使心失所养，会导致肾阴不足，从而使肺阴不足，出现肃降失常；亦可致女子月经量少，甚至闭经。

　　2. 心病引起脏腑不平　　心病主要表现为心阳、心气、心血不足。心与肾及小肠关系密切，因此心病易致两者功能的失常。当心阳不振时，心火不能下行助肾阳，无法镇摄下焦寒水上逆。心阴血不足，心神不安而外荡，可致肾精不得闭藏而外遗。心与小肠互为表里，心病常影响小肠。心火旺盛，可下移于小肠，导致小肠实热；心阳虚寒，温煦乏力，可致小肠气机不畅，使其分清泌浊功能发生障碍。

　　3. 脾病引起脏腑不平　　脾病主要表现为脾胃气虚、脾胃邪气亢盛，从而影响肝、心、肺、肾等脏腑功能的发挥。脾胃为后天之本，气血生化之源。脾胃气虚则气血生化不足，可致土不培木；亦可致心气血不足而心失所养；脾虚日久会累及肾脏，出现肾气虚损。脾病则无力化津，水湿内停，积聚生痰，痰凝经脉致气血不畅，日久气滞血瘀痰凝，痹阻清窍，发为胸痹心痛。痰浊亦可上渍于肺，贮于肺中，影响肺气宣发肃降。脾湿太盛，脾土乘其所胜肾水，使水湿之气归于肾脏，肾水泛滥则出现下肢或全身浮肿。

　　4. 肺病引起脏腑不平　　肺病主要表现为肺失宣发、肺失肃降两方面。肺病可致肝气的升发不利，出现肝疏泄失职的表现。肺气虚，亦可致肝郁不畅，多因气虚而血滞，又肝主藏血，血滞则肝郁不畅。肺阴不足，肺金失于滋润则清肃不能，从而导致肝气失于制约，升发太过。若肺气久虚，日久及肾，可导致肾不纳气而喘。若肺的宣发肃降及通调水道功能失常，则肾主水液的功能亦受影响。

　　5. 肾病引起脏腑不平　　肾病主要表现为肾气虚、肾阴不足和肾阳不足三个方面。肾气虚，肾不纳气，肺气不降。肾阳不足则阳不制阴，阴寒内盛，可导致寒滞肝脉。肾阳不足，鼓动无力，无法上助心阳，则会出现上热下寒。肾阳虚则脾阳无以温煦，致其运化水谷功能失常。肾阴不足，阴不制阳，则虚热内生，且肾水无法上升涵养心阴，可见心火亢盛。肾水干涸，水不制火，肝木必受焚灼，即水不涵木，肝血不及，肝阳上亢。

（四）气血津液不平——运行逆乱

　　气血津液是人体组织运行的物质基础。血气不和则不平，不平则乱，不平则逆，气血津液运行逆乱必然导致各种疾病的产生。气血津液的失和主要表现为气对血与津液的化生、固摄、运行作用失调，血与津液对气的濡养、承载功能失调。气血不平，则气机逆乱，气机升降出入失常，可出现头晕头胀、嗳气、呃逆、恶心呕吐等症；血不循经，即血溢脉外，临床可见吐血、崩漏、便血、衄血、尿血、瘀斑等症。

四、"三不"相互关系

患者临床发病病机复杂，很少单一病机出现，这与人体是一个有机的整体，各脏腑、器官均不能独立存在，互相影响有关。脏腑患病会影响到气血津液，气血津液病变同样会影响脏腑功能。所以不能单独看某一脏腑或气血津液的某一方，要整体看待，综合分析，这也是中医的整体观。在分析"三不"病机时，要综合考虑它们之间的关系。临床分析会发现：不通可致不荣，不荣可致不通，不通不荣必不平，不平必有不通不荣。

"不通则痛"与"不荣则痛"是对实痛、虚痛病机的高度概括。痛的病位在经络，其病机特点为气血失和。气属阳，血属阴，气血同源，阴阳互根，"不通""不荣"往往相互影响，互为因果，临证不可孤立辨证，不通、不荣可表现为本虚、标实俱重，或主次先后不同。

1. 不通可致不荣　外感火热之邪、五志过极、嗜食辛辣之品助阳生火，灼伤脉络，壅滞气机而痛，多为"不通则痛"；又热盛可耗伤阴精津液，使血脉涩滞，脏腑经络失于濡养，兼有"不荣"的一面。外感寒邪直中伤阳，湿邪入里，郁遏阳气，凝滞气血，即可出现"不通则痛"，又可使脏腑经脉失于阳气的温煦而出现"不荣则痛"，为"不通"而致"不荣"的虚实夹杂之候。

2. 不荣可致不通　临证多见气虚不能温煦经脉致痛，虚证日久血运无力，瘀血停积于内可出现不通之病机；亦可见于阴血亏虚不能濡养经脉，使经脉涩滞，血行不畅，阴血不能敛气而致气机阻滞，病机皆属"不荣"，又因"不荣"而"不通"。

不通不荣，则气血运行受阻，气机郁滞，血脉瘀阻，脏腑失养，津液失和，从而导致阴阳失调，形神失和，脏腑气机逆乱，导致不平。

3. 不平可致不通　人体正常生命活动以及阴阳、脏腑的稳定，是体内阴阳相对平衡的结果。若机体脏腑、阴阳的动态平衡被打破，则可见各种各样的临床表现。阴虚阳亢，上扰清窍则神明不通；阳不制阴，寒气内生，阻滞经脉则经络不通；肝郁乘脾，脾气运化失常，则水谷运化不通；肺气失于肃降则宗气不通；心肾不交则水火失济，阴阳不通。因阴阳、脏腑平衡被打破，导致气血津液通路或被扰乱，或被瘀滞阻塞从而导致"不通"。同时，"不通"则气机失于升发肃降，阴阳失于互生互制，从而导致脏腑气机失调、阴阳失衡的"不平"。

以"不平"为主要特征的证型有表寒里热夹湿、热毒炽盛、邪犯肺卫、疫毒袭卫、肺热移肠、卫气同病、气营同病、热入营血、邪入心包、邪犯胃肠、毒邪犯肺等，从证型的分布规律看，早期多以"不平"为主，中期主要表现为"不通"，后期表现为"不荣"为主。

4. 不荣可致不平 一阴一阳谓之道，积阳为天，阳躁、阳生、阳杀、阳化气；积阴为地，阴静，阴长，阴藏，阴成形。若机体失于濡养，阳无所生，阴无所化，则脏腑阴阳的平衡被打破，则会出现"不平"。脏腑阴阳失于平衡，机体精气或化生不足或化生乏源，无法发挥其濡养作用，亦可导致"不荣"。

陆教授常强调："不通""不平""不荣"三者常互为因果，应将三者辩证统一的加以分析和辨证施治，施治时要时时注重"调平"。机体时刻处于动态平衡状态之中，静态平衡很难在机体实现，故临证要圆机活法，不局限于一证一时之矛盾，治疗就是要注意恢复阴阳、脏腑间的动态相生相制之平衡。人体是一个平衡体，以五脏为中心，通过经络、气血把上下内外联系起来，亦与自然界的日月、四季、昼夜息息相关。治疗中也要注意社会因素、心理因素、不良生活习惯和不良环境因素等对机体平衡的影响，去除诱因，针对病机进行调平，因此，对机体的治疗，整体调平是最终目的。

整体调平观

中医整体审查及整体治疗是陆教授一直坚持的观点，其在学术理论、临床诊断及治疗方案方面均能充分体现。如针对"三不"病机，陆教授总结出的扶正安神、调理任督的针药结合调平治疗体系，就充分体现了整体观念。

陆教授在治疗中强调，疾病的过程就是邪正的斗争过程。在疾病的发生发展过程中，正气的强弱是影响转归的主要因素。尤其是疑难病患者，其病程长、体质弱，正气不足往往是久治不愈的症结所在，即"久病多虚"。故对疑难病患者的治疗中应时时注重扶正的恰当应用。对于以虚为主的病人，扶正是必然的方法，对于虚实夹杂的病人，扶正有利于驱邪，正复邪自去。"血气者，人之神"。精神因素可作用于气血而影响疾病的转归。疑难病患者由于形体疾病的影响，会导致气机异常，情志障碍。加之长期病痛的折磨，对治愈的信心逐渐减弱，会伴随出现情绪不稳、烦躁等现象。陆教授强调采用安神之法治疗，以改善患者的精神状况，以助于气机通畅，为病情缓解打下基础。

任脉为阴脉之海，与脏腑关系密切，又与足厥阴肝经、足少阴肾经、足太阴脾经等多条经脉相会，对于治疗头面、胸腹部病证及相应脏腑的病证具有良好的作用。督脉领元阳，统诸阳气，督脉穴具有醒脑开窍、调补中气、宁心安神、宣导气血的作用。针刺任督二脉可交通阴阳，平调气血，使阴平阳秘，精神乃治。脏腑的生理病理变化是疾病发生、发展的内在体现，安内有助于消除外在的症状。扶正、安神、调理任督相互结合，可改善机体气血阴阳状态，增强患者体质，调整患者情绪，消除精神方面的影响，促进疾病早日向愈（"扶正安神通任""补肾安神通督"针法的选穴及操作见相关章节）。

不通、不荣、不平的针灸治疗，主要以"扶正安神通任""补肾安神通督"针法为基础。同时，陆教授基于"三不"病机的治疗，在用药方面也充分体现了整体观。

一、不通的治疗

引起不通的病因较多，血瘀、气滞、痰凝、湿阻、水饮、热结、邪毒、食积、虚损、外感、外伤等，皆可导致气机不通或经络不通，从而引发疾病。陆教授经常强调：气血津液、五脏六腑、营卫精血皆各有藏泄，皆以"通"为顺。血瘀，活血化瘀通之；水停，利水消肿通之；痰阻，化痰利湿通之；实者，泄之使通；虚者，补之使通。如论治胸痹心痛，陆教授多选用桂枝、檀香、丹参、薤白通阳散寒以通痹；咳、痰、喘等肺部疾病，陆教授注重化痰散结，宣散肃降，顺其势而"通"。又如针药结合治疗运动受伤、局部红肿热痛，针灸通经络，火罐拔瘀血，肿消而痛止，疏通了受损经络血脉，解决了受伤局部血液循环和经络不通的问题。"不通"之肠梗阻，疼痛异常，有些患者并不适合手术，但不及时治疗则生命危在旦夕。对粘连性、不完全性肠梗阻，陆教授用承气汤加减，理气行瘀，润腑通降，效如桴鼓。

陆教授认为，"通"并不是单纯的通降，要根据阴阳、虚实、寒热辨证，灵活掌握适应证和禁忌证，合理配伍基础上的针药"通"法，才是良方。如陆教授在治疗痛经时常向学生强调：现代人工作、生活压力大，情绪抑郁或愤怒时就会出现肝郁气滞、血阻冲任，从而导致痛经。临证中应当注意这种"不通"所致的痛经，其还常伴有爱叹气、失眠难寐、乳房胀痛，月经量时多时少、颜色偏暗、夹有血块。这种"不通"不一定要患者每日针灸、吃药，这往往会加重患者的精神负担，这时可试试月季花、红糖适量代茶饮，疏肝理气，调经止痛。除饮食调理外，还要注意腰腹部保暖，这样对症调养，可减轻患者的精神负担，往往收效甚好。

二、不荣的治疗

不荣则痛为阴阳虚损，陆教授常在"扶正安神通任""补肾安神通督"针法的基础上配合汤药补益调节。不荣则痛，往往痛势轻，为绵绵而痛、空痛、隐痛，劳则痛甚，多时痛时止，喜按，得温则减，得食则减。治疗时若拘泥于"通则不痛"，如失血后头痛，失血较多，营血亏虚，不能上荣于脑髓脉络而头痛，若当补而不补，执着于通利、破积方药，则虚者愈虚，痛者愈痛。陆教授常用的经方为黄芪桂枝五物汤，此为治疗血痹阴阳俱虚的方剂，可调和营卫阴阳，祛除因气血不荣所致的邪气。治疗气血不荣导致的"不荣则痛"之证，在辨证论治的基础上，陆教授常结合兼症进行治疗，属气血亏虚而不荣的，多用参苓术草、地芍归芎类补气养血之品加减治疗；属气血运行于肌肤而不荣的，多用调气畅血、通营达卫之品治疗。

不荣导致的麻木不仁，陆教授多以"扶正安神通任""补肾安神通督"针法通引阳气，调气机之出入顺逆，使神气振奋，郁塞得通，络脉百骸得养。对于不荣引起的疼痛，陆教授善用清灵升生之风药，透散玄府，畅行气血，升发万物，通内外瘀阻。陆教授常运用牵正散类以及芳香辛味之品散风邪，以养末梢气血。又如血虚之麻木，治以补血通络，陆教授常选当归补血汤加减用于贫血、低血压、肢体动脉硬化闭塞症等。

三、不平的治疗

　　《素问·至真要大论》言："谨察阴阳所在而调之，以平为期。"调阴阳使之平衡为调平治法，调平是治法，更是治疗的目的。

　　陆教授的调平之法首先重视情志调平。情志对脏腑的气血功能，以及疾病的发生发展和转归有着非常重要的影响。心主喜，肝主怒，肺主忧，脾主思，肾主恐，情志影响相应的内脏可致不同的病理变化。五行相生相克，五志属五行，五志之间亦相互制约，悲克怒，怒克思，思克恐，恐克喜，喜克忧。陆教授常利用情志相生相克原理，让太过或不及的心理状态趋向平衡，维持五志之间的协调。陆教授为人和蔼可亲，其精准、耐心的语言疏导法常可消除患者内心的疑惑，解除患者的心身病痛。陆教授在与患者交谈中常采用疏通、引导、宣泄、转移等方法，引导患者将被压抑的郁闷情绪宣泄出来，使机体内环境处于相对平衡状态。陆教授常说："一个好的医生绝对不是一个只会使用针药的医生。"陆教授常在治疗中动之以情，晓之以理，有针对性地开导和启发患者，与患者建立了良好的信任关系。

　　药物调平也是治疗中不可或缺的手段。陆教授调理阴阳平衡所用的金匮肾气之品就是"扶阳以配阴""育阴以涵阳"，使阴阳互生，五脏得养，精气两益，从而阴阳双补，"以平为期"。治血必调气，治气必治血。陆教授临证中常根据患者的症状，在针灸基础上适当加行气、活血之品，疏其气血，通补兼施，动静结合，令气血条达，从而达到补而不滞、气血平衡的效果。用药中注意调平脏腑，木气过盛易乘土，治以抑木扶土；水盛可乘火，当用培土法，培土可制水。制其过盛，扶其偏衰，以调整脏腑之间平衡。

　　整体调平是陆教授治疗疾病最终所要达到的目的，他经常采用针灸、药物、刮痧、拔罐、推拿按摩、耳针、言语引导、情志调养等多种方法来达到"以平为期"的目的。

诊断创新

中医诊断方法是诊察收集病情的基本方法，主要包括望、闻、问、切。而病情资料的综合处理是对各种诊法所收集的病史、症状、体征等病情资料进行归纳整理，使之条理化，分清主次缓急的过程。陆教授在天津中医药大学长期从事中医诊断学教学，有丰富的临床经验，对中医临床诊断方法有独到的见解，并形成了自己的一套诊断观。

病证结合观

辨病与辨证是中医临床诊治过程中从不同角度认识疾病本质的过程。疾病的概念涵盖了从发病、发展及结果等病变全过程，辨病是把握疾病全过程的特点与变化规律，是疾病本质的纵向辨识过程。证候是机体在疾病发展过程中某一阶段的病理概括，包括病变部位、病因、性质以及邪正关系等。辨证是明确病变发展过程中某一阶段的病理变化的本质，是疾病本质的横向辨识过程。辨病与辨证在寻求临床治疗依据的过程中有着各自的优势和特色，两者结合相得益彰。陆教授在临床工作中擅长辨病与辨证相结合，既有纵向疾病整体过程的全面把握，又有横向证候具体特征的准确认识，从而深化了对疾病本质的揭示，临床诊治既有全局性，又有针对性。

（一）以主症定病名，辨病为先，以病为纲

1. 以主症定病名　病名是中医学在长期临床实践中产生的反映了疾病的本质及特征。在诊疗过程中，患者的主诉当中就含有主症或体征。患者即使不能言语，通过观察其动作表情等，也能初步推测是哪方面的疾病。这是以主症定病名的方法，并且很常用。主症为中心收集病情资料，可使病情资料系统条理、重点突出、主次分明，临床大多是通过主症确定病名后，再进行辨证论治。

2. 辨病为先，以病为纲　在医学领域，从医学理论到临床实践，再到医学科研，常以疾病为纲。医学教材、著作的目录许多也以疾病名称进行归类，医学生进入临床首先需要熟悉和掌握的便是疾病的辨识，医学科研的设计、开展及成果的发表也常以某种疾病为主线。病案首页所填写中的重要内容之一就是疾病名称。中医临床诊治过程中，常先辨病，然后按病进行辨证施治。

中医自古重视辨病，《黄帝内经》就收载了"消渴""疟病""鼓胀"等病名。医圣张仲景的《金匮要略》更以"辨某病脉证并治"名篇，具体论述多先明确疾病，再进一步辨证选方，辨病与辨证相统一。《山海经·东山经》有"治痈肿"的技术，唐代药王孙思邈的《备急千金要方》载有"治大腹水肿，气息不通，命在旦夕者方"和"治关

格，大便不通方"，均为辨病用方。宋代名医朱肱的《南阳活人书》强调诊治疾病必须
"名定而实辨""因名识病，因病识证，而治无差矣"。清代徐灵胎的《兰台轨范·序》
指出："欲治病者，必先识病之名，能识病名，而后求其病之所由生，知其所由生，又
当辨其生之因各不同，而症状所由异，然后考其治之之法。一病必有主方，一方必有主
药。"强调辨病的重要性，认为疾病不同基本病机不同，相应的基本治法、主方主药应
该有别。时至今日，中医临床依然在沿用自古传承下来的诊治思路，重视辨病，以病
为纲。

以当今临床多发的糖尿病为例，古称消渴病，"消渴"不仅提示其典型症状是口渴
多饮、消谷善饥，还揭示了糖尿病内热伤阴耗气的基本病机和基本发展趋势，即由热伤
气阴所致，消渴病日久，消耗人体精气，可致人虚损，不仅令人疲乏、消瘦，最终更可
导致多系统、多脏器的并发症。从消渴病古方药物组成也可以看出，古人重视消渴病
"热伤气阴"的基本病机。基于《黄帝内经》"壮火食气"理论，把清热解毒药黄连与益
气药人参配伍，不仅可以改善糖尿病患者的症状，而且还可调节血脂，明显改善胰岛素
抵抗，保护胰岛 β 细胞功能。有研究证实，清热药物有较好的降糖作用。这也是陆教授
消渴方中配伍大量清热药的原因。

辨病论治具有以下优点：①临床适用性强。②不受中医证型缺乏规范化与标准化
的困扰，当患者证候信息过少造成难以进行辨证时，可以针对主要证候进行辨病施治。
③方法容易掌握，运用方便，疗效确切，易于重复。陆教授提倡中医临床要先辨病，中
医诊断必须有病名诊断，部分疾病可以直接辨病施治，部分疾病需要依据疾病辨证论
治，辨病、辨证相结合。

（二）据病辨证，以症辨证

证是中医学中特有的概念，如果说疾病是贯穿病情始终的一条线，证则是这条线上
一个个横断面的综合表现。其表现既受自身体质特点及抗病能力的影响，又为病因等
特殊本质变化决定。证就字面含义而言，指的是证据和征象，结合具体概念，是指各种
症状、体征的抽象集合体，在某种程度、某一阶段反映了中医所认识的疾病之本质，也
是中医治疗中选方用药、选穴用针等治疗方案确立的重要依据。中医的证（也称证候），
是在中医理论的指导下，对通过四诊所收集的症状、体征进行综合分析，得出的诊断性
结论，是对疾病发展到某一阶段的病因、病位、病性、正邪关系及病势等所作的高度概
括。"证"即所谓"证候"，证候则是指该证的特定临床表现。《说文解字》段玉裁注：
"候，伺望也"，也即证候是证的外候。

辨证是中医治疗的重要形式，辨证论治是中医理论的精髓，是中医临床诊疗疾病应
遵循的基本方法。所谓辨证，就是根据四诊所得的资料，包括症状和体征进行分析、综
合、归纳，以判断疾病的原因、部位、性质等，从而作出正确诊断，为治疗疾病提供
依据。医生通过对证候进行辨析，所作出的诊断性结论称为"证名"，是对证的本质的
概括，如肝郁气滞证、胆郁痰扰证，亦称"证型"。清代医家徐灵胎说："病之总者为之
病，而一病总有数证。"提示中医诊断实际上包括辨病和辨证两个方面。中医学经过长

期的医疗实践，形成了八纲辨证、病因辨证、气血津液辨证、脏腑辨证、经络辨证、六经辨证、卫气营血辨证、三焦辨证等诸多方法，此外，还有辨标本、辨顺逆、辨体型气质，以及辨阴阳、方剂辨证、五行辨证等。由于辨证的思维方法和资料来源不同，辨证模式也不尽相同。例如，有体现整体思维方式的系统辨证，有"但见一证便是，不必悉俱"的单症辨证，有基于西医学理化检查的客观指标辨证，有中医临床科研常用的辨病基础上的主次症辨证，有根据症状的诊断价值所采用的症状贡献度辨证，有利用西医学检查结果的微观辨证，以及利用现代科学技术研发的四诊合参计算机辨证系统和认识人体体质差异的体质辨识等。辨证模式虽不同，但辨证过程则综合了脏腑气血阴阳辨证和病因辨证等多种辨证思路。陆教授在临床中常辨病为先，围绕相关疾病再进行进一步的分期分型或分阶段的辨证施治。

1. 辨证的基本内容 疾病的不同阶段证型不同，对应的治疗也不同，可从病位、病因、病性三个方面把握证候的变化情况，辨证方面可概括为辨病位、辨病因和辨病性。

（1）辨病位：即确定病变现阶段证候所在的位置，具体又可分为空间性病位和层次性病位，例如病位上下、脏腑等空间性定位，病位表里深浅等层次性定位。

（2）辨病因：就是明确导致病变所产生当前证候的原因，根据致病的途径，又可分为外感性和内伤性两类，如外感风、寒、暑、湿、燥、火六淫之邪属外感性病因，喜、怒、忧、思、悲、恐、惊七情内伤属内伤性病因。

（3）辨病性：即辨别疾病现阶段证候的病理属性，可分为一般病性与具体病性，如寒、热、虚、实、痰、瘀、气滞等属一般病性，如阴虚、阳虚、血虚、气虚等属具体病性。

2. 辨证的基本原则

（1）以主症为中心进行辨证：中医四诊资料较多，以主症为中心便于病情资料的系统整理，重点突出，主次分明。如患者咳嗽、痰稀色白、恶寒发热、头身疼痛、无汗、苔薄白、脉浮紧等，如果主症是咳嗽、痰稀色白，则辨为风寒束肺证；如果主症是恶寒发热、头身疼痛、无汗，则辨为太阳伤寒表实证。

（2）以单一证概括全部表现：对患者的临床表现应力求以一种证型概括，以增强治疗的针对性，提高疗效，如风邪袭表证、肝郁气滞证、食积胃脘证等。如果病情需要，可以考虑有复合证、兼夹证的存在，例如肝胃不和证、肝脾不调证、虚中夹实证等。

（3）先考虑常见证与多发证，简化辨证的复杂性：对于疑难杂病、危急重症等，应考虑少见与罕见证之可能性。各辨证体系的脾气虚证、血虚证、太阳中风证等均为常见证、多发证。

（4）辨证需不断修正和补充，逐步完善，增加准确性，以指导治疗。如咳嗽，初起由外邪犯肺所致，病变以肺为中心，病机为肺气不宣。若病久反复发作或治疗不当，可由实转虚，病变渐累及心、肾等脏。

（5）注意处理各种辨证关系：例如，机体与环境、形与神、局部与整体、现象与本质、共性与个性、宏观与微观等辨证关系，以深化对证候的辨识。

病证的诊断不能仅根据主症确定，还需结合兼症，综合判断，全面分析后才能确定证型。兼症的信息很多，最具有代表性的如陈修园的"十问歌"，兼症能提供更充分的信息，供临床辨证应用。举例说明：

医生：你哪里不舒服？

患者：上腹痛［患者指着胃脘部说（以主症可定病名胃脘痛）］。

医生：你怎么个痛法？形容一下。

患者：感觉胃里又胀又痛，痛得很厉害，好像有东西堵着一样，很难受（从疼痛的性质辨气血，以胀痛为主，属于气滞）。

医生：疼痛是一阵阵的还是一直都痛？可以按么？

患者：一直都痛，不能用力按，一按就痛得厉害（患者持续性疼痛、拒按可判断属实证）。

医生：还有哪里不舒服？吃饭好吗？

患者：不想吃东西，经常打嗝儿，反酸，像馊了饭菜臭味道冲出来（恶食、嗳气腐臭或酸腐等均为伤食症状。通过兼症可诊断为食滞胃脘证）。

通过问诊可知，患者为食积导致的气滞证，再结合舌脉进行验证。

（三）病证结合，识病深化

何谓病？何谓证？病者本也，体也；证者末也，象也。有病始有证，辨证方能识病，识病然后可以施治。相对而言，病不变，而证常变；病有定，而证无定。同为一病，因时、因人、因地而证有所异，然辨证终不能离开病的本质，证必附于病。因此，证与病两者是不可分割的。疾病是独立的临床单元，它涵盖了从发病、发展及结果等病变全过程，疾病的表现是由疾病的特殊本质决定的，疾病的特殊本质贯穿于疾病过程的始终，有其特定的规律性。证是疾病所处某一阶段的变化反映，是病在这一阶段主要的变化。证的表现既受自身体质特点及抗病能力的影响，又为病因等特殊本质变化决定。疾病是贯穿病情始终的一条线，证则是这条线上一个个横断面的综合表现，病与证具有纵横交错的相互关系，所以临床有同病异证、异病同证、异病异证、同病同证等情况。

在中医学形成早期，辨病、辨证论治的雏形见于《黄帝内经》，之后从汉代张仲景的《伤寒杂病论》到清代温病学说，辨病论治和辨证论治均有了长足发展，历代医家分别从六经、脏腑、经络、八纲、病因、气血津液、卫气营血、三焦等不同角度形成了诸多辨证论治的理论和方法。近代又开展了辨证论治规范化和客观化研究，加深了对辨证论治规律和本质的认识。"证"的概念相对于"病"来说更能强化中医理论中整体观念、动态变化、因人因时因地制宜的理性优势，更有利于"治病求本"，从而成为中医学的一大特色。

辨病论治有助于把握疾病全过程的特点与变化规律，具有疾病的共性突出、治疗的针对性强等特点。辨证论治从病位、病因、病性三个方面分析病情，更强调阶段性、具体性及个体化特征。辨病与辨证相结合，可以相互补充，相得益彰，更有利于对病情的全面、深刻认识和治疗应对。如小柴胡汤证可见于感冒（上呼吸道感染）和热淋（泌尿系感染），但感冒是邪犯肌表，肺卫失宣，淋证是"肾虚而膀胱热"所致，所以选用小柴胡汤治疗时，前者应酌用荆芥、防风、薄荷等疏风透表药，后者应酌用滑石、石韦、土茯苓等利尿通淋药。其中，上呼吸道感染咽痛者可加牛蒡子、桔梗、甘草，泌尿系感染尿血者可加生地榆、白茅根。这是辨病与辨证相结合的诊疗思路，是以提高临床疗效为中心，疾病与证候同样重要。

陆教授临证强调辨病与辨证相结合，既注重全局和整体，又突出现实性和灵活性。辨病有助于提高辨证的预见性、简捷性，重点在全过程；辨证有助于辨病的具体化、针对性，重点在现阶段。因此，辨证与辨病不可偏废，也不应互相替代。只有病证结合，才能对疾病有更进一步的认识。

舌脉并重观

据舌脉析病性

舌诊与脉诊是中医四诊合参中望诊和切诊的重要内容。舌诊是通过观察患者的舌质、舌苔、舌下脉络的变化，以诊察疾病的当时性质，包括邪正盛衰、病邪性质、病位深浅、病势进退、判断预后的一种方法。脉诊是指医生用手指切按患者体表较浅部位（以寸口脉多见）的动脉，以该动脉搏动的脉位、脉数、脉形、脉势的特点来推断病证的部位、性质、邪正的盛衰、病情的进退的方法。历来各医家都重视舌脉的诊查，陆教授同样也重视。陆教授在校主教中医诊断学，科研又以舌脉客观化为研究对象，因此，对舌脉有较深的独特认识，并形成了舌脉并重观。其有关舌脉的研究得到同行的认可。他先后主编或副主编《中医实验诊断学》《中医临床诊断全书》、全国高校对外教育规划教材《中医诊断学（中英双语）》、"十一五"规划教材《中医诊断实验方法学》、《中医诊断学研究思路与方法》《中医诊断学（案例版）》、"十一五"国家级规划教材《中医诊断学技能实训》、新世纪创新教材《中医诊断学（研究生用）》，还参与编写了"十一五"及"十二五"规划教材《中医诊断学》等。这些书中有关舌脉的论述都有陆教授的观点体现。陆教授有关舌脉诊的著述较多，仅举例说明。

例1：以舌测证

李某，女，32岁，农民。患者以心悸、多梦为主症，舌淡苔白。如何以舌测证。

分析：舌淡苔白，一般反映虚证、寒证，该患者主症中并无寒象和功能衰减的表现，据此可排除寒证与虚证中的气虚；就心悸、多梦之症既可见于心阴虚证，又可见于心血虚证。但阴虚舌象一般为舌红少苔，甚至无苔。然而，该患者舌淡苔白，又可排除心阴虚证，故初步诊断该患者属心血虚证，再结合其他诊法以验证。

例2：以脉测证

张某，女，36岁，工人。因月经量多，淋沥不尽半月之久而来诊。自诉上个月因工作劳累，加之家务繁忙，因而本次行经时，月经骤下且量多，经医生注射止血针，血量虽然减少，但至今已半月，仍淋沥不断，血色淡红，面色虚浮，舌质浅淡，舌苔薄白，指下加压方能触及脉搏，脉管细小如线，应指明显，脉跳软弱无力。如何以脉测证。

分析： 该患者的脉象表现可概括为沉而柔细无力，为弱脉。弱脉主病为阳气虚衰或气血俱虚。从上述症状和体征中可了解到患者并无畏寒等阳虚见症，可以诊断为脉弱是因气血虚弱所致。故诊为脾不统血证，再结合其他诊法以验证。

目前舌诊、脉诊仍以医生经验而定，是一种主观诊断，正所谓"心中了了，指下难明"。对于某一舌脉，往往医生们难以达成统一，这就为教学带来不确定性。陆教授在二十多年前就开始了脉象仪、舌象仪的研究，逐渐对舌脉的客观化有了较深的认识，并在这一领域走在世界前列。陆教授退休后，他的一些学生继承他的事业，继续为舌脉的客观化而努力。

析变化判预后

患者证候的变化即主观症状的变化及舌脉的变化都能反映病情的变化，从而判断预后。症状的变化能最直接地反映病情，是患者看病的目的，更是医者最应解决的问题。而对于患者而言，舌脉意义不大。但作为医者，诊舌脉是一种较为常用的诊断方法，可以以舌测证、以脉测证，之后再结合症状，推断出所属证型，从而判断出疾病走势，进而指导下一步治疗。

杨某，女，20岁，2015年3月11日初诊。主诉：失眠多梦半年余，加重1周。患者半年前无明显诱因出现失眠多梦症状，因年轻，不愿服西药。曾多次看中医，经中药、针灸治疗均无效果。诊见失眠多梦，心悸，平躺即心悸动不安，整晚不能入睡，眩晕，面色萎黄，语音低弱，神疲乏力，月经不规律，量少，痛经，身体消瘦，体重46kg。二便调，舌淡胖，脉细弱。

诊断： 不寐（心脾两虚）。

处方：

（1）中药："归脾安神汤"。

（2）针灸：每周3次。"扶正安神通任"针法加"安眠三穴""调神三穴"。

二诊（2015年3月18日）：心悸、失眠好转，面色略红润，正值月经期，痛经明显，舌淡红，脉细涩。初诊方去珍珠母、生龙骨、生牡蛎，加香附15g，益母草10g。针灸同前。

三诊（2015年3月25日）：自述失眠大为好转，但最近较疲劳，心悸加重，烦躁，舌淡白，脉细数无力。二诊方去香附、益母草，加丹参10g。

四诊（2015年4月1日）：心悸几乎消除，晚上能睡8小时左右，面色红润，亦有笑容。舌红润，舌薄白，脉缓。三诊方不变。巩固治疗

分析： 此患者眩晕心悸，面色萎黄，语音低弱，神疲乏力，舌淡胖，脉细弱，诊为心脾两虚型，方药以"归脾安神汤"加针灸治疗，以补脾安神。二诊失眠、心悸缓解，气色略红润，舌淡红，脉细涩，说明气血较前有所调养，效不更方。因值经期，痛经明显，故减三味寒药，加香附、益母草养血调经。三诊因疲劳，心悸加重，然其他症

状均继续减轻,故主方不变,加丹参活血安神,因月经期过,故减香附、益母草。四诊不寐、心悸消除,面色红润,舌红润,苔薄白,脉缓,症除,舌脉均正常,患者趋于健康。

由此可见,根据患者症状、舌脉前后变化,仔细分析,判断治疗效果和预后,是临床诊断及指导用药的重要之处。

特色快速诊断

(一)左寸浮主心悸,右寸浮主外感

《黄帝内经》云:"微妙在脉,不可不察。"陆教授对脉学有着深厚的造诣,其中对寸脉之浮更有自己独特的看法。他认为,"左寸浮主心悸,右寸浮主外感",即左寸浮之病人,大多平时或近期会有心悸表现;而病人在即将感冒、外感期间或外感向愈阶段,右寸一般皆浮。临床中,此理论屡验屡准,对疾病的诊断和治疗起到了十分重要的作用。

1. 寸脉所主　现在临床上一般都是根据《黄帝内经》"上竟上"的原则,即上(寸脉)以候上(身躯上部)来划分寸之所主脏腑,《难经》《脉经》以左寸候心与小肠,右寸候肺与大肠;《景岳全书》以左寸候心与心包络,右寸候肺与膻中。综观各代医家所言,寸脉所主虽略有分歧,但是"左寸候心,右寸候肺"的理论却是可以肯定的。

2. 浮脉

(1)浮脉的形态:关于浮脉的形态,历代医家有诸多论述,其中以《脉经》所论最为准确,即:"举之有余,按之不足。"《难经·十八难》曰:"浮者,脉在肉上行也。"《濒湖脉学》云:"浮脉唯从肉上行""如水漂木""如捻葱叶"亦是指脉象表浅而言。《医灯续焰》曰:"其脉应于皮毛,轻手可得,按之且有泛泛欲上之势,如水漂木,虽按之使沉,亦必随手而起。"一般认为,浮脉有以下特点:其形态是以脉象的部位深浅而言,指感则是轻取即得,重按则稍弱,有如水漂木之感。临床上,如果脉象轻取即得便可认定为浮脉。

(2)主病辨析

1)主表证:仲景《平脉法》曰:"寸口脉,浮为在表。"《伤寒论》曰:"太阳之为病,脉浮,头项强痛而恶寒。"太阳为人身之藩篱,主表卫外,太阳受邪,阳气浮表与之抗争,而见浮脉。《医宗必读》曰"浮脉主表"等等。故浮脉主表几乎为历代医家所接受,临床诊病中亦多如此。

2)主里证:浮脉亦可见于里证,历代医家对浮脉见于里证的记载并不少见。如《脉经》曰:"寸口脉浮,其人伤风,发热,头痛,关上浮腹满,尺中浮小便难。"《三因方》曰:"浮为在表,为风,为气,为热,为痛,为呕,为胀,为痞,为喘,为厥,为内结,为满不食。"然里证范围极为广泛,其表现多种多样,故其脉象很少单独出现浮脉,而以浮之相兼脉多见。如《脉经》云:"浮滑而疾者,食不消。"《医宗必读》曰:

"浮迟表冷，浮数风热，浮紧风寒，浮缓风湿，浮虚伤暑，浮芤失血，浮洪虚火，浮微落极，浮濡阴虚，浮散虚剧，浮滑痰热。"《脉确》说："浮洪主风火，浮数主风火，浮弦主风痰，浮滑主风痰、风热，浮长主风热、风痫……"

由此可见，浮脉主表亦主里，并且虚实皆可主之，临床上必须四诊合参，对疾病辨证论治，才能作出正确的诊断。

3. 右寸浮与外感 肺为"娇脏"，通过口鼻与外界相通，且外合皮毛，故易受邪侵，外感之邪侵犯人体，首先犯肺，在余脏未有所及的情况下，肺脏就已经出现相关的疾病症状了，如咳嗽、咳痰等，右寸候肺，故相对多为浮脉；而在外感向愈阶段，余脏病邪已清，肺为"清虚之脏"，不容纤芥，残邪未尽，亦可见浮脉。

寸浮见于外感，则认为若因风、寒、暑、湿伤表，人体正气为了抗邪而气浮于上（体表）。气浮于上，血随之上浮，故产生浮脉。此时若与内伤血虚者相比，则脉状显得浮而有力。而外感之邪风、寒、暑、湿四气之伤，复有差异。"风为百病之长"，如单纯伤于风邪，则浮虚或浮弦。若兼伤于寒，则浮紧；兼伤于暑，则浮虚；兼伤于湿，则浮濡，正如《濒湖脉学》所说："浮脉为阳表病居，迟风数热紧寒拘。"当然，如果风、寒、暑、湿四邪交错并感，则脉象便更复杂了，临床上必须脉证合参，不能只盲目顾及单方面因素而贻误病情。

4. 左寸浮与心悸 引起心悸的原因很多，如体质虚弱、饮食劳倦、七情所伤、感受外邪以及药物中毒等，然其病性无外乎虚与实或虚实夹杂。正如《证治准绳》所曰："心悸之由，不越二种，一者气虚也，二者停饮也。"

由于精血不足，阳气不能相附于阴，而为虚阳；或因久病，阳气微弱而无力合之于阴，亦为虚阳。《证治准绳》中"气虚者由阳气内虚，心下空虚，火气内动而为悸也，血虚者亦然"。盖气属阳而主表，血属阴而主里，如果阴阳相附相合，则是健康状态的体现；但若因精血不足或阳气微弱，阴与阳不能相附相合，虚阳浮越于表，则表现为浮脉，而此时之浮脉必然是浮而无力的。《濒湖脉学》云："寸浮头痛眩生风，或有风痰聚在胸。"风痰聚胸，痰气凌心，亦可出现心悸之症。《证治准绳》云："其停饮者，由水停心下，心为火而恶水，水既内停，心不自安，故为悸也。"此时之脉多浮滑或浮弦，当然脉力相对来说是浮而有力的，即《脉确》中的"浮弦主风痰，浮滑主风痰"。

然心悸并不都表现浮脉，脉率快速型心悸可表现为数脉、疾脉等，脉率过缓型心悸可表现为缓脉迟脉等，脉率不整型心悸可表现为促脉、代脉、结脉等，另外，实证多表现为弦滑沉涩等脉，虚证多表现为细弱等脉，但是在左寸口所出现浮脉，临床一般都有心悸的表现。

陆教授总结的"左寸浮主心悸，右寸浮主外感"在临床诊病中具有一定的意义。

（二）眼圈黑、舌尖红、眼皮跳——主寐差

不寐在《黄帝内经》中有较为详细的描述，被称为"不得卧""目不瞑""不得眠""卧不安""卧不得安""夜不瞑"等，到《难经》第四十六难始有"不寐"之称。不寐是以经常不能获得正常睡眠为特征的一种病证，西医学称之为失眠。

　　望诊是指医生运用视觉察看患者的神、色、形、态、舌象等以发现异常表现，了解病情的方法。望诊居四诊之首，早在《难经》中即有"望而知之谓之神"的记载，《灵枢·外揣》中也有"司外揣内"之说，说明脏腑有病，一般在体表都有一定的表象。医生通过望诊，从患者外在表象可推测疾病所在的脏腑与病机。

　　1. 不寐的望诊　陆教授对不寐的望诊最主要的是观察眼眶和舌尖的变化。①望眼眶：不寐患者大多数眼眶周围发黑，即黑眼圈，俗称"熊猫眼"。②望舌尖：不寐患者舌尖多红赤，或有点刺。③眼皮跳：患者轻轻闭眼，可见上眼皮颤动。

　　2. 不寐的病机　《灵枢·邪客》曰："卫气昼行于阳，夜行于阴……行于阳不得入于阴，行于阳则阳气盛……不得入于阴，阴虚故目不瞑。"《灵枢·营卫生会》云："其营气衰少而卫气内伐，故昼不精，夜不瞑。"正常情况下，卫气昼行于阳经，阳气盛则瞑；夜行于阴经，阴气盛则寐。如机体阴阳失调，阳不入阴则不寐，故阴阳失调、营卫失和是不寐的总病机。

　　3. 不寐的病机与心肾的关系　阴阳失调是不寐的总病机，而人体脏腑也有阴阳之别。当机体由于某种原因阴阳失调，出现不寐症状时，与之对应的脏腑必然出现相应的功能失和。心为阳脏，位于上焦，五行属火；肾为阴脏，位居下焦，五行属水。就阴阳水火升降理论而言，心火（阳）必须下降于肾，以资肾阳，使肾水不寒。肾水（阴）必须上济于心，滋助心阴，使心阳不亢。心肾阴阳上下交通相助，水火互济，从而使心肾生理功能协调平衡。这一关系称为"心肾相交"，也叫"水火既济"。在病理情况下，若心火亢盛，下劫肾阴，或肾阴不足，不能上济于心，使心肾水火既济的正常平衡协调关系遭到破坏，则会表现出失眠、心烦、心悸等，此称为"心肾不交"或"水火不济"。在上为阳的心脏与在下为阴的肾脏，其脏腑生理功能与不寐的病机关系甚为密切。《灵枢·邪客》云："心者，五脏六腑之大主也，精神之所舍也。"《素问·宣明五气》曰："心藏神，肺藏魄，肝藏魂，脾藏意，肾藏志，是谓五脏所藏。"心主神明，心藏神，人的精神意识、情绪、思维等均由心所主。《灵枢·本神》又谓："所以任物者谓之心。"心主神明和血脉，人的精神意识和思维活动均属于心的生理功能，全身脏腑组织依赖心血的濡养而维持其正常功能。七情内伤五脏，郁而化火，躁扰心神，神明不安则不寐。外邪侵袭五脏，阴阳失和，气血不调，血脉不充，心失所养而卧不得寐。正如《景岳全书·不寐》中所说："盖寐本乎阴，神其主也，神安则寐，神不安则不寐。"肾藏精，精是神的物质基础，神是精的外在表现，只有肾精充足，才能使心主神志正常。如肾阴不足，不能上交于心，心火独亢，扰动心神则不寐。

　　4. 不寐的望诊与心肾的关系　《灵枢·本脏》曰："视其外应，以知其内藏，则知所病矣。"说明通过诊察反映于外部的现象，便有可能测知内在脏腑的变动情况，即脏腑与体表是内外相应的。因此，当脏腑心肾阴阳失调时，在外必然有与之相应的症状。通过望诊，失眠患者最明显的面部特征是眼眶黑，病机为肾虚之象。《中医诊断学》云："目胞色黑晦暗多属肾虚；目眶周围色黑，常见于肾虚水泛，或寒湿下注。"舌尖红多为心火上炎所致。《笔花医镜》提出"舌尖主心"。

　　陆教授在临床中发现，眼皮跳与不寐密切相关。此处的眼皮跳是指患者在轻闭眼睛的情况下，上眼皮轻微不自主颤动。眼皮跳医学上称为眼睑震颤或眼睑痉挛，是因植物神经紊乱、眼睑眼轮匝肌的纤维部分受到影响而突然产生的反复颤动、痉挛现象。眼皮跳分生理性和病理性两种，前者占绝大多数，易在失眠或睡眠不足、用眼过度或劳累、精神过度紧张、压力过大、烟酒过度时出现，一般发作时间较短（通常数秒钟），跳动程度不严重。此外，某些眼病引起的病变，如屈光不正、近视、远视或散光、结膜炎、角膜炎、麦粒肿、眼内异物、倒睫等也可导致眼皮跳。

（三）尺弦有力为腰腿急痛，尺弦无力为腰腿慢痛

寸口脉分为寸、关、尺三部，其临床意义为：左寸候心，左关候肝，左尺候肾；右寸候肺，右关候脾，右尺候肾（命门）。而肾与腰腿疾病密切相关，故尺部脉象可反映腰腿疾病情况。

1. 腰腿痛　腰腿痛是临床上的常见病和多发病，包括慢性腰肌劳损、腰椎间盘突出症、腰骶部扭伤、骶髂关节扭伤和梨状肌综合征等，临床表现为腰臀部及下肢部疼痛难耐，转侧不利，坐立时无法直腰，活动受限，病情严重时生活不能自理，给患者生活质量、身心健康均造成影响。腰腿痛属中医"痹证""腰痛"等范畴。中医学认为，腰痛多因外邪侵袭腰府，或腰部外伤，或肾虚、血瘀等因素导致血液运行失调，脉络绌急，腰府失养。本病属本虚标实之证。本虚主要因肝肾不足所致，标实多为瘀血、寒湿、湿热等。腰腿急痛，临床多实证，脉多有力；腰腿慢痛，临床多虚证，脉多无力。陆教授从三不病机的角度分析腰腿痛的病机。不通：久居寒湿之地，或外感风寒湿邪气，外邪侵袭机体，闭阻腰腿局部经脉，致使局部经脉不通，或为疼痛，或为活动不灵，发为腰腿痛。不荣：先天禀赋不足，肝肾亏虚，或年老体衰，久病耗伤，导致筋脉失养，不荣则痛，发为腰腿痛。不平：外力侵袭，或局部闪挫损伤，伤及筋脉气血。或坐卧不当，经脉失和，日久累及气血，气血失和，运行不畅，发为腰腿痛。

2. 弦脉主病　对于弦脉，历代医家及著作的描述基本上是一致的，即端直以长，如按琴弦。然弦脉主病，各个医家各有不同观点，但大多认为"弦脉主痛"。《脉经》有诸如"疟脉自弦，弦数多热，弦迟多寒；微则为虚，代散则死；弦为痛痹……"《濒湖脉学》说："弦为木盛之病，浮弦支饮外溢；沉弦悬饮内痛，疟脉自弦；弦数多热，弦迟多寒，弦大主虚，弦细拘急；阳弦头痛，阴弦腹痛；单弦饮癖，双弦寒痼。"《景岳全书》论弦脉主病为"阳中伏阴，为血气不和，为气逆，为邪胜，为肝强，为脾弱，为寒热，为痰饮，为宿食，为积聚，为胀满，为虚劳，为疼痛，为拘急，为疟痢，为疝痹，为胸胁痛，疮疽"。《诊家正眼》记载："弦为肝风，主痛，主疟，主痰主饮，弦在左寸，心中必痛，弦在右寸，胸及头痛；左关弦兮，咳疟癥瘕，右关弦兮，胃寒膈痛；左尺逢弦，饮在下焦，右尺逢弦，足挛疝痛。"元代滑寿在《诊家枢要》进一步指出，"弦……为血气收敛，为阳中伏阴，或经络间为寒所滞"。可见，气血被邪气阻滞为弦脉形成的机理之一，此时脉象多弦而有力。张锡纯提出寸关尺"三部总看法"，认为无论哪一脏腑气虚，三部均可现弱脉。其对弦脉的临床意义看法也不同前人，认为弦脉多由肝肾阴虚、肝血不足、阴虚不能潜阳、相火亢旺、虚风妄动而致，而此时脉象多弦而无力。

《中医诊断学》认为：寒热诸邪、痰饮内停、情志不遂、疼痛等，均可使肝失疏泄，气机郁滞，血气敛束不伸，脉管失去柔和之性，弹性降低，紧张度增高，故脉来强硬而为弦。虚劳内伤，中气不足，肝木乘脾土；或肝病及肾，阴虚阳亢也可见弦脉，但应为弦缓或弦细。

由此可见，尺脉主肾，弦脉主痛。尺脉弦而有力者多因风寒湿邪阻滞经络气血，或跌仆劳损，经络不痛造成的"不通则痛"起病多急，表现为腰腿急痛，多为实证；尺脉弦而无力多因年老肝肾虚弱，气血不足，或年老体衰，久病耗伤，因虚导致的"不荣则痛"起病多缓，表现为腰腿慢痛，多为虚证。"尺弦有力为腰腿急痛，尺弦无力为腰腿慢痛"在临床上具有一定的诊断意义。

脉象客观化与应用

一、脉象的客观化

古人云"望而知之谓之神，闻而知之谓之圣，问而知之谓之工，切而知之谓之巧"，脉诊是中医四诊中最为灵巧的一种方法，其具有丰富的中医内涵和深厚的理论基础。

《素问·六节藏象论》指出："心者……其充在血脉。"说明心是脉搏动的动力源泉，心功能在人体外的具体表现就是脉象。《素问·脉要精微论》云："夫脉者，血之府也。"认为脉象形成的物质基础是气血。《灵枢·决气》云："壅遏营气，令无所避，是谓脉。"认为脉象的形成与脉管的弹性有关。《难经·一难》对寸口之脉进行了说明，如："独取寸口以决五脏六腑死生吉凶之法，何谓也？然寸口者，脉之大会，手太阴之脉动也。"《素问·五脏别论》曰："气口亦藏太阴也，是以五脏六腑之气味，皆出于胃，变见于气口。"这表明五脏、六腑和十二经脉的气血运行都要经过肺，通过肺对气血进行调控，而寸口脉位于手太阴肺经，是经脉气血的会聚之处。因此通过对寸口的诊察，可以了解人体气血津液的情况，从而判断人体的健康和疾病状况。

从古至今，中医都是以手指的感觉来获取人体的脉搏信息，然后根据医生对脉搏搏动的主观判断，再结合自身的生活和医学经验，把所摸的"脉"形象化，例如"如羹上肥""如轻刀刮竹""如水上漂木"等，中医学称之为"脉象"。中医脉象属性中所称的"位数形势"是指脉的波动位置、频率节律、形态和趋势状态，它包含了脉动的多种物理量。传统脉象的概念和描述一般比较笼统，而且每一种脉象的要点、技巧和判别标准也很模糊不清，并且个体差异、个人经验和主观判断等都会影响脉象判别结果。同一种脉象，不同的医生会有不同的认识，这也使大家在脉诊的认识上很难取得一致的认识，因此脉象客观化不仅能够促进临床水平的提高，也是中医与时俱进的要求。

中医脉诊学有自己独特的理论基础，同时建立了独特的方法和完整的理论体系。中医脉象客观化研究是在传统的中医脉诊理论基础上，将现代先进的科学技术、手段和仪器融入传统的脉象方法中，对中医脉诊方法进行完善和改进。近几年，许多学者对脉诊的客观化进行了诸多研究，取得了一定进展。

1. 脉象采集的客观化　在传统的脉诊基础上，利用计算机的优势，对中医脉诊中经典的医学著作、临床研究进行收集、整理、处理，再使用统计学的方法筛选出有统计意义的书籍及研究，从而建立中医脉诊数据库。近年来，脉象采集客观化主要体现在脉象仪的研制与应用上，是中医实现脉诊客观化的主要手段。脉诊仪通过采集脉象信息并进行分析、处理，得出客观定量指标，是描记脉象的主要仪器。天津中医药大学于1992年在国内率先成立中医工程研究所，在陆教授的带领下组织开展了中医诊疗仪器研制开发工作。1998年开展脉象标准的研究，2004年完成脉象模拟仪的研制，2009年成立中医药工程学院，系统开展中医诊察技术研究，并将脉诊仪与舌象仪应用到教学、科研和大规模体检中，一些医院尝试用于临床。

2. 脉象分析的客观化　中医脉象的"位数形势"所涉及的波动位置、频率/律、形态和趋势状态，包含了脉动的多种物理量，这些物理量可利用检测仪器检测出来，进行量化统计并结合临床分析。脉诊的客观化研究主要表现在脉象的客观分析法、脉象的检测法、脉象的识别法和脉图的分析法等方面，特别是脉象仪的研制成功及广泛使用推动了脉诊的客观化、现代化和标准化的发展。

3. 脉图的客观化研究　目前对于脉图的研究思路，多是由经验丰富的中医师切脉，对于指感一致的典型脉象用仪器测绘脉图，读出脉图特征值，将同一类型的脉图参数进行大样本统计分析，确定典型脉图的参数范围，并赋以对应的脉象名称。各型号脉诊仪的研制与开发有助于脉象描述的客观化，目前临床已开始应用脉图诊断技术。脉象图能够反映多方面的综合信息，目前所用的脉图分析方法主要有时域、频域与时频域联合分析三大类。不同疾病的病证、证候在脉图参数上有显著的相关性，因此脉图能够有效用于健康状态测评、临床病证诊断、临床疗效评估、疾病预防的效果评估、针刺疗效预测与评估等方面。近些年许多学者采用中医脉诊现代化参数的方法对冠心病脉象分布规律、脉图特征及其形成机制开展了研究，并取得了一定的进展，为应用脉象、脉图这种无创而简便的方法对冠心病进行辅助诊断提供了理论支持。陆教授的研究团队使用TD-Ⅲ型智能脉象信息检测仪器收集分析临床数据，提供中医脉诊的量化指标，对冠心病患者临床治疗前后脉象的改变进行观察，得出冠心病的基本病机为本虚标实、虚实夹杂。这是利用脉诊客观化指标方法得出的结论，也符合目前对冠心病病机的主流认识。本项研究成果对于冠心病的诊断、指导临床治疗和预后都具有一定的积极意义。

建立完整的脉诊信息分析方法，在运用脉诊仪器获取脉诊信息之后，对收集的数据和信息进行特征提取、数据分析和数据挖掘是脉诊现代化的重点，也是中医脉诊发展的难点。陆教授的脉象客观化研究一直在进行着，他坚信，中医脉诊作为一种无创性的诊断技术，不仅是中医学诊法中的宝贵财富，对于西医学的发展和突破也具有重要意义。

二、脉象客观化的应用

（一）八要素分析法

中医脉象的辨识主要依靠手指的感觉，体会脉搏的部位、至数、力度和形态等。陆教授指出，将复杂的脉象表现按八要素分析辨别是一种执简驭繁的方法。脉象大致可归纳为脉位、至数、长度、宽度、力度、流利度、紧张度和均匀度 8 个方面。每种脉象可用不同的脉象要素进行描述与区分。脉位是指脉动显现部位的浅深。脉位表浅为浮脉，脉位深沉为沉脉。至数是指脉搏的频率。中医以一个呼吸周期为脉搏的计量单位，一呼一吸为"一息"。一息脉来四五至为平脉，一息六至为数脉，一息三至为迟脉。脉长是指脉动应指的轴向范围长短，即脉动范围超越寸、关、尺三部称为长脉；应指不及三部，但见关部或寸部者均称为短脉。脉力是指脉搏的强弱。脉搏应指有力为实脉，应指无力为虚脉。脉宽是指脉动应指的径向范围大小，即手指感觉到脉道的粗细（不等于血管的粗细）。脉道宽大的为大脉，狭小的为细脉。流利度是指脉搏来势的流利通畅程度，脉来流利圆滑者为滑脉，来势艰难、不流利者为涩脉。紧张度是指脉管的紧急或弛缓程度，脉管绷紧为弦脉，弛缓为缓脉。均匀度包括两个方面，一是脉动节律是否均匀，二是脉搏力度、大小是否一致，一致为均匀，不一致为参差不齐。

在 28 种脉中，有些脉象仅主要表现为某脉象要素方面的改变。如浮脉、沉脉主要表现在脉位上的异常，浮脉主要就是脉位浮，沉脉主要就是脉位沉。迟脉、数脉、疾脉主要表现为至数方面的改变，迟脉至数慢，一息三至；数脉至数快，一息六至；疾脉更快，一息七至以上。滑脉、涩脉主要在于流利度的改变，滑脉往来流利，涩脉往来艰涩。弦脉主要表现为紧张度的增高，如按琴弦。细脉主要表现在脉宽的细小。长脉、短脉主要表现在脉长度方面的异常，前者脉长，后者脉短。虚脉、实脉的特点主要在于脉力的异常，虚脉无力，实脉过分有力。这些脉象在其他脉象要素方面则一般没有明显的变化，若有变化，则属于相兼脉，如浮数脉、沉细脉、弦滑脉、沉涩脉等。而有些脉象本身就表现为两个或两个以上脉象要素方面的变化。如促脉、结脉表现为至数与均匀度的改变，促脉数而脉律不齐，结脉缓而脉律不齐。洪脉、弱脉表现为脉位、脉力、脉宽上的改变，洪脉浮大而有力，弱脉沉细而无力。濡脉表现为脉位、脉宽、紧张度、脉力的变化，即浮细软而无力。

因此，根据脉象八要素可以将 28 种脉归类与分解，在脉诊训练中将脉象按八要素要求逐一列表，找出与正常脉象的不同之处，根据其特异性再确定具体的脉象名称，进而推导其病理意义。陆教授根据多年的临床及教学经验，总结出一套行之有效的快捷辨别脉象的方法。

（二）具体应用

1. 根据脉率、脉律、脉力辨别脉象　首先数脉率，辨别脉力、脉律是否均匀。若脉力、脉律均匀，60 次 / 分钟以下为迟脉，60 ～ 71 次 / 分钟为缓脉，72 ～ 90 次 / 分钟为正常脉，91 ～ 120 次 / 分钟为数脉，121 次 / 分钟以上为疾脉。若脉律不均匀，中间出现间歇，间歇有规律的是代脉；间歇无规律，脉率在 90 次以下为结脉；间歇无规律，脉率在 91 次以上为促脉。

2. 根据脉位辨别脉象　脉率数不清楚的一种是散脉，一种是微脉。区分的方法是根据脉位，脉位则有浮、中、沉。首先辨别浮沉，脉诊手指轻轻搭上，能感觉到脉动的为浮脉，需要用力才能触及脉动的则为沉脉。之后如果稍稍加力能感觉到脉动，与轻轻搭脉比较，稍用力时脉象更清楚，则不浮不沉为中；如果需要用较大力气，推筋着骨始得脉动，则为伏脉。

3. 根据脉率、流利度辨别脉象　若脉率很快，>90 次 / 分，但实际上数脉率 <90 次 /分，即摸上去快，实际并不快，则为滑脉；以 5 秒钟为单位，如一个 5 秒跳了 4 次，下一个 5 秒跳了 6 次，"三五不调"则为涩脉。

4. 根据脉力辨别脉象　虚实脉有力无力即可区别，脉无力，什么脉象都不是者为虚脉；脉力有力，但不是洪脉、大脉、牢脉等脉象的为实脉。

5. 根据脉力、脉势辨别脉象　来盛去衰，脉势有落差感，脉应指时感觉有冲击感，突然脉势落下去了，此为洪脉。

6. 根据脉紧张度辨别脉象　若寸关尺三部脉应指明显，感觉脉平起平落，则为弦脉。弦脉与脉率关系不密切，如果脉率 >90 次 / 分为弦数脉；如 <60 次 / 分为弦迟脉。如果脉感觉应指不光滑，感觉"疙疙瘩瘩""如牵绳转索"，像绳索紧拧，则为紧脉。

7. 根据脉长辨别脉象　如果脉象又滑又数又短，不足寸关尺三部，只在一部或两部能摸到，则为短脉。如果寸关尺三部都有脉且三部脉脉力、脉势、脉位、脉长、脉宽、流利度都一样，而且在寸前或者尺后仍能摸到脉，则为长脉。

8. 根据脉宽辨别脉象　如果脉动直径较粗，应指感觉脉管比较粗，则为大脉。如果脉动直径较细，脉来如线，但是应指清楚，则为细脉。脉细如果应指不清楚，模模糊糊，且脉律不齐，则为微脉。如果脉细而软，脉律齐，则偏浮为濡脉，偏沉为弱脉。

陆教授认为，除了要会辨别脉象，还要与临床相结合。陆教授结合多年临床经验，总结出以下经验："左寸浮主心悸，右寸浮主外感"，即脉象寸关尺三部中，仅寸脉是浮脉，左寸主心，此处脉象浮，提示心慌，心脏功能不太好；右寸主肺，此处浮，提示外感，表示即将外感或者外感还未痊愈。如果正值外感期，则三部脉象皆浮。"左尺浮主泌尿系感染，右尺浮主生殖系统炎症"，是说当尺脉浮时，若左侧尺脉浮，多为泌尿系感染；若右侧尺脉浮，多为生殖系统疾病，女性常见盆腔炎、男性前列腺炎等。"尺脉沉滑，主生殖系统癥瘕"，即尺脉沉滑多为生殖系统囊肿、结节、子宫肌瘤、子宫内膜息肉、宫颈息肉等。另"尺弦有力为腰腿急痛，尺弦无力为腰腿慢痛"等。

治疗创新

形神并调观

陆教授认为，中医治疗疾病不仅需要重视患者的客观体征，更要重视患者的主观感受，其中包括病痛本身和患者个人的情绪状态，也就是在临诊时要注意神和形的状态。在诊形时要注意身体各部的状态和神气的多少，由此判断疾病的轻重和预后，并通过有效准确的观察来推测患者的情绪状态，以判断疾病对其脏腑气机状态的影响。有其内必现其外，人的精神状态的变化往往会显示在形体上，患者有神，表明体内的精、气、血、津液充盈，脏腑功能未衰，病情相对轻浅，正气未伤，预后良好；若患者神气状态较差，则表明体内的精、气、血、津液被损耗，脏腑功能减退，提示病情一般较重，预后不良；若患者神气消亡，说明体内的精、气、血、津液耗竭，脏腑功能衰败，提示病情危重。所以《素问·移精变气》指出："得神者昌，失神者亡。"神作为生命现象的综合体现，能够通过人的面色、眼神、精神意识、情志思维、语言、呼吸、体态动作、舌脉等方面表现出来。在察神方面，要从望、闻、问、切四个方面逐一审察。望神时观察的重点是神情、眼神、神色和体态。观察神最注重患者的目光变化。目聚五脏六腑之精气，目系于脑，为肝之窍、心之使、神之舍，所以两目最能体现神的状态。《形色外诊简摩》中说："凡病虽剧，而两眼有神，顾盼灵活者吉。"可见，眼神在分析诊断疾病轻重、预测疾病转归方面有着重要的意义。神情则是观察患者的精神意识、思维状态和表情方面的表现，一般多体现为思维状态是否清楚、反应是否灵敏等。神色多指色泽方面，《医门法律》中说："色者神之旗也，神旺则色旺，神衰则色衰，神藏则色藏，神露则色露。"色泽可以反映人体气血的盛衰和脏腑功能的强弱，多体现为舌、面、唇、爪等不同部位的色泽，有神的色泽特点为含蓄荣润，失神的色泽特点为枯槁晦暗或鲜艳暴露。神态是指在患者形体或运动静止姿态等方面的表现，如肌肉丰沛或羸瘦、姿态自如还是强迫状、动作是否协调等。此外，神的盛衰还可表现在言语、发声、呼吸、饮食、舌脉等方面，只有结合闻、问、切诊等进行综合分析判断，才能对患者的神形状态有全面正确的认识。整体观察神气状态的同时，注意机体的细微变化有时也能够帮助我们了解患者的精神活动状态，为后续治疗提供有益线索。在使用各种治疗方法的过程中，要以"气血"为切入点，以"和""顺"为治疗要点，以调整神与形的关系。调神以治形，是指通过调节人体的精神情绪状态使脏腑气血功能得到改善和恢复；调形以治神，是指通过药物、针灸等手段对形体施加实际治疗手段，以达到对气血的调整和对脏腑功能恢复的作用。陆教授在临床中发现，情绪状态往往可以通过对气血状态的影响而对疾病的转归产生作用。疑难病患者病程往往较长，疾病常年不愈，容易因躯体疾病的影响而导致气血异常，从而出现情志变化，产生情志障碍；也可因长期病痛煎熬，产生消极情绪，出现悲观失望、情绪不安、烦躁等较为强烈的情感变化。调神治疗，不但可以改善患者的情绪状态，还可以调节人体的气血状态，有助于气机通畅，对疾病的治疗起到积极的促进作用。

一、调神方法

　　陆教授以《素问·八正神明论》"血气者，人之神也"的论述为依据，将疏气理血作为治神调形的关键切入点。神的病变虽然可分为神气病、神志病、情志病，但它们的临床表现及病机很难完全分开，常相互影响，临床上常见的是情志和神志状态的病变。情志正常与否多与肝气调畅相关。神志以血液为物质基础，神的作用正常与否，取决于人体的气血状态，所以调神的关键在于疏肝调气，健脾理血。气血是沟通联系脏腑与神的中间环节，气血充足则神旺，神旺则五脏安，五脏安则人康健，人的正常生命活动才得以进行。疾病状态下，对神的调节有助于恢复正常的气血状态，使疾病的治疗达到事半功倍的效果，气血和顺，形神相应，使五脏调和，正气存内，邪不可干。

　　陆教授在临床中发现，糖尿病患者的疾病状态常受到精神情志因素的影响。现代研究表明，糖尿病属于典型的心身疾病之一，多数患者在疾病确诊前有长期情志不佳的表现，且确诊后，疾病进展常受到情志的影响，所以陆教授治疗糖尿病，非常重视患者的精神情志调节。紧张或愤怒、抑郁等不良情绪容易导致血糖的升高，所以治疗时不仅要考虑糖尿病的直接相关脏腑肺、脾、肾，更要从调节情志角度出发，配以疏肝理气、调畅气机、健脾理血、宁心安神之品，或通过推拿、针灸、音乐等疗法使者放松情绪，从而达到良好的治疗效果。临床上的气血调治一般多从肝脾入手，所以陆教授善用柴胡疏肝散加减来疏肝健脾，调血理气，恢复脏腑功能，从而达到调平阴阳的目的。

　　对气血状态的重视不只是在首诊，而应贯穿整个疾病治疗的全过程；不仅仅只是对情绪疾病，而是对所有疾病都应注重气血的疏通调理。这既体现了对形神气血关系的重视，也是行之有效的方法。现代社会中，由于生活、工作压力较大，大部分患病人群或多或少伴有情绪紧张，采用疏气理血的方法能够有效改善疾病状态，缓解患者情绪，增强患者治疗信心，从而整体上提高治疗效率，可以说是一种安全且有效的方法。陆教授认为：形虽病但仍有神，则治疗较轻松，可用攻法泻法。假神者，治疗首当扶助正气。对于少神，因久病而虚，精亏神衰失神者需扶正补之，因邪实神乱者需泻之。

（一）形神兼治

　　因神伤形必伤，形伤神必损，形神在病理上密不可分，故治疗时要形神兼治。形神兼治是陆教授最为常用的方法，正如《灵枢·九针十二原》所言："粗守形，上守神。"粗工重形质，关注皮肉筋骨、脏腑器官等形体，局限于治疗"人的病"。上工察气化，注重寻察神机的异常，从整体调和"病的人"。"粗"与"上"不仅反映了治疗技术的高低，更反映了治疗疾病两种不同的境界。欲为上工，不仅要"守形"更要"守神"，要把握整体，关注神机，超越守形之粗，达到形神同治。

很多患者认为治病就是单纯治疗躯体不适，而实际上，中医讲求"形神一体"，医者不单着重躯体不适的治疗，更注重患者心理方面的调节。中医学认为，"形神合一"就是强调形体器官与精神活动密不可分。情志的变化不仅仅体现为情绪的异常，能影响心理的健康，更会导致多种身体疾病的发生。躯体疾病亦可以引起情绪异常，即使疾病初期病情虽轻，但若不及时调理，则也可能导致形神俱损的危重状态。在辨证治疗时也要注重形神并治，充分发挥调治神志在疾病治疗过程中的重要作用，注重形神兼治，治形以安神，或安神以调形。无论侧重哪种治疗，都要注意神形的相互关系，使神形都能得到有效调节，从而达到理想的治疗效果。

形神兼治不仅是一种治疗方法的有机结合，也是临床诊疗立体化思维的体现。中医一向重视患者躯体不适与身心状态的关系，正是这种特别的观察方式形成了中医特有的诊疗体系。陆教授在临床中充分发挥中医重视形神的特点和优势，不仅使患者的情绪得到有效调节，形成了良好的医患关系，增强了患者的依从性，为后续治疗提供了有利条件，而且在有效调节情绪的基础上，提高了治疗效果，充分证明了患者的精神状态对疾病的发展和转归有着决定性的影响。陆教授在运用形神兼治时，因神的病变多由形变引起，情绪状态异常的神变多在兼症中体现，故在临床上采用治形以调神或调神以助治形的方法进行形神兼治，其中调神以助治形最为常用。而调神以治形更多地体现在"痴呆""郁证""不寐"等为主症的疾病治疗中，调神以助治形体现在其他疾病的治疗中。

（二）药物调神

临床上常见的神志异常类疾病多有不寐，情绪异常，头晕目眩，兼见头目胀痛甚则突发昏迷，或以精神异常为主要症状的病证，如躁、癫、狂、痫等。对于这类疾病，可根据神的不同状态、不同病机采用不同的治疗方法，而药物调神在这方面有独特的优势。

1. 安神法

1）养血安神：用于由气血两虚导致的神志不安类轻症。这类病证多见心脾两虚证，临床表现为不易入睡，或睡中多梦易醒，醒后再难以入睡，或兼见心悸心慌，神疲乏力，食欲差，口淡无味，食后腹胀，不思饮食，面色微黄，舌色淡，舌苔薄白，脉缓弱。疾病多由心脾两虚，气血不足，不荣心神而致心神不安，故多见失眠、多梦、醒后不易入睡等；血虚而不能上荣于面，所以可见面色无华或舌唇色淡、心悸、心慌乏力等；脾气虚则饮食差，食欲不佳，食后运化无力而见腹胀等表现，舌淡、脉弱等均为气血两虚之象。治以补益心脾、养心安神为法。方药首选陆教授经验方"归脾安神汤"。此为陆教授自创方剂，在传统归脾汤方基础上添加了安神定志、疏肝理气活血之药，体现了疏肝理血并用的特点。常用药物如人参、党参、黄芪、白术、茯神、炙甘草、酸枣仁、柏子仁、五味子、合欢花、夜交藤、远志、石菖蒲、当归、白芍、熟地黄、阿胶、龙眼肉等。

2）清心安神：一般多见由气阴两虚引起的虚烦型神志不安类轻症。症见心烦、失眠、入睡困难，可兼见手足心热、心口多汗、大便不利，或口渴、咽干、口舌糜烂。舌质红或舌尖红，少苔，脉细数。心阴不足，阴虚生内热，热扰心神而见心烦、失眠、手足心热尤以入夜后明显；心阴不足，津不内守而见心口多汗；虚火上炎，可见口渴、咽干，甚则口舌糜烂；舌质红或舌尖红为内火，舌苔少为阴虚之征。治疗采用滋阴降火、清心安神法。一般多选用天王补心丹。另外还可酌情选用朱砂安神丸。朱砂安神丸适用于心肝血虚、心热神浮、神明昏乱之症。两药相比，天王补心丹侧重滋阴凉补，酸收养心；朱砂安神丸偏重于重镇安神，清热凉血。该类型还表现为烦躁、不寐、口干、乏力、精神疲惫等。常用药物如人参、黄芪、白术、茯苓、甘草、五味子、地黄、北沙参、麦冬、天冬、百合、石斛、玉竹等清热滋阴之品。

　　3）降火安神：一般多见肾阴亏虚，心火亢盛引起的不寐、心烦等症。临床表现多见心烦不寐、头晕耳鸣、烦热盗汗、咽干、精神萎靡、健忘、腰膝酸软；可兼见男子滑精阳痿、女子月经不调；舌尖红，苔少，脉细数。正常情况下，心火在上，肾水在下，心火降，肾水升，水火既济，以维持人体水火阴阳的平衡。若水亏于下，火炎于上，则水火不济，心肾无以交通，故出现心烦不眠；头晕耳鸣、腰酸腿软、盗汗、咽干、舌红、脉数等皆为肾阴亏虚之象。此证以交通心肾为治法。选方上，心火偏旺者，选交泰丸；心阴不足为主者，选天王补心丹；肾阴虚为主者，可选用六味地黄丸加夜交藤、酸枣仁、合欢皮、茯神之类安神之药。该类型以阴虚火旺为主要病机，治疗上要根据虚实的具体情况选择清热、降火、滋阴等方法进行调神，用药如生地黄、麦冬、玄参、知母、黄柏、丹皮、赤芍、阿胶、龙骨、牡蛎、五味子、酸枣仁、女贞子、旱莲草、珍珠母、当归、磁石、黄连等。

　　4）解郁安神：一般多见于肝气抑郁引起的不寐、情绪抑郁或烦躁等症。临床表现为难以入寐，或入寐多梦易醒，醒后再难复睡，兼见胸胁胀满、善太息、平时急躁易怒；舌红或暗红，苔黄或白，脉弦数。郁怒伤肝，致肝气郁结，气郁化热，郁热内扰，故而不寐，或通宵不眠，即使入睡也多梦易醒；肝气失疏，则胸胁胀满，急躁易怒，善太息。舌红苔黄、脉弦数为肝郁化火之象。治以疏肝养血，解郁安神。方用陆教授经验方"枕清眠安汤"。此类病证一般有明确的情绪不佳、抑郁或烦躁体现，临床可以根据患者情况，选择清肝火或疏肝气等方法，亦可加味逍遥散加减。用药如柴胡、黄芩、栀子、郁金、赤芍、龙骨、牡蛎、珍珠母、合欢皮、合欢花、夜交藤、川芎、月季花、延胡索、郁金、川楝子、香附等。

　　5）镇惊安神：一般多见心胆气虚所致的惊悸、寐不安。临床表现为虚烦不得眠、入睡易惊醒、心神不安、心悸、遇事易惊、胆怯恐惧；舌质淡，舌苔黄腻，脉滑数。心气虚则心神不安，虚烦不眠，眠后易惊醒，并可兼见心悸、气短、自汗；胆气虚则遇事易惊，胆怯恐惧；舌质淡暗、脉弦数是心胆之气不足的表现。治以益气镇惊，定志安神。选用安神定志丸或温胆汤。用药如天麻、钩藤、酸枣仁、夜交藤、生龙骨、生牡蛎、珍珠母、磁石、生铁落、琥珀粉、远志、五味子等。

　　6）化痰安神：一般多由痰热内扰所致，临床多见不寐、肝胆郁热，兼见痰浊之症。主要表现为失眠、心烦、口苦、目眩、头重、胸闷、恶心、嗳气、痰多等；舌红，苔黄腻，脉滑数。胆属木，为清净之府，若失常则木郁不达，胃气失和，继而生痰化热。肝胆经有热，可见口苦、目眩；痰热内扰心神，故失眠、心烦；热痰郁阻气机，可见头重、胸闷、恶心、嗳气；舌红、苔黄腻、脉滑数皆为痰热之象。治以清热化痰，养心安神。方用陆教授的经验方"温胆安神汤"或选用清火涤痰汤、温胆汤原方。一般温胆汤原方多用于相对较轻的痰热内扰证。用药可选用茯苓、半夏、陈皮、枳壳、竹茹、大黄、郁金、胆南星、石菖蒲、郁金、酸枣仁、生龙骨、生牡蛎、珍珠母、天麻、钩藤、紫苏、黄芩、黄连、栀子等。

2. 宁神法

1）益精宁神：一般多见由肾精不足导致的一类证候。症见眩晕，精神萎靡，腰膝酸软，或遗精，滑泄，耳鸣，脱发，牙齿动摇，舌瘦嫩或嫩红，少苔或无苔，脉弦细或弱或细数；或兼见头部空痛，两颧红赤，咽干，形体消瘦，五心烦热，舌红少苔或无苔，脉细数；或兼见面色㿠白或黧黑，形寒肢冷，舌淡嫩，苔白或舌根苔浊，脉弱尺甚。肾精不足，无以化骨生髓，髓海失充，则见眩晕、精神萎靡；腰为肾府，齿为骨余，肾精不足，则腰酸、齿摇；肾华在发，肾精亏虚故易发脱；肾精不足，封藏失职则见遗精、滑泄。肾精不足，阴不维阳，虚热内生则见颧红、咽干、五心烦热等症；若精虚无以化气，肾气不足，日久阳衰，则见面色㿠白或黧黑、形寒肢冷等症。治以补肾填精，定志宁神。方药首选河车大造丸加减。症状偏于阴虚者，方选左归丸以滋肾阴清虚热；偏于阳虚者，选用右归丸以益火助阳。症状缓解后，可六味地黄丸或金匮肾气丸长时间服用。用药如熟地黄、山茱萸、山药、枸杞子、黄精、补骨脂、阿胶、菟丝子、鹿角胶、酸枣仁、五味子、远志、石菖蒲、生龙骨、生牡蛎、珍珠母、鳖甲、磁石、芡实、桑螵蛸、覆盆子等。

2）息风宁神：一般多由肝阳上亢甚则肝阳化风导致，以头晕目眩或头目胀痛为主要表现。临床可见眩晕，耳鸣，头胀痛，暴躁易怒，失眠多梦，脉弦；或兼见面红目赤，口苦，便秘尿赤，脉弦数有力；或兼见眩晕欲仆，泛泛欲呕，头部掣痛难忍，肢体麻木，言语不利，步履不稳等。肝阳上亢，则眩晕、耳鸣、头胀痛；肝阳升发太过，则暴躁易怒；若肝火偏亢，循经上炎，可见面红目赤、口苦、便秘尿赤、脉弦数有力；若肝肾阴亏，水不涵木，肝阳上亢，可见眩晕欲仆、泛泛欲呕、头部掣痛难忍、肢体麻木、言语不利、步履不稳等动风之象。治以平肝潜阳，息风宁神。方选天麻钩藤饮加减。肝火盛者，选龙胆泻肝汤；头重脚轻甚，选用镇肝熄风汤加减。用药如石决明、天麻、钩藤、珍珠母、代赭石、白蒺藜、生龙骨、生牡蛎、菊花、桑叶、白芍、龙胆、龟甲、鳖甲、麦冬、牛膝等。

3）化痰宁神：一般用于痰浊内蕴所致的头目晕眩、头痛闷痛或头痛如裹等症。临床多表现为眩晕，倦怠或头重昏蒙，胸闷或时吐痰涎，多寐食差，舌胖，苔厚腻，或白厚润，脉滑或弦滑或脉结代，或兼见心下逆满，心悸怔忡，或兼见头目胀痛，心悸心烦，口苦尿赤，舌苔黄腻，脉弦滑，或兼见头痛耳鸣，面赤易怒，胁痛，脉弦滑。痰浊上蒙清窍，则眩晕；痰为湿聚，湿阻清阳，则见头重、倦怠；痰浊中阻，则胸闷、呕恶；脾阳受困，则多寐食少；舌胖、苔厚腻或白厚润、脉滑或弦滑或脉结代为痰浊内蕴之征。痰浊郁久化热，则见口苦；痰热扰心则见心烦、心悸；痰火灼津则见尿赤；苔黄、脉滑等皆为痰热化火之象。若痰浊夹肝阳上扰，可见面赤易怒、胁痛、脉弦滑等肝火之象。治法健脾利湿，化痰宁神。方选半夏白术天麻汤加减。呕吐甚者，可改用旋覆代赭汤；舌苔厚腻者，可合用五苓散；痰郁化火者，可改用温胆汤加减。用药如紫苏、半夏、厚朴、茯苓、瓜蒌、陈皮、生姜、枳实、竹茹、天南星、远志、石菖蒲、天麻、钩藤、郁金、香附、檀香、茯神、橘皮、生龙骨、牡蛎等。

　　4）通络宁神：一般用于瘀血阻络所致的头痛、头晕等。临床多见眩晕，头痛，或兼见失眠，健忘，心悸，精神不振，或面唇色紫黯；舌色青紫或有瘀斑，脉细涩或弦涩。瘀血阻络，气血不得输布，脑络失养，则头晕；瘀血阻络，新血不生，心神失养，则健忘、失眠等；头痛或兼见失眠、健忘、心悸、精神不振或面唇色紫暗皆为瘀血阻络之象。治以活血祛瘀，通络宁神。方用陆教授经验方"鸡血藤16味"加天麻、钩藤、石决明等。用药如丹参、川芎、桃仁、红花、五灵脂、三七粉、郁金、延胡索、香附、檀香、桂枝、黄芪、当归、赤芍、地龙、牡丹皮、牛膝等。

3. 醒神法

　　1）理气醒神：一般用于由气虚或气郁引起的癫证。临床常见证型为痰气郁结或气虚痰结，多表现为精神抑郁或情感淡漠，寡言少语，或喃喃自语，喜怒无常，不思饮食，灵机混乱，精神异常；舌淡胖，苔白腻，脉滑。此证多因思虑太过、脾失健运、肝气郁结、痰浊内生、闭阻神明而致，痰结日深，心窍蒙蔽，甚可出现幻觉表现。舌淡胖、苔白腻、脉滑皆为痰浊气机不利之征。治以理气化痰，开窍醒神。轻症侧重疏肝解郁，理气化痰，方选逍遥散合涤痰汤加减。若癫病痰结化热，症见失眠易惊、烦躁不安甚则神志昏乱、舌红、苔黄腻者，方选温胆汤送服至宝丹。用药如半夏、陈皮、胆南星、白附子、白芥子、茯苓、厚朴、远志、石菖蒲、郁金、香附、沉香、竹茹等。

　　2）泻火醒神：一般用于由痰热扰心、上扰清窍所致的狂证。临床多见起病急，平素性情急躁，头痛失眠，两目怒视，面红目赤，突然发作，情感高涨，言语无度，时骂时哭，气力逾常，不避亲疏，或毁物伤人，登高而歌，弃衣而走，渴喜冷饮，便秘尿赤，不食不眠；舌红绛，苔黄腻，脉弦滑数。五志化火，鼓动阳明痰热，上扰清窍，则性情急躁，头痛失眠；阳气盛，扰乱心神，则言语无度，骂詈叫号，不避亲疏；四肢为诸阳之本，阳盛则四肢实，故见力气超越常人；舌红绛、苔黄腻、脉弦滑数乃阳热内生、痰热之征。痰热蕴结日久，有伤阴之势。治以泻火逐痰，活血滋阴。方选泻心汤合礞石滚痰丸。用药如牛黄、竹沥、天竺黄、胆南星、郁金、茯神、远志、石菖蒲、丹参、黄芩、黄连、栀子、天麻、钩藤、大黄、牡丹皮、磁石等。

　　3）活血醒神：一般用于因瘀血阻滞经络所致的癫狂之证。除有癫狂典型的精神异常表现外，常兼面色晦暗，胸胁满闷，头痛心悸，妇人可见经期腹痛，经血紫暗有血块；舌紫暗有瘀斑，苔或薄白或薄黄，脉细弦或弦数。本证多由气血凝滞，使经络闭阻，脏腑之气不能互通而致。若瘀兼热，苔黄，脉弦多为狂证；若瘀兼虚寒，苔白，脉沉弦多为癫证。治以活血化瘀，通络醒神。方药首选癫狂梦醒汤。用药如丹参、川芎、桃仁、红花、蒲黄、五灵脂、益母草、三七粉、郁金、延胡索、莪术、三棱、水蛭、地龙、鸡血藤、全蝎、蜈蚣、赤芍、僵蚕等。

　　尚有胃不和则卧不安等神志轻微异常兼见情志异常类的病变，均须根据具体临床情况进行辨证施治，治疗过程要注重对神的调节和固护。陆教授认为，调神重在气血津液"通"。气不通，则郁而化火，上扰心神；血不通，则血瘀气滞，内阻神明；津液不通，则易炼化为痰，蒙蔽心神。而痰瘀互结又常是多种神志疾病的主要病机，所以临床治疗神志类疾病时，陆教授善用柴胡疏肝散、逍遥散为核心的药物，用以疏肝理气，健脾理血。即使是治疗神志重度异常类的癫狂疾病，在使用重镇安神药物的同时，也常配伍疏肝健脾、理气调血之品。对痰瘀互结较重的患者，陆教授多以三子养亲汤为基础方随症加减，在理气的同时注重对根本病机痰浊的治疗。

　　此外，还有五脏神的病变，根据脏腑疾病的表现不同，灵活采用镇静安神、疏肝安神、养心安神、开窍安神、健脾安神、滋阴安神、敛神固脱等法治疗。

（三）针灸治神

　　临床治疗各类疾病配合针刺调神法，往往事半功倍。陆教授治病注重调理全身气血，采用针灸治疗时，善配合百会、四神聪、风池等穴，以达到"形神兼治"的目的。陆教授独创的"扶正安神通任"及"补肾安神通督"针法就是用于形体病兼顾神病的治疗，通过针灸作用于人体，调整经络气血，达到改善脏腑功能状态、调整患者情绪状态、消除精神紧张症状、促进疾病康复的目的。针灸调神法的应用，因人而异。调治形体疾病时，要轻刺激，长留针，通过针灸调畅气血、沟通肢体内外的调节作用，达到通气血、安心神、形神结合、气血并调的目的（"扶正安神通任"及"补肾安神通督"针法见相关内容）。

　　陆教授对害怕针灸治疗的患者总是给予鼓励和安抚，向其说明针灸治疗的好处。针刺时常与患者进行语言交流，转移其注意力，缓解其紧张情绪。这样临床很少见晕针现象，绝大部分患者能接受并坚持针灸治疗。

（四）刮痧拔罐、按摩、耳针调神

　　陆教授所有的治疗方法都是从患者的整体出发，把每个症状都放到整体辨证中考虑，治疗也是采用整体治疗。他独创的"耳穴调平术"中的主穴神门就有镇静安神之功，为调平安神的要穴。主穴肝可疏肝解郁，通利气机，调畅情志。"形神调节按摩术"中的头部按摩法有调神安神作用，所以陆教授在让学生给患者做推拿治疗时，要求一定要做头部。"平衡刮痧拔罐术"也是通过对相应经络脏腑的气血调节，达到疏肝活血理气、去火除寒、调和阴阳、养心安神的目的。这些方法都有其适合的病种，临床上合理采用针药并用，多维治疗，效果较单一方法有明显的优势，是陆教授临床治疗方法的一大特色（具体操作见相关章节）。

（五）心理疏导

　　患者由于躯体疾病状态，往往在情绪上表现出悲观、消极，也有情绪激烈者出现防御性对抗。这些消极情绪对于诊疗常常产生阻碍。所以，治疗的首要任务，就是"调神"。在诊疗过程中，医者要用和善亲切且专业认真的态度赢得患者的信任，以广博的学识、熟练的技术使患者树立战胜疾病的信心，建立对医者的信任，从而在疾病治疗初期达到调整患者情绪的目的，为以后的治疗提供良好的情志状态。

　　陆教授在临床诊疗过程中非常重视患者的情绪和心理变化。陆教授认为，"就诊之要，应以安神为先"。患者的心理状态对临床治疗效果的优劣有着直接的影响。中医注重患者的主观感受，患者的情绪在整个诊疗过程中具有重要作用。情绪积极、信赖医生、主动配合诊疗者，其临床治疗效果往往明显优于情绪消极、怀疑医生、对治疗存有疑虑猜忌、服从性差的患者。这说明，患者良好的情绪状态对于治愈疾病有着重要的促进作用，也要求医者在治疗疾病的过程中注重患者"神"的状态调节。在跟随陆教授学习时，曾遇到一位身心状态异常的患者。该患者来中医门诊是因甲状腺癌术后想要调理身体，防止复发。此人正值盛年，身体状况尚佳，话语之间表现出对手术治疗的不信任，认为手术没做好，有复发的可能，而且表示，虽然慕名来陆教授门诊，但对中医治疗持怀疑态度。此人为珠宝商，常身携巨款进出，所以为人行事谨慎多疑，谨小慎微，情绪常常处于紧绷状态，从无放松。陆教授诊疗时面带微笑，语气平缓，情绪乐观，对他提出的问题深入浅出地予以解答，对他的疑惑耐心解答并给予信心，嘱其调节身心状态，放松心情，气血状态转佳，疾病不攻自破。这位患者是典型的肝郁类型，情绪多有异常，多表现为对生活、工作中的细节之处思虑，烦忧，多疑，且这种负面情绪往往占主导地位。甲状腺疾病多以肝郁为主，此患者就是情绪异常，导致身体气血状态发生变化，从而使得机体功能失常，日久而患病。陆教授抓住患者患病的根本原因，放松他的情绪，化解他的疑惑，将他对事物的过度思虑转移到其他积极的方面，从而调节气血状态，缓解躯体不适，提高临床效果。

（六）调神贯穿始终

　　"形与神俱""形神合一"，治形必治神，因此，调神必须贯穿疾病治疗的全过程。神的状态不仅是患者疾病轻重程度的外在表现，更是医者进行治疗时对气血调节状态的有效准线。对于神的关注并非只在诊断阶段或是治疗阶段，而应自始至终都注重患者神的状态，随着患者神志情绪的变化，对治疗方案进行调节。调神应作为诊断和治疗疾病贯穿始终的原则和纲领。陆教授治疗疾病，并非单纯解决患者的躯体痛苦，而是从整体上调节患者的气血状态。神的状态本就与人体气血状态息息相关，而气血与神的关系也就提示在临床治疗上，我们不仅要恢复脏腑功能，更要注重神的状态的变化，有针对性地对神进行调节。形体变化和状态能够为调神提供线索，所以临床治疗时，既要注重形的观察和调整，也要兼顾神的状态，调形即是调神，而调神亦是调形。调神治形方法颇多，可以根据患者不同的个人情况，采用或清或温或消或补等。此外，通过针刺、艾灸等方法也能疏通经络气血，调节脏腑阴阳，达到调形亦调神的目的。此外，适当的劳动、散步、按摩、导引、养生功法等，也有助于调和气血，疏通经络，使身体健壮的同时，神气健旺，形与神俱，寿延百年。

二、调形方法

调形的方法多种多样，临床可以根据患者的个人情况和疾病性质的不同，采用不同的方法。除常规中药治疗外，还可采用针刺、艾灸、推拿按摩、刮痧、拔罐、刺络、埋线、药熏热敷、穴位贴敷、耳针、理疗等外治疗法。这些治疗方法具有疏通经络气血、调节脏腑阴阳的作用。此外适当的运动，如散步、导引、太极拳、五禽戏等也可达到促进气血调和、通达经络、增强体质的目的。机体气血健旺，情绪调和，形与神俱则延寿天年。

陆教授治疗神志疾病时，会嘱患者每日运动半小时。他曾编制"自律神经调节操"让患者每日于晨起、睡前各做一次，其意在于以形动促神通，从而达到形神兼治的目的。陆教授认为，治疗情志类疾病，不能单纯只调整患者的精神状态，更要注意对患者躯体状态的调整。这是由于异常的情志变化很可能导致患者出现躯体的病证，而躯体的器质性病证也会影响患者的神志状态，加重神志异常。《素问·调经论》云"血并于阴，气并于阳，故为惊狂……血并于下，气并于上，乱而喜忘"，表明神志的病变可以引起气血状态的变化，导致气血病变，从而引起躯体的症状，如食欲不振、胃痛、头痛、胸闷等。而调形可以直接改善患者的躯体症状，减轻患者的痛苦，缓解气血状态，从而达到调节情绪、改善神志疾病状态的目的。从脏腑辨证的角度看，临床上往往可以见到某些躯体性疾病虽然症状类似，但涉及的脏腑不同，故临床进行躯体治疗时，要注意避免头痛医头、脚痛医脚的片面治疗，而要侧重脏腑和其功能的形神对应关系，整体进行调治。要着眼大处，既要用整体的眼光看待疾病，更要用整体的观点进行治疗。

针药并施观

一、用药原则

陆教授通过多年的临床经验，总结出一套行之有效的诊疗精髓，强调临床要以诊察为基本技能、以辨病辨证为根本依据、以治疗为核心目标，抓准主症，确定主药，看全兼症，明确辨证，选对主方，随症加减，针药并施，多维治疗。

1. 辨病选药　陆教授倡导"主诉定主病，主病定主药"，正如徐灵胎《医学源流论》所言："欲治病者，必先识病之名……一病必有主方，一方必有主药。"武威汉墓医书中的《治百病方》保存了比较完整的医方30余个，全书体例也多为一病一方。

陆教授认为，很多疾病有其内在特定的病理机制，这使辨病用药成为可能。某病与某方、某药有着一定对应关系，在临床上往往能获得较好效果。诊断时要根据患者主诉确定主病，在明确疾病诊断后，根据疾病的基本病机选择药物。尤其是西医诊断明确的疾病，往往医病机可以确定，这时就可选用有效的专方进行治疗，之后根据辨证情况进行加减。

陆教授与吴复苍老师曾查询大量文献，统计常见疾病使用中药的频率，将常用中药分为Ⅰ类、Ⅱ类和Ⅲ类药，以Ⅰ类、Ⅱ类药为基本药物，以Ⅲ类药为随症加减药物，总结出了大量的专病专方，成为临床医师诊治疾病用药的重要参考。吴复苍教授所著的《中药纵横谈》一书就是以辨病为纲。

陆教授从事临床工作近五十余年，年轻时曾师从多位名老中医，钻研《伤寒论》等中医经典，对使用经方治疗疾病具有独到的体会。陆教授认为，随着时代的变迁，人们的生活环境、经济条件与古时已完全不同，人的体质、疾病的发生与古时存在一定的差异，加之药物的来源、炮制等因素使得药效也与古时存在差距，因此在用药处方时就不能单纯使用经方来治疗疾病，必须加以变化，灵活运用才能达到治疗疾病的目的。最终陆教授以经方为基础，结合药物分类，以临床经验为依据，运用合方、药对等药物配伍加减，推陈出新，总结出多个专病专方的经验方，创制了如治疗冠心病的"胸痹方"、治疗咳嗽的"止咳方"、治疗风湿病和类风湿病的"风湿方"等近20首经验方。

根据陆小左教授总结的专病专方，专方中都有针对疾病主要病机的主要药物，以主药统御全方，保证全方的治疗方法符合"急则治其标，缓则治其本"的根本原则，根据主症诊断主病，针对主病确立治法，选择主药，再辅以其他Ⅰ类、Ⅱ类药，合理配伍，增强全方疗效，追求最好的治疗效果。如陆小左教授认为，冠心病患者多气血运行不畅，故用丹参活血祛瘀；头痛初期的病机特点是"不通则痛"，故选用川芎活血止痛；颈椎病、腰椎病的病机是肝肾不足，瘀阻经络，既有"不通"也有"不荣"，故选用鸡血藤、骨碎补、淫羊藿、菟丝子补益肝肾，活血通络。又如陆教授认为糖尿病的基本病机是"不平"，即阴阳失衡导致的阴虚，因此治疗糖尿病时所用主药为黄芪、山药、生地黄、天花粉，以达益气养阴清热之功。

2. 依证选方　中医学的基本特点是辨证论治，自《黄帝内经》起，辨证论治经历了不同时期的演变和发展，形成了六经辨证、脏腑辨证、三焦辨证、卫气营血辨证、气血津液辨证、病因辨证、经络辨证、八纲辨证等，丰富了辨证论治体系。中医临床注重辨证论治，大多遵循以证立法、以证处方的原则。

陆教授认为，疾病在重视主症的基础上，还要重视兼症，因为兼症往往体现了不同个体不同的证型特征。通过患者自述和四诊所得能够全面了解病情信息，经过整理分析、综合归纳后，以辨明发病部位、病性的寒热虚实，辨清证型，从而在主药之上随症加减，选用对证的方剂进行治疗，实现标本兼治。如陆教授治疗失眠使用专病专药，常用酸枣仁养肝宁心安神，珍珠母、生龙骨、生牡蛎重镇安神。胆郁痰扰伴恐惧不能入眠、寐而易惊、头晕目眩者，用温胆汤加酸枣仁、生龙骨、生牡蛎、珍珠母、天麻、钩藤等药组成"温胆安神汤"；心脾两虚的心悸健忘、神疲乏力、腹胀纳少者，用归脾汤加生龙骨、生牡蛎、珍珠母、佛手、香橼等药组成"归脾安神汤"；肝郁脾虚的抑郁、胀闷、太息、食少腹胀、溏结不调等，用逍遥散减生姜、薄荷、茯苓，加生龙骨、生牡蛎、珍珠母、酸枣仁等药组成"枕清眠安汤"。

3. 病证结合，随症加减　陆教授认为，辨病与辨证是一个有机的整体，不可分割，应认清两者各自的优势所在，综合发挥两者的长处。使用中药治疗应以病定主药，以证定主方，以伴随症状加减化裁应用，如《岳美中医学文集·岳美中医话集》所言："余谓中医治病，必须辨证论治与专方专药相结合。"

　　疾病在发生、发展的不同阶段会呈现不同的病机特点，不同阶段的病机特点与疾病整体的病机特点不尽一致，且由于个体差异，同一疾病也往往会表现出不同的病机变化。辨证强调疾病本身病程的阶段性，而辨病则强调疾病整个病程的整体性。由此可知，病与证之间是相互依存、相互联系的，两者缺一不可。在临床实践中，"病中有证，证中有病"的病证结合论治方式抓住了疾病的整体发展规律和特点，充分考虑到个体化差异和病程不同时期的证候，又将辨病论治与辨证论治有机地结合在一起，使两者相互补充，综合发挥各自的长处。因此临床施药中重在辨证，但辨病选药也不可忽视。中药药理学研究表明，专方、专药（如五味子降低转氨酶、泽泻降低血脂、茵陈治疗黄疸等）有其显著治疗专病的特殊成分，故陆教授提出在临床应用中应以病为纲，配用主药，以证为着眼点选用主方，病证结合，根据症状变化、部位变化等决定加减用药。如陆教授治疗失眠时，使用专药酸枣仁养肝宁心安神，珍珠母、生龙骨、生牡蛎重镇安神。在此基础上辨证施药，胆郁痰扰者用"温胆安神汤"，心脾两虚者用"归脾安神汤"，肝郁脾虚者用"枕清眠安汤"，之后再根据其他兼症加减药物。

　　陆教授在组方加减用药时经常采用药对。药对是中医临床常用的相对固定的两味药的配伍组合，是中药配伍应用的基本形式。《神农本草经》言药物配伍的原则为"当用相须、相使者良，勿用相恶、相反者"，故组成药对的两味药多是药性药效相近的药物。两药合用，相须、相使配伍，有相互作用增强药力者，有相互制约消其副作用而展其长者，有合用后又生其他作用者，有为沟通之作用者。简言之，药对有可使药物作用相互促进、相互制约、相互依赖、相互转化之意。

　　陆教授临床善用的药对，如治疗失眠常用合欢花、夜交藤以养血解郁，宁心安神，或选用远志、石菖蒲以交通心肾；安神定志；治疗高血压、眩晕时经常使用天麻、钩藤以平肝息风；治疗咳嗽常用苦杏仁、枇杷叶以降气止咳；治疗温热病发热较重或热入营血者常用栀子、牡丹皮清热凉血解毒。具体使用时陆教授还会根据需要灵活变化，用到三味药或四味药，如治疗妇女月经不调或痛经时常用香附、郁金，但若气滞疼痛明显者，则配用延胡索，使疏肝理气、调经止痛之效更强，治疗效果更明显；治疗自汗临床经常用煅龙骨、煅牡蛎、浮小麦收敛固表止汗；治疗泌尿系结石常用"四金"，即金钱草、海金沙、鸡内金、郁金以清热利湿，利尿通淋。陆教授临床不仅借鉴他人的经验药对，也有自己的一些效果较好的药对（参见相关章节）。

　　4. 合方应用　陆教授在选药定方及加减化裁中善用经方、合方，且效果斐然。然而针对当今的临床疾病特点，病机复杂，完全按照经方治疗往往难以达到目的，必须进行调整，对于病机比较复杂的疾病，使用合方治疗效果更佳。

　　如梅核气的病机是痰气搏结于咽喉，临床多使用半夏厚朴汤以行气化痰，但效果往往不尽如人意。陆教授认为，梅核气病程较长，发病原因多为情志不舒，肝郁气滞，因此治疗时经常使用柴胡疏肝散与半夏厚朴汤合用，以加强疏肝理气作用，增强行气化痰效果。梅核气属于中医郁证的范畴，古书亦有相关记载。《丹溪心法》提出了气、血、痰、火、食、湿六郁之说，创立了六郁汤、越鞠丸等相应的治疗方剂。陆教授认为，郁证病机可总结为"不通""不荣""不平"，但基本病机是情志不舒、气机郁滞，从而导致脏腑阴阳气血失调，故实证治疗时当以气郁为基础，选用柴胡疏肝散，辨证合方施治；虚证则根据辨证选方加减。如患者主要表现为嗳气、呃逆、情志抑郁则使用柴胡疏肝散与旋覆代赭汤合用以行气降逆化痰；若患者出现情志不畅、胃中痞满、恶心呕吐、肠鸣下利等肝郁气滞、痰饮阻胃表现，则选用柴胡疏肝散与半夏泻心汤合用，共奏疏肝行气、消痞散结之功。

又如鼻炎发作期的患者，根据其发病时的兼症表现，肺气虚弱而感受风寒者选用苍耳子散合玉屏风散加减以补益肺气，疏风通窍；若表现为肺经郁热者，则使用苍耳子散合银翘散加减，以疏风清热通窍；若头痛明显再合用川芎茶调散。

陆教授在临床治疗胸痹时，常以自创"胸痹方"与经方合用。如痰浊痹阻心脉者，用胸痹方合用涤痰汤通阳泄浊，豁痰宣痹；寒凝心脉者用胸痹方合用当归四逆汤辛温散寒，宣通心阳；心肾阳虚者则用胸痹方合用右归饮温补心肾阳气；对于气阴两虚的胸痹则选用生脉散合人参养荣汤以补益心气，滋养阴血。

由上可见，陆教授临床所用合方都是根据病情灵活运用，以求增强治疗效果，标本兼治（合方应用参照相关章节）。

二、用针原则

陆教授经过多年临床实践，针对疾病发生的"三不"病机学说，总结创立了"扶正安神通任"及"补肾安神通督"两种针刺疗法，并形成了一套行之有效的用针原则，经临床验证对于多种疾病均有突出疗效。陆教授认为，针刺治疗首先要辨病，明确疾病诊断方可选取主穴，再通过辨证选取配穴，主穴、配穴相配合，再辅以一些具有针对性的特效穴，才能在针灸治疗疾病时取得最佳疗效。

1. 依病定主穴 针灸治疗疾病自古以来都是对病证而言，相关穴位的治疗作用也是以病或症来描述的。"病"是对疾病全过程的特点与规律所作的概括，许多疾病的发生发展均有一定的规律和过程，通过辨病可以从整体上把握疾病的本质与基本矛盾，从而制定相应法则指导治疗。在针刺治疗疾病的过程中，辨病占有不可替代的地位，必须通过辨病确定主穴的选择。主穴是治疗疾病的必要穴、基本穴，不同疾病选用的主穴也不同。陆教授临床使用针刺治疗疾病时通常是明确诊断后，以自创的"扶正安神通任"针法或"补肾安神通督"针法为基本穴，再根据不同疾病配合相应的穴位作为主穴。

如陆教授治疗失眠时选择两种针法基本穴配安眠、印堂等穴为主穴；治疗头痛常选择"扶正安神通任"针法基本穴配太阳、印堂、头维等穴为主穴；治疗鼻炎多以"扶正安神通任"针法基本穴配迎香、鼻通、印堂等穴为主穴；治疗耳鸣常以"扶正安神通任"针法基本穴配耳门、听宫、听会、翳风、率谷等穴为主穴；治疗胸痹时通常以"扶正安神通任"针法基本穴外关改内关，加璇玑、乳根为主穴；治疗颈椎病通常以"补肾安神通督"针法基本穴配"颈三穴"等穴为主穴；治疗腰椎病常以"补肾安神通督"针法基本穴配肾俞、腰阳关、次髎等穴为主穴；治疗肩关节周围炎常配肩前、肩髎、肩贞等穴。为主穴（有关"扶正安神通任""补肾安神通督"针法参照相关内容）。

2. 以证定辅穴 证是对疾病过程中当前阶段的病位、病性等本质所作的病理性概括，辨证论治是中医学的基本特点之一。病与证是总体与局部、共性与个性、纲与目的关系，陆教授采用中药治疗疾病时遵循的是"辨病选药、依证选方"原则，在针刺治疗疾病时，陆教授提出要"依病定主穴"。这是针对疾病的共性和基本病机矛盾而提出的。陆教授认为，在明确疾病诊断并确定主穴的基础上，必须根据辨证选用相应的配穴，根据虚实病机确定针刺的补泻手法，这样才能更有针对性地治疗病证，从而获得更好的疗效。针刺治疗同中药治疗一样，必须病证结合，不能忽视个体的特异性。

例如，陆教授在治疗失眠时常以自创的"扶正安神通任"针法或"补肾安神通督"针法基本穴配安眠、印堂等穴为主穴，但针对不同的证进行加减：心脾两虚证加内关、心俞、脾俞；心肾不交证加心俞、肾俞、太溪；肝火上扰则加行间、肝俞。

陆教授在治疗头痛时，多用"扶正安神通任"针法配太阳、印堂、头维作为主穴，不同原因导致的头痛，选用配穴则不同：风寒头痛加风府、风门；风热头痛加风门、列缺；风湿头痛加风府、风门、阴陵泉；瘀血头痛加血海、地机；肝阳上亢则加行间、肾俞、命门、太溪。另外，头痛在不同部位分经不同，陆教授根据经络辨证，不同分经亦有加减：颠顶（头顶）痛，病在厥阴经，配穴加四神聪；前额痛，病在阳明经，加上星、内庭；侧头痛，病在少阳经，加丝竹空、率谷、曲鬓；后头连项痛，病在太阳经，加天柱、后溪、申脉。

陆教授治疗胸痹，通常以"扶正安神通任"针法基本穴外关改内关，加璇玑、乳根为主穴，再随症加减。心血瘀阻加厥阴俞、郄门、血海、膈俞；气滞心胸加巨阙、阳陵泉、期门、膈俞；痰浊闭阻心脉加厥阴俞、丰隆、脾俞，其中厥阴俞、脾俞用补法以温心脾之阳气，丰隆用泻法以宣通脾胃气机，蠲化痰浊；寒凝心脉加厥阴俞、郄门、血海。

现代针灸医家提出了"部分穴位的功效可等同于中药疗效"的观点，这就使针灸对证治疗成为可能。陆教授也在这方面有所研究，并取得了一定的成果。

3. 以症定特效穴 全身穴位众多，有些穴位针对某种"症"有立竿见影的效果，故称之为特效穴。在针刺治疗中陆教授擅长使用特效穴治特定症，即以症定特效穴，往往能收到奇效。特效穴的选择既包括十四经穴，也包含很多经外奇穴；既可以选择单独使用，亦可以组合搭配使用。陆教授经过多年临床验证，总结出许多特效穴，既有单独使用获得奇效者，亦有使用组穴获突出效果者。

例如治疗失眠，针刺取"安眠三穴"，即四神聪、神门、安眠穴，效果显著；治疗头痛时，针刺取"头三穴"，即率谷、太阳、头维，有奇效。针对不同部位头痛，加用特定特效穴，效果更佳，如头顶痛加四神聪，前额痛加印堂。治疗耳鸣耳聋，针刺常取"耳三穴"，即耳门、听宫、听会，局部取穴刺激耳部经气，效果明显；治疗胸痹必取内关、膻中，尤其心悸心慌、心动过速或过缓，急取内关针刺捻转，可迅速缓解症状；治疗头晕取风池，如头晕较重，则大力按压风池穴，十次一组，缓解头晕见效极快。

对颈椎病、腰椎病等肢体关节疼痛、屈伸不利等症陆教授也常选取特效穴治疗。如治疗腰椎病选用"腰三穴"，即肾俞、大肠俞、次髎，又因"腰背委中求"，故腰背痛必取委中。若腰背疼痛较重则加"臀三穴"，即环跳、秩边、下秩边，缓解疼痛效果明显；治疗颈椎病，使用华佗夹脊穴，可迅速缓解局部症状；治疗肩关节周围炎，选用"肩三穴"，即肩贞、肩髎、肩前。若屈伸不利、肩臂不举则针刺极泉，针刺使用提插手法，配合手臂活动，效果极佳。若膝关节疼痛、屈伸不利，选用"膝三穴"，即血海、梁丘、犊鼻，疗效显著。

陆教授的以症定特效穴主要体现在针灸组穴中（详见相关章节），但临床也见陆教授使用传统经典特效穴，如阑尾炎急性发作，针刺阑尾穴；胆囊炎急性发作，针刺胆囊穴；急性腰痛，针刺风府穴出现触电感即可；急性落枕，针刺落枕穴等。对于急性病，陆教授常常会使用一些特殊手法，与他平时的针刺手法不同。其他如"头项寻列缺""面口合谷收""心胸内关谋""胁肋支沟取""小腹三阴交""腰背委中求""肚腹三里留"等。

多维治疗观

一、形神调节按摩术

形神调节按摩术是陆教授早年根据自己推拿治疗失眠的经验所总结出的推拿按摩手法，并于20多年前就发表了相关论文。后经多年改进，进一步扩大了治疗范围，现已广泛应用于临床，尤其是治疗精神疾患。形神调节按摩术的特点是整体治疗，形神兼治，手法柔和，患者易受，手法简单，易于掌握。陆教授要求跟诊的学生都要掌握此项技能。

（一）理论基础

中医学的主要特点是整体观念和辨证论治，整体观念中又有五脏一体观和形神一体观。五脏一体观是指人体以五脏为中心，通过经络系统"内属于腑脏，外络于肢节"的联络作用，构成心、肝、脾、肺、肾五个生理系统。中医学又将神分为神、魂、魄、意、志，五神又归属五脏，如《素问·宣明五气》说："心藏神，肺藏魄，肝藏魂，脾藏意，肾藏志。"五神产生的物质基础是五脏所藏的精气，如《灵枢·本神》所说："肝藏血，血舍魂。脾藏营，营舍意。心藏脉，脉舍神。肺藏气，气舍魂。肾藏精，精舍志。"而神又是人体生命活动的主宰，所以精、气、神为人身"三宝"。精为基础，气为动力，神为主宰，构成"形与神俱"的有机整体。形为神之宅，神为形之主，两者相互依存，相互影响。形神统一是生命存在的主要保证。《类经·针刺类》说："形者神之质，神者形之用。无形则神无以生，无神则形不可活。"

在诊断上"有诸内者，必形诸外"。《灵枢·本脏》说："视其外应，以知其内藏，则知所病矣。"所以在治疗上治其诸外，必治其内，从而形神兼调。"血气者，人之神"。人的情绪在疾病的转归中起着重要作用，所以调神在疾病的治疗上不可或缺。特别是一些久治不愈的疑难病患者，身体的很多部位都会出现不同程度的不通、不荣与不平。病痛的折磨导致患者情绪不稳，时而烦躁，时而低落，气机因而逆乱不畅，进而加重形体上的不通、不荣与不平。在治疗形体的同时，加以调神治疗，有助于改善患者的情绪，通畅气机，加强对机体的濡养，调整机体的不平衡，为病情缓解打下基础。

不论是道家理论还是佛家理论，精神修炼都是养生的最高境界。你的精神境界有多高，你的修为就有多高，最终达到无忧无虑、清静无为的境界，心境不再受外界干扰。《淮南子·泰族训》曰："太上养神，其次养形。"《道德经·十六章》云："致虚极，守静笃。"《庄子刻意》又云："平易恬淡，则忧患不能入，邪气不能袭，故其德全而神不亏……虚无恬淡乃合天德。"道家主张静以养神，认为只有保持心神的清静虚无，才能使正气内守，抗邪于外。《黄帝内经》沿承了道家以神养形的思想，《素问·上古天真论》又云："恬惔虚无，真气从之，精神内守，病安从来。是以志闲而少欲，心安而不惧，形劳而不倦，气从依顺，各从其欲，皆得所愿。"说明"形"强大需要以"神"强大为基础。"形与神俱"不仅提示了疾病的转归，而且提示了疾病的预后。《景岳全书》曰："凡有形劳而神不劳者，劳之轻者也。若既劳其神，又劳其形，内外俱劳，则形神俱困，斯其甚矣。"疾病的预后好坏多与"神"损伤的严重程度有关。形劳而神不劳则属轻症，预后较好。若形神皆惫则病情较重，预后多不良。《灵枢·九针十二原》说："粗守形，上守神。"守神即是调神。"守形，守皮脉肉筋骨之刺""形者，皮肤肌肉"（《黄帝内经素问集注》），所以欲为上工，"守形"和"守神"缺一不可。形治神安，神治形全，形神兼治。

所以形神调节按摩术不仅能让患者形体舒适，更能让患者精神愉悦。先采用均匀柔和有力的手法让患者的肢体运动灵活，五脏六腑协调工作；再运用渗透的手法点穴，疏经活络，舒畅患者的情志，愉悦患者的心情，最终使人体形成良性循环，阴阳调和，不通、不荣与不平祛除，进而达到形神兼治的目的。

（二）操作方法

1. 头面部按摩术具体操作

（1）患者取仰卧位

揉印堂：以中指或食指揉印堂穴 100 次，可镇静安神，活络疏风。

开天门：两拇指罗纹面自眉心起，交替向上推至上星穴 36 次，可醒脑明目，宁心安神。

推坎宫：以两拇指自眉头向眉梢分推 36 次，可醒脑明目，散风止痛。

掌摩前额：以两手大鱼际在前额正中央分推 36 次，可醒脑明目。

揉太阳、攒竹、迎香、四白穴：以中指或食指揉以上各穴 100 次，可清利头目，除烦镇静安神。

按揉耳门、听宫、听会穴：以中指或食指每穴揉 100 次，可聪耳明目，调神安神。

擦耳根、揉捏耳垂法：用两手的中指和食指夹持两耳根前后做上下擦法 30 遍，用两手的拇指和食指捏住两耳垂揉捏半分钟，可补益肝肾，调和气血，清肝明目。

点按五经：用两手大拇指从前额向头顶点按督脉、膀胱经、胆经一遍，可清头脑，疏经络。

　　轻扯头发：两手五指分开，夹持头发轻轻拨扯头发一遍，可健脑通络，美发固发。

　　五指分梳：两手五指分开，从前发际梳向后发际 66 次，可行气活血，疏通经络，祛风定痛，安神养脑。

　　（2）患者取坐位

　　攒头部：两手五指微张，以各指腹与头皮接触稍用力，十指做快速捏张动作，使指腹与头皮广泛快速摩擦，共 100 次，可安神养脑，疏通气血。

　　叩头部：两手相对，五指微曲分离，用小指尺侧叩击头部 100 次，可消除疲劳，疏通经络。

　　搓胆经：以两手除拇指外的其余四指分别指搓两耳上部胆经循行部位 100 次，可疏通经络，行气活血。

　　提通天：两手掌根按揉太阳穴数次，然后迅速提向通天穴 3 次，可活络通窍，清热散风。

　　拿颈项，揉风池：沿膀胱经颈部循行部位，自上而下，拿揉 6 次，可镇静止痛，开窍提神。指揉风池穴 100 次，可明目开窍，镇静安神。

　　弹拨颈肌：弹拨竖脊肌、胸锁乳突肌、肩胛提肌、棘上韧带及枕骨粗隆两边的韧带等。

　　2. 胸腹部按摩术的具体操作　患者取仰卧位。

　　指摩膻中：用轻柔、灵活的指摩法在膻中穴指摩 100 次，可宽胸理气，补益心肺。

　　分推胸部：以两手拇指罗纹面分别放在胸骨柄两侧的俞府穴处，其余四指扶在胸部两侧，然后两手拇指沿肋间隙由内向外分推至两侧腋中线为止。其次序由上而下，分推各肋间隙到乳根穴水平高处为止，反复分推 3 ～ 5 遍。

　　按中府、云门：两手四指并列各放在一侧胸大肌胸骨缘，然后沿肋间隙向外梳摩到中府、云门穴处，反复操作 3 ～ 5 遍。再以两手食指、中指、无名指指端点按中府、云门穴半分钟左右，可通宣理肺，豁痰宽胸。

　　胸部擦法：先以小鱼际直擦胸部任脉，即胸部正中线，以透热为度（患者自觉局部有温热感），再由膻中斜擦向两侧肩部，再横擦胸部，均以透热为度，可宽胸理气，温通经络。

　　按腹穴法：以一手的拇指罗纹面有节奏性地自上而下逐步按压幽门、阴都、肓俞、四满、大赫、横骨穴，反复操作 3 ～ 5 遍。

　　横摩全腹：医者位于患者侧面，以一手全掌放于腹部，掌推指拉，往返横摩全腹 1 分钟左右。

　　斜摩腹部：以两手四指掌侧，分别放在两胁下的腹哀穴处，然后自上向对侧下方直摩到归来穴为止，双手交替进行，反复操作 1 分钟左右。

　　团摩脐部：以一手的掌心放在脐部神阙穴处，以脐为中心进行顺时针和逆时针旋转团摩各半分钟左右。

　　腹肌捏提：将两手食指、中指、无名指和小指四指的指面分别放在患者腹部两侧章门穴处，从外向内挤压腹部，将腹肌挤起，然后，术者两拇指放在患者腹肌一侧，其他手指放在患者腹肌另一侧，从关门穴逐渐向下捏提，到归来穴为止，反复操作 5～6 遍。

推全腹：以两手拇指桡侧缘着力于剑突下鸠尾穴处，其他四指分别放于腹部两侧，两手拇指从鸠尾穴处开始，自上而下平推到中极穴为止，反复操作 5～6 遍（要避开脐部）。

分腹阴阳：双手拇指罗纹面并列放于剑突下，然后沿季肋下缘从内向外下方分摩，到腋中线止，反复分摩 1 分钟左右。其余四指扶在两侧以帮助用力。

腹部运揉法：两手指稍屈曲后半叠加，掌心要虚，形如半球，用手掌边缘在腹部绕脐做圆形团揉 100 次。

腹部团摩法：以手掌在全腹范围内，以脐为中心做团摩 100 次，便秘者沿顺时针方向团摩，腹泻者按逆时针方向摩腹。

以上腹部按摩可调理脾胃，调和气血，疏肝理气，祛瘀行滞通便。

一指禅推法：一指禅推中脘、气海、关元各 100 次，可培补元气。

按气街：以两手拇指按气街（腹股沟部，股动脉搏动处）约 30 秒，突然松手，使患者有热气下达的感觉，可引火归元，活血化瘀，温中散寒。

3. 腰背部按摩术的具体操作　患者取俯卧位。

搓背部：在背部大面积使用搓法，3～5 分钟，可活血止痛，调和气血，舒松肌筋。

揉膀胱经：沿膀胱经在背部的两条侧线，从上到下用掌揉法揉三遍，可理气活血，解瘀除烦。

捏脊法：先在足太阳膀胱经背部的第一侧线（脊柱两旁旁开 1.5 寸）用揉法从上到下，左右各 3～5 遍，再从尾骨尖向上捏脊至大椎穴（第 7 颈椎棘突下凹陷中）水平 3～5 次，在捏脊的过程中，要注意边捏边提（三步一提），可通调脏腑，调和气血，疏通经络，平衡阴阳，对改善小儿消化不良、治疗佝偻病及成人内分泌异常有较好的疗效。

拍叩法：拍叩背部及下肢 3～5 次，可松弛经筋，疏通经络，解除肌肉紧张。

擦督脉和膀胱经：用小鱼际竖擦督脉（腰背正中至尾骶部）和膀胱经，以透热为度，可通脉益阳。

直推背腰部：用双手掌直推背腰部，要以掌根为重点，从肩部直推到腰底部，反复 3～5 次。

4. 肩及上肢部按摩术的操作

搓上肢法：施搓法于肩井穴、肩关节周围到上肢掌指部 5 分钟，同时可分别配合肩肘腕的被动运动，可舒筋活血，滑利关节，缓解局部肌肉疲劳。

揉上肢法：以掌揉肩关节和上肢，从上到下，往返 3～5 遍，可活血散瘀，理气宽胸。

摇肩摇腕法：医者一手扶患者肩部，一手握住患者手腕部，摇动肩关节，顺时针、逆时针各 20 次。然后医者一手固定患者前臂，一手握患者手指，摇动患者腕部，顺时针、逆时针各 20 次，可舒筋活血，滑利关节，缓解粘连，增强关节活动功能。

　　拿捏上肢法：拿捏全上肢 5 遍，可镇静止痛，开窍提神。

　　搓肩臂法：用双手掌面夹住肩臂，相对用力揉搓，上下往返 3 次，可疏通经络，行气活血，放松肌肉，缓解强刺激手法引起的疼痛不适。

　　抖上肢法：双手握住患侧手掌，使抖动传至肩部，可舒松脉络，滑利关节。

　　捻抻指法：先以拇指和食指捻患者手指，然后以食指与中指逐一夹住患者手指，快速滑出，可听到一声清脆的弹响，可疏通经络，强化手指功能。

5. 下肢部按摩术的具体操作

（1）患者取俯卧位

　　㨰下肢法：施㨰法从臀部㨰至跟腱，可配合屈膝和踝关节伸屈运动，反复 5 遍，可舒筋活血，滑利关节，缓解肌肉痉挛，促进血液循环，消除肌肉疲劳。

　　点按环跳、承扶、殷门、委中、承山穴：用肘尖或拇指点按各穴 1 分钟，可疏通经络，活血止痛。

　　拿捏下肢法：拿捏下肢肌肉至跟腱反复 5 遍，可通调气血，舒筋缓急，镇静提神。

　　下肢叩击法：用空拳从臀部叩击至跟腱处，反复 5 次，可舒筋通络，行气活血。

（2）患者取仰卧位

　　㨰前腿法：㨰下肢前外侧及大腿前侧内侧，往返 2～3 遍，可缓解肌肉痉挛，促进血液循环，消除肌肉疲劳。

　　摇踝法：分别按顺时针和逆时针方向摇踝，可舒筋活血，滑利关节，增强踝关节活动功能。

　　捻拔跖趾关节：逐个捻拔跖趾关节，可听到脆响声，可疏通经络，调畅气血。

　　搓下肢：两手搓下肢往返 3～5 遍，可解除肌肉疲劳，调和气血。

　　拍击下肢：以虚掌拍击下肢两侧，可舒筋通络，振奋阳气。

（三）临床应用

　　形神按摩调节术可分为以上五部分进行，这五部分操作可交叉或单独加减用于临床各科疾病。

　　1. 头面部按摩术加减运用　头面部按摩术治疗头痛加揉头维、率谷、百会各 100 次；治疗失眠加揉百会、四神聪、失眠穴各 100 次；健脑按摩加按百会。刺激百会穴不但可以安神定志，健脑益智，还可以交通心肾，有利于青少年身体的生长发育。再加搓手浴面，先将两手搓热，随后掌心紧贴前额，由下至上，再稍用力擦前额，连续约 20 次，注意嘱患者闭目。搓手浴面可以有效提高面部皮肤肌肉的血供，达到放松面部的作用，有利于大脑休息。

　　2. 胸腹部按摩术加减运用　胸腹部按摩术治疗胃痛，加脘腹部一指禅推法。患者仰卧，医生坐于患者右侧，先用轻快的一指禅推法在胃脘部治疗，使胃脘部有温热舒适感，然后按顺时针方向摩胃脘部。急性胆绞痛患者以四指摩右上腹与剑突下 3～5 分钟，然后掌摩两肋，以右手手掌于胁肋部行摩法 2～3 分钟，再指揉章门、期门，每穴各 100 次。治疗肥胖症，加点揉水分、天枢、关元、水道穴，各 100 次，以两手掌从体侧推拉腹部 36 次。再加通任运胃法，两手相合，用拇指从膻中起，沿任脉向下推，在腹部关元穴处分向两侧，沿胃经循行部位上拉回膻中穴处，做 72 次。

3. 腰背部按摩术加减运用　陆教授说，颈肩腰腿痛患者更喜欢按摩，因为按摩后效果立见，因此，临床上此类患者较多。

腰背部按摩术治疗腰痛加点按腰阳关、次髎，一指禅推法于命门；腰椎间盘突出可选择加关节活动类手法。

拔伸：患者俯卧，由助手拉住患者两腋窝以固定，医者用双手握住患者脚踝部，两人协同用力，做相反方向持续的牵拉，拔伸时间应持续 1～3 分钟。

腰部三扳法：①为斜扳。方法一：患者俯卧，医者一手放在腰部固定患腰，另手搬住对侧肩部向后拉肩，使腰部产生旋转，此法称扳肩式扳腰法。方法二为后伸式扳腰法：医者用一手拖住一侧膝前部，将患者小腿置于医者前臂上，并向后缓缓做扳拉，同时另一手顶按住损伤的腰部，双手协同用力使腰部过伸至最大可能的伸腰幅度。上述斜扳手法要在腰部两侧分别进行。②侧扳。要求患者侧卧位，着床侧下肢要伸直，离床侧下肢要屈曲，医者面对患者而立，一手或肘臂部按住髂臀部，另一手或肘臂部按住肩前部，两手掌交叉协同用力做方向相反运动，使患者的腰部产生扭转，待被动扭转有阻力时再用力做一扳动，此时常可听到咯哒声响，表示手法成功，做完一侧再做另一侧。③屈伸扳。患者侧卧，肩部由助手固定，医者位于患者身后，一手扶住腰部，另一手握住患者离床侧的踝关节，缓缓将患者屈曲的下肢做拉弓式扳拉，反复两三次，做完一侧再做另一侧。

摇腰法：①患者仰卧位，医者将患者的双下肢屈膝屈髋贴向腹部，一手扶膝，一手抓住双踝进行顺时针或逆时针的旋转摇动，幅度应尽量大，反复 5～10 遍。②患者取坐位，由助手扶按膝部，医者双手由患者后腋下插入置于胸前合扣，抱住患者，进行腰部旋转摇动，反复 2～3 遍。

抖法：患者俯卧位，助手拉住患者两腋窝部固定，医者两手分别握住患者的两踝，两人先用力做对抗拔伸的同时，医者左右摇摆腿部，以帮助患者腰部放松，再用力做小幅度的上下抖动，如此拔伸、摆动、抖动反复进行 3 次，频率要慢。

4. 肩及上肢部按摩术加减运用　肩及上肢部按摩术治疗漏肩风加点揉肩贞、肩髃、肩前各 100 次。

拔伸肩法：由助手站于健侧，双手从患肩腋下固定患者，医者双手抓住患肩腕关节，两人向相反方向用力进行牵拉拔伸，注意力量应由小到大。

坐式绕头摇法：医者一手托住患处肘关节，另一手握住腕部做绕头动作，注意以患者耐受疼痛为度，反复操作。

扳肩法：①后伸扳法：医者一手按住肩部，另一手握住腕部做后伸牵引扳动，反复数次。②上举扳法：医者一手按于肩部，另一手抓住肘关节做肩部的上举动作，要反复操作。

抱肩摇法：医者一手从患者背后穿过腋下，与另一手交叉合抱住肩部，然后用腋下的小臂托住患肢，进行肩的环旋转动，可以顺时针也可以逆时针。

肩部扳按法（又称肩部解粘法）：患者呈仰卧位，让患臂举起过头，医者一手握住肘部，一手按住腋部，缓缓用力向下按压肘部，以患者能够忍受为度，按压时间一般为两分钟。

摇肘法：医者一手握住肘关节屈肘固定，另一手握住腕部做顺时针或逆时针方向的旋转性摇动，以使患者肩关节出现被动活动为度，一般摇动20～30次。

颈椎病加点揉风池、肩井、肩中俞、肩外俞、天宗、肩髃、曲池、合谷等穴，每穴100次。

拿捏：医者站在患者背后，双手分别放于患者的两肩，大拇指与四指相对呈钳形，捏拿双肩至项部肌肉，反复2～3分钟。

拨法：用食中两指拨动腋下上臂的麻筋，使患者手下出现有窜麻的感觉；再用食指在小海穴处拨动2～3次，使患者的小指出现窜麻感。

压颈法：医者立于患者后外方，一只手扶于患者头部，另一只手扶住肩上部，两手向相反方向分离，分别向前方、侧方、前侧方牵拉其颈部。

拔伸法：医者站于患者后侧，双肘放于患者两侧肩部，拇指张开，双手掌托住下颌两侧，并用拇指分别顶住两侧风池穴，以肘尖为固定点，手臂徐徐用力，向上拔伸牵引头部，同时，五指配合，让头做低头、仰头动作或旋转头部。

归合法：医者五指交叉，反手掌根放于颈部，以手掌用力挤压按揉颈后肌肉后，旋转小臂使掌离颈。

5. 下肢按摩术的加减运用　膝关节疼痛加点揉血海、梁丘、阴陵泉各100次，做膝关节抱揉及擦法均以透热为度。足跟痛加揉太溪、水泉、照海、昆仑、申脉、丘墟各100次，做足跟部的拔伸和叩击、摇踝2～3分钟，擦足跟部以透热为度。叩击：医者找准压痛点，一手握住踝部固定，另一手以掌根叩击痛点，由轻至重，逐渐加力，连续10余次。腓肠肌痉挛病人加揉承筋、太溪、阴陵泉，掌推下肢后侧。踝关节痛加揉解溪、中封、丘墟、昆仑、太溪各100次，运踝部、搓踝部，擦踝部2～3分钟。摇踝：医者一手托踝，另一手握住跖趾部做摇法，顺时针、逆时针均可。拔伸：医者一手握住患者脚掌，固定踝关节的一端，另一只手适度按住患部，慢慢进行牵引，并同时做小幅度旋转，动作要缓和，忌用爆发力。再按揉丘墟和阳陵泉，以酸胀为度。扳踝：医者使患者踝关节做内旋和外旋扳动，反复操作。

"形神调节按摩术"陆教授临证多作为辅助治疗手段，按摩推拿多由徒弟按病种，用以上方法选择操作完成。陆教授强调，每次选择以头部部分手法结束治疗为好，这样操作后，能使患者立感神清气爽、全身轻松，使神立安，从而达到形神共调。

二、平衡刮痧拔罐术

平衡刮痧拔罐术是陆小左教授经过多年行医经验总结的行之有效的临床技法，能调节阴阳，平和脏腑，调和气血。此法以平补平泻为主要原则，将刮痧与拔罐有效结合，陆教授将之广泛用于临床与教学，也是每位临床跟诊的学生必会操作的项目之一。

（一）理论基础

刮痧与拔罐是中医常见治疗方法的组成部分，在中医临床中起着重要的作用。它们都是以中医基础理论为指导，施术于皮肤、经络、穴位和病变部位，把阻滞在人体内的病理代谢产物通过皮肤排泄出来，从而预防与治疗疾病，促进机体康复。刮痧、拔罐疗法因其具有无毒、无副作用、见效快等特点，越来越受到人们的青睐。

1. 刮痧疗法的历史沿革与作用　刮痧疗法最早可以追溯到先秦时代，那时的人们发现，通过手或石片等按压或刮拭身体可以有效缓解一些疼痛和疾病。刮痧疗法与砭石、针灸、灸熨等传统疗法的起源联系密切，可追溯的有明确的记载刮痧疗法是《世医得效方》。其云："治沙证，但用苎麻蘸水，于颈项、两肘臂、两膝腕等处戛掠，见得血凝皮肤中，红点如粟粒状。"另外，《山居四要》也有刮痧治疗绞肠痧的记载，"以香油汤拍两小臂及脚心，苎绳刮起红紫泡"，是采用绳擦的方法造成皮肤痧点或痧斑治疗绞肠痧。现代刮痧疗法是通过刮痧工具刺激人体皮肤，使局部皮肤出现皮下充血、瘀血，以达到治疗目的。

中医学认为，刮痧疗法与藏象、经络、全息、瘀毒、枢机学说关系密切。中医经络理论认为，人体皮肤为"皮部"所在，皮部为"络脉之气散布之所在"，是十二经脉功能活动反应于体表的部位。人体作为一个有机整体是内外相通、表里相应的。疾病传变的途经依次为皮→络→经→腑→脏，脏腑、经络的病变能反映在皮部，因此，通过皮部的诊察和治疗，有助于内在疾病的痊愈。刮痧疗法对皮部的刺激不同于针刺的"点"，而是通过"线"或者"面"的方式达到的。虽然刮痧疗法对穴位的定位不如针刺那样精准，但是经络理论中有"离穴不离经"的说法，刮痧疗法通过扩大治疗范围保证了经络和腧穴的覆盖率。刮痧疗法作为一种中医传统的外治疗法，通过刺激皮部而达到行气活血、调整阴阳、舒筋通络、信息调整、排除毒素以及自家溶血的作用，使气血运行通畅，脏腑阴阳平衡。

《素问》中记载："邪气盛则实，精气夺则虚。"刮痧疗法与针刺一脉相承，都以中医理论为基础，治疗时针对不同的体质和病证运用相应的补虚泻实之法，以达到扶正祛邪、调整阴阳之目的。"虚者补之，实者泻之"是刮痧疗法的治疗原则之一。刮痧的补泻一方面与腧穴的治疗作用相关；另一方面，与操作者刮拭的方向、力度的强弱、速度的快慢、时间的多少、刮痧的次数等多种因素关系密切。补刮法要求刮拭力度轻，速度慢，范围小，作用浅表，动作轻柔，刺激时间短，顺经脉运行方向操作，主要取补虚作用的穴、区、带，出痧要求色淡红而量少。泻刮法则相反。平补平泻法的操作则介于补刮法与泻刮法之间。补法适合年老、重病久病、形体瘦弱的虚证者，泻法适合年轻、急病新病、形体壮实的实证者，平补平泻法适合一般平证患者或者常人的保健养生。

2. 拔罐疗法的历史沿革与作用　拔罐疗法是以罐或类似的物品为工具，利用燃烧、抽吸等方法排除罐内空气，使罐内出现负压，将罐吸附于施术部位而治疗疾病的方法。该疗法在《五十二病方》中就有记载。唐朝王焘的《外台秘要》也明确记录了拔罐疗法的具体运用，并且绘制了经络穴位图《名堂孔穴图》，将拔罐疗法与经络穴位首次联系在一起。在古代，拔罐疗法的适应病证多集中在外科疮疡类，例如疮疡肿毒、痈疽及内科的外感咳嗽、黄疸、泄泻、便秘等。现代拔罐疗法的适应病证遍及内、外、妇、儿等各学科，尤其以骨伤科、皮肤科、呼吸科等多见。如在以带状疱疹及其后遗神经痛为主的传染性疾病，以肩周炎、软组织损伤、腰椎间盘突出症等为主的肌肉骨骼系统疾病，以痤疮、荨麻疹、湿疹、银屑病等为主的皮肤病，以面瘫、偏瘫为主的神经系统疾病等治疗当中均有很好的疗效。临床上可根据病情需要广泛使用此疗法，以提高临床疗效。

拔罐疗法主要有平调阴阳、扶正祛邪、疏通经络、活血止痛、调和脏腑、托毒排脓等作用。现代研究表明，火罐中的负压可使毛细血管扩张，然后局部充血，这样能刺激末梢神经兴奋，通过神经－体液调节系统，改善局部血液循环，促进代谢，使局部无菌性炎症、水肿得到吸收，达到消炎、止痛、退肿的目的。总的来讲，拔罐疗法具有调整免疫功能，增强自身抵抗力；促进体内代谢物排出，加快新陈代谢；提高痛阈，缓解疼痛等作用。

3. 平衡刮痧拔罐术的机理与原则　经络"内属于腑脏，外络于肢节"（《灵枢·九针十二原》），沟通内外，贯穿上下，网络全身，将人体的各个脏腑、组织器官与体表有机地联结成一个整体，是调控人体功能的网络。人体作为一个开放的复杂的巨大系统，是由无数个大小网络相互联系、整合而形成的，并不是简单的系统叠加。机体内存在着自稳态调节系统，即神经－内分泌－免疫（neuro-endocrine-immune，NEI）网络系统。现代研究发现，NEI 网络系统是机体维持自身内稳态的生物学基础。当机体出现病理状态时，NEI 网络系统可以进行重建，发挥自我调节作用，使内环境趋向稳定，促进疾病自愈。若超出自我调节能力，人体就会发生疾病。刮痧、拔罐可从多方面影响机体的神经、内分泌、免疫调节功能。现代研究表明，刮痧、拔罐具有改善凝血、增强抗凝、改善血流变、改善微循环、改善缺氧等作用，临床可用于治疗感冒、咳嗽、失眠、胸痹、中风、高血压等内科疾病，主要有活血祛瘀、通络止痛、镇静安神等作用；治疗颈椎病、腰椎间盘突出、肩周炎等外科疾病，主要有活血、消炎、止痛、散结消肿等作用；治疗痤疮、荨麻疹、湿疹、带状疱疹等皮肤科疾病，主要有消炎、活血、抗过敏、清热解毒等功效；治疗急性乳腺炎、痛经等妇科疾病，具有控制炎症发展、消炎止痛的作用；治疗糖尿病性周围神经病变、痛风、急性风湿性关节炎等慢性疾病并发症、代谢性疾病，可起到活血化瘀、通络止痛的功效。

平衡刮痧拔罐术以平补平泻为主要原则，通过刺激皮部，达到调节阴阳、平和脏腑、调和气血的目的，最终实现调节免疫功能，增强自身抵抗力；促进体内代谢物的排出，加快新陈代谢，促进疾病康复。

（二）操作方法

1. 充分暴露背部。
2. 用水牛角蘸有润滑作用的介质（香油、刮痧油、润肤乳等润滑作用之品）。
3. 刮拭顺序：刮拭背部膀胱经、督脉以及背部两胁肋、肩胛，其方向是从颈到背、腰，背部胁肋、肩胛部从内向外刮拭，速度适中，力度适度。

4. 刮板与刮拭方向一般保持在 45°进行刮痧，在刺痛处、结节处或条索状处用力将刮痧板深透到肌层刮拭。

5. 刮痧时间最长不超过 20 分钟。

6. 对一些不出痧或出痧少的患者，不要强求出痧，以患者感到背部发热为原则。

7. 刮痧后用火罐作为工具，利用燃烧、抽吸等方法排出罐内空气，使罐内出现负压，将罐吸附于施术部位 5 ～ 10 分钟。

8. 刮痧、拔罐次数一般是痧退后再进行第 2 次。最多 1 周两次，10 次为 1 个疗程。

（三）应用

1. 适应证

（1）呼吸系统疾病，如感冒、咳嗽、哮喘等。

（2）循环系统疾病，如高血压、中风、胸痹等。

（3）消化系统疾病，如慢性胃炎、呃逆、胃脘痛等。

（4）神经系统疾病，如周围性面瘫、头痛、腹痛、颤病（帕金森）、耳（脑）鸣等。

（5）骨伤科疾病，如颈性偏头痛、颈椎病、腰椎病、膝关节病、肩周炎、风湿病、痛风等。

（6）内分泌系统疾病，如消渴等。

（7）皮肤科疾病，如黄褐斑、牛皮癣、湿疹、痤疮、荨麻疹等。

（8）妇科疾病，如肝郁气滞型乳腺增生、痛经、月经不调、围绝经期综合征、不孕不育等。

（9）儿科疾病，如小儿反复呼吸道感染、发烧、食积等。

（10）杂病，如亚健康（疲劳综合征）、虚劳、不寐、郁证等。

2. 注意事项

（1）刮痧（出痧）时应避寒冷，尤其是冬季应注意保暖。夏季刮痧时，应避免风扇、空调直吹刮痧部位。

（2）刮痧出痧后 24 小时内忌洗凉水澡。

（3）刮痧出痧后饮温开水一杯，以淡盐水为宜。

（4）晕刮的处理：①晕刮出现的症状：头晕、面色苍白、心慌、出冷汗等。②晕刮的预防：空腹、过劳者忌刮，低血压、过度虚弱和特别怕痛者轻刮。③晕刮的急救措施：迅速让患者平卧，让患者饮一杯温糖水，然后用刮板刮拭百会穴（重刮）、人中穴（棱角轻刮）、内关穴、足三里、涌泉穴（均重刮）。

3. 禁用、慎用证

（1）孕妇腹部禁刮，其他部位慎刮或轻刮。

（2）溃疡面、疮头、伤口、新鲜骨折处均禁刮。

（3）年老体虚者轻刮。

（4）有皮下出血倾向的疾病，如血小板减少等。

（5）严重下肢静脉曲张、下肢水肿的患者，刮拭方向应从下向上轻刮。

在陆教授门诊，如患者有发热、咳嗽、感冒、皮肤病等必采用平衡刮痧拔罐术，肝郁、血瘀、气滞、湿热者往往也配合使用。

三、耳穴调平术

耳穴调平法是陆教授在多年临床实践的基础上创制的一种耳针疗法，用于疑难病证及久治不愈的辅助治疗。耳朵暴露在外，医者易于操作，患者也可参与到治疗之中。该法具有提高疗效、方法简单、可自行操作、缓解阵发性症状的特点。

（一）理论基础

1. 耳穴的源流　耳穴的来源及理论基础历史悠久，在医学帛书《阴阳十一脉灸经》中就有"耳脉"的记载。《灵枢·口问》载："耳者，宗脉之所聚也。"说明耳并非独立的单纯听觉器官，与全身脏腑经络有着密切的联系。清代张氏所著的《厘正按摩要术》一书，最早提出了耳背分属五脏的理论，并绘制了耳背图，对后代影响较大。汪宏在所著的《望诊遵经》一书中则专列"望耳诊法提纲"一节，讨论耳郭望诊，不仅提出了以耳部色泽变化分属五行、应乎五脏的观点，还认为辨耳形可知寒热虚实。

2. 耳穴与经络、脏腑的联系　中医学认为，耳与经络关系密切，《灵枢·邪气脏腑病形》篇曰："十二经脉，三百六十五络，其血气皆上于面而走空窍……其别气走于耳而为听。"根据《灵枢·经脉》等篇所述，手少阳三焦经、足少阳胆经、手太阳小肠经直接循行进入耳中，足阳明胃经、足太阳膀胱经循行分布于耳的周围，手阳明大肠经通过经别与耳相连，手足三阴经虽不直接入耳，却通过经别与阳经相合而连通于耳。

耳与奇经八脉也有一定联系，如阳跷脉循行下耳后，阳维脉循头入耳。耳通过十二经脉可以联系并反映各脏腑。耳穴可反映脏腑和相应经脉的状况。耳穴分布形如一个倒置的胎儿，头面相应于耳垂，上肢相应于耳舟，躯干和下肢相应于对耳轮，内脏相应于耳甲，耳背则分别分布有五脏。耳与脏腑的关系密切，耳是人体体表与内脏联系的重要部位。如五脏之中，耳与肾、心的关系最为密切。耳为肾所主，肾开窍于耳。心窍寄于耳。肝藏血，耳受血始能听。心主血，肺主气，心肺合司宗气。肺朝百脉，宗气上贯于耳，耳方能闻。脾胃为升降之中轴，脾胃升降正常，清阳之气上达贯耳，耳方能聪。耳郭是反映脏腑生理、病理的门户，也是治疗脏腑疾病的重要部位。因此，人体的内脏或躯体或经脉发病时，往往在耳郭的相应部位可出现压痛敏感，皮肤电特异性改变和变形、变色等反应。

耳郭是人体体表外窍中的重要部分，是人体信息输出、输入最强、最集中的地方之一。西医学从神经生理学、神经体液学、生物控制学说、生物电学说等角度亦证实了耳穴与脏腑经络的关系。西医学研究表明，耳郭由弹性软骨、脂肪以及结缔组织构成，外覆皮下分布有丰富的神经、血管和淋巴管。耳郭的神经包括来自脊神经颈丛的耳大神经和枕小神经，来自脑神经的耳颞神经，面、舌咽、迷走神经分支及伴随血管走行的交感神经。这些神经血管与脑及人体各部组织皆有着千丝万缕的联系。耳郭与躯体、内脏的联系是多途径的，除了神经系统外，体液也参与其中。刺激耳穴后，在影响神经系统的基础上，可调节神经递质分泌，并通过丘脑－垂体系统，调节体液中各激素水平的动态平衡，激发非特异性防御反应。

耳穴可以激活体内的抗痛系统，稳定外周血中皮质醇含量，刺激体内内啡肽的升高，并能提高机体痛阈，抑制交感神经活动以及对疼痛的应激反应。耳穴通过神经－体液途径，加强了脑神经、脊神经、中枢神经之间的沟通联系，对睡眠、疼痛、生命中枢进行调控，从而实现镇静、镇痛、调节内脏功能等作用。

耳是人体各脏腑组织器官的缩影，人体各脏器、各部位在耳部皆有集中反应点，脏腑组织有病必然反映于耳，在耳部施诊可调节脏腑功能，陆教授临床运用的耳穴调平法就是通过在耳郭施以治疗而促使疾病向好的方向转化。

3. 耳穴调平术的作用机理　中医学认为，机体的生理活动是一个阴阳动态平衡的过程，在这一过程中，机体的阴阳相对平衡状态不断发生着变化，如果超过一定的限度，则会由健康情况下的阴平阳秘状态转变为阴阳失调的病理状态。如果治疗得力则会由阴阳失调的病理状态恢复到阴平阳秘的平衡状态。如果失治误治，也有可能进一步恶化而进入阴阳离决的濒死状态。恢复机体的阴阳平衡是中医治疗的首要目标，正如《素问·至真要大论》所云："谨察阴阳之所在而调之，以平为期。"所谓调平就是要通过治疗，选择特定的穴位，采用特定的方法，促使机体恢复内环境的稳定，一方面直接消除因不平而出现的一些苦痛，另一方面为脏腑组织器质性损伤的恢复营造良好的外在环境。

中医学认为，形与神俱，形为神之宅，神为形之主，两者关系密切，相互影响。"血气者，人之神"，精神往往通过作用于气血而影响疾病的转归。疑难病患者病程长，久经治疗而不愈，一方面由于形体疾病的影响，会导致体内气机异常，情志障碍，精神情志方面的问题有待于解决；另一方面由于长期病痛的煎熬，治愈希望的破灭，也会伴随出现烦躁、情绪不稳等表现，进一步加重不平，形成恶性循环。采用调平治疗，重在取得精神与形体的平衡，改善病人的精神状况，通畅气机，为病情缓解打下基础。

耳穴调平法通过刺激耳部的相应穴位可加强周围神经与中枢神经的联系，激发相应神经－体液－免疫应答，达到镇痛、镇静、调节自主神经功能的作用，对于改善脏腑功能状态、增强患者体质、调整患者心态、消除精神神经方面的症状、促进疾病早日向愈具有重要作用。

（二）操作方法

基本取穴：神门、肝、肾、脾、内分泌。

方法：采用药籽贴压法，取王不留行，前后同时贴压在耳穴上，每次贴一侧耳郭，左右交替进行。每周贴压 1～3 次，贴压的药籽保留 3～7 天，10 次为 1 个疗程。贴压后嘱患者每天按压所贴压部位 3 次，每次 5 分钟。对于疼痛性疾病，在疼痛出现时，可加揉 5 分钟或至痛止为止。戒烟、减肥的患者在每次想吸烟或进食前按压耳穴 5 分钟。

加减：感冒、咳嗽者加肺、咽喉；伴有过敏症状者加风溪；目痛、咽痛加耳尖；耳鸣（脑鸣）、眩晕加交感、降压沟；不寐、郁证加心、皮质下；腹痛、癌肿痛加皮质下、交感；心悸加心、皮质下；头痛加交感、枕；面瘫加面颊；胸痹加心；中风加面颊、枕、脑；消渴加肺、耳背肾；虚劳加肺、耳背脾、耳背肾；颤病（帕金森）加胃、交感、皮质下；颈椎病加颈椎、肩；腰椎病加腰骶椎、坐骨神经；膝关节病加膝；肩周炎加肩、上耳屏；风湿病加交感、肺；痛风加趾、耳中、内分泌；牛皮癣加胆、皮质下；湿疹加肺、心、肾上腺；痤疮加耳尖、胃、肺、耳中、肾上腺、三焦、心；荨麻疹加肾上腺、风溪；亚健康（疲劳综合征）加心、皮质下；老年性痴呆加脑、心、皮质下；妇科病如痛经、月经不调、围绝经期综合征、不孕不育加内生殖器、腰骶椎、垂体。

　　方义：神门位于对耳轮上、下脚分叉处，有镇静安神、消炎止痛之功，为调平安神的要穴。肝位于耳甲艇部，胃和十二指肠穴的后方，可疏肝解郁，通利气机，治眼病，除胁痛。肾位于对耳轮下脚下缘小肠穴直上处，可补肾健脑，扶正固源，以固先天之本。脾位于肝穴的下方，紧靠对耳轮缘，可益气健脾，培补气血，以健后天之源。内分泌位于外耳门后下方近屏间切迹处，可促进内环境的平衡。以上穴位共用，可理气和中，调和营卫，有通经、安神、调平之功。

（三）应用

1. 适应证

　　临床除用于外感、失眠、各种痛证、内分泌失调、过敏等常见疾病的辅助治疗外，也常用于经常规针灸及其他疗法治疗效果不明显的疑难病的配合治疗。主要包括：①以失眠、多梦等为主要症状长期不愈的神经官能症。②长期不愈的自主神经功能紊乱、内分泌失调的辅助治疗。③长期不愈的血管神经性疼痛。④长期不愈的心身疾病，如高血压、胃炎、冠心病、消化性溃疡、支气管哮喘的辅助治疗。⑤长期不愈的颈椎病。⑥脑供血不足、脑功能减退、中风后遗症长期不愈时的辅助治疗。⑦原因不明的手足麻木、食欲减退等症状的整体治疗。⑧戒烟、减肥的辅助治疗。

2. 注意事项

　　（1）患者每日自行按压 3～5 次，每次每穴按压 30～60 秒，刺激强度以微微疼痛为度，过度饥饿、疲劳、精神高度紧张、年老体弱、孕妇按压宜轻，急性疼痛性疾病可适当加强刺激强度。

　　（2）贴压耳穴应注意防水，以免脱落。

　　（3）耳郭皮肤有炎症或冻伤者不宜采用。

　　（4）严格消毒，防止感染。

　　（5）如出现胶布或药籽过敏，应及时通知医生将其取下。

3. 禁用、慎用证

　　（1）患有严重器质性病变和伴有高度贫血者不宜进行，严重心脏病、高血压者不宜行强刺激。

　　（2）怀孕 40 天至 3 个月者不宜强刺激。

　　（3）有习惯性流产者禁用耳穴治疗。

（4）外耳患有溃疡、湿疹或冻疮破溃时不宜治疗，待耳郭皮肤病变治愈后，可用耳穴治疗。

四、自律神经训练法

自律神经训练法是陆教授结合中医理论与临床经验创制的行之有效的练习方法。本疗法无副作用，操作简便，临床应用广泛，疗效显著，是陆教授临床教学必授方法之一。

（一）理论基础

1. 自律神经系统的机理　自律神经系统又称自主神经系统、内脏神经系统。所谓"自律"，是指该部分神经的活动不受大脑支配，无法通过自己的意志进行控制。自律神经系统根据结构和功能不同又分为交感神经和副交感神经。自律神经是维持人体内环境衡定的支柱，一旦失去平衡，对人体健康的影响将是全面的，包括心理和生理、外在和内在等诸多方面。据欧美研究显示，大约每100人中就有30人曾经历过自律神经失调的苦恼。自律神经每时每刻都在影响着人们的身体、心灵的健康。自律神经主管肺的呼吸、心脏的跳动、胃肠的蠕动、胆汁的分泌、血管的收缩和舒张、身体的免疫功能等，支配着人体的生命活动。

自律神经紊乱即自主神经功能紊乱，是高级神经功能失调所引起的一组人体内脏器官功能失调的证候群。目前西医对此病的病因认识尚不明确，其临床多表现为神经功能紊乱而导致的神经系统、消化系统、循环系统、泌尿生殖系统功能失调为主的症状。神经中枢通过交感神经和副交感神经调节内脏器官的正常生理活动。当中枢神经系统功能失调时，内脏器官功能出现紊乱，就会产生交感神经或者副交感神经紧张度过高的表现，如心前区不适、心跳加快、早搏、憋气、呼吸不畅、濒死感；腹部胀满、呕吐、食少、肠鸣、便秘或腹泻；下腹疼痛、尿急、夜尿频多、痛经、月经不调、遗精早泄等，上述症状常在情绪激动、精神紧张、压力过大时发作或加重。

2. 导致自律神经系统紊乱的因素　导致自律神经紊乱的因素很多，不同的致病因素所产生的证候群也有所偏颇，年龄、性别都可影响自律神经。不同性别自律神经紊乱的表现及证候群不同，女性自律神经功能紊乱在更年期发病率最高，这主要是由于压力、情绪及饮食所致的内分泌紊乱等引起。

中医学认为，"肝肾阴虚、肝郁气滞"是女性围绝经期综合征的主要致病机制。普遍而言，由于社会环境的原因，女性的生活压力大，易产生焦虑情绪，较男性更易产生自律神经功能紊乱的相关症状。

不同年龄的自律神经紊乱的产生机制不一样。儿童多因先天不足，后天失调，或疾病所伤，逐渐形成偏盛偏衰体质，进而演变为脏腑功能失常，阴阳失调。其以肾阴不足为本，虚阳浮亢、心肝火盛为标。失眠往往会加速自主神经功能紊乱。中年人群生活和工作压力较大，随着生活节奏的加快，越来越多的人出现睡眠障碍，从而导致自主神经功能发生紊乱。老年人也因各器官逐渐退化，生理功能下降，代偿能力差，防御能力降低易受致病邪气的攻击，从而导致自律神经功能紊乱。

3. 自律神经训练法的作用机理 自律神经功能紊乱在中医学中属于"郁证""脏躁""心悸""不寐""汗证"的范畴。其中临床多见于不寐、抑郁、围绝经期综合征，多由情志不舒，气机郁滞，或思虑过度，耗伤心脾，导致机体阴阳气血失调，脏腑功能紊乱。《灵枢·大惑论》载："卫气不得入于阴，常留于阳。留于阳则阳气满，阳气满则阳跷盛，不得入阴则阴气虚，故目不瞑矣。"指出不寐的病因为卫气不入阴分，长时间停留于阳分，使得阳气充盛，与之相应的阳跷脉偏盛，阳不入阴，阴阳不平，难以入睡。《素问·阴阳别论》载"阳加于阴谓之汗"，吴鞠通《温病条辨》载："汗也者，合阳气阴精蒸化而出者也。"表明汗液是阴液受阳气蒸腾，散出于腠理而形成的。《伤寒论》云："三阳合病……若自汗出者，白虎汤主之。"这是对"汗证"的病理变化及治疗方法的论述。《诸病源候论》云："阴阳各趋其极，阳并与上则热，阴并与下则寒。"此为病邪深入厥阴，肝木乘土，阴阳错乱，造成上热下寒证。《黄帝内经》之"五郁"、张景岳之"凡气血一有不调而致病者，皆得谓之郁"等皆是郁证的论述。中医学认为，人体健康是阴阳平衡的结果。在实际生活中，人们难免会受到外感之淫、七情内伤等因素的影响，致使阴阳平衡失调，发生诸多临床症状，如精神不振、情绪低落、烦躁焦虑、人际关系紧张；或头昏、头痛、失眠、多梦、疲劳、记忆力衰弱、注意力不集中；或肩酸腰痛膝软、大便不调；或肌肤粗糙无光泽、色素沉着、痤疮等。

陆教授结合中医理论与临床经验，创制了自律神经训练法。此法以《黄帝内经》"法于阴阳，和于术数"为理论基础，通过患者自行运用，达到调节人体各系统的潜能、平衡阴阳、促进身心和谐之功效。本疗法适应广泛，无副作用，疗效显著，能调节神经，释放压力，延缓衰老，促进新陈代谢，平衡阴阳，具有预防保健之功效。

（二）操作方法

1. 准备活动 仰躺在沙发上、床上或软垫上，头下枕一个枕头。双肘略弯，把胳膊放在身体两侧，掌心向下。双腿稍分开，双脚略向侧方向而非笔直向上，闭眼，全身放松。

2. 操作步骤

（1）深呼吸30次，速度缓慢，1分钟10次以下。

（2）仰卧位，缓慢旋转双肩，双肩一起做，前后各10圈，每圈三四秒。

（3）深呼吸30次，速度缓慢，1分钟10次以下。

（4）仰卧抬腿，尽量将腿抬到极限处，再缓慢放下。从抬腿到落下在15秒左右完成，速度缓慢轻柔，左右各10次。

（5）深呼吸30次，速度缓慢，1分钟10次以下。

（6）一天两次，早上起床前、晚上睡觉前各完成1次。

（三）应用

1. 适应证

（1）植物神经系统功能紊乱导致的呼吸急促、阵发性高血压、周期性低血压、窦性心动过速或心动过缓等；消化系统出现的胃肠功能及消化液分泌障碍。

（2）植物神经系统功能紊乱导致的尿频、尿急、排尿困难，甚至出现尿失禁或尿潴留。

（3）植物神经系统功能紊乱导致的面部潮红、出汗异常、瞳孔扩大或缩小、心动过速或过缓、流涎、寒战、腹痛等。

（4）睡眠障碍、抑郁、烦躁、情志疾病、多动症、帕金森等。

2. 注意事项

（1）尽量放松心情，心无杂念。

（2）所有动作缓慢流畅。

（3）需长期坚持方可见效。

（4）老年人做完需休息，因为比较费体力。

针药经验

常用经验方

　　陆教授行医近 50 年，治疗经验丰富，其中，自己总结的经验方临床应用十分广泛。此书第一次全面系统地介绍这些方剂。

一、鸡血藤 16 味

　　【组成】生黄芪 30g，鸡血藤 30g，当归 15g，白芍 25g，熟地黄 25g，川芎 15g，牛膝 30g，桃仁 15g，红花 12g，杜仲 15g，菟丝子 15g，骨碎补 15g，淫羊藿 15g，肉苁蓉 15g，地龙 15g，莱菔子 15g。

　　【用法】水煎口服，药渣可用棉布包裹趁热外敷患处，或多放入凉水再煎 15 分钟泡脚。

　　【功用】补气活血，补肾益精。

　　【主治】气虚血瘀，肾精不足证。症见头晕头疼，颈项强痛，腰膝酸软，偏身麻木，甚则半身不遂，口眼㖞斜，或全身疼痛，夜寐不安；舌暗淡，有瘀点瘀斑，苔白或黄，脉沉缓无力。

　　【证治机理】本方证由痹证日久、正气耗伤、精血亏虚、血行无力、脉络瘀阻所致。正气亏虚，肾精不足，脑窍失养，故头晕头疼；气血亏虚，筋脉肌肉不荣，失于濡养，故颈项强痛；肝主筋，肾主骨，精血不足，肝肾亏虚，故腰膝酸软，全身疼痛；脉络瘀阻，经络不通，故偏身麻木，甚则半身不遂，口眼㖞斜；精血亏虚，阳不入阴，脏腑气机不平，故夜寐不安；气虚血瘀，故舌暗淡，有瘀点瘀斑，脉沉缓无力。

　　【方解】本方为陆教授以"三不"病机为理论基础，结合《医林改错》益气、活血、通络之补阳还五汤及陆教授的恩师长春中医药大学程绍恩教授的骨质增生丸增减而得，临床应用广泛，疗效显著。本方重用生黄芪，《本草纲目》载"耆，长也。黄耆色黄，为补药之长，故名"，其味甘、性温，功善补气升阳，气为血之帅，气旺则血行；鸡血藤味苦甘、性温，活血补血，通络止痛，瘀去络通不伤血，《本草纲目拾遗》言其"壮筋骨，已酸痛……治老人气血虚弱、手足麻木、瘫痪等症；男子虚损，不能生育及遗精白浊；妇胃寒痛；妇人经水不调，赤白带下，妇女干血劳及子宫虚冷不受胎"，两者共用，益气活血，使脏腑得荣，经络得通，共为君药。当归养血和血；熟地黄滋阴补血；白芍养血柔肝；川芎活血行气，使补而不滞，滋而不腻；牛膝活血通经，补益肝肾，强壮筋骨。四物汤加牛膝补血和血，通络化瘀，共为臣药。桃仁、红花破血行瘀，祛瘀生新；杜仲甘温，菟丝子辛甘平，补肝肾，强筋骨；骨碎补补肾强骨，破血止血，续筋止痛；淫羊藿辛甘温，肉苁蓉咸甘温，补肾阳，益精血，祛风湿，共为佐药。地龙活络通经，力专善走，周行全身；莱菔子行气消滞。两者使本方补而不滞，通行药力，共为使药。

【配伍特点】大量补益药与少量活血药同用，气血同补，精血同补，寓通于补，通补结合，标本兼顾。

【运用】

1. 辨证要点　颈项强痛，腰膝酸软，偏身麻木，舌暗淡，有瘀点瘀斑，苔白或黄，脉沉缓无力。

2. 加减变化　伴头晕头痛，可加天麻平肝潜阳；伴项背僵硬，可加桂枝、葛根、伸筋草合营解肌；痛甚，可加秦艽、威灵仙、川乌通络止痛；伴耳鸣，可加石菖蒲、远志化痰开窍；有热象，则熟地黄换成生地黄，白芍换成赤芍，以清热凉血；伴肩臂痛麻加桂枝、姜黄。

3. 现代运用　用于颈椎病、腰椎病、退行性骨关节病、多种痹证、中风后遗症、失眠、眩晕、头痛等。

4. 注意事项与禁忌　服药期间禁油腻生冷食物。

二、枕清眠安汤

【组成】柴胡 10g，甘草 10g，白芍 25g，当归 15g，白术 15g，生龙骨 30g，生牡蛎 30g，珍珠母 30g，栀子 10g，五味子 10g，酸枣仁 30g，远志 15g，石菖蒲 15g，细辛 5g，北沙参 20g。

【用法】水煎服，或药渣再煎 15 分钟泡脚。

【功用】平肝健脾，镇静安神。

【主治】肝郁脾虚，肝肾亏虚证。症见入睡困难，平素抑郁，不欲与人交往，或精神紧张，焦虑不安，或思虑过多，精神不振，健忘，头晕头痛，耳鸣脑鸣，胸胁胀闷，善太息，纳差，大便时溏时结；舌稍红胖，苔白或稍黄，脉弦滑。

【证治机理】情志不遂，肝气郁滞，思虑太过，损伤心脾，心血耗伤，神不守舍，阴血耗伤，不荣心神，故入睡困难，精神不振，健忘；肝气郁滞，气滞不通，故头晕头痛，胸胁胀闷，善太息；郁久化热伤阴，故耳鸣脑鸣；肝气犯胃，故精神不振，纳差，大便时溏时结，舌稍红胖，苔白或稍黄，脉弦滑。

【方解】本方为陆教授以"三不"病机为理论基础，在《太平惠民和剂局方》之经典方逍遥散基础上加减而成，临床用于治疗肝郁脾虚之失眠、抑郁、焦虑等身心疾病。方中柴胡辛散，《医学衷中参西录》言其"禀少阳升发之气，为足少阳主药，而兼治足厥阴。肝气不舒畅者，此能舒之"，能疏肝理气，调达气机。酸枣仁酸收，《本草经解》言"久服枣仁，则厥阴阴足，所以五脏皆安，气平益肺，所以轻身延年也"，能柔肝养血，宁心安神，两者配伍，一散一收，疏肝柔肝，共为君药。生龙骨，《神农本草经》列为上品，《本经逢原》言其"涩可以去脱，龙骨入肝敛魂……"功善治肝阳上亢之眩晕、失眠、多梦。生牡蛎为水中沉潜之物，取重镇宁神之用，其色泽光亮见釉，更有拨云见日之意，煅品失去重镇向下之性，故用生品。珍珠母《饮片新参》言其"平肝潜阳，安神魂，定惊痫"。此三味，一味入心经，两味入肝肾经，三药相须为用，重镇摄纳，潜阳入阴，又生龙骨、生牡蛎均寒凉，可滋补肝肾；菖蒲、远志味辛微苦，性温，菖蒲偏于化湿，远志长于祛痰开窍，两者合用，祛痰化湿、开窍醒神、安神益智之效佳；当归养血和血；白芍养血柔肝；白术益气健脾，使运化有权，气血有源，诸药重镇安神，开窍化痰，益气养血，共为臣药。栀子清肝中实火；五味子酸甘养阴，补肾宁心；细辛通窍止痛安神；北沙参养阴生津，共为佐药。甘草为使，调和诸药。

　　【配伍特点】散收并用，标本兼治，阴阳并调。

　　【运用】

　　1. 辨证要点　入睡困难，平素抑郁或焦虑，头晕头痛，胸胁胀闷，纳差，大便时溏时结，舌红，苔黄白，脉弦滑。

　　2. 加减变化　兼血不养心，心肾不交，心烦失眠，腰酸耳鸣，可加夜交藤、柏子仁养心安神，交通心肾；若兼肝阳上亢，头晕头胀，可加天麻、钩藤、石决明平肝潜阳；兼心脾气虚，乏力倦怠，可加黄芪、党参、茯苓、山药等益气养血；若兼营阴不足，潮热盗汗，可加枸杞子、麦冬、女贞子、龟甲等养阴和营；兼痰浊阻窍，头重昏蒙，可加石菖蒲、远志、半夏化痰开窍。

　　3. 现代运用　用于失眠，焦虑，精神病，头痛，头晕，耳鸣脑鸣，健忘等。

　　4. 注意事项与禁忌　服药期间不可食辛辣、油腻、烟酒等食物。

三、归脾安神汤

　　【组成】党参20g，白术15g，黄芪30g，当归15g，甘草10g，茯神20g，远志15g，酸枣仁30g，木香10g，龙眼肉15g，生龙骨30g，生牡蛎30g，珍珠母30g，佛手15g，香橼15g，栀子10g，牡丹皮15g，五味子10g，香附15g。

　　【用法】水煎服。药渣可再加水煎煮15分钟睡前泡脚。

　　【功用】益气补血，疏肝定神。

　　【主治】心脾两虚，肝郁化热证。症见心悸怔忡，失眠多梦，烦躁，眩晕健忘，面色萎黄，食欲不振，腹胀便溏，神倦乏力等。

　　【证治机理】本证以心血亏虚、脾气不足、心脾不荣、肝郁化热不通为主要病因。肝气不疏，郁而化热，肝郁影响脾胃运化，致脾虚气弱，运化失职，气血生化乏源；心血不足，心神不宁，从而出现气血不足兼夹虚热。

　　【方解】本方为陆教授以"三不"病机为理论基础，在宋·严用和《济生方》之经典名方归脾汤基础上加减化裁而成。方中党参味甘，性平，补中益气，和胃生津，祛痰止咳，《本草从新》谓其"补中益气，和脾胃，除烦渴"；黄芪味甘，性微温，补气固表，《本草汇言》谓其为"补肺健脾，实卫敛汗，祛风运毒之药也"；白术味甘，性温，燥湿健脾，三者共为君药。与甘草合用，以甘温之品荣脾益气以生血，使气旺而血生，发挥益气生津、补肾宁心的作用。龙眼肉甘，温，归心、脾经，补益心脾，养血安神；当归味甘，性温，归肝、心、脾经，补血活血。两药合用，甘温补血养心。茯神味甘淡，性平，《药性赋》谓其有健脾宁心之功。酸枣仁味甘，性平，养心补肝，宁心安神。远志味苦、辛，性温，归心、肾、肺经，安神益智，祛痰。五味子味酸甘，性温，归肺、心、肾经，宁心安神。木香味辛苦，性温，归脾、大肠、三焦经，辛香而散，理气醒脾，防止大量滋腻药物滞气，合而调心神，舒情志，补疏同用。生龙骨味甘涩，性平，入心、肝、肾、大肠经，镇静安神，平肝潜阳；生牡蛎味咸，性微寒，归肝、胆、肾经，重镇安神，潜阳补阴；珍珠母味咸，性寒，归肝、心经，平肝潜阳安神。三药镇静安神，除虚烦，以上共为臣药。香橼味辛、苦、酸，性温，归肝、脾、肺经，疏肝理气，宽中化痰；佛手味辛、苦、酸，性温，归肝、脾、胃、肺经，疏肝健脾和胃；香附味辛、微苦、微甘，性平，归肝、脾、三焦经，疏肝解郁。三药行气，助人参、黄芪、白术益气生血；栀子性苦，味寒，归心、肺、三焦经，清热除烦；牡丹皮味辛，性寒，清热凉血。两药合用，清肝热，泻肝火，而助眠，此两组共为佐药。诸药合用，共奏益气补血、疏肝定神之功。

【配伍特点】心肝脾肾同治，重点在脾。补泻同用，疏降同用。

【运用】

1. 辨证要点　本方为治疗心脾虚、肝郁热并存的不荣不通之方。临床以心悸怔忡、失眠多梦、烦躁盗汗、眩晕健忘、舌淡红少苔、伴舌尖红、脉虚数或弦细为辨证要点。

2. 加减变化　烦躁不安，加竹叶、合欢花；烦躁、盗汗不明显，可去栀子、牡丹皮；脘痞纳呆，加砂仁。

3. 现代运用　现代可用于睡眠障碍、抑郁、神经衰弱、头晕等。

4. 注意事项与禁忌　服药期间禁油腻、生冷食物。

四、温胆安神汤

【组成】茯苓25g，清半夏15g，陈皮15g，甘草10g，枳壳10g，竹茹10g，酸枣仁30g，珍珠母30g，生龙骨30g，生牡蛎30g，天麻15g，钩藤30g，紫苏15g，五味子10g。

【用法】水煎服，药渣可再煎15分钟泡脚。

【功用】理气化痰，平肝安神。

【主治】胆郁痰扰，心神不宁证。症见入睡困难，睡眠质量差，噩梦纷纭，易惊易醒，日间精神不振，头晕目眩，健忘，或平素抑郁，善太息，胁肋胀痛，胸闷心悸，心烦易怒，咳嗽痰多，纳少，舌淡胖，舌尖红，苔黄腻，脉弦滑。

【证治机理】陆教授认为，情志不遂，肝气郁结，郁而化火，火热扰动心神，心神不宁故入睡困难，平素抑郁，善太息，胁肋胀痛，心烦易怒；胆热痰扰，肺气失宣，故咳嗽痰多，此为不通。肝肾阴虚，肝阳上亢，故头晕目眩，此为不平。心虚胆怯，惊恐所伤，神魂不安，而致噩梦纷纭，易惊易醒；脾胃受损，脾失健运，气血生化乏源，故日间精神不振，健忘，纳少，此为不荣。脾虚痰扰，故舌淡胖，苔黄腻；失眠耗伤心阴，故舌尖红，脉弦滑。

　　【方解】本方是陆教授以"三不"病机为理论基础，在温胆汤基础上化裁而成。方中加重镇安神、清肝平肝之药，用于胆郁痰扰之不寐、焦虑、抑郁等身心疾病。方中清半夏味辛，性温，燥湿化痰，和胃降逆；竹茹味甘，性微寒，清热化痰，除烦止呕，两者一温一寒，燥化痰湿，清热除烦。又取半夏喜阴，长于重阳转阴的夏至日，此时一阴生，天地间不再是纯阳之气，夏天过半，有降阳气作用，故用半夏降阳化湿之功，治中焦痰饮、阳气不降导致的阳不入阴之失眠。酸枣仁《本草纲目》谓其"熟用疗胆虚不得眠，烦渴虚汗之症；生用疗胆热好眠，皆足厥阴少阳药"，酸甘化阴，养血柔肝，宁心安神，合半夏、竹茹，三者共为君药，化痰安神。生龙骨、生牡蛎一入心经，一入肾经，两者共用，平肝潜阳，重镇安神，既摄纳飞越之阳气，又戢敛簸摇之阴气，配合天麻、钩藤，平肝息风，养阴清热。天麻质厚坚实，钩藤质轻气薄，一上一下，清肝平肝，四者配合，共为臣药。陈皮化痰理气；枳实降气消痰；茯苓健脾渗湿，三者相合，一温一凉一平，行气化痰之力增；五味子酸甘化阴，养血安神；紫苏辛散行气和胃，以上五味共为佐药。甘草为使，调和诸药。

　　【配伍特点】清补兼施，上下并治。

　　【运用】

　　1. 辨证要点　入睡困难，易惊易醒，焦虑抑郁、头晕目眩；舌淡胖，舌尖红，苔黄腻，脉弦滑。

　　2. 加减变化　兼肝胃不和，胁胀腹痛，可加生姜、茵陈、沉香、玫瑰花、山楂理气和胃；兼心火旺盛，心烦口苦，可加栀子、黄连、菊花、莲子心等泄热清心；兼营阴不足，口干多汗，可加当归、白芍、枸杞子、何首乌等滋阴养血；兼痰浊阻窍，头晕胸闷，可加石菖蒲、远志化痰开窍；肝气郁滞较甚，可加柴胡、香附、郁金、延胡索等疏肝解郁，理气止痛。

　　3. 现代运用　现代可用于失眠、焦虑、抑郁、眩晕、精神病等。

　　4. 注意事项与禁忌　服药期间禁油腻、生冷食物。

五、补气疏肝汤

　　【组成】党参20g，白术15g，黄芪30g，当归15g，甘草10g，升麻10g，陈皮15g，柴胡10g，香附15g，枳壳15g，白芍25g，川芎15g。

　　【用法】水煎服，或药渣放入凉水再煎15分钟泡脚。

　　【功用】益气补血，疏肝定神。

　　【主治】肝郁脾虚证。症见失眠多梦，疲乏，四肢倦怠，少气懒言，面色萎黄，烦闷易怒，善太息，胁肋胀痛，脘腹胀满，纳少，月经先后无定期，大便或溏或硬；舌淡胖，苔白或黄，脉虚或弦。

　　【证治机理】陆教授认为，工作劳累或年老体虚，致脾胃虚弱，气血生化乏源，气血不足，不荣机体，则见疲乏，倦怠，少气懒言，面色萎黄，舌淡胖；因长期情志不遂，肝气郁滞，气机不通，肝郁脾虚，则烦闷易怒，善太息，胁肋胀痛，脘腹胀满，纳少；气血不足，肝郁脾虚，阴阳不调而不平，则失眠多梦，月经先后无定期，大便或溏或硬，脉弦无力。

【方解】本方陆教授以"三不"病机为理论基础，以补中益气汤合柴胡疏肝散为基础化裁而成。方中黄芪甘温，《医学衷中参西录》谓其"能补气，兼能升气，善治胸中大气"，能温补肺脾气虚，补中益气。柴胡辛苦，微寒，《神农本草经》谓其"主心腹，去肠胃中结气，饮食积聚，寒热邪气，推陈出新"。《本草经解》言"柴胡轻清升达胆气……心腹肠胃中凡有结气，皆能散之也"，能疏泄肝胆，理气止痛，两者一补一舒，相反相成，共为君药。党参、白术、甘草益气健脾；香附、川芎行气活血止痛，健脾疏肝，共为臣药。当归、白芍柔肝养血；协黄芪、党参补益气血，为佐药。陈皮、枳壳、升麻升降并用，调畅气机，既可辅助君药升阳举陷，疏肝理气，又可使诸药补而不滞，共为使药。诸药合用，可益气补血，疏肝健脾，阴阳并调，安定神志。

【配伍特点】补气理气并用，补虚泄实，升降并用，攻补兼施。

【运用】

1.辨证要点　失眠多梦，乏力，易怒，舌淡胖，苔白或黄，脉弦无力。

2.加减变化　若心神不安、不寐，加酸枣仁、生龙骨、生牡蛎、珍珠母镇静安神；若肝胃不和，胃脘胀痛，加木香、佛手、香橼理气和胃；若阴虚潮热，加栀子、生地黄清虚火；若脾虚便溏，加山药涩脾止泻；若多汗，加煅牡蛎、浮小麦收敛止汗；若气机郁滞、胁痛、腹胀，加郁金、延胡索行气止痛。

3.现代运用　现代多用于亚健康状态调养，疲劳综合征、更年期等病证的治疗。

4.注意事项与禁忌　服药期间不可食辛辣、油腻、海鲜等物。加强锻炼，调畅情志，劳逸结合。

六、止咳方

【组成】桔梗15g，甘草10g，白前15g，紫菀15g，荆芥穗15g，陈皮15g，炙百部15g，白芥子10g，苏子15g，莱菔子15g，桑白皮15g，地骨皮10g，金银花30g，鱼腥草20g，地龙15g，罂粟壳10g。

【用法】水煎服，或药渣加凉水再煎15分钟泡脚。

【功用】清肺止咳，降气平喘。

【主治】肺热壅盛、肺气不降导致的多种咳嗽或喘嗽。症见外感邪气之新咳，咳白痰或黄痰，鼻流清涕或浊涕，恶寒发热或不发热，或内伤久咳，咳嗽痰多，或咳嗽气喘，痰黄黏稠，或咳时面赤，咽干口苦，或久咳不止，干咳少痰，痰中带血，苔白腻或黄腻或少苔，脉滑或弦或细数。

【证治机理】陆教授认为，外感风寒、风热、风燥或内伤痰浊邪阻于肺，肺失宣降，肺气不通，则咳嗽，咳白痰或黄痰，鼻流清涕或浊涕，恶寒发热或不发热，或咳嗽痰多，或咳嗽气喘，痰黄黏稠。若内伤久咳，则为禀赋不足，久病体虚，此为不荣。不荣则久咳不止，干咳少痰，痰中带血。若为肝火犯肺，肺气上逆，此为不平。不平则咳时面赤，咽干口苦。舌脉表现多样，苔白腻或黄腻或少苔，脉滑或弦或细数。

【方解】本方为陆教授以"三不"病机为理论基础，以止嗽散、泻白散合三子养亲汤加味而成，为治疗新咳、久咳的常用方剂。方中金银花味甘，性寒，量大。清代陈士铎谓"消火热之毒必用金银花……""诚以金银花少用则力单，多用则力厚而功巨也……"鱼腥草苦辛性寒，《滇南本草》言其"治肺痈咳嗽带脓血，痰有腥臭，大肠热毒，疗痔疮……"两者合用，清热解毒，消痈排脓力专，共为君药。紫菀、百部止咳化痰，润肺平喘，两药味苦，温而不热，润而不寒；桔梗味苦，性辛，善开宣肺气；白前味甘，性辛，降气化痰，两者一宣一降，以复肺气宣发肃降之功；桑白皮甘寒，善泻肺中实热；地骨皮甘寒，善清肺中伏火，两者合用，清泻肺中实火虚火，止咳平喘力增；苏子降气化痰，白芥子温肺豁痰，莱菔子消食导滞，三者合用，祛痰壅，降气逆，消食滞，以消为补，各逞其长；荆芥辛温，解表散寒，疏风利咽；陈皮理气化痰，以上共为臣药。地龙虫类咸寒，清热平喘；罂粟壳酸涩，敛肺气，止痰咳，共为佐药。甘草为使，调和诸药。全方清肺热，降肺气，止痰咳，使脏腑气机得平。

【配伍特点】 宣降相配，清温并用，相反相成。

【运用】

1. 辨证要点 以咳嗽为主症的新咳或久咳，咳痰，苔白腻或黄腻或少苔，脉滑或弦或细数。

2. 加减变化 无罂粟壳可换苦杏仁 10g；若外感风寒，咳嗽白痰，可去金银花、鱼腥草、地骨皮、桑白皮、地龙，加麻黄、杏仁宣肺解表；若为风燥伤肺，干咳少痰，可加桑叶、苦杏仁、枇杷叶、沙参、浙贝母等清肺润燥；若恐肺热日久耗伤阴液，可加生地黄清热生津；若大便干燥，可加大黄攻积导滞，通腑泄热；若兼表证，可加柴胡、桂枝、荆芥、防风等疏风解表；若肺热壅盛，咳吐黄痰，可加石膏、连翘、板蓝根等清热解毒；若咽喉肿痛，可加玉蝴蝶、马勃、青果清热利咽；若久病肺脾两虚，久咳乏力，可加黄芪、党参、白术、茯苓等扶正补虚；若喘咳较甚，可加麻黄、苦杏仁、半夏等止咳平喘；若兼胃气不降，呃逆嗳气，可加厚朴、枳壳理气和胃。

3. 现代运用 现代用于肺、气管引起的咳嗽及其他病引起的咳嗽。

4. 注意事项与禁忌 服药期间不可食辛辣、油腻、海鲜等食物。

七、胸痹方

【组成】 丹参 15g，檀香 10g，砂仁 10g，麦冬 20g，五味子 15g，党参 20g，瓜蒌 15g，半夏 15g，枳实 10g，桂枝 10g，生地黄 25g。

【用法】 水煎服，或药渣再煎 15 分钟泡脚。

【功用】 活血散结，行气养阴。

【主治】 痰气血互结、阴虚气滞之胸痹，心下、胃脘痛。症见胸闷，心痛，短气，或痛有定处，如刺如绞，或痛无定处，隐痛阵作；或胸闷重而痛微，痰多肢沉；或心痛彻背，背痛彻心，喘息不得平卧；或心悸而痛，胸闷气短，动则尤甚。舌暗，有瘀斑，脉涩紧。

【证治机理】 陆教授认为，本方证病因复杂，相互影响。寒邪侵袭，或心脉瘀阻，气滞血瘀，而致痛有定处，如刺如绞，或心痛彻背，背痛彻心，喘息不得平卧；痰瘀交阻，致胸闷重而痛微，痰多肢沉，此为不通则痛；禀赋不足，气血亏虚，不能濡养心脉，致痛无定处，隐痛阵作，此为不荣则痛；心肾不交，阴阳失调，而致心悸而痛，胸闷气短，动则尤甚，此为阴阳不平。心血瘀阻，故舌暗，有瘀斑，脉涩紧。

【方解】本方陆教授以"三不"病机为理论基础，以丹参饮、生脉饮加瓜蒌薤白半夏汤、枳实薤白桂枝汤为合方加减而成。方中以活血化瘀、行气止痛的丹参饮为君药，《本草从新》谓"丹参补心，去瘀生新……功兼四物（一味丹参散，功同四物汤）"，《滇南本草》言其"养心定志，安神宁心，主健忘怔忡、惊悸不寐……"能活血化瘀；檀香《本草求真》载"白檀香，熏之清爽可爱，凡因冷气上结，饮食不进，气逆上吐，抑郁不舒，服之能引胃气上升……"能理气和胃；砂仁《本草汇言》载其"温中和气之药也。若上焦之气梗逆而不下，下焦之气抑遏而不上，中焦之气凝聚而不舒，用砂仁治之，奏效最捷"，能行气调中，三者合用，行气活血，开胃止痛，使气行则血行，气血并治，刚柔并济，共为君药。生脉饮加生地黄，益气生脉，养阴生津，为臣药。其中甘平之党参，补益肺脾，益气生津；甘寒之麦冬，润燥生津，清心除烦；五味子酸收，敛肺止咳，敛阴止汗，益气生津，滋肾宁心；生地黄清热凉血，养阴生津。瓜蒌味甘，性寒，涤痰散结，开胸通痹；半夏燥湿化痰，下气除满，两者共用，化痰散结之力专；枳实下气破结，消痞除满，助瓜蒌、半夏宽胸散结，下气除满，以上三味，共为佐药。桂枝通阳散寒，平冲降逆，为使药。诸药配伍，使瘀血得散，气机得畅，阴液得养，痰浊得降，胸阳得振，胸痹气逆方除。

【配伍特点】气血痰并治，刚柔并济。

【运用】

1. 辨证要点　胸闷，心痛，短气，舌暗有瘀斑，脉涩。

2. 加减变化　若心脉痹阻较甚，心悸胸痛，可加桃仁、红花、赤芍、川芎等活血化瘀；若胸闷憋气较甚，可加薤白、枳壳、石菖蒲等理气宽胸；若兼阴血不足，面白头晕，口燥咽干，可加当归、白芍等滋阴养血；若兼心神不安，心烦失眠，可加酸枣仁、远志、琥珀养心安神；若兼胃脘不适，可加陈皮、茯苓、山楂、浙贝母化痰和胃；若兼肾阳不足，手足不温，可加黄芪、肉桂、桑寄生、附子温补肾阳。

3. 现代运用　现代用于冠心病、心绞痛。

八、中风方

【组成】黄芪30g，当归15g，川芎15g，桃仁15g，红花12g，赤芍25g，地龙15g，苏子15g，白芥子10g，莱菔子15g，白附子10g，僵蚕10g，全蝎10g，防风15g，甘草10g，牛膝30g，水蛭10g，山药20g。

【用法】水煎服，或药渣用棉布包裹，趁热外敷患处，或放入凉水再煎15分钟泡脚。

【功用】补气活血，祛风除痰，通络止痛。

【主治】气虚血瘀、风痰阻络证。症见眩晕，头痛，耳鸣，或突发言语不利，肢体麻木，或突然昏仆，不省人事，半身不遂，口眼㖞斜，患处疼痛；舌暗，苔白或黄，脉弦或涩。

　　【证治机理】陆教授认为，本方证病机以"不平"为主。外感风寒，或情志过极，或饮食失节，导致阴阳失调，气血失和，故突发言语不利，肢体麻木，或突然昏仆，不省人事，半身不遂，口眼㖞斜，此为不平；年老体衰，或正气亏虚，气虚血瘀，出现眩晕，头痛，耳鸣，此为不荣；风痰闭阻经络，出现半身不遂，口眼㖞斜，患处疼痛，此为不通。瘀血阻络，故舌暗，脉涩；风痰或风火上扰，故苔白或黄，脉弦。

　　【方解】本方陆教授以"三不"病机为理论基础，选取补阳还五汤合三子养亲汤合牵正散加味，为临床治疗气虚血瘀、风痰阻络之中风中经络证的常用方剂。本证气虚为本，血瘀痰阻为标，方中重用黄芪，张锡纯言其"为补气之功最优，故推为补药之长，而名之曰耆也"。《本草原始》载，"耆者，年高有德之称。耆者，历年久而性不燥，此药缓如之，故得以耆称"，补气健脾，补而不燥。当归，《汤液本草》谓其"入手少阴，以其心主血也；入足太阴，以其脾裹血也；入足厥阴，以其肝藏血也。头能破血，身能养血，尾能行血"，此方用当归身补血和血。赤芍《本草经疏》言其"主破散，主通利，专入肝家血分……其主除血痹，破坚积者，血瘀则发寒热，行血则寒热自止，血痹疝瘕，皆血凝滞而成，破凝滞之血，则痹和而疝瘕自消，凉肝故通顺血脉"，能散瘀止痛。桃仁《本经逢原》言其"为血瘀血闭之专药。苦以泄滞血，甘以生新血"。红花破血行血，和血调血，两者合用，活血通经，祛瘀止痛，再以血中气药川芎，行气活血，祛瘀止痛。虫类药地龙，搜风剔络，息风定惊；风药之润剂防风，祛风止痉，祛除一切内风、外风，益气活血，祛风通络，上述诸药，共为君药。紫苏子降气；白芥子化痰；莱菔子消滞，祛除体内气逆、痰壅、食滞；白附子辛温燥烈，善散头面之风，祛风痰，止痉止痛；僵蚕、全蝎息风止痉，通络止痛；三子养亲汤与牵正散相须为用，共为臣药，祛风化痰、行气通络之力增。牛膝补肝肾，强筋骨；水蛭破血逐瘀，山药益气健脾，补肾涩精，共为佐药。甘草调和诸药，为使药。诸药合用，补气活血、祛风化痰、通络止痛之效明显。

　　【配伍特点】标本兼治，通补兼施，气血痰并调。

　　【运用】

　　1. 辨证要点　半身不遂、麻木，口眼㖞斜，眩晕，耳鸣，舌暗，苔白或黄，脉弦或涩。

　　2. 加减变化　若正气不足，周身乏力，可加党参、白术等健脾益气；若肝胃不和，胃脘胀痛，可加陈皮、枳实、青皮等理气和胃；若瘀血阻络，手足麻木，可加三七、益母草、鸡血藤等活血化瘀；若经络不通，偏身不利，可加蜈蚣、天麻、钩藤、乌梢蛇等祛风通络；若痰湿较甚，咳吐痰涎，可加茯苓、半夏、天南星等利湿化痰；若痰蒙清窍，头重昏蒙，可加石菖蒲、远志开窍醒神；若兼热证，口苦目赤，可加黄芩、黄连清泻火热。

　　3. 现代运用　现代用于面神经麻痹、面瘫、三叉神经痛、癫痫、脑血管意外后遗症等。

九、风湿方

【组成】秦艽15g，板蓝根20g，威灵仙15g，制川乌10g，独活10g，羌活10g，桂枝10g，金银花30g，白芍25g。

【用法】水煎服，或药渣用棉布包裹趁热外敷患处或放入凉水再煎15分钟泡脚。

【功用】祛风清热，散寒除湿，通络止痛。

【主治】风湿热痹或风寒湿痹。症见周身关节疼痛、肿胀，屈伸不利，关节处红肿热痛，或遇寒加重，或刺痛，痛处固定不移，或酸困疼痛，周身沉重。

【证治机理】陆教授认为，本方证以"三不"病机中的不通、不荣为主要表现。风寒湿热等外感邪气侵袭筋骨关节，气滞血瘀，则周身关节疼痛、肿胀，屈伸不利，关节处红肿热痛，或遇寒加重，或刺痛，痛处固定不移，此为不通；痹证日久，或年老体衰，气血不达四肢，关节不养，或肝肾不足，筋骨失养坚硬，关节不牢，出现酸困疼痛，周身沉重，此为不荣。

【方解】本方是陆教授以"三不"病机为理论基础独创而成，是治疗各类风寒湿痹证的基础方。方中羌活、独活均味辛、苦，性温，可祛风胜湿，散寒止痛，通利关节，《品汇精要》言羌活"主遍身百节疼痛，肌表八风贼邪，除新旧风湿，排腐肉疽疮"，《本草求真》言独活"辛苦微温，比之羌活，其性稍缓……因其所胜而为制也。且有风自必有湿，故羌则疗水湿游风，而独则疗水湿伏风也。羌之气清，行气而发散营卫之邪；独之气浊，行血而温养营卫之气。羌有发表之功，独有助表之力。羌行上焦而上理，则游风头痛，风湿骨节疼痛可治；独行下焦而下理，则伏风头痛，两足湿痹可治"，故羌活性善上行，除上半身风寒湿痹更著；独活善治伏风，除久痹，性善下行，除下半身与筋骨间风寒湿邪更著，两者合用，能散一身上下之风湿，通利关节而止痹痛，共为君药。威灵仙辛温，祛风除湿，通络止痛；制川乌辛热苦燥，善驱逐寒湿，温经止痛；秦艽味辛、苦，性平，质润，为风药之润剂，可缓解川乌苦燥之性，祛风湿热，通络止痛，以上三味共为臣药。金银花、板蓝根清热疏风，凉血解毒，防止川乌辛热耗伤阴液，寒温并用；桂枝温通经脉，通利关节；白芍柔肝养血，缓急止痛，为佐药。

【配伍特点】寒温并用，上下并调，清通兼施。

【运用】

1.辨证要点　周身关节疼痛、肿胀，屈伸不利。

2.加减变化　本方寒温并用，临床可根据寒热程度有所增减。若口苦咽干，可加黄柏、知母清热泻火；若兼见气虚，可加黄芪、党参、白术、甘草益气扶正；若腰膝酸软，可加徐长卿、骨碎补、川续断、桑寄生补肝肾，强筋骨；若腰膝冷痛，可加鹿角胶、巴戟天、淫羊藿温肾壮阳；若四肢偏枯，可加生地黄、当归、阿胶养血荣筋；若湿阻经络，四肢沉重，活动不利，可加薏苡仁、木瓜、苍术、防己祛湿除痹，加雷公藤、海风藤、青风藤祛风通络；若瘀血阻络，疼痛较甚，可加鸡血藤、牛膝、川芎、地龙等活血通络；若痰浊阻络，舌苔厚腻，可加白芥子、天南星祛经络风痰。

3.现代运用　现代用于风湿性关节炎、类风湿关节炎、骨关节炎、痛风、鹤膝肿等。

十、祛风止痒方

【组成】 木通 10g，淡竹叶 10g，甘草 10g，生地黄 25g，白鲜皮 25g，栀子 10g，牡丹皮 15g，赤芍 25g，苦参 10g，荆芥 10g，桔梗 10g，大黄 10g，蛇床子 10g，防风 15g，地肤子 15g，紫草 10g。

【用法】 水煎服，或药渣再煎 15 分钟外洗。

【功用】 解表凉血活血，清热除湿止痒。

【主治】 风湿之邪或湿热蕴肤证。症见面部或躯干部皮损潮红，瘙痒，搔后糜烂流滋，或皮损色暗，粗糙肥厚；或突现云片状凸起，瘙痒难耐，或病情反复发作。舌红，苔白或黄，脉滑。

【证治机理】 陆教授认为，本方治疗皮疹初期病机为风、湿、热之邪蕴于肌肤，气血郁闭不通，风湿之邪郁于肌肤，而致面部或躯干部皮损潮红，或云片状凸起、瘙痒，搔后糜烂流滋；疾病日久，耗伤阴液，血虚生风生燥，肌肤不荣，则皮损色暗，粗糙肥厚；若情志不遂，或紧张劳累，心火上炎，可导致气血运行失职，凝滞肌肤，成为诱发因素，病情反复，则为不平与不通共同为患。湿热则舌红，风湿或湿热则苔白或黄，脉滑。

【方解】 本方陆教授以"三不"病机为理论基础，以消风散为基础方加减而成，是治疗各类皮疹瘙痒的基础方。方中荆芥，《本草备要》言其"功本治风，又兼治血者，以其入风木之脏，即是藏血之地也"。《本草纲目》言"荆芥，入足厥阴经，厥阴乃风木也，主血而相火寄之，故风病、血病、疮病为要药"，能祛风透疹止痒。防风《药类法象》言其"治风通用。泻肺实，散头目中滞气，除上焦风邪"。《本草经解》言其"风气通肝，防风入肝，甘温发散也。脾主肌肉，湿则身重矣。久服轻身者，风剂散湿，且引清阳上达也"。能解表胜湿，两者合用，祛风解表，透疹胜湿为君药，无论风寒风热，内风外风皆适用。生地黄味甘，性寒，清热凉血，滋阴降火；丹皮、赤芍、紫草清热凉血，活血祛瘀。其中丹皮味苦辛，性微寒，凉血活血，善清透阴分伏热；赤芍味苦，性微寒，善泻肝经火热；紫草味甘咸，性寒，善解毒透疹，以上四味，共为臣药，凉血活血，取"治风先治血，血行风自灭"之义。苦参、白鲜皮清热燥湿，祛风止痒，利湿止痒，清热利尿；蛇床子燥湿止痒，三药共用，寒温并用，祛风燥湿止痒力专。淡竹叶甘淡，引心经火热下移小肠，清心除烦，淡渗利窍；木通苦寒，亦能上清心火，下导小肠之热，两者相须为用，配伍生地黄，清热利尿不伤阴；栀子苦寒，清热泻火，燥湿除烦，可清上、中、下三焦火热，导热下行，再以大黄通腑泄热，使内热得清，凉血散瘀；桔梗载药上行，宣通肺气，共为佐药。甘草防大量寒凉药苦寒伤胃，调和诸药，为使药。诸药合用，共奏祛风解表、清热凉血、燥湿止痒之功。

【配伍特点】 寒温并用，三焦并清，表里同解。

【运用】

1.辨证要点 皮损潮红，瘙痒，色暗，粗糙，舌红或淡胖，苔白或黄，脉滑。

2. 加减变化　若心经火热较盛，心烦口苦，可加黄连以清心泻火；若心热移于小肠，小便不通，可加车前子、茯苓增强清热利水之功；若阴虚较甚，皮肤干燥，加浮萍、乌梅、麦冬养阴清心；若湿热较著，皮疹潮红，可加石膏、玄参、白茅根、黄柏清热凉血，清利湿热；若热毒较著，糜烂流滋，可加金银花、白花蛇舌草、板蓝根等清热解毒；若身痒较甚，可加蝉蜕、蜂房、乌梢蛇、僵蚕等祛风止痒；若见血瘀，皮色暗淡、瘀斑，可加鸡血藤、丹参、红花活血化瘀；若见气阴两虚，皮色浅淡，皮肤干燥，可加黄芪、乌梅、黄精益气养阴。

3. 现代运用　现代用于湿疹、风疹、荨麻疹、银屑病等各类皮肤病。

4. 注意事项与禁忌　服药期间不可食辛辣、油腻、海鲜等食物。平时保持心情舒畅。

十一、消渴方

【组成】山茱萸 15g，牡丹皮 15g，熟地黄 25g，茯苓 25g，泽泻 15g，山药 20g，当归 15g，黄芪 30g，黄芩 20g，黄柏 10g，黄连 6g，生地黄 25g，知母 15g，牛膝 30g，鬼箭羽 15g，五味子 10g，金樱子 15g，柴胡 10g，白芍 25g。

【用法】水煎内服。药渣可再加水煎煮 15 分钟泡脚。

【功用】补益肝肾，滋阴清热，祛瘀通络。

【主治】消渴。症见口干多饮，多食易饥，尿频量多，尿有甜味，形体消瘦，头晕，乏力，伴腰腿酸痛、视物不清等。

【证治机理】本证以肝肾亏虚、不荣脏腑为主要原因，阴阳不平，阴虚内热，煎灼津液，津亏血少，血行缓慢，阻滞脉络，热瘀互结，脉络不通而致。

【方解】本方陆教授以"三不"病机为理论基础，在宋·钱乙《小儿药证直诀》的滋阴补肝肾六味地黄丸和元·李杲《兰室秘藏》的滋阴降火当归六黄汤的基础上加减化裁而成，为治疗消渴的经验基础方。方中熟地黄味甘，性微温，滋阴补肾，填精益髓，《本草纲目》谓其填骨髓，长肌肉，生精血，可补五脏内伤不足；山茱肉味酸、涩，性微温，《本草纲目》谓其补血固精，补益肝肾，调气补虚，明目和强身；山药味甘，性平，补益脾阴，亦能固精，《本草纲目》谓其可治诸虚百损，疗五劳七伤，去头面游风，止腰痛，除烦热，补心气不足，开达心孔，多记事，益肾气，健脾胃，止泻痢，润毛皮。三药相配，滋养肝脾肾，共为君药，称为"三补"。泽泻味甘，性寒，利湿泄浊，防熟地黄之滋腻恋邪；牡丹皮味苦、辛，性寒，清泄相火，并制山茱萸之温涩；茯苓味甘、淡，性平，淡渗脾湿，助山药之健运，称为"三泻"。三补三泻，其中补药用量重于泻药，肝、脾、肾三阴并补，是以补为主，这是本方的主药配伍特点。当归养血增液，血充则心火可制；黄连清泻心火，合以黄芩、黄柏泻火以除烦；生地黄甘寒质润，长于养心肾之阴；知母清热以坚阴，上述药物共为臣药，辅助君药滋阴清热。黄芪合当归、熟地黄益气养血；牛膝、鬼箭羽活血化瘀；柴胡、白芍疏肝柔肝理气，合用疏肝活血，理气通络，治疗兼症；五味子、金樱子收敛固涩，以防泻之太过，共为佐使。

【配伍特点】本方补泻同用，气阴并补；兼以活血化瘀，标本兼顾。

【运用】

1. 辨证要点　烦渴多饮，口干舌燥，尿频量多，或兼瘀血症状，舌红少津，舌苔黄，脉弦或滑数。

2. 加减变化　津液损伤，口渴甚，加葛根、黄精、玉竹、乌梅；瘀阻脉络，加丹参、红花；阴虚而实火较轻，可去黄连、黄芩；小便次数较多，去泽泻，加益智仁、桑螵蛸；气短汗多，合用生脉散。

3. 现代运用　现代用于各型糖尿病各期，以及糖尿病周围血管病变等。

4. 注意事项与禁忌　服药期间禁油腻食物、生冷、烟酒。

十二、便秘方

【组成】枳壳 15g，升麻 10g，牛膝 30g，肉苁蓉 15g，当归 15，泽泻 15g，厚朴 15g，大黄 3 ～ 10g，火麻仁 15g，桃仁 15g，苦杏仁 15g，郁李仁 6g。

【用法】水煎服。

【功用】温肾行气，润肠通便。

【主治】肾阳虚弱兼见胃肠燥热，症见大便秘结，伴见头目眩晕、腰膝酸软。

【证治机理】本证为肾阳亏虚，推动无力，又见胃肠燥热，精血不荣，燥便不通。

【方解】本方为陆教授以"三不"病机为理论基础，在明·张景岳《景岳全书》济川煎和宋·《太平惠民和剂局方》麻子仁丸的基础上加减化裁而成。方中肉苁蓉味甘咸，性温，《本经逢原》谓其"主劳伤补中者，是火衰不能生土，非中气之本虚也。老人燥结，宜煮粥食之"；麻子仁味甘，性平，质润多脂，润肠通便，《药品化义》谓其"能润肠，体润能去燥，专利大肠气结便秘。凡年老血液枯燥、产后气血不顺、病后元气未复，或禀弱不能运行者皆治"。麻子仁、肉苁蓉温肾益精，暖腰润肠通便，共为君药。当归补血润燥，润肠通便；牛膝补益肝肾，壮腰膝，性善下行；杏仁上肃肺气，下润大肠；杏仁、当归、牛膝上肃肺气，补血润燥通便，引药下行，共为臣药。升麻以升清阳，清阳升则浊阴自降；枳壳下气宽肠而助通便；枳壳、升麻相反相成，升清降浊；白芍养血敛阴，缓急止痛；泽泻渗利小便而泄肾浊；大黄清热结而泻下；枳壳行气消滞；厚朴行气消积，三药合用，取小承气汤之意，轻下热结，除胃肠燥热，行气宽肠通便，共为佐药。

【配伍特点】攻、补、润兼用，下不伤正，润肠通便。

【运用】

1. 辨证要点　大便秘结，伴见头目眩晕、腰膝酸软。

2. 加减变化　胃肠燥热不明显者，去大黄；燥热伤津较甚者，可加生地黄、玄参；气虚明显者，可加党参、黄芪、白术；实火明显者，可加黄芩；肠燥便秘日久，去泽泻，加锁阳。

3. 现代运用　现代用于老年性便秘、肾虚秘、久秘、产妇便秘。

4. 注意事项与禁忌　服药期间禁食辛辣之品。

十三、调经方

【组成】小茴香 10g，炮姜 10g，延胡索 25g，五灵脂 10g，没药 10g，川芎 15g，当归 15g，蒲黄 10g，桂枝 10g，赤芍 25g，刘寄奴 15g，香附 15g。

【用法】水煎内服。药渣可热敷小腹或再加水煎煮 15 分钟泡脚。

【功用】活血化瘀，温经散寒，理气止痛。

【主治】少腹瘀血积块，疼痛或不痛，见经期腰酸、小腹胀，或月经 1 个月见三五次，接连不断，断而又来，其色或紫或黑，或有血块，或崩或漏，久不受孕等。舌质暗红，脉细涩。

【证治机理】冲任虚寒，瘀血停滞胞宫，以阳虚寒凝、瘀血气滞不通为主要特点。

【方解】本方陆教授以"三不"病机为理论基础，在清·王清任《医林改错》少腹逐瘀汤的基础上加减化裁而成。方中五灵脂"味甘，气温，禀天春和之木气，入足厥阴肝经，得地中正之土味，入足太阴脾经，气味俱升，阳也""气味俱厚，阴中之阴"，能通利血脉，散瘀止痛，生用重在活血祛瘀；蒲黄性平，味甘，与五灵脂相配，即失笑散，两药合用，药简力专，为治疗月经不调、腹痛的常用搭配，共奏祛瘀止痛、推陈出新之功，使瘀血得去，脉道通畅，共为君药。当归阴中之阳药；川芎辛温，血中之气药，两药相伍，可增强活血散瘀、行气止痛之功；赤芍活血凉血，清血中之热，祛瘀止痛，与当归配伍，养血活血，行气通瘀调经，共为臣药。延胡索为气中血药，擅行血中气滞，气中血滞，使气行血行；没药偏活血化瘀，散血止痛，两药是治疗腹痛之要药，配伍使用，活血行气止痛之力更强；刘寄奴入心、脾经，破血通经；香附入肝经，活血理气，使气行血活，气血通畅而止痛，共为佐药。桂枝温经通脉，散寒止痛；小茴香温经散寒，理气止痛；干姜主归脾经，温中散寒，三药合用，温经散寒，通达下焦，共为使药。诸药合用，共奏活血祛瘀、温经散寒、行气止痛之效。

【配伍特点】全方以温经行气为主。温经以散寒，血得热则行，行气以活血，气行则血行，使气血运行通畅。

【运用】

1. 辨证要点　少腹疼痛或不痛，月经不调，色或紫或黑，或有血块，或崩或漏，久不受孕，舌暗红，脉细涩等。

2. 加减变化　月经量多，加生黄芪；月经量少，加黄芪、益母草；肝气郁滞，加延胡索、郁金；瘀血明显，酌加桃仁、红花、丹参等增强活血祛瘀之力；气滞明显，加川楝子行气止痛；寒重，加艾叶温经散寒。

3. 现代运用　现代可用于原发性痛经、月经不调、子宫肌瘤、卵巢囊肿、不孕症、盆腔炎等，也可用于男科疾患。

4. 注意事项与禁忌　服药期间禁食油腻生冷食物。

十四、痴呆醒神方

【组成】熟地黄 25g，红花 10g，赤芍 25g，党参 20g，远志 15g，石菖蒲 15g，白

芥子 10g，麦冬 20g，枸杞子 20g，淫羊藿 15g，肉苁蓉 15g，龟板胶 10g，鹿角胶 10g。

【**用法**】水煎服。药渣可再加水煎煮 15 分钟外用泡脚。

【**功用**】阴阳并补，祛痰逐瘀，开窍醒神。

【**主治**】肝肾亏虚、痰瘀互结证。症见健忘、失语、失认、失用、反应能力差、生活能力差、动作笨拙、不思饮食或流涎等。

【**证治机理**】本方主治下元虚衰，痰浊上泛，瘀血内停。久病气虚血弱，气血运行不畅，血瘀不通脉络，清窍失养，或老年正气虚衰，肝肾亏虚，不荣脏腑，累及脑髓；或久郁伤脾，脾湿生痰，痰浊蒙闭脑窍。

【**方解**】本方是陆教授以"三不"病机理论为基础，结合天津中医药大学林云教授首创的抗痴呆 1 号方基础上化裁而成。本方从虚、痰、瘀立论，补虚祛实。方中鹿角胶味甘咸，性微温，归肝、肾经，温肾壮阳，益精养血；龟板胶甘咸而寒，填精补髓，滋阴养血，两药俱为血肉有情之品，能补肾益髓，生阴阳精血；党参味甘，性平，归脾、肺经，补脾肺之气，补血生津，与鹿龟二胶相伍，补气生精，滋阴壮阳，同时补后天脾胃，以资气血生化之源；枸杞子味甘，性平，归肝、肾经，补肾益精，养肝明目；熟地黄味甘，性微温，归肝、肾经，滋阴补血；肉苁蓉味甘、咸，性温，归肾、大肠经，补肾助阳；淫羊藿味辛、甘，性温，归肝、肾经，补肾阳，益精血；麦冬味甘，性微苦，归胃、肺、心经，养阴生津。上药合用，益气养血，调补脾肾，使后天养先天，益神补脑为君药。痰浊阻窍也是老年脑功能不全之病机，如《石室密录》言"呆病……实亦胸腹之中无非痰气……痰气最盛，呆气最深"，白芥子，味辛，性温，归肺、胃经，利气豁痰；远志味苦辛，性温，归心、肾、肺经，可安神益智，祛痰开窍；石菖蒲味辛苦，性温，归心、胃经，开窍醒神，宁神益智，三药共同涤痰开窍，为臣药。红花味辛，性温，归心、肝经，活血通络；赤芍味苦，性微寒，归肝经，活血散瘀，两药配伍，活血化瘀，助君臣通行血脉，濡养其所，为使药。诸药合用，共奏补肾益精、填髓补脑、涤痰化湿、通络开窍之功。

【**配伍特点**】虚、瘀、痰兼顾，阴阳并补。

【**运用**】

1. 辨证要点 严重的记忆力减退、抽象思维及定向力障碍。

2. 加减变化 肝肾亏虚，可加菟丝子、杜仲；头昏沉，加佩兰；气虚乏力，加白术、黄芪；脾肾两虚，可加巴戟天、山药；健忘、反应能力差，加益智仁。

3. 现代运用 现代用于老年性痴呆、脑血管性意外等属肝肾亏虚、痰瘀互结者。

4. 注意事项与禁忌 服药期间禁油腻生冷食物。

十五、八味降脂茶

【**组成**】金银花 15g，菊花 10g，红花 5g，淡竹叶 5g，枸杞子 5g，山楂 5g，绿萼梅 5g，决明子 5g。

【**用法**】代茶饮（药物放入暖壶，倒入 2.5 升沸水，盖盖闷 15 分钟，1 天中频饮）。

【**功用**】清热疏肝，活血化瘀。

【主治】高脂血症及容易上火者。

【证治机理】七情内伤，情志忧郁，或长期精神刺激，肝气郁结，疏泄失职，胆气郁遏，痰、瘀、郁、热互结成浊。

【方解】方中金银花味甘，性寒，清热解毒，具有降低胆固醇和抗菌作用；菊花味辛、甘、苦，性微温，归肝、肺经，可散风清热，平肝明目，清热解毒，有一定的抗菌抗炎、降压作用；绿萼梅味酸涩，性平，和中化痰，疏肝理气；枸杞子味甘，性平，补肝益肾，明目益精血，具有降血脂及抗脂肪肝作用，可调节免疫力；红花味辛，性温，活血化瘀，可降低全血黏度；淡竹叶味甘淡，性寒，清热除烦利尿，有一定的抗菌退热、抗肿瘤作用；山楂味酸、甘，性微温，消积化滞，行气散瘀，可降低血清胆固醇及甘油三酯，抗动脉粥样硬化和血小板聚集；决明子味甘、苦、咸，性微寒，归肝、大肠经，清热明目润肠，可降低血浆总胆固醇和甘油三酯，对胆固醇作用最显著。八药共用，共奏清热疏肝、活血化瘀之功。

【运用】

1. 辨证要点 高脂血症，脂肪肝痰浊中阻证。

2. 加减变化 痰湿明显，加荷叶、桑叶；咽痛，加胖大海、甘草；心火胃火旺，加莲子心。

3. 现代运用 现代用于高脂血症及脂肪肝。

十六、陆氏三花茶

【组成】金银花10g，菊花15g，红花5g，淡竹叶5g，枸杞子10g，山楂5g，绿萼梅5g，五味子5g。

【用法】代茶饮（药物放入暖壶，倒入2.5升沸水，盖盖闷15分钟，1天内频饮，喝完）。

【功用】清肝平肝，清热活血。

【主治】高血压及易上火者。

【证治机理】七情内伤，情志忧郁，或长期精神刺激，肝气郁结，疏泄失职，胆气郁遏，痰、瘀、热互结而成浊。

【方解】方中菊花味辛、甘、苦，性微温，归肝、肺经，平肝清肝，清热解毒，且具有降压作用；金银花味甘，性寒，清热解毒，可降胆固醇，缓解动脉硬化，缓解高血压症状；淡竹叶清热生津除烦，缓解高血压引起的烦躁；红花味辛，性温，活血化瘀，可降低全血黏度，促进血液循环，减少胆固醇堆积；山楂味酸、甘，性微温，消积化滞，有助于降低血压；绿萼梅疏肝理气化痰，可减少引起高血压的外界因素；五味子味酸、甘，性温，益气生津补肾，可降低血压和血清转氨酶，保护肝细胞；枸杞子味甘，性平，清肝，平抑肝阳，降血脂、血压。八药共用，共奏清热活血、平抑肝阳之功。

【运用】

1. 辨证要点 肝阳上亢，面红目赤，头晕头胀。

2. 加减变化 便秘加决明子；痰湿明显，加荷叶、桑叶；咽痛加胖大海；心火胃火旺，加莲子心。

3. 现代运用 现代用于高血压及易上火者。

十七、痹证外用方

【组成】伸筋草 15g，路路通 10g，透骨草 10g，千年健 10g，桑枝 30g，苏木 30g，豨莶草 30g，制川乌 10g，羌活 10g，独活 10g，威灵仙 15g，海桐皮 15g，木瓜 10g，红花 10g，乳香 10g，没药 10g。

【用法】外用热敷，药汁泡手脚。方法：①用棉布包裹本药，凉水入锅。水开 3 分钟后取出药包，沥水至水不流时，用两条干厚的毛巾包裹药包敷于患处。每次热敷 20～30 分钟，待药包凉后即可。为防热量散失太快，药包敷于患处后可再覆盖塑料布。每剂药用 4 次，每天两次。每次煎煮都用新水，药汤可泡手脚。②也可直接多放水煎煮 30 分钟后，待水温适合，泡手、足、腕、踝 20 分钟。再次用时，可直接将药汤加热即可。每剂药用 4 次，每天两次。③煎煮 30 分钟后，药浴 20 分钟。

【功用】祛风除痹，舒筋通络。

【主治】感受风寒湿邪或肝肾亏虚及劳损引起的各种关节、肌肉疼痛。

【证治机理】风寒湿邪气侵入机体经络，留于关节，导致经脉气血闭阻不通，不通则痛；或年老体弱，肝肾亏虚，不荣则痛，或外伤所致的肌肉、关节气血郁滞，不通而痛。

【方解】方中伸筋草味微苦、辛，性温，祛风散寒，除湿消肿，舒筋活血。《本草拾遗》曰"主人久患风痹，脚膝疼冷，皮肤不仁，气力衰弱"，为治疗风寒湿痹的主药。木瓜为酸温之品，专入心、肝，益筋走血；乳香味辛、苦，性温，归心、肝、脾经；没药味辛、苦，性平，两药通气活血止痛，散中有敛；路路通味苦，性平，归肝、肾经，利水除湿，祛风通络；红花味辛，性温，归心、肝经，活血祛瘀止痛；苏木味甘、咸、辛，性平，归心、肝经，活血通经，通利经脉；桑枝味微苦，性平，归肝经，祛风湿，利关节；豨莶草味辛、苦，性寒，归肝、肾经，既可祛风除湿，又可防温热太过；透骨草、川乌味辛、苦，性大热，祛风除湿，散寒除痹；威灵仙味辛、咸，性温，归膀胱经；海桐皮味苦、辛，性平，归肝经，两药祛风湿，通经络，止痹痛；千年健味苦、辛，性温，归肝、肾经，可祛风湿，强筋骨；独活、羌活均味辛、苦，性温，归膀胱、肾经，能祛风湿，补肝肾，强筋骨；羌活偏作用于上半身，独活偏作用于下半身，两药配用，可治一身之疼痛。

【配伍特点】内外兼顾，标本并治，寒热并用。

【运用】

1. 辨证要点 各种非内科病证引起或非开放性创伤引起的肌肉、关节疼痛。

2. 加减变化 湿邪明显，可加苍术、防己、秦艽；疼痛明显，可加细辛、延胡索；风邪盛，可加追骨风、络石藤、海风藤；患处出现热象，可加桂枝。

3. 现代运用 现代用于风湿寒凝经脉所致疼痛，颈肩腰腿、骨关节病，强脊炎，肌肉拉伤、劳损，风湿、类风湿关节炎，闭合性骨裂、骨折稳定期等。

4.注意事项与禁忌 外用方剂，注意不要烫伤皮肤。夏天存放，防止药物变馊。

十八、降压泡脚方

【组成】龙胆 15g，泽泻 15g，栀子 10g，黄芩 25g，柴胡 10g，车前子 20g，当归 15g，木通 10g，生地黄 25g，甘草 10g，钩藤 30g，决明子 10g，菊花 20g。

【用法】泡脚或外洗、药浴。

【功用】清肝泻火，清利湿热。

【主治】头痛目赤、胁痛、口苦、耳聋等，或阴痒，小便淋浊，或妇女带下色黄，舌红，苔黄腻，脉弦数有力。

【证治机理】清泻肝胆实火，清利肝经湿热。

【方解】本方在清·汪昂《医方集解》龙胆泻肝汤的基础上化裁而成。方中龙胆草味苦，性寒，归肝、胆经，既能清利肝胆实火，又能清利肝经湿热；黄芩味苦，性寒，归肺、胆、脾、胃、大肠、小肠经，清热泻火，燥湿解毒；栀子味苦，性寒，归心、肺、三焦经，清热泻火，燥湿清热；泽泻味甘，性寒，归肾、膀胱经，利水泄热；木通味苦，性寒，归心、小肠、膀胱经，清心火，利水消肿；车前子味甘，性微寒，归肝、肾、肺、小肠经，渗湿泄热，导热下行；当归、生地黄养血滋阴；钩藤、决明子、菊花舒畅肝经，泻火；柴胡舒畅肝经之气，引诸药归肝经；甘草调和诸药。诸药合用，清肝胆实火而降血压，清肝胆湿热而祛下焦湿热。

【配伍特点】泻中有补，祛邪而不伤正，清热降火，清泄湿浊。

【运用】

1.辨证要点 头目胀痛或外阴瘙痒为主要辨证要点。

2.加减变化 头晕可加天麻、夏枯草；头胀、耳鸣可加桑寄生、川牛膝；虫类引起的阴痒，加百部、川椒、苦参。

3.现代运用 现代用于高血压、外阴炎症。

4.注意事项与禁忌 外用，避免烫伤皮肤。夏天存放，防止药物变馊。

常用合方

一、柴胡疏肝散合半夏泻心汤

组成：柴胡 10g，白芍 25g，枳壳 15g，炙甘草 10g，川芎 15g，香附 15g，陈皮 15g，半夏 15g，黄芩 25g，黄连 6g，干姜 6g，党参 20g。

功能：行气疏肝，消痞散结。

主治：情志不畅，气滞湿聚，壅堵肠胃所致的肝郁气痞，痰饮阻胃。症见胃中痞满，恶心呕吐，肠鸣下利，常因情绪波动而加重，苔黄腻，脉弦滑。

陆教授主要用于肝气郁结、痰湿阻滞所致的急慢性胃肠炎、慢性结肠炎、慢性肝炎、早期肝硬化等。陆教授认为，胃是情志疾病的第一个靶器官，长期情志不畅最易出现胃部病变，故治疗应考虑情志因素。长期肝郁气滞，气不行则痰湿停聚，阻于胃脘而见胃痞诸症，治疗时在半夏泻心汤化痰消痞的基础上合以柴胡疏肝散，标本同治，常获良效。

案例：王某，男，42岁。长期抽烟饮酒，平素胃中就感不适，恰逢近日酒局较多，近1个月来胃中痞满，不思饮食，时时恶心欲呕，大便黏，舌红，苔黄腻，脉弦滑，诊为气滞与痰浊阻滞所致，治以柴胡疏肝散合半夏泻心汤7剂，理气化痰消痞。患者服后自觉胃中舒畅，饮食亦进，完剂而愈。陆教授认为，不思饮食之症虽常见于脾虚，但痰浊阻滞时亦可出现，对此医家不可不察。

二、柴胡疏肝散合正气天香散

组成：柴胡10g，白芍25g，枳壳15g，炙甘草10g，川芎15g，香附15g，陈皮15g，乌药10g，炮姜10g，苏叶15g。

功能：行气止痛。

主治：情志不畅，寒邪入里，寒凝气滞少腹。症见少腹胀痛，痛经，月经不调。舌暗，苔白，脉弦稍紧。陆教授常用于痛经、疝气、前列腺病属寒凝气滞证。

案例：陈某，女，34岁。3年前因涉冷水受寒，后每逢经期即少腹冷痛，按之不减，面色青暗，此乃寒凝气滞而致，脉弦紧而稍迟，治以柴胡疏肝散合正气天香散。古曰外来之寒温必兼散，内生之寒温必兼补。此患者虽为外受之寒，但久病内亦有虚寒，故稍加温散之品以散外寒，又加补益之品以固正气。患者服后疼痛即减大半，尽剂之后以此方做丸药又服1月有余，陈年痼疾告愈。

三、柴胡疏肝散合一贯煎

组成：柴胡10g，白芍25g，枳壳15g，炙甘草10g，川芎15g，香附15g，陈皮15g，生地黄25g，麦冬20g，北沙参20g，枸杞子20g，当归15g，川楝子10g。

功能：滋养肝肾，疏肝理气。

主治：素体阴虚，兼情志所伤之肝肾阴虚、肝气郁滞证。症见胸脘胁痛，吞酸口苦，咽干口燥，视物不清，舌红少津，脉细弱或弦细。陆教授常用于肝病、胃病、肋间神经痛、带状疱疹后期等属肝肾阴虚气滞者。

案例：沈某，女，23岁。因学习压力大，用眼过度而致双眼干涩不适，视物不清，情绪焦躁时加重，严重时感头目眩晕，难以站立。症见患者身形消瘦，两颧潮红，神情拘谨，知阴液不足，望舌体瘦色红暗，光亮无苔，脉弦细而稍数，故诊为肝阴不足，肝郁气滞。治以柴胡疏肝散合一贯煎，辅以明目之品。患者连服3周，症状日减，又以此方做丸药巩固1个月，药后而愈。

四、柴胡疏肝散合五皮散

组成：桑白皮15g，茯苓皮20g，陈皮15g，生姜皮10g，大腹皮15g，柴胡10g，白芍25g，枳壳15g，炙甘草10g，川芎15g，香附15g。

功能：行气化水。

主治：气滞湿阻、水停肌肤所致的水肿。症见手足浮肿，善太息，胸闷气短，情志不畅，脉弦滑。陆教授用于治疗各种肝硬化、肝癌、胃癌、肠癌及孕妇因气滞湿阻导致的水肿。

案例：郑某，女，32岁。1年前因乳腺癌行左侧乳房全切术。术后左侧上肢水肿，按之即起，色泽光亮，性情急躁易怒，胸闷气短，脉弦滑，苔白腻。陆教授认为，此患者乃术后气血不畅，加之情志不舒而致。治以柴胡疏肝散合五皮散，7剂。药后水肿明显好转，后酌加温通补益之品制成丸药，服3个月后，病愈。

五、柴胡疏肝散合半夏厚朴汤

组成：柴胡10g，白芍25g，枳壳15g，炙甘草10g，川芎15g，香附15g，陈皮15g，半夏15g，厚朴15g，苏叶15g，茯苓25g。

功能：行气化痰，降逆散结。

主治：平素情志不畅，痰气郁结于咽中如有物阻，吐之不出，咽之不下，胸膈满闷，或咳或呕，苔白滑，脉弦缓或弦滑。陆教授主要用于气滞痰阻所致的慢性咽炎、慢性支气管炎、胃神经官能症、食道痉挛、癔病、甲状腺结节肿大等。陆教授认为，古方半夏厚朴汤实为治疗梅核气之良方，但其化痰之力较彰，理气之力较弱。现代人生活压力较大，多有明显的气滞之象，故合柴胡疏肝散以疏肝理气，验之临床，常获良效。

案例：张某，男，39岁，教师。因职业因素而患慢性咽炎，1个月前因工作操劳，生活压力较大，感咽中不适，自服润喉药无效。诊见咽中如有物阻，且胸中憋闷，情绪不佳，脉弦滑，苔白腻，治以柴胡疏肝散合半夏厚朴汤5剂。药后咽中舒畅，胸中憋闷之感随之亦解。

六、小青龙汤合苍耳子散

组成：苍耳子15g，辛夷10g，薄荷10g，白芷15g，麻黄6g，桂枝10g，干姜6g，细辛5g，半夏15g，炙甘草10g，白芍25g，五味子10g。

功能：通利鼻窍，疏风化水。

主治：流清涕，头痛，恶风，脉浮紧，按之滑，苔白腻。因外感风邪，引动内饮，上攻鼻窍而致。陆教授常用于急、慢性鼻炎，过敏性鼻炎。

案例：白某，男，17岁。素患慢性鼻炎，今春因收拾旧物吸入粉尘复发，喷嚏不止，鼻塞流涕，头晕头痛，恶风，脉浮紧，按之滑，苔白腻。陆教授认为此乃水饮内停、外感邪气所致，处以小青龙汤合苍耳子散5剂。药后症状大减，后合玉屏风散做丸药服两个月。半年后随访，诸恙皆安。

七、银翘散合苍耳子散

组成：苍耳子15g，辛夷10g，薄荷10g，白芷15g，金银花30g，连翘15g，淡竹叶10g，荆芥15g，牛蒡子15g，淡豆豉10g，桔梗10g，芦根20g，生甘草10g。

功能：通利鼻窍，疏散风热。

主治：外感风热，鼻流浊涕不止，头痛，恶风，口渴，脉浮数，舌红，苔黄。陆教授常用于急性鼻窦炎。

案例：吴某，男，35岁。嗜好烟酒，两周前鼻塞，鼻流脓浊黄涕，头痛，恶风，口渴，寐差，饮酒后即加重，苔黄腻，脉浮数。陆教授认为乃湿热内盛、外感风热所致，处以银翘散合苍耳子散加化湿清热之品5剂。药后症状减轻，又以此方做丸药服1个月而愈。

八、半夏泻心汤合平胃散

组成：苍术15g，厚朴15g，陈皮15g，半夏15g，黄芩25g，黄连6g，干姜6g，党参20g，炙甘草10g。

功能：消痞散结，化湿和胃。

主治：中气虚弱，湿阻中焦，寒热错杂之心下痞，但满不痛，或呕吐，反酸，肠鸣下利，不欲饮食，脉滑，苔腻而微黄。陆教授常用于治疗胃炎、胃肠炎、胃溃疡。

案例：高某，男，45岁。体形肥盛，嗜食油腻，两个月前胃痞不适，饭后尤甚，逐渐加重，后致不欲饮食，见油腻之物即恶心，大便黏滞不爽，脉滑，苔白腻。陆教授认为，内有所伤必外有所恶，此乃过食油腻、湿浊伤中、脾胃不运所致，治以化湿消痞，方用半夏泻心汤合平胃散5剂。药后症状减轻，腻苔渐化，再稍佐护养脾胃之品，又服7剂而愈。

九、当归六黄汤合补中益气汤

组成：当归15g，生黄芪30g，黄连6g，黄芩25g，黄柏15g，熟地黄20g，生地黄20g，党参20g，白术15g，炙甘草10g，升麻10g，柴胡10g，陈皮15g。

功能：滋阴固表止汗。

主治：气阴两虚之汗证。陆教授用于治疗癌症、糖尿病、大病后期等汗多的调养。

案例：穆某，男，47岁。嗜酒，喜食牛羊肉，夜晚盗汗半年有余，汗出黏热，稍感身痒，汗后疲乏，多梦易醒，五心烦热，大便干燥，小便黄，舌红瘦，苔稍腻，脉细数。陆教授诊为阴虚火旺，气虚不固，兼有湿热，治以当归六黄汤合补中益气汤加清热化湿之品5剂。药后汗出大减，黏热感全无，但汗后仍乏力。去清热化湿之品，黄芪加至50g，又服7剂而愈。

常用经方时方

一、一贯煎

组成：生地黄25g，麦冬20g，北沙参20g，枸杞子20g，当归15g，川楝子10g。
主治：阴虚肝郁所致的胁痛、肋间神经痛、带状疱疹。

二、八正散

组成：瞿麦 15g，萹蓄 15g，车前子 20g，木通 10g，滑石 20g，大黄 10g，生栀子 10g，生甘草 10g，灯芯草 10g。

主治：湿热下注所致的泌尿系炎症，如膀胱炎、急性前列腺炎、尿道炎、泌尿系结石、术后或产后尿潴留、肾盂肾炎等。

三、三仁汤

组成：杏仁 15g，滑石 20g（包煎），通草 10g，白蔻仁 15g，竹叶 10g，厚朴 15g，生薏苡仁 20g，半夏 15g。

主治：湿温初起、湿重于热所致的头痛恶寒、身重疼痛、午后身热、苔白不渴。

四、川芎茶调散

组成：川芎 15g，甘草 10g，羌活 15g，白芷 15g，细辛 5g，荆芥 15g，防风 10g，薄荷 10g。

主治：外感表证所致的头痛。

五、天麻钩藤饮

组成：天麻 15g，钩藤 30g，石决明 30g，牛膝 30g，杜仲 15g，桑寄生 15g，黄芩 25g，生栀子 10g，益母草 15g，茯神 20g，首乌藤 30g。

主治：肝肾不足、肝阳偏亢所致的头痛、眩晕、耳鸣、高血压。

六、五子衍宗丸

组成：枸杞子 20g，菟丝子 15g，覆盆子 20g，车前子 20g，五味子 15g。

主治：男性不育症、女性不孕症、前列腺增生等。

七、五皮饮

组成：桑白皮 15g，茯苓皮 20g，陈皮 15g，生姜皮 10g，大腹皮 15g。

主治：各种水肿，如急性肾炎水肿、妊娠水肿、经期水肿等。

八、少腹逐瘀汤

组成：小茴香 10g，炮姜 10g，延胡索 20g，没药 10g，当归 15g，川芎 15g，桂枝 10g，赤芍 25g，蒲黄 10g，五灵脂 10g。

主治：因寒凝血瘀所致的痛经、不孕症、卵巢囊肿、子宫肌瘤、疝气等。

九、玉屏风散

组成：生黄芪 30g，炒白术 15g，防风 10g。

主治：表虚不固、外感风邪所致的过敏性鼻炎、荨麻疹、上呼吸道感染、易于反复感冒者。常服可提高免疫力。

十、左归丸

组成：熟地黄 25g，山药 20g，枸杞子 20g，山茱萸 15g，牛膝 30g，菟丝子 15g，鹿角霜 15g，龟甲 15g。

主治：肾阴不足、精髓亏虚所致的老年痴呆、围绝经期综合征、老年骨质疏松症、闭经、月经量少等。

十一、右归丸

组成：熟地黄 25g，山药 20g，山茱萸 15g，枸杞子 20g，鹿角霜 15g，菟丝子 15g，杜仲 15g，当归 15g，肉桂 10g，附子 10g。

主治：肾阳不足所致的肾病、老年骨质疏松症、精少不育症、贫血、白细胞减少症等。

十二、左金丸

组成：黄连 10g，吴茱萸 6g。

主治：肝火犯胃所致的胃炎、消化性溃疡、胃食管反流等。

十三、龙胆泻肝汤

组成：龙胆 10g，黄芩 25g，生栀子 10g，车前子 20g，泽泻 15g，木通 10g，当归 15g，柴胡 10g，生地黄 25g，炙甘草 10g。

主治：肝经实火所致的顽固性偏头痛、高血压、耳鸣耳聋、带状疱疹等。

十四、生化汤

组成：当归 15g，川芎 15g，桃仁 15g，炮姜 10g，炙甘草 10g。

主治：产后病及产后妇科病。

十五、仙方活命饮

组成：白芷 15g，防风 10g，天花粉 20g，赤芍 25g，当归 15g，乳香 10g，没药 10g，浙贝母 15g，皂角刺 10g，生甘草 10g，金银花 30g，陈皮 15g。

主治：皮肤可见的化脓性炎症，属阳证、实证者。

十六、逍遥散

组成：柴胡 10g，当归 15g，白芍 25g，薄荷 10g，炙甘草 10g，茯苓 20g，炒白术 15g。

主治：慢性肝炎、肝硬化、胆石症、胃及十二指肠溃疡、围绝经期综合征等属脾虚肝郁血虚者。

十七、血府逐瘀汤

组成：桃仁 15g，红花 12g，当归 15g，生地黄 25g，川芎 15g，赤芍 25g，牛膝 30g，桔梗 10g，柴胡 10g，枳壳 15g，甘草 10g。

主治：各种瘀血所致的疼痛。

十八、导赤散

组成：生地黄 25g，淡竹叶 10g，甘草 10g，木通 10g。

主治：口疮、尿热等有热者。

十九、苍耳子散

组成：苍耳子 15g，辛夷 10g，薄荷 10g，白芷 15g。

主治：鼻塞。

二十、牵正散

组成：全蝎 10g，白附子 10g，白僵蚕 10g。

主治：面神经麻痹、三叉神经痛、偏头痛属风痰阻络者。

二十一、肾气丸

组成：熟地黄 25g，山药 20g，山茱萸 15g，泽泻 15g，牡丹皮 15g，茯苓 20g，附子 10g，桂枝 10g。

主治：糖尿病、慢性肾炎、围绝经期综合征、老年腰痛、泌尿系疾病属肾阳不足者。

二十二、济川煎

组成：当归 15g，牛膝 30g，肉苁蓉 15g，泽泻 15g，升麻 10g，枳壳 15g。

主治：老年便秘、习惯性便秘、产后便秘属肾虚津亏者。

二十三、真人养脏汤

组成：党参 20g，当归 15g，白术 15g，肉豆蔻 15g，肉桂 10g，甘草 10g，白芍 25g，木香 10g，诃子 10g，罂粟壳 10g。

主治：大便久泄不愈或便溏者属脾肾虚寒证者。

二十四、银翘散

组成：金银花 30g，连翘 15g，淡竹叶 10g，荆芥 15g，牛蒡子 15g，淡豆豉 10g，薄荷 10g，桔梗 10g，芦根 20g，甘草 10g。

主治：风热感冒、流行性感冒、上呼吸道感染等。

二十五、麻黄杏仁甘草石膏汤

组成：生麻黄 6g，苦杏仁 15g，甘草 10g，生石膏 20g。
主治：热邪壅肺的感冒、急性支气管炎、上呼吸道感染、哮喘等。

二十六、葛根芩连汤

组成：葛根 25g，黄芩 25g，黄连 6g，炙甘草 10g。
主治：表寒里热的泄泻等。

二十七、痛泻要方

组成：白术 15g，白芍 25g，陈皮 15g，防风 10g。
主治：脾虚肝旺所致的泄泻等。

二十八、镇肝熄风汤

组成：生龙骨 30g，生牡蛎 30g，代赭石 30g，牛膝 30g，茵陈 20g，川楝子 10g，生麦芽 20g，白芍 25g，龟板 15g，玄参 20g，天冬 15g，甘草 10g。
主治：肝肾阴虚、肝阳上亢所致的脑血栓、脑出血、血管神经性头痛、头晕、不寐等。

二十九、藿香正气散

组成：大腹皮 15g，白芷 15g，紫苏 15g，茯苓 20g，半夏 15g，白术 15g，陈皮 15g，厚朴 15g，桔梗 10g，藿香 15g，炙甘草 10g。
主治：外感风寒、湿滞脾胃所致的吐泻、胃肠型感冒、水土不服的上吐下泻。

三十、身痛逐瘀汤

组成：秦艽 15g，川芎 15g，桃仁 15g，红花 12g，甘草 10g，羌活 15g，没药 10g，当归 15g，五灵脂 10g，香附 15g，牛膝 30g，地龙 15g。
主治：瘀血阻络所致的周身疼痛。

常用药对（串）

香附　郁金　延胡索

【伍用功能】行气，活血，止痛。
【常用量】香附 15g，郁金 15g，延胡索 20g。
【经验】陆教授认为，三药均味辛，入肝经，辛能行能散，既可行气又可活血。郁金性寒苦泄，又可清郁火；延胡索性温，能辛散温通，"行血中之气滞，气中血滞，故能专治一身上下诸痛"，两药一寒一温，寒温并用，行气活血，治一切气滞血瘀。香附性平，寒热病证均可应用，"上行胸膈，外达皮肤，下走肝肾"，作用广泛，可行气止痛，对全身各种原因引起的气滞疼痛均可应用。三药配伍，可用于全身各种气滞血瘀之疼痛，尤以中上焦为佳。

土茯苓　白花蛇舌草

【伍用功能】清热利湿解毒，通利关节。

【常用量】土茯苓 30g，白花蛇舌草 30g。

【经验】陆教授认为，两药均味甘淡，都可除湿解毒。土茯苓用于湿热淋浊、带下、痈肿、瘰疬、疥癣、梅毒及汞中毒所致的肢体拘挛、筋骨疼痛。白花蛇舌草用于肠痈、疮疖肿毒、湿热黄疸、小便不利等症。两药配伍，用于多种湿热壅盛导致的皮肤病及各种湿热痹证、痛风。

马勃　木蝴蝶

【伍用功能】解毒利咽。

【常用量】马勃 10g，木蝴蝶 10g。

【经验】陆教授认为，两药皆入肺经。马勃清肺，散血热，解毒利咽，能清肺热咳嗽、喉痹、失音诸病。木蝴蝶清肺止咳，开音利咽，解毒消肿，为咽喉肿痛常用。两药皆能清热利咽，相须配伍，用于风热或热毒侵袭咽喉所致的咽痛、音哑。

半边莲　白花蛇舌草

【伍用功能】清热解毒，抑制癌肿。

【常用量】半边莲 15g，白花蛇舌草 30g。

【经验】陆教授认为，两药皆为清热解毒、利尿消肿之佳品。白花蛇舌草清热散瘀，消痈解毒，可用于肠痈、疮疖肿毒、瘰疬等症。半边莲为痈肿疔疮之常用药，茎叶榨汁饮服，治盲肠炎等肠病。两药同用，不仅可清热解毒，还有抑制癌细胞的作用，常用于癌症的治疗，各个时期均可。

威灵仙　秦艽　徐长卿

【伍用功能】祛风除湿止痛。

【常用量】威灵仙 15g，秦艽 15g，徐长卿 15g。

【经验】陆教授认为，三药均味辛，辛能行散，均可祛风除湿，通络止痛，可用于一切风寒湿痹证，无论寒热均常配伍。

佛手　香橼

【伍用功能】疏肝，化痰，理气。

【常用量】佛手 15g，香橼 15g。

【经验】陆教授认为，两药四气五味、归经、功效相同，均气味清香，药性平和，虽属辛苦而温之品，却无燥烈之弊，入肺、肝、脾、胃四经。两药相伍，诸气滞均可应用，常用于胁肋、胃脘、腹部的胀痛等。

姜黄　葛根　桂枝

【伍用功能】温通肩臂，活血止痛。

【常用量】姜黄 15g，葛根 15g，桂枝 10～15g。

【经验】陆教授认为，葛根解肌，常用于颈项拘急。姜黄活血止痛，对肩臂疼痛效果较好；桂枝温通经脉，可解风寒痹痛。三者同用，可用于风寒湿痹之肩臂疼痛、跌仆肿痛、项背强痛、关节痹痛，上半身诸痛皆可用，尤以颈肩综合征常用。

苦杏仁　枇杷叶

【伍用功能】降肺止咳。

【常用量】苦杏仁 15g，枇杷叶 20g。

【经验】陆教授认为，苦杏仁苦温，可降气止咳，又有化痰之功；枇杷叶味苦微寒，乃清肺降逆之佳品。两药均味苦能降，且均入肺经，配伍使用，降肺止咳作用显著，寒温并用，适用于各种肺气上逆所致咳嗽。

海螵蛸　煅瓦楞子

【伍用功能】制酸止痛。

【常用量】海螵蛸 15g，煅瓦楞子 15g。

【经验】陆教授认为，两药均为动物骨骼，含大量碳酸钙。碳酸钙可以中和胃酸，制酸止痛，其角质部分还能修复溃疡面。两药相须同用，制酸止痛之力尤著。

生龙骨　生牡蛎　珍珠母

【伍用功能】镇静安神，平肝潜阳。

【常用量】生龙骨 30g，生牡蛎 30g，珍珠母 30g。

【经验】陆教授认为，三药均入肝、心经，质重沉降。生龙骨逐邪气，安心神，是重镇安神的要药，有较强的平肝潜阳作用。生牡蛎味咸，可重镇安神，有平肝潜阳之功。珍珠母咸寒，有平肝潜阳、安魂定魄之力。三药合用，重镇安神、平肝潜阳之力尤著，用于心肝火盛所致的失眠、眩晕、焦虑等。

煅龙骨　煅牡蛎　浮小麦

【伍用功能】敛汗。

【常用量】煅牡蛎 50g，煅龙骨 30g，浮小麦 20g。

【经验】陆老师认为，龙骨与牡蛎均入心经，质重走里，煅用可从里收敛固涩；浮小麦甘凉入心，轻浮走表，能固皮毛，实腠理，为养心敛液、固表止汗之佳品。三药合用，表里共用，收涩止汗，可用于任何盗汗、自汗等诸症。

酸枣仁　远志　五味子

【伍用功能】养心安神。

【常用量】酸枣仁30g，远志15g，五味子10g。

【经验】陆老师认为，酸枣仁有镇静催眠作用，其味甘，入心、肝经，可益肝血，养心阴而有安神之效，是养心安神之佳品。五味子既补益心肾，又宁心安神。两药均味酸，酸能收心气，不致心神涣散。远志苦辛，能开心气，宁心安神，交通心肾，有益睡眠。三药均入心经，两收一开，收放结合调神，配伍使用，共奏养心调神之功，用于各种原因导致的不寐。

远志　石菖蒲

【伍用功能】交通心肾，开窍宁神。

【常用量】远志15g，石菖蒲15g。

【经验】陆教授认为，石菖蒲辛开苦燥温通，芳香走窜，不但有开窍、宁心、安神之功，且兼化湿、豁痰、辟秽之效，开心窍、去湿浊、醒神志为其所长，宜用治痰湿秽浊之邪蒙蔽清窍所致的神志昏乱。远志辛温，开窍，安神。两药共用，可交通心肾，开窍宁神。用于痰湿蒙蔽清窍之神志昏迷、痴呆。

益智仁　桑螵蛸　韭菜子

【伍用功能】温肾缩尿止遗。

【常用量】益智仁15g，桑螵蛸15g，韭菜子10g。

【经验】陆教授认为，益智仁辛温，可温肾固精缩尿，补中兼涩。桑螵蛸甘能补益，咸能入肾，又可收敛，具有固精关、补肾气、缩小便之功。韭菜子甘温，助阳补肾，兼有收涩之性而固精缩尿。三药同用，温补兼收涩，具有良好的温肾缩尿止遗作用。主治遗精滑精，遗尿尿频，小便白浊。

木贼　决明子

【伍用功能】清热明目。

【常用量】木贼10g，决明子15g。

【经验】陆教授认为，木贼入肝经，可疏散风热，明目退翳，用于风热上攻眼目或肝热目赤。决明子主入肝经，性寒擅清肝明目而治肝热目疾。两药相伍，清肝明目，用于目赤肿痛、羞明多泪和风热或肝热引起的视物不清、眼部不适。

丹参　砂仁　瓜蒌皮

【伍用功能】活血理气，化痰宽胸。

【常用量】丹参 15g，砂仁 10g，瓜蒌皮 20g。

【经验】陆教授认为，丹参善通行血脉，化瘀止痛，功同四物汤，可用于各种瘀血疼痛，对胸胁疼痛效果亦佳。砂仁辛温，善于理气化湿。瓜蒌皮甘寒，善于解郁利气，导痰湿下行而奏宽胸散结之功。三药合用，化痰瘀可行气，理气又助痰化瘀，用于痰瘀气互结所致的胸痹诸症。

川芎　白芍　细辛　牛膝

【伍用功能】疏风活血，清利头窍。

【常用量】川芎 15g，白芍 25g，细辛 5g，牛膝 30g。

【经验】陆教授认为，川芎疏风活血，白芍平肝止痛，细辛祛风止痛，牛膝引血下行。四药配伍，活血疏风，引血下行，用于外感风邪及肝阳偏亢等各种实证头痛。

葛根　石菖蒲

【伍用功能】开窍化湿，升阳聪耳。

【常用量】葛根 30g，石菖蒲 30g。

【经验】陆教授认为，石菖蒲辛开苦燥温通，可开窍醒神，化湿豁痰辟秽，擅治痰湿秽浊之邪蒙蔽清窍所致的神志昏乱。葛根味辛，可升发清阳，开窍化湿，助石菖蒲药力，共同用于各种耳鸣、耳聋、脑鸣、昏迷。但阴虚者效差。

生地黄　牡丹皮　赤芍

【伍用功能】清热凉血。

【常用量】生地黄 25g，牡丹皮 15g，赤芍 25g。

【经验】陆教授认为，生地黄苦寒入营血，为凉血清热止血之要药，温病诸家常用此药退血分之热。牡丹皮苦寒，入心、肝血分，善清营分、血分实热。赤芍入肝经，善泻肝经血分之火。生地黄清热兼养阴，可补充被热邪灼伤的阴液，赤芍、牡丹皮均有活血功能，可清热凉血而不冰伏邪气，留下瘀血之患。三药同用，清血热而不伤阴，凉而不遏。

金钱草　海金沙　鸡内金　郁金

【伍用功能】利水通淋，消积化石。

【常用量】金钱草 30g，海金沙 30g，鸡内金 10g，郁金 15g。

【经验】陆教授认为，鸡内金为鸡之脾胃，胃中之瓷石、铜、铁皆能消化，故善化瘀积。海金沙利尿通淋止痛，可助排石，并可止结石引起的尿道疼痛。金钱草为治疗石淋之要药，用量宜大。郁金辛散，可行气活血，入肝、胆经，对各种结石阻滞气机导致的痛证均有良效。此四药陆教授合称"四金"，为化石排石的常用组合，用于各种肝、胆、肾结石。

虎杖　垂盆草　茵陈

【伍用功能】解毒退黄，清利肝胆。

【常用量】虎杖 15g，垂盆草 15g，茵陈 15 ～ 20g。

【经验】陆教授认为，虎杖苦寒，有清热利湿之功，可用于湿热黄疸。垂盆草淡渗利湿退黄，且有保肝作用。茵陈苦泄下降，寒凉清热，善清肝胆湿热，且有显著的利胆保肝、解热降压作用。三者合用，清热利湿退黄，且对肝胆有良好的保护作用，用于各种肝胆疾病。

桔梗　白前　百部　紫菀

【伍用功能】化痰，润肺，止咳。

【常用量】桔梗 10g，白前 15g，百部 15g，紫菀 15g。

【经验】陆教授认为，桔梗辛散苦泄，宣肃肺气，祛痰利肺，可用于各种咳嗽。白前微温柔和，祛痰降肺，也可用于各种咳嗽。百部甘润苦降，既可润肺又能降肺。紫菀柔润，长于润肺开郁下气，化痰止咳。四药性味平和，无论寒热、内伤外感、虚实之咳嗽都可用之。

夜交藤　合欢花

【伍用功能】养血，安神，助眠。

【常用量】夜交藤 30g，合欢花 30g。

【经验】陆教授认为，合欢花解郁安神，用于虚烦不眠、健忘多梦。夜交藤具有养血安神之用，用于阴虚血少所致的失眠为主。两药配伍，养血安神，用于阴虚血少所致的失眠。

制何首乌　侧柏叶

【伍用功能】补益精血，生发乌发。

【常用量】制何首乌 15g，侧柏叶 15g。

【经验】陆教授认为，制何首乌善于补肝肾，填精血，乌发，为治疗肾虚所致须发早白、脱发之要药。侧柏叶味苦涩，性寒，善于清血热。两药同用，寒温相抵，去性取用，用于各种原因引起的脱发、须发早白。

桑叶　荷叶

【伍用功能】化浊降脂。

【常用量】桑叶 60g，荷叶 30g。

【经验】陆教授认为，桑叶有降糖作用，并可促进蛋白合成，降低血脂。荷叶亦有降脂化浊作用。两药大剂量配合使用，可用于肥胖症，降低血糖、血脂。

苍术　黄柏　萆薢　土茯苓

【伍用功能】祛风除湿，通络止痛，利水排尿酸。

【常用量】苍术 15g，黄柏 15g，萆薢 15g，土茯苓 30～60g。

【经验】陆教授认为，苍术辛散苦燥，长于治疗痹证湿盛者。黄柏有清泄下焦湿热的作用，又能泻火解毒，可治疗关节肿痛。萆薢善于祛风除湿，通络止痛。土茯苓甘淡，可利湿解毒，通利关节，大剂量使用对降尿酸有良好效果。四药同用，用于痛风性关节炎，特别是痛风急性发作期疗效较好。

浮萍　乌梅

【伍用功能】疏风止痒。

【常用量】浮萍 10g，乌梅 10g。

【经验】陆教授认为，浮萍辛散，可疏风止痒，用于风邪郁闭之肌肤、风疹瘙痒。乌梅酸收敛气，对皮肤真菌有抑制作用。两药收敛兼用，可治疗各种皮肤瘙痒。

蔓荆子　白蒺藜

【伍用功能】平肝，祛风，止痛。

【常用量】蔓荆子 15g，白蒺藜 15g。

【经验】陆教授认为，蔓荆子辛散疏风，入肝经，有平肝之力。白蒺藜味苦降泄，入肝经，可平抑肝阳。两药同用，一散一泄，用于肝风内动引起的头痛头胀。

栀子　牡丹皮

【伍用功能】凉血活血，清热解毒。

【常用量】栀子 10g，牡丹皮 15g。

【经验】陆教授认为，栀子苦寒清降，善清三焦热毒，泻火除烦，又能清热凉血解毒。牡丹皮苦寒，入血分，既能清热凉血，又能散瘀消痈。两药合用，用于各种热毒疮疡。

黄芩　杜仲

【伍用功能】补肾，清热，降压。

【常用量】黄芩 25g，杜仲 15g。

【经验】陆教授认为，黄芩苦寒，可清肝胆实火，防止肝火上炎。杜仲甘温，可补肝肾。两药一温一寒，一补一泻，补泻结合，平肝息风。两药对原发性高血压和肾性高血压均有作用。

白鲜皮　地肤子　苦参　蛇床子

【伍用功能】清热燥湿，祛风止痒。

【常用量】白鲜皮 25g，地肤子 15g，苦参 10g，蛇床子 10g。

【经验】陆教授认为，白鲜皮苦寒，有泻火解毒、清热燥湿、祛风止痒之功。苦参既能清热燥湿，又可杀虫止痒，为治疗皮肤病的常用药。地肤子清热利湿止痒，可清除皮肤中的湿热与风邪。蛇床子辛苦温燥，不仅可以杀虫止痒，燥湿祛风，配伍中还可制约三药的寒凉之性。四药同用，用于各种皮肤病之瘙痒难耐效果良好。

大血藤　败酱草

【伍用功能】清热解毒，活血消痈。

【常用量】大血藤 30g，败酱草 20g。

【经验】陆教授认为，大血藤苦降开泄，长于清热解毒，消痈止痛。败酱草亦有此效。两药相须，用于肠痈、脓血便、尿道炎症。

木瓜　伸筋草

【伍用功能】祛风除湿，舒筋活络。

【常用量】木瓜 10g，伸筋草 15g。

【经验】陆教授认为，木瓜味酸入肝，和血柔筋，善于舒筋活络，且能祛湿除痹，对筋脉痉挛尤为有效。伸筋草辛散，苦燥，温通，能祛风湿，入肝经，而善于通经络。两药合用，用于风湿性关节痛、痛风等痹证引起的关节活动不利、肌肉挛急。

水蛭　鬼箭羽

【伍用功能】活血通络，降糖降脂。

【常用量】水蛭 3～10g，鬼箭羽 15g。

【经验】陆教授认为，水蛭咸苦入血，可破血逐瘀，水煎剂可改变血液流动学，降血脂，消除动脉粥样性斑块。鬼箭羽破血逐瘀，有降糖降脂之效。两药相须，用于高血糖、高血脂属瘀血阻滞者，能有效控制糖尿病出现的并发症。

乌药　青皮　小茴香

【伍用功能】行气，散寒，止痛。

【常用量】乌药 10g，青皮 15g，小茴香 15。

【经验】陆教授认为，小茴香辛温，能暖肝肾，散寒止痛，为治疗寒疝之要药。青皮辛温破气，通气力强，能破气散结。乌药辛温，散寒邪，宣通气机，善疏散凝滞。三药相须为用，为治疗寒疝腹痛之佳品。用于寒疝疼痛、睾丸偏坠等男科疾病及寒性妇科病。

槐花　侧柏叶

【伍用功能】清肠热，凉血止血。

【常用量】槐花 15g，侧柏叶 15g。

【经验】陆教授认为，槐花寒凉，可凉血止血，且味苦下行，善清大肠之火，用于痔疮出血、便血最为合适。侧柏叶苦寒而涩，善清血热兼收敛止血，为治疗血热出血之要药。两药同用，用于痔疮出血及血热便血。

白术　山药

【伍用功能】健脾，益气，止泻。

【常用量】白术 15g，山药 20g。

【经验】陆教授认为，白术性甘苦温，主入脾、胃经，可健脾燥湿，运化脾胃，治疗脾虚湿盛所致的泄泻。山药甘平，补脾益气，滋养脾阴，为止泻之良药。两药同用，用于脾虚泄泻，不仅可健脾燥湿止泻，还可防止下利伤阴。

酒大黄　黄连

【伍用功能】清热泻火，降脂降糖。

【常用量】酒大黄 3～15g，黄连 6g。

【经验】陆教授认为，大黄苦寒泻下，推陈致新，有止血、保肝、降压、降糖、降脂之用。黄连清热泻火，亦可降低血糖。两药同用，用于高血糖属湿热壅盛者。

瞿麦　萹蓄

【伍用功能】利水通淋。

【常用量】瞿麦 15g，萹蓄 15g。

【经验】陆教授认为，瞿麦苦寒降泄，入心、小肠经，可清心与小肠火，导热下行，利尿通淋，尤适合治疗热淋。萹蓄入膀胱经，可清利下焦湿热。两药同用，用于热淋效果甚佳，也可用于尿路结石、肾结石引起的小便不利。

薏苡仁　皂角刺

【伍用功能】散结，消肿，排脓。

【常用量】薏苡仁 20g，皂角刺 10g。

【经验】陆教授认为，薏苡仁性凉，清热排脓。皂角刺辛温，排脓消肿。两药寒热同用，用于各种痈疽疮疡初起或脓成不溃之时。

三七粉　琥珀粉

【伍用功能】活血，镇静，安神。

【常用量】三七粉 3g，琥珀粉 3g。

【经验】陆教授认为，三七苦温入血，可活血定痛，降血压，减慢心率，助睡眠。琥珀入心、肝经，质重，可镇静安神，且可活血散瘀。两药同用，可用于各种失眠，尤以血瘀所致失眠为佳。

常用剂量灵活

　　陆教授对药物剂型使用和药量变化的运用十分灵活。根据"汤者，荡也；丸者，缓也"，陆教授治疗疾病经常前期用汤剂，后期继以丸剂巩固疗效。陆教授熟读《伤寒论》，对其中经方的药量使用非常熟悉，十分重视药物剂量的选择配伍，如《伤寒论》中桂枝汤、桂枝加桂汤和桂枝加芍药汤均由桂枝、芍药、生姜、大枣、甘草五味药组成，但使用药量不同，起到的作用也有区别。陆教授根据其配伍比例，桂枝、芍药 1∶1 使用，功效为解肌发表，调和营卫；桂枝、芍药 5∶3 使用，功效为温通心阳，平冲降逆，治疗奔豚气；桂枝、芍药 1∶2 使用，则具有温中缓急作用。

　　陆教授经过长期探索，对药量使用有其独特经验，如使用代赭石 30g 治疗肝阳上亢，取其质重平肝潜阳之效，用量较大；而用于胃气上逆之呃逆时，仅用 6～10g，取和胃降逆之功，用量较小。薄荷用 6g 以疏肝行气，而清热解毒时用 15g。陆教授善用柴胡，用柴胡升举阳气及疏肝解郁时，治气陷证和肝气郁结证时用 10g；用柴胡和解表里，取其退热之功时用至 20g。又如半夏一药，因其有毒性，陆教授常用清半夏，且用量相对较大，用于燥湿化痰时用 15g，用治顽固性失眠则用至 30g。陆教授常说，药物用量不可一成不变、千篇一律，要根据患者的个人体质、病证轻重等进行加减，灵活变化，这样才能获得最佳疗效。现把陆教授常用中药剂量的变化列举如下。

半夏

　　常用量：15g。特殊用量：30g，治失眠。

　　半夏始载于《神农本草经》，其燥湿化痰、降逆止呕、消痞散结之功为历代医家所熟知且习用，然其镇静安神治疗失眠之效却多为人所忽视。陆教授常重用半夏治疗失眠。凡阴阳不交、脾胃失和、痰结湿滞、气郁血瘀等所致失眠，无论虚实寒热均据证以重剂半夏治之。只要配伍得当，效果良佳。

　　早在《灵枢》中即有重用半夏治疗不寐之论述。书中所载之半夏秫米汤可谓重用半夏治失眠之第一方，半夏剂量达到 5 合（约今 65g）。现代研究表明，半夏具有镇静、催眠、抗惊厥、兴奋迷走神经的作用。叶天士云："阳气不交于阴……令人痞不成寐。"半夏辛润沉降，通阳交阴，安眠作用颇佳。张锡纯论半夏曰："半夏生当夏半，乃阴阳交换之时，实为由阳入阴之候，故能通阴阳和表里，使心中之阳渐渐潜藏于阴，而入睡乡也。"半夏功擅除痰化湿，降逆开郁，乃太阴脾经、阳明胃经之要药。《本草分经》谓半夏："体滑性燥，和胃健脾，兼行胆经，发表开郁，下气止呕，除湿痰……燥和胃气而通阴阳，治一切脾湿之症。"配伍其他清热药，共奏镇静安眠之效。《名医别录》有"胃不和，夜不得眠"之谓，而肝胆气郁亦可扰乱神志，令人烦闷不安，睡卧不宁。半夏长于和胃，为调治脾胃之要药，又有降逆开郁、平疏肝胆之功。久病不寐之人多有肝（胆）胃不和者，半夏开郁散滞而安眠。陆教授以半夏镇静安眠之功治一切失眠症，且重剂效宏，而量小则功弱。

制川乌

常用量：10g。特殊用量：20～30g，治疗风寒湿痹痛。

川乌最早见于《神农本草经》，有大毒，可祛寒湿，散风邪，温经止痛，常用治风寒湿痹。《医学启源》曰："川乌，疗风痹半身不遂，引经药也。"又云"其用有六：除寒一也；去心下坚痞二也；温养脏腑三也……"可见，在治疗风寒湿痹痛中，川乌具有重要的止痛作用。陆教授常以川乌止痛之功治疗各种风寒湿痹痛，收效显著。川乌有大毒，陆教授常用炮制品，虽疗效稍欠，但较安全。根据疼痛程度，一般剂量为10g，随药煎煮即可；用到20g，需先煎半小时；用到30g，需先煎1小时。如用生川乌10g，需先煎半小时；用20g，先煎1小时；用30g，先煎两小时。需要注意的是，使用时一定要从常用小剂量开始，逐渐递加，并随时观察病情变化，以防中毒。且见效即止，不可久服。

葛根

常用量：15g。特殊用量：30g，可开窍，治疗耳鸣、耳聋、脑鸣。

葛根始载于《神农本草经》，功效升阳解肌，透疹止泻，除烦止渴，用治伤寒、温热头痛、项强、烦热消渴、泄泻痢疾、斑疹不透等。除此以外，金元四大家之一的张元素提到："又有葛根黄芩黄连解肌汤，是知葛根非太阳药，即阳明药……若头颅痛者可服之。"现代研究发现，葛根能改善高血压动脉硬化患者的脑循环，作用温和。葛根黄酮及葛根酒浸膏均能使冠状血管血流量增加，血管阻力降低。因此，对高血压导致的耳鸣、脑鸣，葛根有非常好的治疗作用。《药品化义》言葛根"因其性味甘凉，能鼓舞胃气……治胃虚热渴，酒毒呕吐，胃中郁火，牙疼口臭"。过度饮酒会导致耳聋、耳鸣甚至脑鸣，胃中郁火上扰会蒙蔽耳窍，导致耳鸣。此时重用葛根，因其性味甘凉，能够急清胃火，解酒毒，故可使耳目聪明，头脑清晰。陆教授常以葛根能升清阳、清降火热酒毒之功，治耳聋、耳鸣、脑鸣，且剂量较大，随症加减，效果显著。常与石菖蒲相须为用。

代赭石

常用量：6～10g，降肺胃之气。特殊用量：30g，降肝气。

代赭石最早见于《神农本草经》，可平肝潜阳，重镇降逆，凉血止血，常用治噫气呕逆、噎膈反胃、哮喘等肺胃气上逆之证，代表方剂如《伤寒论》中的旋覆代赭汤，其代赭石用量为6g。因本药主入肝经，故可降肝气，以镇肝降逆，如建瓴汤中代赭石的用量为24g，镇肝熄风汤中则用到30g。可见，用于降肝气时用量明显大于降肺胃之气。陆教授认为，本药源于矿石，药性苦寒沉降，易伤脾胃之气。肺胃位于中上焦，肺又为娇脏，所以不能攻伐太过。肝为刚脏，其气主升主动，易亢易逆，可耐攻伐，因此，降其气需大剂量使用，这样方可收效显著。

桑叶

常用量：15g。特殊用量：60g，降脂减肥。

桑叶首见于《神农本草经》，味苦、甘，性寒，可清肺润燥，散风热，平肝阳，清肝明目。传统用于肺热咳嗽、燥热干咳、风热感冒及肝阳上亢等。现代研究证实，桑叶还具有降脂的功效。桑叶煎剂可明显降脂，减少高血脂的发生，这可能与其能平肝阳有关。临床上，陆教授常用大剂量桑叶配伍荷叶，为肥胖者减脂，减重效果明显。

荷叶

常用量：10g。特殊用量：30g，降脂减肥。

荷叶苦、涩，平。入肝、脾、胃经。有清暑化湿、升发清阳、散瘀止血之功，为夏天解暑的常用药。《医林纂要》载："荷叶，功略同于藕及莲心，而多入肝分，平热去湿，以行清气，以青入肝也。然苦涩之味，实以泻心肝而清金固水，故能去瘀、保精、除妄热、平气血也。"荷叶有祛湿、行清气而化浊的功效，与桑叶降脂有异曲同工之妙，同时荷叶碱有明显的减肥作用。陆教授常用荷叶配伍桑叶治疗肥胖。治疗肥胖时用量很大，三倍于正常量，量大而效优。

薄荷

常用量：6g，疏肝。特殊用量：15g，解毒。

薄荷性凉，辛。入肺、肝经。可疏散风热，清利头目，利咽透疹，疏肝行气。用治外感风热、头痛、目赤、咽喉肿痛、肝郁气滞、胸闷胁痛、麻疹瘾疹等。陆教授使用薄荷与传统用量不一样，用于疏肝（如逍遥散）时，用量较少；而用于解毒时（如银翘散）则达到18g。现代研究证实，薄荷有杀菌和抗病毒作用，故陆教授临床用小剂量疏肝，大剂量解毒。根据患者的热毒程度而控制薄荷的剂量。

柴胡

常用量：10g，疏肝升阳。特殊用量：20g，退热。

柴胡记载于《神农本草经》，具有疏肝解郁、升阳止泻、解表退热之功，多用于疏肝解郁，如小柴胡汤、柴胡舒肝丸、逍遥散之类。柴胡又可退热，如少阳证之小柴胡汤、张介宾的正柴胡饮都是用柴胡治疗外感或少阳之热病。陆教授对比两类方发现，柴胡虽同为主药，但用量明显不一样，疏肝用量少，退热用量大。陆教授经验，临床用到20g可起到很好的退热效果。

土茯苓

常用量：30g，治疗皮肤病。特殊用量：60g，治疗痛风。

土茯苓性甘，淡平。甘能补，淡能渗，故其能利湿分消，舒筋定痛，清热解毒。今人多用治杨梅恶疮、毒窜筋骨、肌肉溃烂等，亦用治淋浊带下、湿疹瘙痒。现代研究证实，土茯苓治疗痛风效佳。陆教授认为，痛风属湿邪为病，湿浊瘀阻，停滞经髓而致骨节肿痛，用大剂量土茯苓治疗痛风，可利湿分消，舒筋定痛，清热解毒，效果明显。

玉米须

特殊用量：100g，代茶饮，治疗糖尿病。

玉米须甘淡而平，功能利水渗湿消肿，用于水肿、小便不利，可使肝胆湿热从小便而出；利疸退黄，用治湿热黄疸。现代研究证实，玉米须含有大量硝酸钾、维生素 K、谷固醇、豆固醇和一种挥发性生物碱，具有利尿、降压、降血糖、止血、利胆等作用，可用于糖尿病、高血压、肝炎、胆道结石、鼻炎及哮喘等。因鲜品浸泡后，水有淡淡清香且微甜，故特别适合长期泡水喝，用治糖尿病。

鲜白果

特殊用量：7 粒，微波炉高火打 1 分钟，治疗夜尿频。

鲜白果又名银杏果，味甘苦而平，性涩而收。可定痰哮，敛喘嗽，缩小便，止带浊。夜尿频多为肾气虚、膀胱不能固摄所致，白果能够固下焦，酸涩收敛，固摄膀胱。陆教授常让患者睡前两小时将 7 粒鲜白果用微波炉高火打 1 分钟，待白果开口，剥皮吃仁。

常用剂型多变

陆教授临床用药不拘泥于汤剂、丸剂、散剂等传统剂型，用药方式灵活多变，根据需要选择代茶饮、足浴、药枕、热敷、药膳等。

代茶饮

代茶饮最初起源为药茶。中国人善饮茶，唐代名医孙思邈门人孟诜撰写的《食疗本草》，就载有适宜"热毒下痢""腰痛难转"等症的药茶验方。唐代另一部总结性医学巨著，王焘的《外台秘要》中也有大量的代茶饮方。唐代以后，药茶一代胜过一代，且逐渐被人们所知，如灵芝茶、神曲茶、槐花茶、菊花茶、胖大海茶、荷叶茶、板蓝根茶，以及安神代茶饮、和胃代茶饮等。

中药代茶饮可根据患者病情需要灵活组方，既保持了中医汤剂辨证论治、加减灵活的特色，又克服了传统汤剂煎煮麻烦、携带不便的缺点。中药代茶饮的特点是轻灵精巧，甘淡平和，适合大多数疾病，尤其对一些较轻的病证和慢性病，如咽喉疾病，通过代茶频服，效果显著。陆教授常使用金银花、菊花、麦冬、胖大海等药物沸水冲泡代茶饮治疗慢性咽炎，用玉米须代茶饮治疗糖尿病。同时自创"八味降脂茶"和"陆氏三花茶"治疗高脂血症、高血压、肥胖等（见经验方）。

足浴

《黄帝内经》记载："阴脉集于足下，而聚于足心。"足部穴位对各种刺激非常敏感，穴位又与全身各脏腑器官密切相连，中草药足浴泡脚具有促进气血运行、温煦脏腑的作用，可达到内病外治、上病下治的效果。人体的足部有与各脏腑器官相对应的区域，即反射区，刺激这些反射区，能调节人体各脏腑器官的生理功能，达到治疗疾病和自我保健的目的。

陆教授治疗高血压、中风、痹病、失眠及感冒等，常嘱咐患者用内服煎剂的药渣再煎水泡脚，如用"鸡血藤16味"治疗颈椎病、腰椎病、膝关节病、中风、失眠、眩晕、头痛，用"温胆安神汤""枕清眠安汤""归脾安神汤"治疗失眠等，均再煎泡脚。一方面可以增强疗效，另一方面可使药效充分利用，不至浪费。陆教授还专门创制了治疗高血压的"降压泡脚方"（详见经验方），经验证实，长期使用效果良好。陆教授提出，他的经验方均可药渣再煎泡脚，大部分经临床验证效果良好，但是否所有汤剂的药渣均可用此法增强疗效，还有待临床进一步观察。

药枕

药枕是改善睡眠常用的一种治疗方法，也适用于慢性疾病患者，如鼻炎、颈椎病、偏头痛、高血压等。早在晋代，葛洪的《肘后备急方》中就载有用大豆装入枕中，治成豆枕，以治疗失眠。孙思邈的《备急千金要方》亦有豆枕的记载。明代李时珍在《本草纲目》中载有绿豆枕、吴萸枕、决明菊花枕、蚕沙枕等多首枕疗方。药枕中的药物芳香走窜，可通过呼吸进入人体，达到"闻香祛病"之功。其持续作用于头部后侧穴位，通过经络传导，以调和人体气血。

陆教授治疗失眠、高血压、眩晕等时，常嘱患者自制药枕以增强疗效。如以绿茶为主，配用野菊花、夏枯草、决明子等制成药枕治疗高血压、眩晕；用夜交藤、合欢花等药制成药枕治疗神经衰弱导致的失眠；用黄芪、白术、防风、桂枝、薄荷等制成药枕，益气固本，预防感冒。不同患者所选药物，根据辨病辨证结果进行配伍。

热敷

热敷疗法是临床常用的外治法之一，也是陆教授治疗各种痹证疼痛常用的方法。热敷是把中药装入布袋，煎煮后热敷于患处，通过药力和热力的共同作用，达到温通经络、活血止痛、祛风除湿、消肿祛瘀等作用，临床常用治各种软组织损伤、挫伤、扭伤、腰腿痛、肩周炎、风湿性关节炎、颈椎病等，对缓解疼痛等有较好疗效。陆教授的"痹证外用方"不仅能治风湿寒凝经脉所致的疼痛、各种骨关节病、肌肉拉伤、风湿性关节炎等，大部分腰腿痛、颈椎病患者配合使用热敷法，较单用中药内服或单用针灸治疗疗效更加显著，缓解病痛的效果更好。陆教授自创的方剂如"鸡血藤16味"用治颈椎病、腰椎病、膝关节病，"中风方"治疗面神经麻痹、中风等肢体活动不利，"风湿方"治疗痹病，"调经方"治疗妇女气滞血瘀型痛经等，在水煎服的同时用药渣热敷患处，使药力直达病所，可充分发挥药效，增强疗效（具体方剂见经验方）。

药膳

药膳发源于我国传统的饮食和中医食疗文化，是在中医学、烹饪学和营养学理论指导下，严格按药膳配方，将中药与某些具有药用价值的食物配伍而制作成的食品。"寓医于食"，将药物作为食物，赋以食物药用，药借食力，食助药威，两者相辅相成，相得益彰。如成都同会堂的荷叶凤脯、虫草汽锅鸡，广春堂的银杏鸡丁，吉林的爆人参山鸡片等都各具特色而驰名。

陆教授非常熟悉药膳，经常建议患者辅以食疗治疗慢性病，或在病情较轻的情况下尽量不服中药汤剂，或用恰当的药膳配合药物治疗，以增强疗效。如体质虚弱、气虚明显者建议适当食用人参母鸡汤以补助元气；脾胃虚弱者建议经常食用山药、扁豆、红枣、莲子肉等补脾益气；脾胃虚寒而腹痛者建议食用干姜粥以温中散寒止痛；久病体虚者用牛肉炖汁，以健脾益肾，补气养血，强筋健骨；阴虚咳嗽者食用银耳雪梨羹，以滋阴润肺止咳；失眠者睡前饮小米粥或牛奶以助睡眠；老人肠燥便秘者建议经常食用蜂蜜决明茶，以润肠通便；夏季暑湿之邪导致的中暑，饮荷叶冬瓜汤清热祛暑，利尿除湿；产妇催奶，用猪蹄或母鸡或鲫鱼加黄芪炖汤，等等。

相对于中药汤剂而言，代茶饮、足浴、药枕、热敷、药膳等方法单用效果比较缓慢，故需经常配合使用。因其对人体损害较小，对病情较轻浅或需长期调理的慢性疾病患者，陆教授常从患者角度考虑，在保证疗效的前提下，尽可能采用恰当的方法，既减轻患者的经济负担，又能减轻患者的治疗痛苦。这反映出陆教授不仅有高超的医术，更有高尚的医德，是我辈医者学习的楷模。

常用药物替换

陆教授临床用药不拘泥书本，如遇到某味药缺货或考虑患者的经济负担等，常用他药代替。药物的灵活替换，是基于陆教授对中药的精准把握。从年轻时上大学开始，他就研究每味中药。临证时，他往往从药物的来源、有效成分、性味归经等多方面进行考虑，并结合现代研究及各种资料对药物进行替换。现将陆教授临床常用的药物替换列举如下。

川乌　草乌

两者都可祛风除湿，温经止痛。现代研究证实，两者均含有乌头碱，可麻痹神经，从而达到止痛之效。因此临床治疗风寒湿痹时，两者常相互替用。

檀香　降香

两者性味相似，且皆作用于中上焦，具有理气活血止痛的作用。因檀香为贵重药品，故用治中上焦的气滞胸胁所致的胸痹胁痛常用降香代替。

延胡索　青皮

两药性味相似，都可作用于中焦。现代研究还证实，两药皆可松弛腹部平滑肌，对脾胃、肝胆气滞引起的腹部疼痛具有良好效果，故对气滞所致的中焦疼痛常互相代用。

人参　党参

两者均可补脾肺之气。现代研究证实。两药均能增强肠胃消化、吸收功能，延缓衰老，抗辐射，抗心肌缺血，均能改善学习记忆能力，有益智、抗痴呆等作用。因人参为贵重稀有药物，故治疗脾肺气虚证时，常重用党参代替。

麻黄　香薷

现代研究证实，两药挥发油皆可发汗解热。中医学认为，香薷为夏月之麻黄，麻黄发汗力量比香薷峻猛，因此夏季之时或风寒轻证，陆教授常用香薷代替麻黄。因麻黄为国家管制药品，麻黄无货时用香薷代替。

穿山甲　莪术

现代研究证实，两者皆有活血化瘀作用。中医学认为，穿山甲可用于疮疡肿痛，莪术为破血逐瘀药，亦可活血止痛。因穿山甲为国家保护动物，物稀价贵，故临床上常用莪术代替，以奏破血止痛之功。

川乌　附子

川乌与附子均源于同一物，含有的化学成分区别不大，含有的乌头碱有明显的止痛作用。中医学认为，两药均能温经散寒止痛，故治疗各种风寒湿痹痛或脏腑痛时常相互换用。

砂仁　白蔻仁

现代研究证实，两者均含有挥发油，可兴奋平滑肌，均可增强胃肠消化功能，促进消化。中医学认为，两药均能温中化湿，行气开胃。因砂仁价高，故用于寒湿困阻中焦诸症时，陆教授常用白蔻仁替换。

桑白皮　五加皮

现代研究证实，两者都有利尿作用。中医学认为，两药均能利水消肿，故治疗水肿诸症时，陆教授常替换使用。

大腹皮　槟榔

现代研究证实，两药均有促胃肠蠕动、利水、驱杀绦虫作用。中医学认为，两者均可行气利水，杀虫消积，故临床上陆教授治疗气滞水肿时，常相互替用。

佛手　香橼

现代研究证实，两药均有调节胃肠运动、健胃、祛痰等功能。中医学认为，两者均能疏肝理气，和胃宽中，燥湿化痰，故对于中焦的气郁气滞诸症，陆教授常相互替用。

僵蚕　蝉蜕

现代研究证实，两者均有镇静、抗惊厥作用。中医学认为，两药均能息风止痉，故用于惊风抽搐之症时，陆教授常相互替用。

酸枣仁　夜交藤

现代研究证实，两药均有镇痛镇静、改善睡眠的作用。中医学认为，两者均可养心安神，用于虚证失眠，可相互替用。因酸枣仁价格较高，故陆教授常用夜交藤代替。

乳香　没药

乳香、没药均为外来药，为近缘植物渗出的树脂，功效、主治相似，都有消瘀定痛功效。故临床上治疗各种血瘀疼痛，陆教授常相互替用。

桃仁　红花

现代研究证实，红花的成分可促进血液循环，使血流加快。桃仁可降低血管阻力，也可使血流加快，两者虽作用机理不同，但均有使血流加快的作用。中医学认为，桃仁、红花都属活血化瘀药，且药力相似，故临床上陆教授常相互替用。

淫羊藿　巴戟天

两药性味、归经相同，均为补阳药，且在补肾壮阳方面效果较好，故临床用于补肾壮阳时，陆教授常相互替用。

龟甲　鳖甲

两者均为血肉有情之品，为动物甲壳，是滋阴潜阳药，因此临床用治肾阴亏虚发热时，陆教授常相互替用。

石斛　玉竹

两药均属滋阴药，都入胃经，临床用于胃阴不足证时，陆教授常相互替用。

麦冬　天冬

两药性味相近，功效类似，临床治疗心肺阴虚或胃阴虚时，陆教授常相互替用。

桑螵蛸　益智仁

两药皆为缩尿固精之要药，临床用于肾虚遗精、尿频时，陆教授常用益智仁代替桑螵蛸。

常用经验针法

一、"扶正安神通任"针法

（一）理论基础

"扶正安神通任"针法是陆教授在多年针灸治疗失眠的基础上总结创立的一种疗法。所谓"扶正"是指扶助正气，即补虚；"安神"是指安定情志；"通任"是指疏通任脉。随着治疗经验的丰富和理论的完善，陆教授在此基础上提出了"三不"病机学说。进一步临证发现，本针法经配伍，可广泛用于内科疾病及骨关节病、妇科病等，特别是对疑难杂症等慢性病治疗，具有效果好、见效快、方法简单、易于操作的特点。其中，"不平不荣"病机体现了对"扶正"治疗的认识，而"扶正"又是对"不平不荣"病机的治疗。同样，"不通"是对"通任"的认识，"通任"是对"不通"病机的治疗。两者的产生虽有先后，但互为因果。

"扶正安神通任"针法治疗范围广，是陆教授临床最常用的仰卧位针法。

1. 扶正　正指正气，指人体对疾病的防御能力、抵抗力和自我修复能力，以及人体对内外环境的适应能力。邪指邪气，指各种致病因素，包括由这些致病因素引起的病理变化。任何疾病的发生过程不外乎正气与邪气斗争的过程。

中医学认为，疾病的发生与发展涉及正与邪两个方面，而且非常强调正气在治疗中的作用，认为脏腑功能正常，气血充盈，正气强盛，邪气就无从侵入，疾病就不会发生，此即所谓"正气存内，邪不可干"（《素问·刺法论》）。相反，正气虚弱，抵抗力不足，则病邪就容易趁虚侵入而引发疾病，此即"邪之所凑，其气必虚"（《素问·评热病论》）。

正气的作用不仅决定疾病的发生，而且关系着疾病的发展、预后和转归。正胜邪退，疾病就趋向好转或痊愈。正不胜邪，则病情就会恶化，甚至死亡。因此，在治疗上离不开扶正与祛邪两个法则。

陆教授认为，疾病的过程就是邪正斗争的过程，这一过程中，正气的强弱一般是矛盾的主要方面，即正气是决定发病的内在因素。特别是疑难病患者，病程长，体质弱，正气不足往往是疾病久治不愈的关键所在，即"久病多虚"，对此应注重扶正。对以虚为主的患者，扶正是必须使用的方法。《素问·阴阳应象大论》云："治病必求于本。"根据《素问·生气通天论》"阴平阳秘，精神乃治"的原则，陆教授多采用虚则补之、损则益之的方法。对虚实夹杂者，扶正与祛邪的先后运用则根据正邪双方在疾病表现中所处的地位，区别主次矛盾，灵活掌握。正虚为主、不耐攻伐者，扶正能够增强正气，有助于机体对抗邪气，即所谓"正胜邪自去"；邪胜为主、正虚尚耐攻伐者，则以祛邪为主，兼顾扶正。

对气逆、阴阳失衡等证，陆教授认为也属扶正（此"正"为"平衡"之意）范畴，可采用"损者益之""衰者彰之""虚者补之""下者举之""劳者温之""燥者润之""散者收之""脆者坚之"等方法，明确扶正所对应的脏腑经络等部位及气血津液的阴阳虚衰情况，有针对性地进行治疗，使机体达到平衡状态。此针法的功能更多地体现在这些方面。

扶正法的原理在于以人为本，调动患者的自身功能；补益气血精津之不足，使气血以顺为通；调整阴阳，纠正偏盛偏衰，使之归于平衡；调理脏腑，使五脏藏而不泻，满而不实，以守为补，使六腑泻而不藏，实而不满，以通为顺为补。从西医学看，扶正包括调节各器官系统的功能、补充机体物质和增强非特异性抗病能力等诸多方面。

2. 安神　中医学认为，心藏神，主神明。脑为元神之府。精、气、血是神的物质基础，神是人的生命之本。《素问·八正神明论》说："血气者，人之神。"《灵枢·平人绝谷》说："神者，水谷之精气也。"《灵枢·小针解》说："神者，正气也。"《灵枢·天年》说："失神者死，得神者生。"这些论述均说明，神由精、气、血所生成，其功能泛指整个人体生命活动的表现，是人的精神意识、思维活动和脏腑器官、气血、津液等生理活动的集中表现，以及正气盛衰的总体反映。

《类经·摄生类》说："虽神由精气而生，然所以统驭精气而为运用之主者，则又在吾心之神。"说明神能够统领和调控精气血津液在体内正常代谢。神源于脏腑精气，又反作用于脏腑调节其生理功能。神的存在反映了脏腑功能正常与否。良好的精神情志能够主宰五脏精气的正常运行，使脏腑的升降出入协调有序。《素问·灵兰秘典论》说："心者，君主之官，神明出焉。"《素问·宣明五气》云："心藏神。"这足以说明神在人体生命活动中具有主宰地位。人体的精、气、血、津液充盈与否，脏腑功能正常与否，情志活动调畅与否均依赖神的统帅与调控作用。故陆教授认为，临床治疗的首要任务是"调神"。要根据情志变化对精、气、血、津液以及脏腑功能的影响，有针对性地消除情绪刺激因素，调整患者的机体状态，以畅达气血，恢复脏腑生理功能，平衡阴阳，达到治病康复的目的。

张介宾在《类经·针刺类》中言："形者神之体，神者形之用；无神则形不可活，无形则神无以生。"形神合一论是中医学的又一指导思想——"整体恒动观"在形神关系上的具体体现，对于指导中医诊断及治疗有十分重要的意义。

形神合一论最早见于《黄帝内经》。《黄帝内经》将形神合一论称为"形与神俱"。《素问·上古天真论》说："上古之人，其知道者，法于阴阳，和于术数，食饮有节，起居有常，不妄作劳，故能形与神俱，而尽终其天年，度百岁乃去。"所谓形与神俱，是指形体与人的精神、意识、思维活动密切相关。神生于形，并以形为物质基础，神不能离开形体而独立存在。它为形之主，只有在神的主导下，机体才能完成各种生理功能，才能发挥调节功能，适应内外环境的变化。

形神关系对人体的生理功能和病理变化都有重要影响。多年来，陆教授在临证中始终坚持形神合一，重视两者生理上相互为用、相辅相成，病理上相互影响、相兼为病，并重视调节两者的关系。调神以治形，调形以治神，既治形又治神，从而使患者更快地恢复健康。陆教授还看到，精神因素往往还影响人的气血，从而影响疾病的转归。如疑难病患者往往病程长，久治不愈，一方面由于疾病的影响会导致气机异常，情志障碍；另一方面因长期病痛折磨，患者的治愈希望破灭，也会伴随烦躁、情绪不稳等情况，故治疗过程中，陆教授既重视心理因素对躯体疾病的影响，又不忽视某些神志现象对疾病所产生的间接影响，治疗中或以安神为主，治形为辅；或以治形为主，调神为辅；或形神兼治，使气和神达形安；或采用调形以安神之法，运用其发明的"形神调节按摩术"等直接对形体治疗，达到形安神达、形神兼治、形神俱安、调神养形之目的。采用安神法治疗，不仅能够改善患者的精神状况，而且有助于气机通畅，为缓解病情打下基础。

神分布于全身，游行于经络之中，腧穴是神气游行出入之处，故针刺的目的是获得经络腧穴中的神气。《灵枢·九针十二原》说："所言节者，神气之所游行出入也。"

安，安定、平安、使之安稳之义。安神就是在针刺过程中，通过调整患者的心理状态和集中医生的精神意志，与针刺施术，形神结合，使针下易于得神取气，从而发挥针刺调气的作用。

3. 通任　陆教授基于中医通路系统理论提出了"三不"病机学说。其中，"不通"是指人体各个通路系统中运行的物质应通而不通，导致疾病发生、发展与变化的机制，既包括滞涩不畅，又包括闭阻不通、运行无力而不通、气血津精不足而不通。陆教授临证非常重视"不通"病机，水谷通路不通会出现胃肠疾病；外气通路不通则呼吸受阻，会出现咳、喘、呼吸困难等肺系疾病；经络不通，可出现该经循行部位及所属脏腑的病证，如足太阳膀胱经受邪可出现头、腰背疼痛等。人体功能正常是以五脏六腑功能正常为基础的。任脉为阴脉之海，行于人体前正中线，且与脏腑关系最为密切。任脉又与足厥阴肝经、足少阴肾经、足太阴脾经、带脉等多条经脉相交，对治疗胸腹部病证和相应的内脏器官病证具有良好效果。脏腑的生理病理变化是疾病发生、发展的内在依据，安内有助于消除外在症状。尤其是任脉的部分腧穴又具有扶正强壮作用，且部分腧穴有安神作用，所以疏通任脉不仅可以调节脏腑的功能状态，又能扶正补虚，而且有助于改善患者的精神状态。通任治法体现了形神兼治中对形的治疗。

扶正、安神、通任既是治疗手段，又是治疗目的，三者相互结合，相互影响，互为因果。扶正利于安神通任，安神又利于扶正通任，通任又利于扶正安神。三者结合，对于增强患者体质、调整患者情绪、消除精神神经方面症状、改善脏腑功能状态、促进疾病早日痊愈具有重要作用。

（二）适用病证

"扶正安神通任"针法初为不寐患者而设，随着临证经验的丰富，陆教授将此针法逐渐用于"三不"病机的治疗上。经过合理配伍，治疗范围较广，适用于不寐、头痛、郁证、胸痹、脘腹痛等多种内科疾病，以及骨关节病、男科、妇科疾病等，也适用于疑难杂症。临床如遇症多复杂，理不清、道不明的疑难杂症时，陆教授采用此针法治疗一段时间后，患者病情往往逐渐明朗。对此学生往往疑惑，陆教授则说："管他黑猫白猫，治好病人算数。"陆教授说，长时间使用此针法，可以提高人体免疫力和机体的自我修复能力。

（三）主穴详析

1. 基本取穴

（1）百会（交会穴）　属经：督脉。

定位：后发际正中直上 7 寸（即前发际正中直上 5 寸）。

功效：升阳举陷，益气固脱。

（2）四神聪　属经：奇穴。

定位：在顶部，当百会前后左右各 1 寸，共 4 穴。

功效：清利头目，醒脑开窍。

（3）风池　属经：足少阳胆经。

定位：枕骨下，胸锁乳突肌上端与斜方肌上端之间的凹陷中。

功效：平肝息风，祛风解毒，通利官窍。

（4）膻中（心包之募穴、八会穴之气会）　属经：任脉。

定位：前正中线上，两乳头连线中点。

功效：宽胸理气，活血通络，清肺平喘，舒畅心胸。

（5）中脘（胃之募穴，八会穴之腑会）　属经：任脉。

定位：前正中线上，脐上 4 寸；或脐与胸剑联合连线的中点处。

功效：疏肝养胃，消食导滞，和胃健脾，降逆利水。

（6）气海　属经：任脉。

定位：前正中线上，脐下 1.5 寸。

功效：补气理气，益肾固精。

（7）关元（小肠之募穴）　属经：任脉。

定位：前正中线上，脐下 3 寸。

功效：培肾固本，补气回阳，清热利湿。

（8）足三里（合穴，胃下合穴）　属经：足阳明胃经。

定位：犊鼻穴下 3 寸，胫骨前嵴外一横指处。

功效：升发胃气，燥化脾湿。

（9）三阴交（足三阴经的交汇穴）　属经：足太阴脾经。

定位：内踝尖上 3 寸，胫骨内侧缘后际。

功效：健脾益血，调肝补肾，安神。

（10）太冲（输穴，肝之原穴）　属经：足厥阴肝经。

定位：足背，第一、二跖骨结合部之前凹陷中。

功效：平肝息风，清热利湿，通络止痛。

（11）曲池（合穴） 属经：手阳明大肠经。

定位：屈肘呈直角，在肘横纹外侧端与肱骨外上髁连线中点。

功效：清热解表，散风止痒，消肿止痛，调和气血，疏经通络。

（12）外关（络穴、八脉交会穴、通阳维脉） 属经：手少阳三焦经。

定位：腕背横纹上2寸，尺骨与桡骨正中间。

功效：疏表解热，通经活络。

（13）合谷（原穴） 属经：手阳明大肠经。

定位：在手背，第一、二掌骨间，当第二掌骨桡侧的中点处。

功效：镇静止痛，通经活络，清热解表。

2.方义 足三里、气海益气健脾，扶正固本。膻中、中脘、气海或关元属任脉经穴，针刺可调理任脉，理气宽中。曲池调和营卫泄热。外关通经活络，补阳益气。百会穴属督脉，位于颠顶，为本经与手足三阳经之交会穴，为百脉之会，阳气盛极之处，与脑联系密切。四神聪为经外奇穴，《东医宝鉴》云："神聪四穴，在百会左右前后四面各相去各一寸。主头风目眩，风痫狂乱。针入三分。"两者相合，安神定志，补益脑髓，再配风池、太冲，可安神健脑，疏肝解郁，畅达气机；合谷配太冲，"开四关"。《针灸大成》云："四关四穴，即两合谷，两太冲穴是也。"合谷为大肠经原穴，所在足阳明经多气多血，善于补气、泻气，而合谷本穴可通经活络，祛风止痛。太冲是少气多血的厥阴经原穴，针刺原穴能调整脏腑气血，通达三焦气机，改善内脏功能，发挥其扶正抗邪作用。泻之可疏肝理气，平肝息风；补之可养肝血调血。太冲为冲脉之支别处，与冲脉、肾脉脉气相应，针刺太冲可调理冲、肾脉。肝气郁结常常是发病的重要因素，病机为肝失疏泄，气机郁滞，津液不行则生痰，血行不畅则生瘀，痰瘀闭阻，郁而化火生风。太冲、合谷相配，为气血、阴阳、脏腑同调，具有疏肝解郁、调畅气机、调和气血、平衡阴阳、调整脏腑之功。风池穴最早见于《灵枢·热病》，属少阳胆经腧穴，为足少阳胆经与阳维脉的交会穴，又为祛风要穴。风池之风，指穴内物质为天部的风气；池为屯聚水液之器也，指穴内物质富含水湿。风池是指气血在此化为阳热风气。本穴物质为脑空穴传来的水湿之气，至本穴后，因受外部之热，水湿之气胀散而化为阳热风气，输散于头颈各部，故名风池。针刺风池，不仅能够有效祛风，止头痛，安神定志，还可平肝息风，化痰开窍，聪耳明目；不仅可平肝息风，治疗头痛，安神镇静效果也十分显著，头痛时点按10次，头痛即止；失眠时，揉风池200次，对改善睡眠有所帮助。此穴若不刺入很深是很安全的。

上穴共用，有扶正安神通任之功，可调节患者情绪，改善其脏腑功能状态。

3.针刺方法 患者仰卧位，均双侧取穴，自上而下或自下而上取穴。常规刺入，其中膻中用用迎随补泻法，以虚为主者，针刺方向由下向上；虚中夹实、实证表现明显者，针刺方向由上向下。留针1小时左右，每周针刺2～3次，10次为1个疗程。

（四）临床加减应用

头痛、眩晕，加经验组穴"头三穴"；失眠、抑郁，加组穴"安眠三穴"；心悸，外关改内关，加神门或通里；伴腹泻者，加天枢、上巨虚；便秘者，外关改支沟；关节痛，加阳陵泉、手三里、三阳络；肩痛，加组穴"肩三穴"；膝痛，加组穴"膝三穴"；耳鸣耳聋，加"耳三穴"。

（五）刺法原因

　　使用"扶正安神通任"针法时，除取基本穴外，陆教授常临证加穴，根据症状多少、疼痛部位多少等确定，少则 30 多针，多则 70 多针，有时甚至更多。若病程长，对治疗既有一种期盼又存有一定畏惧，这时次数过频会影响其情绪稳定，不利于内环境的平衡调整，故治疗频度初期为每周 3 次，同时告诉患者症状改善后可减少针灸次数，以每周 1 ～ 3 次为宜，尽可能通过语言鼓励及改进治疗方法，减少患者的畏惧感。

　　为了能够得气，陆教授对疑难病证的留针时间往往延长至 1 小时，而常规治疗多为 15 ～ 30 分钟。关于留针时间，因患者体质和疾病性质等灵活掌握。陆教授选择留针 1 小时，是长期临床并结合经典理论逐渐摸索出的针刺最大效果时间。《黄帝内经·灵枢》对人体经络中的经气运行时间有较明确的描述："水下一刻，人气在太阳；水下二刻，人气在少阳；水下三刻，人气在阳明；水下四刻，人气在阴分……"人体经气随着时间的变化，其盛衰也会发生相应变化。经气从阳到阴运行 1 周需要近 1 小时的时间，故留针 1 小时，能够给人体经气阴阳循环 1 周的时间，使针灸的调节作用能够充分发挥。《素问·离合真邪论》说："静以久留，以气至为故，如待所贵，不知日暮。其气以至，适而自护。"留针时间的确定不仅要根据是否得气，还要考虑病情的寒、热、虚、实。《灵枢·经脉》指出："热则疾之，寒则留之。"《灵枢·终始》指出："久病者，邪气入深，刺此病者，深内而久留之。"寒证、虚证、慢性痛证，寒厥所致阳气衰微而出现的四肢不温、完谷不化等症，慢性、顽固性和痉挛性疾病及面肌痉挛、破伤风痉挛、三叉神经痛、血管神经性头痛、关节周围病变，久治不愈的重病、年老体弱及中风偏瘫等和一些针刺同时需加用艾灸的病证，可适当延长留针时间。头部、耳部等小幅度活动不受影响的部位可延长留针时间。近年来，对于最佳留针时间研究渐多，提示针刺疗效确与留针时间密切相关，长时间留针有助于疗效的提高。陆教授采取延长留针时间，让患者自我候气的办法，往往患者能睡一小觉。1 小时内气血已在体内循环两周，患者在不受外界的干扰下，通过针刺的良性刺激，调整和修复机体，最大限度地调节内环境，从而提高了慢性病的远期疗效。

　　针刺补泻手法的实施与刺激强弱大小并没有正比关系，同一种补泻法也有刺激量大小的区别。刺激量的大小与针刺的指力、深浅、捻转方向、进针出针快慢、留针时间，甚至针刺时患者的呼吸等有关。这些因素中，患者往往害怕的是为追求针感而捻转针具带来的恐惧。"扶正安神通任"针法体现了以人为本的原则，为了消除患者所惧，陆教授采用 0.22mm×40mm 较细的针具，不用手法或略施手法，不追求针感，使患者在不知不觉中接受治疗。此针法具有针细、针多、留针时间长、无手法、适用范围广、疗效好等特点。本针法病案详见"不寐"案六及"绝经前后诸证"案四。

二、"补肾安神通督"针法

（一）理论基础

1. 补肾 肾为先天之本，藏精，主生长发育、生殖和脏腑气化。肾精是人体生命和五脏六腑、组织器官功能活动的原动力及物质基础。肾精的充足与否直接影响人体健康。陆教授临证中常提及，随着年龄的增长，肾精会逐渐亏虚。肾府失养，髓海空虚，筋骨不健，不荣则痛，腰膝、手足常酸软或空虚酸痛。慢性病患者病程较长，久病致虚，肾精过度消耗，肾虚成为慢性病患者长时间不能治愈的主要原因。肾虚包括肾气虚、肾阳虚、肾阴虚，可引起脏腑"不平"。肾气虚则肾不纳气，肾不纳气则肺气不降；肾阳不足，阴寒内盛，则肝脉寒滞，不上助心阳，则上热下寒。脾阳失于温煦，则脾失健运。肾阴不足，阴不制阳，则心火亢盛。水不涵木，则肝阳上亢。肾精为先天之本，人体营养之源。补肾精，即补充人体所需精微物质之本，故临证治疗补肾尤为重要。对其他脏腑虚弱的病证，采用补肾之法也可起到补养该脏腑正气的作用。

2. 安神 中医学认为，形与神俱。形为神之宅，神为形之主。人的形体与精神相统一，形为神的基础，神为形的统帅，调形可以安神，安神又有助于调形，两者关系密切，不可分离。《素问·八正神明论》云："血气者，人之神。"精神因素往往作用于气血而影响疾病的转归。古代医家治疗疾病颇为重视"神"作用。《灵枢·本神》就有"凡刺之法，先必本于神"的描述。《灵枢·官能》亦有"用针之要，无忘其神"的记载。采用安神法治疗，可使患者放松精神，促进气血流通，营养脏腑组织，有益于全身疾病的恢复。陆教授认为，安神法应作为中医治疗的基本大法（见"扶正安神通任"针法）。

3. 通督 督脉属奇经八脉，为"阳脉之海"，位于背后中脊，总制诸阳，故谓之"督"，与六阳经相互联系。《素问·骨空论》云："督脉者，起于少腹以下骨中央……与太阳起于目内眦，上额，交巅上，入络脑，还出别下项，循肩髆，内夹脊，抵腰中，入循膂，络肾。"可见，督脉与脑、肾有着密切的关系，且与骨、髓息息相关，即所谓"肾主骨生髓""肾藏精，精生髓，髓养骨""脑为髓之海"。从经脉循行方面看，督脉别络散布于头部，别走于足太阳膀胱经。足太阳膀胱经第一侧线上分布有各个脏腑的背俞穴，五脏六腑之气输注均输注于此。从解剖方面看，督脉的循行路线是全身靠大脑及脊髓最近的地方，脊髓神经根正好位于督脉及膀胱经之间。神经又是各脏器发挥功能的传路，故取督脉腧穴能够通过背俞穴与脏腑相联系，调整脏腑功能，从而治疗各脏腑器官的病证。通督脉，重在对督脉及周围穴位的针刺，可调理督脉，一可通髓达脑，改善患者的精神状态，缓解其紧张情绪，提高大脑对外界事物的反应敏感度。二可提高脏腑功能，补益人体正气，增强抵抗疾病的能力。三可协调肢体运动功能，更好地发挥大脑对肢体的协调性功能。

陆教授认为，慢性病的病机在于不通、不荣、不平，具体表现在气血津液不足，经脉不通，脏腑阴阳功能失和。补肾精，即增补人体之先天之本，一身之元气，人体营养之根源。随着年龄增长，肾精逐渐亏虚，肾府失养，髓海空虚，气血不足，筋脉失养，即不荣，不荣日久则血运无力，致使经脉瘀阻而不通，"血气者，人之神"。气血和则百病消，气血若阻滞不通，则往往导致体内气机不畅而肝郁，影响情志，而良好的精神情志能够主宰五脏精气的正常运行，从而达到脏腑之气的升降出入协调有序。陆教授认为，"神"对人体有着至关重要的作用，人体的所有活动无不在"神"的功能作用下进行。通过对病证病因病机分析，尤其是对"神""心神""脑神"，以及与督脉的关系进行深入研究后发现，补肾、安神、通督相互结合，对改善脏腑功能状态、增强患者体质、调整患者心态、放松患者精神、促进疾病早日康复具有重要作用。陆教授在结合"扶正安神通任"针法的基础上，又经多年临床经验，总结开发了"补肾安神通督"针法。此针法的精髓在于补肾精，通督脉，调元神，通过补益肾精，调和督脉，安养元神，同调心神、脑神，从而达到阴阳平衡，心神合一。

（二）适用病证

脊柱病、腰背痛、坐骨神经痛、后半身不适或其他病证伴以上症状者，或经其他疗法治疗后效果不明显且病程较长的不寐患者。

（三）主穴详析

1. 基本取穴

（1）百会（交会穴）　属经：督脉。

定位：后发际正中直上 7 寸（即前发际正中直上 5 寸）。

功效：升阳举陷，益气固脱。

（2）四神聪　属经：奇穴。

定位：在顶部，当百会前后左右各 1 寸，共 4 穴。

功效：清利头目，醒脑开窍。

（3）风池　属经：足少阳胆经。

定位：枕骨下，胸锁乳突肌上端与斜方肌上端之间的凹陷中。

功效：平肝息风，祛风解毒，通利官窍。

（4）膻中（心包之募穴、八会穴之气会）　属经：任脉。

定位：前正中线上，两乳头连线中点。

功效：宽胸理气，活血通络，清肺止喘，舒畅心胸。

（5）中脘（胃之募穴，八会穴之腑会）　属经：任脉。

定位：前正中线上，脐上 4 寸；或脐与胸剑联合连线的中点处。

功效：疏肝养胃，消食导滞，和胃健脾，降逆利水。

（6）气海　属经：任脉。

定位：前正中线上，脐下 1.5 寸。

功效：补气理气，益肾固精。

（7）足三里（合穴，胃下合穴）　属经：足阳明胃经。

定位：犊鼻穴下 3 寸，胫骨前嵴外一横指处。

功效：升发胃气，燥化脾湿。

（8）三阴交（交会穴）　属经：足太阴脾经。

定位：内踝尖上 3 寸，胫骨内侧缘后际。

功效：健脾益血，调肝补肾，安神。

（9）曲池（合穴）　属经：手阳明大肠经。

定位：屈肘呈直角，在肘横纹外侧端与肱骨外上髁连线中点。

功效：清热解表，散风止痒，消肿止痛，调和气血，疏经通络。

（10）外关（络穴、八脉交会穴、通阳维脉）　属经：手少阳三焦经。

定位：腕背横纹上 2 寸，尺骨与桡骨正中间。

功效：疏表解热，通络活络。

（11）肾俞（肾之背俞穴）　属经：足太阳膀胱经。

定位：第 2 腰椎棘突下，旁开 1.5 寸。

功效：益肾助阳，强腰利水。

（12）大肠俞（大肠之背俞穴）　属经：足太阳膀胱经。

定位：第 4 腰椎棘突下，旁开 1.5 寸。

功效：理气降逆，调和肠胃。

（13）次髎　属经：足太阳膀胱经。

定位：正对第 2 骶后孔中。

功效：补益下焦，强腰利湿。

（14）肝俞（肝之背俞穴）　属经：足太阳膀胱经。

定位：第 9 胸椎棘突下，旁开 1.5 寸。

功效：疏肝利胆，理气明目。

（15）命门　属经：督脉。

定位：后正中线上，第二腰椎棘突下凹陷中。

功效：培元固本，强健腰膝。

（16）腰阳关　属经：督脉。

定位：后正中线上，第四腰椎棘突下凹陷中。

功效：祛寒除湿，强健腰膝。

（17）膈俞（血会）　属经：足太阳膀胱经。

定位：第 7 胸椎棘突下，旁开 1.5 寸。

功效：活血化瘀，宽胸利膈。

（18）阳陵泉（合穴，胆之下合穴，八脉穴之筋会）　属经：足少阳胆经。

定位：腓骨小头前下方凹陷中。

功效：疏肝利胆，舒筋活络。

（19）阴陵泉（合穴）　属经：足太阴脾经。

定位：小腿内侧，胫骨内侧下缘与胫骨内侧缘之间的凹陷中。

功效：清利湿热，健脾理气，益肾调经，通经活络。

（20）委中（合穴，膀胱之下合穴）　属经：足太阳膀胱经。

定位：腘横纹的中点。

功效：强腰止痛，舒筋通络，祛风除湿，清热凉血。

（21）承山　属经：足太阳膀胱经。

定位：当伸直小腿或足跟上提时，腓肠肌肌腹下出现的尖角凹陷处。

功效：舒筋活络，通畅理气。

（22）合谷（原穴）　属经：手阳明大肠经。

定位：在手背，第一、二掌骨间，当第二掌骨桡侧的中点处。

功效：镇静止痛，通经活络，清热解表。

3. 方义　本针法选穴坚持整体观念和标本兼治，针对心神逆乱、气血失调、脏腑失衡的病机而选穴，以达到补肾通督、调理元神的目的。

百会为督脉、足三阳经、足厥阴肝经等多条经脉的交会所在，位于人体最高点，有统督诸阳的作用。督脉循行入脑，与任脉相接，与冲脉同出一源，故针刺百会可调神益气，安神定志，醒脑开窍。风池穴可疏风通络，通阳祛邪。四神聪为经外奇穴，擅治健忘、失眠、眩晕等多种精神系统疾病，有较好的安神定志作用，针之可以促进人体的形神合一。以上诸穴均位于头部。脑为元神之府，针刺可激发阳气，调理元神，从而联系全身，共奏通督宣阳、调神益气之功。命门为督脉穴，佐以肾俞、大肠俞、次髎、腰阳关等穴，可补肾强身，振奋一身之阳气。合谷穴为四关穴，可辅助人体一身正气。曲池穴为手阳明大肠之合穴，善于疏通经络。膻中宽胸理气。足三里、气海、中脘、三阴交、阳陵泉、阴陵泉疏肝健脾，调和脾胃，以固后天之本。任脉、督脉分别总督一身阴阳之气，针之可通调督任，使阴阳相合。脾、胃、大肠为仓廪之本，气血化生之源，针之可振奋人体正气，达到调治其他四脏的作用。肝、胆、三焦为人体气机运行的中枢，针之经络可以调畅全身气机，促进水液的运行。上、中、下多脏腑经络取穴，共奏通补肾气、调督脉、调理元神之功效，使元神得复，气血得顺，脏腑得平。

4. 针刺方法　患者俯卧位，自下而上或自上而下取穴针入即可，留针 1 小时。再仰卧，针刺膻中、中脘、气海三穴，留针 1 小时。每周 3 次，10 次为 1 个疗程。

（四）临床加减应用

头痛、颈项部强痛加经验穴"颈三穴"，耳鸣、耳聋加"耳三穴"，坐骨神经痛加"臀三穴"，胯痛加"髋三穴"，膝关节痛加"膝三穴"，踝关节痛加"踝三穴"，各脏腑病加对应背俞穴。陆教授用此针法治疗脏腑疾病，常配合背俞穴使用。

古代文献和现代研究均证实，背俞穴与其脏腑的生理病理信息密切相关，可以调节脏腑之气，对脏腑的功能活动有更为直接和显著的影响。背俞穴的作用，一是治疗相应脏腑的病证；二是主治五脏所主组织、器官的病证。有研究显示，背俞穴与脏腑的联系相当大的部分使相同或相近阶段的传入神经在脊神经节进行整合，脊神经节汇聚神经元是背俞穴对相应内脏具有相对特异性的重要形态学基础之一。

（五）刺法与原因

"补肾安神通督"针法和原因与"扶正安神通任"针法相同，详见"扶正安神通任"法。本针法病案详见颈椎病案四和腰椎病案四。

常用经验组穴

陆教授在多年的临床中除常用"扶正安神通任""补肾安神通督"两大基础针法外，根据临床病种的症状和部位，还经常用到组穴。除用传统组穴外，自己也总结出14组组穴。

一、安眠三穴

安眠三穴即四神聪、神门、安眠穴。

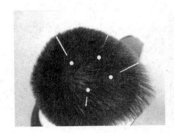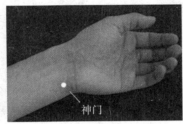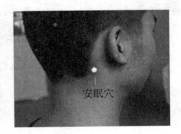

安眠三穴：四神聪、神门、安眠穴

【功用】平肝息风，镇心安神。

【主治】此三穴常用于各种失眠症，加三阴交、内关补益心脾，养血安神，用于心脾血亏型失眠；加复溜、太溪、内关滋阴降火，养血安神，用于治疗阴虚火旺型失眠；加内关、足临泣镇惊安神，用于治疗心胆气虚型失眠；加足三里、中脘和胃安神，用于治疗胃中不和型失眠。

【腧穴分解】

四神聪：属经外奇穴。在头顶部，当百会前后左右各1寸，共4穴。主治：①头痛、眩晕、失眠、健忘、癫痫等神志病证。②目疾。平刺0.5～0.8寸。

神门：属手少阴心经。位于腕部，腕掌侧横纹尺侧端，尺侧腕屈肌腱的桡侧凹陷处。主治：①心痛、心烦、惊悸、怔忡、健忘、失眠、痴呆、癫狂痫、晕车等心与神志病证。②高血压。③胸胁痛。直刺0.5～0.8寸。

安眠穴：属经外奇穴。在翳风与风池两穴连线之中点。主治：①失眠，头痛，眩晕。②心悸。直刺0.8～1.2寸。

二、调神三穴

调神三穴即百会、神庭、印堂。

【功用】醒脑开窍，安神定志。

【主治】此三穴直通督脉，督脉入络于脑，故能治疗头痛和眩晕等症。督脉入络脑，上贯心，脑为元神之府，心主神明，故能治疗神志病证，如不寐、健忘、痴呆、抑郁等。

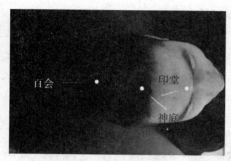

调神三穴：百会　神庭　印堂

【腧穴分解】

百会：属督脉。位于头顶正中线与两耳尖联线的交点处。主治：①头痛、眩晕、头风、耳鸣等头面病证。②痴呆、中风、失语、失眠、健忘等神志病证。③脱肛、阴挺、胃下垂等气失固摄而致的下陷性病证。平刺 0.5～0.8 寸。

神庭：属督脉。前发际正中直上 0.5 寸。主治：①惊悸、怔忡、失眠、癫狂痫等神志病证。②头痛、目眩、目赤、鼻渊等头面五官病证。平刺 0.5～0.8 寸。

印堂：属督脉。位于人体的面部，两眉头连线中点。主治：①失眠、痴呆、痫证、健忘等神志病证。②头痛、眩晕。③鼻渊。④子痫、小儿惊风、产后血晕。平刺 0.3～0.5 寸。

三、头三穴

头三穴即率谷、头维、太阳。

【功用】祛邪散滞，通络行血。

【主治】本穴组是治疗头痛的有效穴位，凡属风热、风寒、风湿、瘀血、痰火、肝阳上亢，以及眼病、感冒等病证所导致的头两侧痛者均可使用。此外还可治疗头晕、目痛等。此组穴在治疗偏头疼时要太阳穴透率谷穴。

【腧穴分解】

率谷：属足少阳胆经。位于人体头部，当耳尖直上入发际 1.5 寸，角孙穴直上方。主治：①头痛、眩晕。②小儿急、慢惊风。平刺 0.5～0.8 寸。

头维：属足阳明胃经。在头侧部，当额角发际上 0.5 寸，头正中线旁开 4.5 寸。主治：头痛、目眩、目痛等头目病证。平刺 0.5～1 寸。

太阳：属任脉经外奇穴。在颞部，眉梢与目外眦之间，向后约一横指凹陷处。主治：①头痛。②目疾。③面瘫。直刺或

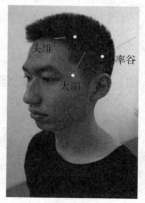

头三穴：率谷、头维、太阳

斜刺 0.3 ～ 0.5 寸。

四、眼三穴

眼三穴即太阳、阳白、攒竹。

【功用】清热明目，补气活血。

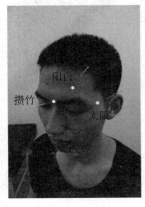

眼三穴：太阳、阳白、攒竹

【主治】目视不明、目赤肿痛、眼睑下垂、迎风流泪、眼睛充血、眼睛疲劳等目部疾患。

【腧穴分解】

太阳：属经外奇穴。在颞部，眉梢与目外眦之间，向后约一横指的凹陷处。主治：①头痛。②目疾。③面瘫。直刺或斜刺 0.3 ～ 0.5 寸。

阳白：属足少阳胆经。目正视，瞳孔直上，眉上 1 寸。主治：①前额痛。②目痛、视物模糊、眼睑眴动等目疾。针尖向眉中平刺 0.5 ～ 0.8 寸。

攒竹：属足太阳膀胱经。位于面部，当眉头凹陷中，眶上切迹处。主治：①头痛、眉棱骨痛。②目视不明、目赤肿痛、眼睑下垂、迎风流泪（俗称漏风眼）、眼睛充血、眼睛疲劳等目部病证。③呃逆。向眉中或向眼眶内缘平刺或斜刺 0.5 ～ 0.8 寸。

五、鼻三穴

鼻三穴即迎香、鼻通、印堂。

【功用】通经活络，通利鼻窍。

【主治】鼻塞、鼻不闻香臭、鼻渊等鼻部病证。针刺时，由迎香穴向鼻通穴方向透刺到鼻内眦，印堂穴平刺到鼻根部，特别是主治鼻塞不同诸疾的要穴，重点在局部取穴的作用，往往可取得针入穴中鼻塞即通之效。

【腧穴分解】

迎香：属手阳明大肠经。在鼻翼外缘中点旁开约 0.5 寸，当鼻唇沟中。主治：①鼻塞、鼻衄、鼻息肉、口㖞等局部病证。②胆道蛔虫证。略向内上方斜刺或平刺 0.3 ～ 0.5 寸。

鼻通：属经外奇穴。位于面部，当鼻翼软骨与鼻甲的交界处，近处鼻唇沟上端处。主治：鼻渊、鼻部疮疖。向内上方平刺 0.3 ～ 0.5 寸。

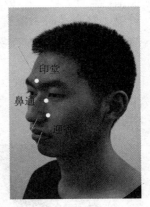

鼻三穴：迎香、鼻通、印堂

印堂：属督脉。位于人体的面部，两眉头连线中点。主治：①失眠、痴呆、痫证、健忘等神志病证。②头痛、眩晕。③鼻渊。④子痫、小儿惊风、产后血晕。平刺 0.3 ～ 0.5 寸。

六、耳三穴

耳三穴即耳门、听宫、听会。

【功用】清泻湿热，聪耳开窍。

【主治】虚实夹杂、蒙蔽清窍引起的耳聋、耳鸣。对外耳、中耳、内耳疾病均有良好的调节作用，对缺血性耳鸣耳聋疗效明显，有的只1次即可改善症状。对爆震性聋有一定效果，治疗遗传性聋、药物作聋效果不理想。

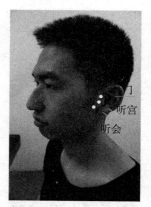

耳三穴：耳门、听宫、听会

【腧穴分解】

耳门：属手少阳三焦经。位于耳区，耳屏上切迹与下颌骨髁突之间的凹陷中。主治：①耳鸣、耳聋、耳疾。②齿痛、颈颌痛。针刺时微张口，直刺0.5～1寸。

听宫：属太阳小肠经。位于面部，耳屏正中与下颌骨髁突之间的凹陷中。主治：①耳鸣、耳聋、聤耳等耳疾。②齿痛。针刺时微张口，直刺1～1.5寸。留针时要保持一定的张口姿势。

听会：属足少阳胆经。位于面部，耳屏间切迹与下颌骨髁突之间的凹陷中。主治：①耳鸣、耳聋、聤耳等耳疾。②齿痛、口眼㖞斜。针刺时微张口，直刺0.5～0.8寸。

七、颈三穴

颈三穴即翳风、完骨、风池。

【功用】祛风通络，活血止痛。

【主治】此三穴可明显改善脑供血，对受风引起的各种头痛、头晕、颈项部强痛、耳鸣、脑鸣及眼干涩有很好的治疗作用，并可改善头面部受风引发的其他病证。此三穴对面神经麻痹和面神经痛也有很好的治疗作用。

【腧穴分解】

翳风：属手少阳三焦经。在耳垂后，当乳突前下方与下颌角之间的凹陷中。主治：①耳鸣、耳聋等耳疾。②口眼㖞斜、笑肌麻痹、面神经麻痹等面、口病证。③瘰疬。④痉病、狂疾、膈肌痉挛等神经系统疾病。直刺0.5～1寸。

完骨：属足少阳胆经。在头部耳后，当乳突后下方凹陷处。主治：①癫痫。②头痛、颈项强痛、齿痛、口㖞等头项五官病证。直刺0.5～0.8寸。

风池：属足少阳胆经。位于颈部，当枕骨之下，胸锁乳突肌与斜方肌上端之间的凹陷中，平风府穴。主治：①头痛、头重脚轻、中风、癫痫、耳鸣、耳聋等内风所致的病证。②口眼㖞斜、感冒、目赤肿

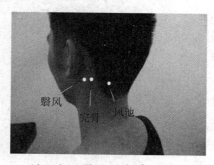

颈三穴：翳风、完骨、风池

痛等外风所致的病证。③颈部酸痛、落枕、失眠、宿醉等病证。针尖微下，向鼻尖方向斜刺 0.8 ～ 1.2 寸，或平刺透风府穴。

八、肩三穴

肩三穴即肩贞、肩髃、肩前。

【功用】疏经利节，祛风通络。

【主治】风寒湿邪引起的肩关节疼痛、活动受限等病证，对外伤性肩关节病证也有很好的治疗作用。

【腧穴分解】

肩贞：属手太阳小肠经。在肩关节后下方，臂内收，腋后纹头上 1 寸。主治：①肩臂疼痛、上肢不遂。②瘰疬。直刺 1 ～ 1.5 寸。

肩髃：属手阳明大肠经。在肩峰前下方，当肩峰与肱骨大结节之间的凹陷处（三角肌上部中央）。将上臂外展或平举时，肩关节部即可呈现出两个凹陷，当肩峰前下方凹陷处。主治：①肩臂疼痛、上肢不遂等肩、上肢病证。②瘾疹。直刺

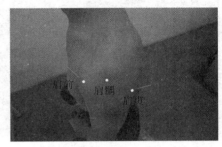

肩三穴：肩贞、肩髃、肩前

或向下斜刺 0.8 ～ 1.5 寸。肩痛宜向肩关节直刺，上肢不遂宜向三角肌方向斜刺。

肩前：属经外奇穴经。在肩部，正坐垂臂，当腋前皱襞顶端与肩髃穴连线的中点。主治：上肢瘫痪、臂不能举、肩臂内侧痛。直刺 1 ～ 1.5 寸。

九、腰三穴

腰三穴即肾俞、大肠俞、次髎。

【功用】强腰补肾，活血通络。

【主治】腰为肾之府，肾俞穴为肾的背俞穴，可以补肾气，强腰肌。此穴在腰椎上段，大肠俞穴和次髎穴在腰椎下段，此三穴常用于治疗各种腰痛、腰椎增生、腰肌劳损、性功能障碍、月经不调等。

【腧穴分解】

肾俞：属足太阳膀胱经。在第二腰椎棘突旁开 1.5 寸处。主治：①头晕、耳鸣、耳聋、腰酸痛等肾虚病证。②遗尿、遗精、阳痿、早泄、不育等生殖泌尿系统疾患。③月经不调、带下、不孕等妇科病证。直刺 0.5 ～ 1 寸。

大肠俞：属足太阳膀胱经。在腰部，当第 4 腰椎棘突下，旁开 1.5 寸。主治：①腰腿痛。②腹胀、腹泻、便秘等胃肠病证。直刺 0.8 ～ 1.2 寸。

次髎：属足太阳膀胱经。在髂后上棘下与后正中线之间，适对第 2 骶后孔。主治：①月经不调、痛经、

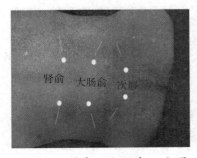

腰三穴：肾俞、大肠俞、次髎

带下病等妇科疾患。②小便不利、遗精、疝气、腰骶痛、下肢痿痹。直刺 1～1.5 寸。

十、腹三穴

腹三穴即中脘、天枢、气海或关元。

【功用】培补元气，调和肠胃。

【主治】腑病多取募穴，中脘是胃的募穴，天枢是大肠的募穴，关元是小肠的募穴，气海或关元又可培补元气，临床多用于胃肠道的虚损性疾患。同时还可治疗一些生殖泌尿系统疾患等。

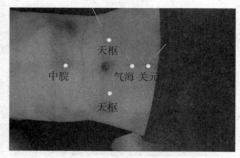

腹三穴：中脘、天枢、气海或关元

【腧穴分解】

中脘：属任脉。在上腹部，前正中线上，当脐中上 4 寸或脐与胸剑联合连线的中点处。主治：①胃痛、腹痛、腹胀、呕逆、反胃、吞酸、小儿疳积等脾胃病证。②黄疸。③脏躁、癫狂。直刺 1～1.5 寸。

天枢：属足阳明胃经。位于腹部，横平脐中，前正中线旁开 2 寸，当腹直肌及其鞘处。主治：①便秘、腹胀、腹泻、脐周围痛、腹水、肠麻痹、消化不良、恶心想吐等胃肠病证。②月经不调、痛经等妇科疾患。直刺 1～1.5 寸。

气海：属任脉。前正中线上，当脐中下 1.5 寸。主治：①形体羸瘦、脏气衰惫、乏力、虚脱等气虚病证。②水谷不化、绕脐疼痛、腹泻、痢疾、便秘等肠腑病证。③小便不利、遗尿。④遗精、阳痿、疝气。⑤月经不调、痛经、闭经、崩漏、带下、阴挺、恶露不尽、胞衣不下等妇科病证。直刺 1～1.5 寸。

关元：属任脉。在下腹部，前正中线上，当脐中下 3 寸。主治：①中风脱证、虚痨冷惫、羸瘦无力等元气虚损病证。②少妇疼痛、疝气。③腹泻、痢疾、脱肛、便血等肠腑病证。④尿血、尿频、尿闭、五淋等泌尿系统病证。⑤遗精、阳痿、早泄、白浊等男科病证。⑥月经不调、痛经、经闭、崩漏、带下等妇科病证。直刺 1～1.5 寸。

十一、臀三穴

臀三穴即秩边、环跳、下秩边。

【功用】疏通经络，活血止痛。

【主治】此三穴是治疗各种原因所致的下肢疼痛之主穴，对风湿性疾病、类风湿性疾病以及肌肉肌腱疾患所致的腰部和下肢疼痛均有良好效果，也可用于中风引起的下肢半身不遂，对下肢运动功能障碍也有良好的治疗作用。

【腧穴分解】

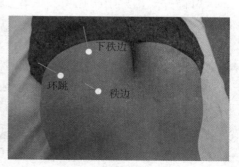

臀三穴：秩边、环跳、下秩边

秩边：属足太阳膀胱经。在臀部，平第四骶后孔，骶正中嵴旁开 3 寸。主治：①腰骶痛、下肢痿痹等腰及下肢病证。②小便不利。③便秘、痔疾。④阴痛。直刺 1.5～2寸。

环跳：属足少阳胆经。侧卧屈股，当股骨大转子最高点与骶管裂孔连线的中外 1/3 交点处。主治：①腰胯疼痛、下肢痿痹、半身不遂等腰腿疾患。②风疹。直刺 2～3寸。

下秩边：陆教授经验穴。以患者秩边与环跳连线做底边，向坐骨方向做一等边三角形，此三角形顶点即是本穴。主治：①下肢疾患。②泌尿、生殖、妇科疾病。③直肠、肛门疾病。直刺 3～5 寸。

十二、髂三穴

髂三穴位于髂嵴与股骨大转子连线均分四等份的中间三点。

【功用】通络，活血，止痛。

【主治】髂三穴是陆教授的经验穴，是治疗各种原因所致的坐骨神经痛主穴，特别对腰椎间盘突出引起的坐骨神经痛有良好的治疗效果，对各种原因引起的梨状肌综合征、髋关节及下肢运动功能障碍也有很好的治疗作用。

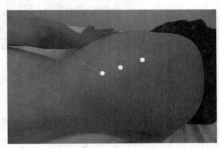

髂三穴：髂嵴与股骨大转子连线均分四等份的中间三点

【腧穴分解】

髂三穴：经验穴。髂嵴最高点与股骨大转子连线均分四等份的中间三点即是。主治：坐骨神经痛等下肢病证。向骶管裂孔方向直刺 3～5 寸。

十三、膝三穴

膝三穴即血海、梁丘、犊鼻。

【功用】补血养血，活血通络。

【主治】梁丘穴为足阳明胃经的郄穴，具有活血止痛效果，与其对应的是足太阴脾经的血海穴，为通血之要道。此三穴可疏通局部气血，提高局部血液循环，对各种原因引起的膝关节疼痛有很好的疗效。

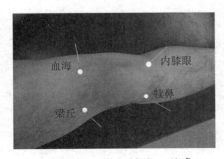

膝三穴：血海、梁丘、犊鼻

【腧穴分解】

血海：属足太阴脾经。屈膝，在大腿内侧，髌底内侧端上 2 寸，当股四头肌内侧头的隆起处。主治：①月经不调、痛经、经闭等妇科病。②瘾疹、湿疹、丹毒等血热性皮肤病。直刺 1～1.5 寸。

梁丘：属足阳明胃经。屈膝，在髂前上棘与髌骨外上缘连线上，髌骨外上缘上 2 寸。主治：①急性胃病。②膝肿痛、下肢不遂等下肢病证。③乳痛、乳痛等乳疾。直刺 1 ～ 1.2 寸。

犊鼻：属足阳明胃经。屈膝，在髌韧带外侧的凹陷中。主治：膝痛、屈伸不利、下肢麻痹等下肢、膝关节疾患。向后内斜刺 1 ～ 1.5 寸。

如果膝痛甚，可加经外奇穴内膝眼。

十四、踝三穴

踝三穴即太溪、丘墟、昆仑。

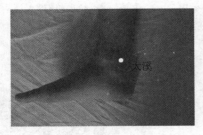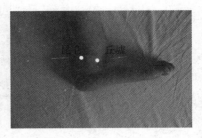

踝三穴：太溪、丘墟、昆仑

【功用】 滋阴益肾，活血通络。

【主治】 太溪穴和丘墟穴分别是足少阴肾经和足少阳胆经的原穴，能补肾和肝胆之元气，肾主骨，肝主筋。两穴又在踝关节上，再配合踝关节上的昆仑穴，所以此三穴对踝关节的各种病证具有很好的疗效。

【腧穴分解】

太溪：属足少阴肾经。位于足内侧，内踝后方与脚跟骨筋腱之间的凹陷处。主治：①头痛、目眩、失眠、健忘、遗精、阳痿等肾虚证。②咽喉肿痛、耳鸣、耳聋、齿痛等阴虚性五官病证。③咳嗽、气喘、咯血、胸痛等肺部疾患。④消渴、小便不利、便秘。⑤月经不调。⑥腰脊痛、下肢厥冷。直刺 0.5 ～ 0.8 寸。

丘墟：属足少阳胆经。位于外踝的前下方，当趾长伸肌腱的外侧凹陷处。主治：①目赤肿痛、目翳等目疾。②颈项痛、腋下肿、胸胁痛、外踝肿痛等痛证。③足内翻、足下垂。直刺 0.5 ～ 0.8 寸。

昆仑：属足太阳膀胱经。在外踝后方，当外踝尖与跟腱之间的凹陷处。主治：①后头痛、项强、腰骶疼痛、足踝肿痛等痛证。②癫痫。③滞产。直刺 0.5 ～ 0.8 寸。

专病论治

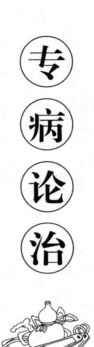

内科病证 ☁

感 冒

　　感冒是感受触冒风邪或时行疫毒，引起肺卫功能失调，出现鼻塞、流涕、喷嚏、咳嗽、头痛、恶寒、发热、全身不适等主要临床表现的外感疾病，是临床常见病。陆教授认为，临证时年轻人的感冒常因感受风寒、风热或暑湿引发，外邪致卫表不和，肺失宣降，以邪实为主，正虚为次。老年人多因年老体虚，卫表不固，极易外感，肺失宣降，以正虚为主，邪实为次。但总的来说，感冒多是卫表不和不固、肺失宣降的不平不通。因标实为急，故治疗应以治标为主，多选用辛凉解表、宣肺清热或清暑祛湿解表或解表散寒的中药，使表邪得解，肺气得平。

　　感冒以外感风热、外感风寒或兼暑湿两型为常见，陆教授最常用的基础方剂是经方银翘散、川芎茶调散、藿香正气散、羌活胜湿汤等，并多以此方加减化裁应用。风热感冒多银翘散加减，如风热上壅、头胀痛较甚加菊花、桑叶；壮热恶寒、咽喉肿痛较甚加大青叶、蒲公英；风寒入里化热、少汗、咳嗽气急声音嘶哑，加麻黄、石膏。

　　外感风寒或兼暑湿多用藿香正气散加减，如暑湿偏胜，加黄连、栀子、黄芩、青蒿；湿邪困于卫表，肢体酸重疼痛较重，加藿香、佩兰；风寒偏重，加香薷、荆芥、防风。外感风寒选用羌活胜湿汤或川芎茶调散。陆教授认为，教材里的分型还有阴虚、阳虚、气虚三型，但临床这种单病机所致的感冒比较少见，如遇此型应先治原发病，或标本兼治。

　　感冒多为邪阻肺卫、肺失宣降而发，因此，陆教授常配合刮痧拔罐，以祛风寒，散风热，往往能收到立竿见影之效。因本病属轻浅之疾，及时有效治疗，预后良好。但对年老体弱者，邪易入里，传变迅速，不可大意。

案一：辛凉解表，宣肺清热治疗感冒

　　杨某，女，74岁。初诊：2017年7月11日。

　　主诉：鼻塞，流黄涕7天。

　　现病史：1周前出现鼻塞，流黄涕，低热两天，口服退烧药后（具体药物不详）已不发热，偶有咳嗽，吐痰块，时黄痰时白痰，口稍干，纳稍差，大便干，小便黄。舌红，苔少，舌中间有裂纹，脉浮数。

　　既往史：青光眼病史17年，高血压病史13年，血压服药控制在130/60mmHg，鼻炎病史3年，曾行喉镜，示鼻中隔偏曲。

　　中医诊断：感冒（风热犯表）。

西医诊断：上呼吸道感染。

治法：辛凉解表，宣肺清热。

处方：

（1）中药：银翘散加半夏15g，茯苓30g，陈皮15g，苍耳子15g，辛夷10g，大黄10g。5剂，每日1剂，水煎服，分早晚两次服。药渣再煎15分钟泡脚。

（2）刺络拔罐1次。选取大椎、肺俞穴。

（3）耳针1次。"耳穴调平术"基本穴加肺、咽喉。

（4）嘱感冒时注意休息，保暖，多饮水，饮食清淡，忌服补品。平时注意锻炼身体，增强体质，以御外邪。

1个月后电话随访，患者已愈。

【按】本例患者1周前出现鼻塞，流黄涕，偶有咳嗽，咳痰，可明确诊断为感冒。患者年龄较大，素体虚弱，卫表不固，易感受当令风热之邪，热伤阴津，表现为大便干、小便黄、脉浮数、舌红苔少、中间有裂纹。风性轻扬开泄，易侵袭上位，"伤于风者，上先受之"，肺属上焦，最易感邪，肺失宣肃而出现肺系症状，如鼻塞流涕、咳嗽、吐痰块、时黄痰时白痰、口干等，此为脏腑不平。综上，可辨证为风热犯表证。处方以银翘散为主方辛凉解表，宣肺清热，解决风热犯表之根本。再加茯苓甘以补脾，淡渗以健脾；半夏入肺，燥湿化痰，使肺气得以宣化，而痰无所留；陈皮化痰宽胸，三药相配呈二陈汤之势，燥湿化痰，理气和中。苍耳子、辛夷皆入肺经，散邪宣肺通鼻窍，并走于上，相须为用治疗鼻渊；大黄以泄热通便以治标。全方辛凉解表，宣肺清热，健脾通便，既通又荣，标本兼治。药渣外用泡脚，以助药力发汗解表。大椎、肺俞穴刺络拔罐，可使内蕴之热毒外泄、肺气宣通，配合耳针可减轻感冒症状，加速病情痊愈。

排除因害怕疼痛因素外，本患者配合刮痧、拔罐治疗，疗效会更佳。

案二：清暑祛湿，和胃解表治疗感冒

赵某，女，49岁。初诊：2017年7月27日。

主诉：恶寒伴呕吐10小时。

现病史：因近日天气炎热，饮食多偏凉，昨夜开空调睡觉，今晨起恶寒，头昏重痛，身重倦怠，鼻子通气不畅，无涕，体温37.4°C，伴呕吐两次，呕吐物为胃内容物，吐后感觉稍好。现胸闷欲呕，痞满，腹软，腹部无压痛及反跳痛，无食欲，口不渴，大便正常。舌淡红，苔白腻，脉濡数。

中医诊断：感冒（暑湿夹表）。

西医诊断：胃肠型感冒。

治法：清暑祛湿，和胃解表。

处方：

（1）中药：藿香正气散。5剂，每日1剂，水煎服，分早晚两次服。

（2）刮痧、拔罐1次，采用"平衡刮痧拔罐术"。

（3）嘱禁食1天，暑天工作或外出避免暴晒，慎起居，避免贪凉、饮冷，加强身体锻炼。

1 个月后随访，痊愈。

【按】本例患者因发病时间为夏季暑天，饮食贪凉，伴呕吐，又有恶寒、低热、头昏重痛、身重倦怠等表证，由此诊为暑湿夹表之感冒。患者于夏至之后、立秋之前、三伏之中发病，此时气温炎热，多雨潮湿，故暑邪夹湿邪侵犯人体致病。暑湿内蕴，阻遏清阳则头昏重痛，湿性重浊则身重倦怠。脾性喜燥恶湿，加之患者平素饮食寒凉，易致脾虚湿盛，湿邪困阻脾阳，运化失职而见胸闷欲呕、痞满等胃肠症状，此为脏腑不通。患者恶寒，"有一分恶寒必有一分表证"，风寒束表，卫阳郁闭，腠理闭塞，肺气不通而见恶寒重、发热轻、鼻塞症状。综上，可辨证为暑湿夹表之感冒。方用藿香正气散清暑祛湿解表，既通又平，标本兼治。刮痧可清热活血解表，拔罐可祛风寒除湿，共同治标。三法共用，内外兼治，标本共调。

此型感冒病多见于中青年，夏季多见，晚间夜宵后再吹空调，极易发病。汤药配合刮痧、拔罐为首选治疗方法，一般预后良好。

案三：辛温解表，宣肺散寒治疗感冒

董某，女，61 岁，退休。初诊：2017 年 9 月 21 日。

主诉：恶寒，鼻塞，流清涕 5 天。

现病史：5 天前因受风寒后开始出现恶寒，鼻塞，流清涕，头痛，发热持续两天，体温最高为 38.5°C。自行口服银翘解毒胶囊后发热减轻，但仍恶寒，鼻塞，流清涕，头痛，颈部及后背酸痛，汗多，偶有咳嗽，咳白痰，寐差，入睡困难，纳可，二便正常。舌暗红，苔白腻，脉浮稍紧。

中医诊断：感冒（风寒束表）。

西医诊断：上呼吸道感染。

治法：辛温解表，宣肺散寒。

处方：

（1）中药：川芎茶调散加姜半夏 15g，桂枝 10g，白芍 25g，酸枣仁 30g。5 剂，每日 1 剂，水煎服，分早晚两次服。药渣再煎 15 分钟泡脚。

（2）针灸两次。"补肾安神通督"针法加"颈三穴"。

（3）耳针 1 次。"耳穴调平术"基本穴加肺、咽喉。

（4）刮痧拔罐 1 次，采用"平衡刮痧拔罐术"。

（5）嘱感冒时注意休息，避风寒，多饮水，饮食清淡，忌服补品。平时注意锻炼身体，增强体质，以御外邪。

1 个月后电话随访，患者已愈。

【按】本例患者恶寒，鼻塞，流清涕，发热可诊断为风寒感冒。患者年龄较大，素体阳虚复感风寒，风为百病之长，夹寒上扰清窍则恶寒，鼻塞，汗多，"有一分恶寒必有一分表证"，为营卫失和而不平；寒上扰清窍，寒凝血滞，阻遏脉络，不通则痛，而致头痛；阳气被遏则发热；此时应服辛温解表散寒之品，但患者自行服用功效相反的辛凉解表散热之银翘解毒之品，郁遏之清阳得以发散，发热虽减轻，但寒邪在寒药的带领下向里进入，使其余症状进一步加重，表现为太阳中风的颈部及后背酸痛，以及风寒束肺之咳嗽、咳白痰的症状，此为脏腑不平。综上，可诊断为风寒束表之感冒。方以川芎茶调散为主方，疏风散寒止痛，以解决不通之根本。再加桂枝、白芍配伍方中甘草，效桂枝汤之方义解肌发表，调和营卫，治疗表虚有汗效佳；加姜半夏燥湿化痰，使肺气得以宣化而痰无所留，以治疗咳嗽、咳白痰；酸枣仁养心安神，以治寐差，入睡困难，治标。全方辛温解表，宣肺散寒，既通又平，标本兼治。药渣外用泡脚，以助药力，发汗解表。配合耳针调平加肺、咽喉，患者随时可自己治疗，清喉利咽，加强治疗效果。针灸助汤药通络止痛又安神，特别是"颈三穴"及"平衡刮痧拔罐术"的应用，能最大程度地快速解决局部症状。

咳　嗽

咳嗽是以发出咳声或伴咳痰为主症的一种肺系病证。咳嗽既是肺系疾病中的一个症状，又是独立的一种疾病，有声无痰为咳，有痰无声为嗽，两者临床上难以截然分开，多表现为咳声咳痰并见，故咳嗽并称。

六淫外邪犯肺，或脏腑功能失调，肺气失于宣肃，均可引起咳嗽。西医学中的上呼吸道感染、急慢性支气管炎、肺炎、支气管扩张等以咳嗽为主要表现者可参照本节内容辨证论治。

本病为临床常见病。陆教授认为，本病多由外感淫邪、饮食不节、情志内伤、肺脏自病引起。六淫入肺，郁闭肺气，肺气不通，肺失宣肃而上逆不平为咳；或饮食不节，痰浊内生，痰邪干肺，乃生咳嗽；或肝郁久而化火，气火循经犯肺而为咳；或肺病迁延不愈，主气、司呼吸功能失常，致肃降无权，肺气不降，脏腑不平，上逆为咳。

咳嗽的主要病机为肺气不平，上逆为咳。陆教授认为，咳嗽无论外感还是内伤，结果都是邪阻于肺。肺失宣降而为咳，而又以痰湿多见。年轻人平素嗜烟好酒，熏灼肺胃，或过食肥甘厚腻，酿湿生痰，痰湿蕴于中焦，上扰于肺而作咳。老年人多因年老体虚，脾失健运，变生痰浊上扰于肺等引起，但总的来说多是痰湿犯肺、肺失宣降的不平不通。因此，陆教授治疗多选清肺止咳、降气平喘中药，使痰热得化，肺气得平。他最常用的基础方剂是其经验专病专方"止咳方"，以此方加减化裁治疗各型咳嗽效果明显。如外感风寒，去金银花、鱼腥草、地骨皮、桑白皮、地龙，加麻黄、苦杏仁；如风热犯肺、咳嗽剧烈，合桑菊饮加减；如风燥伤肺、以干咳为主，合桑杏汤加减；痰湿蕴肺，去桑白皮、地龙，合二陈汤、平胃散加减；痰热郁肺，合清金化痰汤加减；肝火犯肺，加枇杷叶、黄芩、栀子、牡丹皮；肺阴亏耗，合沙参麦冬汤加减。

陆教授认为，此病多为邪阻于肺，肺失宣降而发，故常配合刮痧、拔罐治疗，以助药力。对久病者，耳针、针灸也是不错的方法。各种治法合理选用，往往能起到立竿见影之效。新病一般预后较好，久病需坚持久治，以防复发，否则易转为慢支或哮喘。

案一：清肺止咳，降气化痰治疗咳嗽

李某，女，39岁，工人。初诊：2016年2月23日。

主诉：咳嗽3天。

现病史：5 日前着凉后身感不适，两日后出现咳嗽，闻烟味可加重，时有黄痰，多干咳，长时间咳嗽会出现憋气现象，自服两瓶止咳糖浆后症状不见好转，凌晨一两点咳嗽症状加重，不能入睡，腰部酸痛，现经期第 2 日、色稍暗，饮食尚可，小便正常，近两日大便干燥。舌紫暗，苔稍黄腻，脉滑数。

中医诊断：咳嗽（痰热犯肺）。

西医诊断：上呼吸道感染。

治法：清肺止咳，降气化痰。

处方：

（1）中药："止咳方"加苦杏仁 15g，枇杷叶 20g，瓜蒌皮 20g，半夏 15g。3 剂，每日 1 剂，水煎服，分早晚两次服。

（2）针灸 5 次，每周 3 次。"补肾安神通督"针法加太渊、肺俞、脾俞、丰隆。

（3）耳针 1 次。"耳穴调平术"基本穴加肺、咽喉。

（4）刮痧拔罐 1 次。"平衡刮痧拔罐术"。

（5）嘱服药期间禁食辛辣、油腻、海鲜等，禁烟酒。注意生活起居，寒温适宜。

二诊（2016 年 2 月 26 日）：症状明显好转，仍咳嗽，但较前减轻，时有白痰，量少难咳。针灸后腰部酸痛减轻，睡眠不佳时出现心悸，纳可，寐可，二便调。舌淡红，边有齿痕，稍有点刺，苔薄白，脉滑稍数。初诊方加丹参 10g。3 剂，用法同前。其余维持原治疗方案。

三诊（2016 年 3 月 1 日）：症状缓解，仍略咳嗽，咽痒，痰少，晨起偶咳白痰，纳可，二便调，寐尚可，睡眠略浅，舌淡红，苔薄白，脉滑。药后夜间睡眠时有汗。二诊方去丹参，加木蝴蝶 10g，马勃 10g。3 剂，用法同前。刮痧拔罐 1 次。继续针灸。

1 个月后随访，痊愈。

【按】此患者以咳嗽为主症，可明确诊断为咳嗽。患者受凉两日后出现咳嗽且痰黄，舌紫暗，苔稍黄腻，脉滑数，辨为痰热犯肺。外感风寒，风寒肃表，肺气失宣，肺络不通，肺气不平上逆故咳嗽；风寒入里化热，热伤津液，再加咳久伤气阴，故大便干、干咳；咳甚伤气，故胸闷；痰与热结，故痰黄。陆教授采用经验方"止咳方"为主方清肺止咳，降气平喘，解决不通之根本。加苦杏仁宣肺降气，止咳化痰；枇杷叶降气化痰；瓜蒌皮开胸顺气，化痰散结；半夏燥湿化痰，以治标。全方共同清肺止咳，降气化痰，既通又平，标本兼治。

二诊因睡眠不佳致气血阴阳亏虚，心脉不畅而出现心悸，故加丹参活血清心通络以安神。三诊心悸症状消失，仍略咳嗽，咽痒，痰少，故去丹参，加玉蝴蝶、马勃清热利咽，药后痊愈。

采用"补肾安神通督"针法不仅能改善脏腑功能状态，还可兼治腰痛。加手太阴肺经原穴太渊，配肺俞、脾俞健脾化湿，补肺益气；足阳明络穴丰隆，配手阳明原穴合谷，和胃气，加强中焦运化之力，使痰浊得化。针灸助汤药扶正通络，又止咳以治里；刮痧可清热活血解表；拔罐可祛风寒，除湿止痛，共治标。耳针可调畅经络，改善症状。多法合用，多向调节，增强疗效，能尽快解决患者的不适症状。

案二：疏风散寒，宣肺止咳治疗咳嗽

张某，女，52岁，工人。初诊：2016年12月17日。

主诉：咳嗽1周，夜喘3天。

现病史：1周前因着凉而咳嗽，咽痒，痰多、色白，无汗，微恶寒，无发热。近3天夜间喘促，眠差，平素饮食清淡，纳差，咽干，易口渴，饮水量正常，小便可，便溏。舌红，苔薄白，边有齿痕，脉浮紧。

既往史：患慢性气管炎病史5年，每年冬季遇冷而发，咳嗽痰多、色白、质黏，不易咳出，伴气喘。高血压病史3年，最高150/110mmHg，平素服药控制在130/80mmHg左右。

中医诊断：咳嗽（风寒袭肺）。

西医诊断：慢性气管炎。

治法：疏风散寒，宣肺止咳。

处方：

（1）中药："止咳方"去金银花、鱼腥草、地骨皮，加炙麻黄6g，苦杏仁15g。7剂，每日1剂，水煎服，分早晚两次服。

（2）针灸3次。"扶正安神通任"针法加太渊、列缺、尺泽、丰隆。

（3）耳针1次。"耳穴调平术"基本穴加肺、咽喉。

（4）嘱饮食禁辛辣刺激、肥甘厚味之品，避风寒，慎起居。

二诊（2016年12月18日）：药后咳嗽好转，声音仍嘶哑，咽干，口不渴，纳可，寐可，大便正常，舌红，苔薄白，齿痕，脉弦。初诊方去炙麻黄、陈皮、苦杏仁，加麦冬20g，青果15g。7剂，用法同前。其余维持原治疗方案。

1个月后随访，未复发。

【按】此患者既往有慢性气管炎病史，就诊以咳嗽为主诉，陆教授"根据主症定病名"之法，明确诊断为咳嗽。患者受凉后咳嗽、咽痒、痰多，为肺气失宣，上逆为咳，属不通不平。无汗、微恶寒属风寒表证，为营卫失和而不平。咽干、易口渴、饮水量正常均为津液不能上荣之不荣表现。故可诊为风寒袭肺之咳嗽。处以"止咳方"减金银花、鱼腥草、地骨皮寒凉之品为主方，清肺止咳，降气平喘，解决不通之根本。加炙麻黄发汗解表，宣肺止咳平喘；苦杏仁降气宣肺止咳，两药配伍，一宣一降，宣降并举，相辅相成，缓解夜间喘促，以治标。全方疏风散寒，宣肺止咳，既通又平，标本兼治。针灸可改善脏腑的功能状态，又可安神助眠，助汤药扶正固本，调理脏腑，疏通经络。加手太阴肺经原穴太渊配列缺、尺泽疏风解表，宣肺散寒；加足阳明络穴丰隆配手阳明原穴合谷，和胃气，加强中焦运化之力，使痰浊得化，津液布荣于口咽。二诊时因声音嘶哑、咽干，故加麦冬、青果润肺生津利咽。本患者针药并用，即扶正安神，调理脾肺，以固本；又宣肺化痰止咳，以治标；标本兼顾，疗效必佳。

此病多为陈年旧疾，每年于冬季发作，多见于中老年患者，先期治疗针药并施，根据病情配合刮痧、拔罐之法去除外邪最好最快，后期用"耳穴调平术"、刮痧拔罐、加强锻炼、避风寒进行维护，以防复发。临诊时，陆教授常建议患者每年发病前进行预防性治疗，平时加强自我养护，坚持数年，本病可愈。不要等到发病再治疗，这样病情会越来越重。

案三：清肺止咳，降气化痰治疗咳嗽

朱某，女，53岁，工人。初诊：2016年2月20日。

主诉：咳嗽，咳痰3周。

现病史：3周前无明显诱因出现咽部不适，闻油烟味即咳嗽，有痰难咳，反复发作，自行服甘草片、川贝枇杷丸和西药外用药（具体药物不详），效果不佳。现咳嗽进行性加重，夜咳尤甚，卧位呼吸困难，咳甚时伴喘息，气息急迫，咳嗽时伴胸腹胀满疼痛。音哑，口干多饮，痰多黏稠或咳白色痰块，痰出则咳稍缓，胸闷减轻。纳呆，无食欲，夜寐差，小便频数，大便正常。胸部X片示：两肺纹理增厚增粗。患者体胖身重，嗜食辛辣肥甘厚味之物。患慢性支气管炎3年，每年秋冬季感受风寒或春夏交接之时复发或加重。舌体胖大，有齿痕，舌红，苔稍黄腻，脉滑数。

中医诊断：咳嗽（痰热犯肺）。

西医诊断：慢性气管炎。

治法：清肺止咳，降气化痰。

处方：

（1）中药："止咳方"加苦杏仁15g，枇杷叶20g，姜半夏30g，厚朴15g，丹参15g，砂仁15g。7剂，每日1剂，水煎服，分早晚两次服。

（2）针灸：每周3次。"扶正安神通任"针法加太渊、尺泽、脾俞、丰隆穴。

（3）耳针："耳穴调平术"基本穴加肺、咽喉。

（4）刮痧拔罐：每周1次，"平衡刮痧拔罐术"。

（5）嘱服药期间禁食辛辣、油腻、海鲜等食物，禁烟酒。注意生活起居，寒温适宜。

二诊（2016年2月26日）：药后症状明显好转，咳嗽次数明显减少，夜间基本两次，现脱离西药外用药，痰量明显减少，偶咳白痰，量少难咳，痰黏质硬。偶尔胸闷气短，仍纳差，寐可，因口干多饮而小便频数，二便调。舌胖淡暗，有齿痕，苔薄黄，脉滑稍弦。初诊方加黄芪30g，瓜蒌皮20g。7剂，用法同前。其余维持原治疗方案。

三诊（2016年3月1日）：药后咳嗽减轻，咳痰明显减少，可侧卧睡，仰卧时咽中有痰感，咳已不重，纳可，寐尚可，二便调，舌胖暗，有齿痕，苔薄白，脉滑。二诊方加木蝴蝶15g，紫苏梗10g。7剂，用法同前。其余维持原治疗方案。

1周后患者未再就诊。3个月后随访痊愈。

【按】此患者以咳嗽、咳痰为主症，故可明确诊为咳嗽。患者体胖身重，嗜食辛辣肥甘厚味之物，损伤脾胃，脾失健运，脏腑不平则纳呆，无食欲，舌胖有齿痕；脾胃失和，聚湿生痰，日久痰热内生，上扰于肺，阻塞气道，肺气上逆不通而作咳。《素问·逆调论》云"胃不和则卧不安"，是指"阳明逆不得从其道""逆气不得卧而息有音者"，故夜寐差，夜咳尤甚，卧位呼吸困难，咳甚时伴有喘息，气息急迫；音哑、口干多饮为热盛伤津后，气不化津，不能上荣于口舌之不荣表现；咳甚伤气，故胸闷；痰热上扰，故见舌红，苔稍黄腻，脉滑数；痰郁热结，故痰多黏稠，或咳白色痰块。综上可诊为痰热犯肺之咳嗽。治疗以陆教授专病专方经验方"止咳方"为主方，清肺止咳，降气平喘，解决不通之根本。加苦杏仁宣肺降气，止咳化痰；枇杷叶降气化痰平喘；姜半夏燥湿化痰；丹参活血清心，通络安神；厚朴降逆平喘；砂仁醒脾和胃，与厚朴配伍，除胸腹胀满疼痛感，以治标。全方共同清肺止咳，降气化痰，既通又平，标本兼治。二诊因胸闷气短，纳差，咳痰质黏，色白质硬，故加黄芪补脾益气；加瓜蒌皮开胸顺气，化痰散结。三诊时难以仰卧，咽中有痰感，故加木蝴蝶清热利咽；紫苏梗与姜半夏、厚朴配伍，以疗气滞痰结。应用"扶正安神通任"针法不仅能扶正安神，调理脾肺，以固本；又可宣肺化痰止咳，以治标，标本兼顾。同时加手太阴肺经原穴太渊配尺泽，缓解肺热引起的咳嗽气喘；加足阳明络穴丰隆配合穴足三里，健脾利湿，以控生痰，此治根之法对促进疾病早日康复具有重要作用。针灸助汤药扶正通络，止咳以治里；"平衡刮痧拔罐术"能调节阴阳，平和脏腑，调和气血，共治标。应用"耳穴调平术"，可改善脏腑功能状态，改善症状。多法合用，多向调节，增强疗效，快速解决患者的不适症状。

　　慢支患者往往因季节更替而发病，多为免疫力差所导致。为了提高免疫力，陆教授以玉屏风散、补中益气汤为主方加减，再配合"扶正安神通任"针法，并嘱患者加强锻炼，以助康复，减少复发。

不　寐

　　不寐是以连续3周以上不能获得正常睡眠为特征的一类病证，主要表现为睡眠时间、深度的不足，以及不能消除疲劳、恢复体力与精力，轻者入睡困难，或寐而不酣，时寐时醒，或醒后不能再寐，重则彻夜不寐，是临床常见病。

　　陆教授认为，肝郁脾虚、心脾两虚、肝肾阴亏、阴阳失调导致脏腑不荣不平和胆郁痰扰、饮食不节、气虚血瘀所致的不通是不寐发生的常见原因。现年轻人发病多因工作或生活、精神压力大，思虑过度，情志不遂所致。肝藏魂，魂依附于神，魂不藏则不寐；或饮食无规律，嗜食肥甘厚腻之品，暴饮暴食损伤脾胃，胃不和则卧不安。老年人多因年老体虚，劳欲过度，肝脾肾亡血伤精，神失所养等引发。总的来说，本病的发病内因多为气郁及肝脾肾亏虚，心脾两虚，胆气郁结，痰浊上扰而致。

　　陆教授治疗本病或选用平肝健脾、镇静安神之品，使肝郁得平，脏腑得荣；或选用理气化痰、平肝安神中药，使痰浊得化，气机得通，肝郁得平；或选用益气补血、疏肝定神中药，使气血充足，形与神俱，脏腑得荣。他最常用的基础方剂是他的经验专病专方"枕清眠安汤""温胆安神汤""归脾安神汤"。陆教授治疗不寐，常三方加减化裁。如痰湿较重，舌苔白腻，加竹茹、半夏；头晕沉，加天麻、决明子；胸闷两胁胀痛，善太息，加香附、郁金、佛手；视物不清，加枸杞子、菊花；心慌胸闷，加丹参或丹参饮；心慌多梦，唇舌色淡，月经量少，加熟地黄、白芍、阿胶；脘闷纳呆，苔腻者，重用白术，加苍术、半夏、陈皮、茯苓、厚朴。本病也可见病机单一的情况，如痰热内扰，可用清火涤痰汤；气虚血瘀，可"鸡血藤16味"加天麻；肝胆火盛，可龙胆泻肝汤；阴虚火旺，可用黄连阿胶汤；心肾不交，可用交泰丸合黄连阿胶汤等。陆教授认为，此病多为长年累月积病而发，病机复杂，临床辅以"扶正安神通任"或"补肾安神通督"针法治疗，既可助药力，又能安神。适当配合推拿、耳穴调平、刮痧拔罐等治疗，往往能收到立竿见影之效。因本病易反复发作，所以见效后不要立即停止治疗，可用药丸或针灸巩固一段时间。本病患者如果能够坚持治疗，有望治愈。平时调节好心情，一般不易复发。复发往往因心情导致。

案一：平肝健脾，镇静安神治疗不寐

孙某，男，50岁，工人。初诊：2016年10月22日。

主诉：入睡困难半年。

现病史：半年前无明显诱因出现失眠，且渐渐加重，入睡困难，每日睡眠时间不足4小时，严重时仅1小时左右。高血压病史半年，最高160/120mmHg，服西药能维持在110/80mmHg左右。平素性情急躁，爱生气，胸闷，纳差，无汗，口不渴，小便正常，便溏。血细胞分析、生化及心电图正常。舌暗红，苔薄白，脉弦细。

中医诊断：不寐（肝郁脾虚，肝肾阴亏）。

西医诊断：失眠。

治法：平肝健脾，镇静安神。

处方：

（1）中药："枕清眠安汤"加半夏30g。7剂，每日1剂，水煎服，分早晚两次服。药渣加凉水再煎15分钟泡脚。

（2）针灸：每周3次。"扶正安神通任"针法基本穴加"安眠三穴"、内关穴。

（3）耳针："耳穴调平术"基本穴加心、皮质下。

（4）"自律神经训练"：嘱在家自行操作。

（5）嘱注意精神调摄，保持居住环境安静舒适，戒烟酒、浓茶、咖啡，锻炼身体，劳逸结合。

二诊（2016年10月29日）：药后入睡困难好转，仍胸闷，血压140/80mmHg，饮食正常，二便正常，舌红，苔薄白，脉弦。初诊方加丹参15g，檀香10g，瓜蒌15g，天麻15g。7剂，用法同前。其余维持原治疗方案。

三诊（2016年11月5日）：药后脾气好转，血压、睡眠较正常，无胸闷，舌红，苔薄白，脉稍弦。继续用二诊方。7剂，用法同前。其余维持原治疗方案。

半年后随访，未再复发。

【按】此案患者入睡困难半年，由此可明确诊为不寐。患者平素急躁易怒，气机不平，气郁化火，肝火内盛，上扰心神则失眠；肝气横逆犯脾，脾虚运化失常，脏腑不平则便溏、纳差；气机不利，气血不通则胸闷、舌暗；肝肾亏虚，上盛下虚，阴阳不平则血压升高。综上可诊为肝郁脾虚、肝肾阴亏之不寐。采用陆教授的经验方"枕清眠安汤"平肝健脾，镇静安神，加半夏且重用，可镇静安眠。陆教授临床常重用半夏治疗失眠，凡阴阳不交、脾胃失和、痰结湿滞、气郁血瘀等所致的失眠，无论虚实寒热均可据证以重剂半夏治之。只要配伍得当，疗效良佳。二诊虽睡眠好转但仍胸闷，故加丹参活血化瘀，檀香行气活血，瓜蒌涤痰散结，三药共同开胸通痹；天麻清肝火，平肝阳。三诊诸症好转，效不更方，继用二诊方。"扶正安神通任"针法通调脏腑，安神助眠，加"安眠三穴"安神定志。内关穴为手厥阴心包经常用腧穴之一，具有宁心安神、理气止痛之功效，对失眠等神志病证效佳。其中，太冲穴为足厥阴肝经原穴，穴当冲脉之支别处，肝与冲脉相应，脉气合而盛大，故名太冲，能够降低血压，平肝清热，清利头目，配合合谷穴，以开四关，治疗失眠，效果极佳。耳针采用"耳穴调平术"基本穴加心、皮质下，针灸、耳针协同作用，多向调节，共奏平肝潜阳、调整气机、调节神经、安神助眠之功。

　　此型不寐多见中老年患者，先期采用针药并施并配合推拿效果既好又快，后期可针灸配合"自律神经训练"和锻炼进行维护，以防复发。无论哪种证型的不寐都要调节情志，平衡心态。

案二：理气化痰，平肝安神治疗不寐

高某，男，27岁，未婚。初诊：2016年4月2日。

主诉：失眠5年，加重1个月。

现病史：寐差5年，睡眠浅，多梦易醒，近1个月加重。既往患精神分裂症4年，长期服用奥氮平、维思通（利培酮）、安坦（盐酸苯海索片）、阿普唑仑。高血压病3年，血压最高达140/90mmHg，未服用降压药。平素反应迟钝，颈项部疼痛，幻听，咳嗽痰多，自汗，纳差，乏力，大便黏，不成形。舌稍红，苔稍黄腻，脉弦数。

中医诊断：不寐（胆郁痰扰）。

西医诊断：精神分裂症。

治法：理气化痰，平肝安神。

处方：

（1）中药治疗："温胆安神汤"改半夏30g，加葛根20g，石菖蒲30g，磁石30g。7剂，每日1剂，水煎服，分早晚两次服。

（2）"降压泡脚方"3剂，两日1剂，水煎泡脚。

（3）针灸：每周3次。"扶正安神通任"针法加"安眠三穴"、"颈三穴"、内关、丰隆穴。

（4）耳针。"耳穴调平术"基本穴加心、皮质下。

（5）"自律神经训练法"。嘱在家自行操作。

（6）嘱继续服用西药，注意精神调摄，保持居住环境安静舒适，戒烟酒、浓茶、咖啡，避免精神刺激，由家人陪伴适当运动。

二诊（2016年4月9日）：自述仍多梦，有间断幻听，但较前改善，大便成形，食欲增加，汗出减少，颈椎痛改善。舌红，苔黄腻，脉弦。初诊方加石决明30g。7剂，用法同前。其余维持原治疗方案。

三诊（2016年4月16日）：睡眠渐好转，仍多梦，幻听改善，大便黏改善，左侧腰痛，纳可，口淡无味。舌红，苔薄黄，脉弦细，左脉稍滑。二诊方加杜仲15g，黄芩

25g。7剂，用法同前。其余维持原治疗方案。

四诊（2016年4月23日）：自述痰多色白质黏，幻听改善，梦渐少，寐安，仍口淡无味，大便仍黏，舌淡暗，苔薄黄，脉弦稍数。三诊方加胆南星15g。7剂，用法同前。其余维持原治疗方案。

五诊（2016年4月30日）：药后痰较前减少，骑车久后颈部不适，幻听较前减少，大便仍黏，偶不成形，寐安，梦少，纳增，口渴，舌红，苔黄稍干，脉弦滑数。四诊方加白芍25g，细辛5g。7剂，用法同前。其余维持原治疗方案。

六诊（2016年5月7日）：多梦减少，睡眠改善。痰减少，大便不成形、质黏，幻听明显减轻，口渴、颈椎症状改善，舌淡暗，脉稍数。五诊方加白术15g。7剂，用法同前。其余维持原治疗方案。

3个月后随访，其自行按上方拿药，做水丸巩固治疗，诸症基本消失。

【按】本患者既往有精神分裂症病史，情志不舒，肝气郁结，火热上扰心神故不寐，诊断由此可定。心虚胆怯，神魂不安致多梦易醒；肝木乘脾，脾失健运，气血生化乏源表现为纳差、神疲乏力、反应迟钝，此为不荣不平；肝胆互为表里，肝脏功能失调会影响其表里脏腑，以致脏腑不平，胆热痰扰，肺失宣肃，故咳嗽痰多；颈项疼痛为太阳筋脉拘急，不通则痛。失眠耗伤心阴，则舌红、脉弦数。综上可辨为胆郁痰扰之不寐。治以陆教授的经验专病专方"温胆安神汤"为主方，理气化痰，平肝安神，解决不平不荣之根本。进一步加大半夏剂量，燥湿化痰，镇静安神；配石菖蒲化痰安神，开窍醒脑；磁石镇心安神，用治幻听，以治标。葛根解肌舒筋，用治颈椎病的不通。全方理气化痰，平肝安神，既通又荣，标本兼治。血压最高时140/90mmHg，为高血压病一级，陆教授嘱患者药后泡脚，以清肝胆湿热，息风降压，安神。二诊诸症较前好转，但舌红、苔黄腻、脉弦，为肝热不平之征，故加石决明平肝清热。三诊仍有热象，加之腰痛，故加杜仲强腰脊，黄芩清肝热。四诊痰多色白质黏，故加胆南星增强化痰之效。五诊因颈部不适，而加白芍、细辛缓急止痛。六诊诸症好转，但仍大便不成形，故加白术健脾化湿，以实大便。后期症状平稳，效不更方，改变剂型，继续巩固治疗。药后诸症基本消失。患者因胆气郁结，痰湿困脾，故用"扶正安神通任"针法加"安眠三穴"、内关、丰隆穴以安神祛痰通络。内关穴为手厥阴心包经常用腧穴之一，具有宁心安神、理气止痛之功，对失眠等神志病证效佳。丰隆为足阳明胃经络穴，具有开胃健脾、祛湿化痰之效。特别是"安眠三穴""颈三穴"的应用，能最大程度地解决入睡困难及颈项部疼痛症状。针灸及耳针在治疗中起到了协同作用，多向调节，能增强扶助正气、健脾化痰、养心安神之功。"自律神经训练"有助于舒缓心情而安神。

此型不寐多见于中青年，以精神症状为主，先期治疗针药并施，并配合推拿、"自律神经训练法"取效最快，后期可用自律神经训练法和锻炼进行维护，忌突然停服精神类药物，以防复发。

案三：疏肝清胆，祛痰安神治疗不寐

董某，女，65岁。初诊：2016年6月18日。

主诉：睡眠不佳两月余。

　　现病史：两个月前诊为耳石症，曾在其他医院诊治。现入睡困难，伴头晕，需服安定以助睡眠。药物服用不规律，1次1片，但醒后自觉心慌不适，平素情绪易着急焦虑，偶尔恶心欲呕，纳差，大便一日一行，排出不畅，小便可。舌尖红，苔白腻，有齿痕，脉弦滑。

　　中医诊断：不寐（胆郁痰扰）。

　　西医诊断：失眠。

　　治法：疏肝清胆，祛痰安神。

　　处方：

　　（1）中药："温胆安神汤"。7剂，每日1剂，水煎服，分早晚两次服。药渣泡脚。

　　（2）针灸：每周3次。"扶正安神通任"针法加"安眠三穴"。

　　（3）耳针。"耳穴调平术"基本穴加皮质下、心、脾。

　　（4）嘱避免过于激动或喜怒忧思过度，保持心情平静愉快；注意生活起居，寒温适宜。

　　二诊（2016年6月25日）：药后夜寐略好转，仍多梦，情绪仍焦虑，精神状态较前佳，纳可，大便可，舌暗有齿痕，苔薄白略滑，脉弦略数。初诊方加栀子10g，半夏增至30g。7剂，用法同前。其余维持原治疗方案。

　　三诊（2016年7月2日）：症状逐渐缓解，夜寐3～4小时，梦少，心烦渐缓，夜寐至2～3点醒后再服西药能继续入睡。二便可，纳可，舌红点刺，有齿痕，苔白腻水滑，中有剥落，脉弦滑。二诊方加首乌藤30g，决明子15g。7剂，用法同前。其余维持原治疗方案。

　　四诊（2016年7月9日）：睡眠渐佳，每天睡4～5小时，梦少。现晨起后偶感头晕，乏力，心烦急躁，焦虑，纳可，大便成形、1日1次。舌红点刺，苔厚腻，双手脉弦，尺脉沉无力。三诊方4剂，做丸药巩固疗效。刮痧、拔罐1次，继续针灸治疗10次巩固疗效。

　　半年后电话随访，患者已愈，未再复发。

　　【按】本案患者既往有耳石症病史，复位后严重影响睡眠质量，入睡困难，睡而易醒，醒后心慌不适，由此可明确诊断为不寐。患者平素情绪焦虑，情志不畅，肝失调达，气机郁滞不通，郁而化火，灼津成痰，痰热互结，扰动心神，发为不寐。胆热犯胃，胃失和降而见恶心欲呕、纳差等表现。机体由寐转醒时，本应为阴入于阳，但由于心阴受损，阴不制阳，故出现醒时明显心悸心慌，实为虚阳鼓动所致，此为不平。综上，结合舌脉可诊断为胆郁痰扰之不寐。治疗以陆教授经验方"温胆安神汤"为主方，疏肝清胆，祛痰安神，解决胆郁痰扰之根本。药渣泡脚，使剩余药气由外入里，既节约药材，又内外兼修。患者既往有耳石症，病程日久，耗伤正气，内扰心神，故配合"扶正安神通任"针法，共奏扶正安神、内调脏腑、开郁化痰之功。同时配合"安眠三穴"及耳针应用，能最大程度快速解决寐差、心慌等症状。二诊症状改善，主方不变，因多梦，故加栀子清心火，除虚烦；半夏用至30g，可明显改善睡眠状态，陆教授临床常以重剂半夏镇静安眠，效果显著。三诊症状继续缓解，虚烦改善，故加首乌藤养心安神，决明子增强清肝之效。四诊睡眠佳，唯乏力，情绪易急躁，效不更方，变换剂型，巩固疗效，增加外治刮痧拔罐 1 次，后续巩固治疗针灸 10 次收功。

神躁虚烦多以情绪烦躁或夜寐不安为主，其表现与实热致躁扰不同，以偏阴虚类居多，故采用清热除烦、滋阴安神治法起效更快。但对由实热所致的烦渴、躁扰不安、高热或夜寐不宁等症应采用重镇安神法，临床需根据患者的整体状态对虚实进行判断，根据实热虚热的不同，采用不同的方法进行调治。

案四：益气补血，疏肝定神治疗不寐

徐某，女，28 岁。初诊：2016 年 11 月 8 日。

主诉：失眠 1 月余，加重 3 天。

现病史：5 月前自然流产 1 次后情绪低落，1 个月前出现失眠，彻夜不眠，白天自觉疲倦，乏力，头晕，思维迟缓，心慌，经外院治疗，睡眠好转，由连续性发作至偶尔发作。两天前无明显诱因整夜未眠，心慌，头胀，乏力，不欲饮食，食后无腹胀，焦虑，情绪差，二便调。舌淡暗，边有齿痕，苔略厚腻，脉沉细无力。

中医诊断：不寐（心脾两虚）。

西医诊断：神经衰弱症。

治法：益气补血，疏肝定神。

处方：

（1）中药："归脾安神汤"。7 剂，每日 1 剂，水煎服，分早晚两次服。药渣加凉水再煎 15 分钟泡脚。

（2）针灸：每周 3 次。"扶正安神通任"针法加"安眠三穴"、内关、太白穴。

（3）耳针。"耳穴调平术"基本穴加心、皮质下。

（4）"自律神经训练法"。嘱患者在家自行操作。

（5）嘱平时注意饮食营养多样，调摄精神，保持居住环境安静舒适，戒烟酒、浓茶、咖啡，适当运动，劳逸结合。

二诊（2016 年 11 月 15 日）：药后睡眠好转，偶尔入睡困难，心慌烦闷，精神亢奋，纳呆不欲食，无腹胀，晚饭后时嗳气，矢气多，白天仍头胀，寐差时乏力，五心烦闷，无口干渴，常口苦，头晕好转，受凉时头项有跳动感，胸闷憋气好转，二便调，舌尖红，苔薄微黄，舌边有齿痕，脉沉细。初诊方加柴胡 10g，白芍 25g，枳壳 15g，川芎 15g，陈皮 15g（注：加药为柴胡疏肝散）。7 剂，用法同前。其余维持原治疗方案。

三诊（2016 年 11 月 22 日）：本周睡眠尚可，入睡前时而心慌胸闷，近 1 周大便不成形，日 1 次，纳佳，小便调。舌淡暗胖大，齿痕，苔薄黄，脉沉细。二诊方加丹参 15g，砂仁 10g。7 剂，用法同前。其余维持原治疗方案。

3 个月后随访，患者睡眠情况良好。半年后随访，未再复发。

【按】此患者 1 个月前出现失眠，彻夜不眠，白天自觉疲倦，乏力，头晕，思维迟缓，由此可明确诊为不寐。患者流产后气血损伤，加之思虑伤脾，脾伤则化源不足，日久则心神失养故焦虑，情绪低落，思维迟缓，头晕头胀。患者彻夜不眠，白天疲倦乏力，心慌纳差，不欲饮食，舌淡暗，边有齿痕，苔略厚腻，脉沉细无力均为心脾两虚、气血亏虚不荣之表现。综上，诊为心脾两虚之不寐。治以陆教授的经验专病专方"归脾安神汤"为主方，益气补血，疏肝定神，解决不荣之根本。药渣外用泡足，舒缓情绪，舒筋活血，以助睡眠，且能节约药材。二诊时虽睡眠好转，但仍胸闷、心慌、口苦，考虑因病情缠绵导致情绪低落、焦虑，肝失条达，肝气郁结，日久化火，胆汁上逆发为口苦，肝郁气滞则血运不畅，心脉痹阻不通而致心慌，故初诊方加柴胡疏肝散，疏肝理气，活血止痛，以解不通。三诊睡眠好转，仍胸闷、心慌，故加丹参破宿血，补新血，增强活血祛瘀、通经止痛之功；患者便溏为脾虚湿盛，运化失常，故加砂仁，化湿醒脾和胃。"扶正安神通任"针法可扶正安神，调理脏腑，"安眠三穴"专治不寐，针刺时患者在安静状态下会困意绵绵。内关穴为手厥阴心包经络穴，八脉交会穴之一，通阴维脉，具有通络安神、理气和胃降逆的功效，对失眠等神志病证效佳。太白穴是足太阴脾经原穴，五输穴之一，五行属土，可补脾益气，养心安神，治疗不欲饮食、心悸、便溏之症，两穴配伍，相得益彰。针灸及耳针协同共治，能起到平肝潜阳、调节神经、调整气机、安神助眠之用。

此型不寐各个年龄皆可出现，先期针药并施，配合"自律神经训练法"效果最好，后期水丸或针灸配合锻炼用以巩固治疗，以防复发。

案五：益气养血安神法治疗不寐

李某，女，53 岁。初诊：2017 年 10 月 24 日。

主诉：寐差易醒 1 周。

现病史：自述 1 周前因受风出现咽干、痰多等症，遂于医院就诊，期间自服汤药治疗，药后咽干、痰多未见缓解，同时出现寐差，入睡不易，眠浅易醒，醒后再难入睡，晨起暗哑，双下肢畏寒，右侧腰部窜痛，纳可，小便可，大便黏腻、1 日 1～2 次。舌淡，苔薄白，齿痕，脉沉细无力。

中医诊断：不寐（心脾两虚）。

西医诊断：失眠。

治法：益气养血安神。

处方：

（1）中药治疗：归脾汤加木蝴蝶、马勃。处方：白术 15g，党参 20g，黄芪 30g，当归 10g，炙甘草 10g，茯苓 25g，远志 10g，木香 10g，酸枣仁 30g，龙眼肉 10g，木蝴蝶 10g，马勃 10g。7 剂，每日 1 剂，水煎服，分早晚两次服。

（2）针灸：每周 3 次。"扶正安神通任"针法加"安眠三穴"。

（3）耳针。"耳穴调平术"基本穴加咽喉、肺。

（4）嘱避免过于激动或喜怒忧思过度，保持心情平静愉快；注意生活起居，寒温适宜。

二诊（2017 年 10 月 31 日）：药后睡眠好转，脚趾冰凉，咽干，有痰，暗哑，腰部窜痛，大便黏腻，舌淡胖，苔薄白，边有齿痕，脉沉细滑。初诊方加半夏 15g，厚朴 15g，苏梗 15g。7 剂，用法同前，其余维持原治疗方案。

三诊（2017 年 11 月 7 日）：药后睡眠状态如前，畏寒减；口干不苦，有痰，痰黏腻易咳，咽喉部黏腻，咽喉部右侧有白色疮点，自述似有鱼刺卡状，喑哑，大便黏腻，纳可，舌淡暗，舌质嫩有齿痕，舌苔滑，脉细软，左关滑。温胆汤加玉蝴蝶10g，马勃10g，黄芪30g，厚朴15g。7剂，用法同前，其余维持原治疗方案。

四诊（2017年11月11日）：服上方后，睡眠状况有所改善，咽干，有痰微黄，喑哑，咽喉部疮点不痛，心悸加重，乏力，大便黏腻，舌红有齿痕，苔厚腻，脉细弱。三诊加丹参15g，瓜蒌皮20g。7剂，用法同前，其余维持原治疗方案。

五诊（2017年11月25日）：药后睡眠状况明显好转，咽干、痰多症状消失，心悸乏力明显改善，二便调。舌红，苔薄白，脉沉细。停中药，针灸3次巩固治疗。

随访半年，病情稳定，未见复发。

【按】本案患者因痰多、咽干等肺系症状而影响睡眠，导致入睡困难，睡而易醒，醒后难以入睡，由此可明确诊为不寐。患者年过五旬，气血、肝肾尚不足，咽干、痰多均属肺系疾病，经治不效，迁延不愈，故反悔于心。心主血藏神，加之机体气血本就不足，直接影响心的功能，使神无所藏，心神不安，故而不寐；气血的生成和运行离不开后天之本脾的运化，故心不藏神之不寐除明显的心气不足外，还伴有明显的脾虚不足表现，可见大便黏腻等。患者因外感风寒，风性善行而数变，风邪流注腰部肌腠经络，痹阻筋脉关节而致右侧腰部走窜痛，下肢畏寒是气虚渐往阳虚发展的表现。综上，结合舌脉可诊为心脾两虚之不寐。

初诊以归脾汤为主方，补脾益气，心脾双补，解决心脾两虚之根本。因有明显咽部不适，故加木蝴蝶、马勃清咽利嗓，以治标。全方益气补血安神，清喉利咽化痰，既荣又通，标本兼治。气血不调，导致心神不安，脾气不运，故配合"扶正安神通任"针法，安神调和阴阳，增强对气血的作用；配合耳针，患者自行治疗，加咽喉、肺耳穴，针对咽干、痰多症状效果明显。二诊睡眠好转，但仍见有痰、大便黏腻等痰浊之象，故加理气化痰的半夏、厚朴、苏梗，仿半夏厚朴汤意，化痰理气，除烦安神。三诊患者仍有痰，痰黏，便黏，舌暗齿痕苔滑明显，故更以温胆汤，祛痰利胆为法。因咽生溃疡，故加木蝴蝶、马勃清咽利嗓；加黄芪、厚朴补气行气，增强化痰功效。四诊心悸乏力明显，有痰微黄，故加丹参，通行心脉，活血化瘀；加瓜蒌皮开胸散结，清热化痰。后五诊症状基本痊愈，以针灸巩固疗效收功。

临床治疗疾病，需对出现的多种症状进行甄别，并非所有病证都要一次性解决，而是要根据主症及与主症病机相关的兼症确立治疗方针，首诊侧重分清疾病的主要矛盾和次要矛盾，有层次地进行调治，以获得更好的疗效。本患者未用经验方"归脾安神汤"及"温胆安神汤"，而是采用基础方剂归脾汤、温胆汤，考虑的是患者病情较短且有阳虚体征，故去除几味寒性镇静安神药物，采用平缓调节法治之。

案六：扶正安神，疏肝理气针刺治疗不寐

陈某，女，53岁。初诊：2016年3月18日。

主诉：睡眠不佳半年。

现病史：近半年入睡困难，呈渐进性加重，多梦纷纭，需服安定以助睡眠，药物服用不规律，1次1片，时而心慌。全头胀痛多年，以月经期疼痛为主。现经停半年，近

期月经复来，经期头痛加重，自服镇痛片缓解。平素饮食不规律，纳差，易生气，情绪紧张，乏力，时有汗出，二便调。患者拒服汤药，要求针灸治疗。舌淡，苔薄白，脉弦。

中医诊断：不寐（心神失养，肝气不疏）。

西医诊断：失眠。

治法：扶正安神，疏肝理气。

处方：

（1）针灸：每周3次。"扶正安神通任"针法加申脉、照海、"安眠三穴"、内关、公孙、印堂、行间。

（2）耳针："耳穴调平术"基本穴加心、皮质下、交感。

（3）舒肝丸（自备）。1次1丸，1天两次。

（4）嘱避免过于激动或喜怒忧思过度，保持心情平静愉快；注意生活起居，寒温适宜。尽量不服西药，严重时可少服。

二诊（2016年3月25日）：服药及针灸后睡眠较前缓解，情绪仍紧张，周身乏力，时有头痛，心慌，纳可，二便调，舌暗，舌体有裂纹，苔薄黄，脉细。针灸处方：初诊穴加巨阙。其余维持原治疗方案。

三诊（2016年4月1日）、四诊（2016年4月8日）：患者两次复诊症状相似。自述因近日工作繁忙，睡眠仍不佳，心慌症状较前有所好转，胸腹胀闷，口干，纳差，舌暗隐紫，苔薄白，脉滑数。针灸二诊穴加太白、丰隆。其余维持原治疗方案。

五诊（2016年4月15日）：经治睡眠状况稍有好转，时做噩梦，自觉头痛及沉重感，纳差，一直未服西药。舌暗红，苔黄腻，脉滑数。针灸三诊穴加阴陵泉。停服舒肝丸。其余维持原治疗方案。

六诊（2016年4月22日）、七诊（2016年4月29日）、八诊（2016年5月5日）：患者3次复诊症状相似，经治夜寐渐安，易醒，醒后易入睡，左耳耳鸣，纳可，二便调，舌红苔白有裂纹，脉弦滑。针灸五诊方加"耳三穴"。其余维持原治疗方案。

九诊（2016年5月12日）：睡眠状况良好，诸症皆消，纳可，二便调，舌淡，苔白，脉弦滑。建议巩固治疗10次，每周1～2次。

半年后电话随访，患者已愈，未再复发。

【按】本例患者以睡眠不佳半年为主诉，"根据主诉定病名"可明确诊为不寐。患者年过五旬，肝肾不足，病史较长，气血尚不足，又时有头目胀痛，加之脉弦，舌色淡苔白，辨证为心神失养，肝气不疏。以疏肝理气、扶正安神为主要治疗大法。

患者久病致虚，正气不足。久病神躁易生气，肝气不疏，气滞血瘀，不通则不荣。不通不荣，则脏腑失养，功能紊乱；肝郁犯脾而纳少，必然导致阴阳失调，阳不入阴而发为本病。由此可见，正气的强弱直接关系到疾病的发展。《黄帝内经》云："正气存内，邪不可干""邪之所凑，其气必虚。"正气不足往往是多种疾病久治不愈的重要原因。《景岳全书·不寐》云："不寐证虽病由不一，然惟知邪正二字则尽之矣。盖寐本乎阴，神其主也，神安则寐，神不安则不寐；其所以不安者，一由邪气之扰，一由营气之不足耳。"说明"神"对失眠症的治疗具有重要意义。《医效秘传·不得眠》云:"夜以阴为主,阴气盛则目闭而安卧。若阴虚为阳所胜,则终夜烦扰而不眠也。"任脉为阴脉之海,可调节阴经气血。任脉循行于腹部正中,腹为阴,任脉对一身阴经脉气有总揽、总任作用,故该患者主穴选用扶正安神通任针法,加照海、申脉以助眠安。《针灸甲乙经》云:"病而不得卧者,阳气满则阳跷脉盛,不得入于阴则阴气虚,故目不瞑……病目而不得视者,阴气盛则阴跷脉满,不得入于阳则阳气虚,故目闭。"昼为阳,夜为阴,阴气难入,阳气难出,故阳不入阴,阴阳失调,发为不寐。治以调和阴阳为旨。陆教授经常强调:"谨察阴阳所在而调之,以平为期。"阴阳之间相互制约达到平衡,跷脉有交通一身阴阳之功用。"阳跷脉出于足太阳之申脉,阴跷脉出于足少阴之照海",两者交汇于目内眦,主司眼睑开合,共同濡养眼目。阳跷脉功能亢盛则失眠,故补阴泻阳,使机体阴阳相调,阴阳平衡,则不眠自愈。该患者属心神失养,肝气不疏,故辅穴以宁心安神、疏肝理气为主。"安眠三穴"为陆教授经验组穴,包括四神聪、神门、安眠穴,三穴相配,能治疗各种失眠症。神门穴属手少阴心经,乃心经原穴,"五脏有疾,当取十二原"。心藏神,针刺原穴能使三焦通达,从而激发原气,调动体内正气,以抗御病邪,调整心脏功能,调理心经气血,使全身气血运行畅通,上奉心神,神安则寐安。安眠穴位于手少阳三焦经的翳风穴与足少阳胆经的风池穴之间,属"经外奇穴"。奇穴对某些特定病证有独特的治疗作用,正如安眠穴,顾名思义有安神助眠之功。清朝·刘鸿恩在《医门八法》提及,不寐的病因病机乃热邪上扰心神,神散不藏。安眠穴位于手足少阳经之间,可清少阳之热,降少阳之火,保护心神不受扰乱,神得以藏而眠安。内关穴为手厥阴心包经络穴,"络"有联络、散布之意,故内关能够治疗心包经上的虚实病证,对心悸心慌疗效十分明显。内关又是八脉交会穴,临床常采取上下相应的配穴法,上肢内关与下肢公孙相配,相通于心胸部,共奏宽胸理气、活络止痛之功;与神门相配,为原络配穴,两穴一表一里,起到宁心安神的作用,而且还能够增强人体正气,提高抗病能力,对疾病的痊愈具有积极的促进作用。印堂穴属督脉,督脉主气,为"阳脉之海"。《难经·二十八难》曰:"督脉者,起于下极之俞,并于脊里,上至风府,入属于脑。"脑为元神之府。印堂穴又是足太阳膀胱经、足阳明胃经、任脉三大经络的汇集之地。膀胱经主宰人体阳气,胃经主宰血气,任脉主宰一身之阴。印堂汇集了人的阳气、血气、阴气,故针刺该穴能够调和阴阳,畅达气机,推动气血运行,从而起到宁心定惊、理气安神益智之功。患者情志不畅,肝气不疏,故以合谷、太冲开"四关"调肝理气,配以足厥阴肝经之荥穴行间,疏肝解郁。诸穴相配,共起调畅气机之功,使气血平和,心神安宁。

二诊时患者出现心慌,加之舌暗、苔薄黄,为心血瘀阻、心失所养所致,故加巨阙理气散瘀,活血通络。与膻中相配,膻中为任脉穴,为八会穴之气会,又是心包经的募穴。穴居胸之中央,其功善调胸中大气,理气散瘀,宽胸利膈,调气降逆。巨阙为任脉腧穴,心之募穴,内应腹膜,上应膈肌,为胸腹之交关,分别清浊之格界,有理气畅中、除痰利膈之力。膻中以调理心包气机为主,巨阙以调理心经气机为要。两穴相合,一上一下,一内一外,君臣合谋,同心协力,故调和心胸之气、行气止痛之功增强。三诊至七诊，患者睡眠状况逐渐好转，但时而多梦，头重，食欲不佳，胸腹胀闷，情志不畅，舌腻苔黄，脉滑，此乃心脾两虚，脾胃不和，故加太白、丰隆穴。太白穴为足太阴脾经原穴，丰隆穴为足阳明胃经络穴，两穴一表一里，原络相配，不仅具有调节脾胃运化腐熟功能的作用，还能扶助正气，助机体抵抗邪气，使机体达到平衡状态。脾失健运，积湿生痰，痰上扰心神，故加阴陵泉穴。阴陵泉、足三里为脾经、胃经的合穴，两者与丰隆穴相配，有健脾益气、燥湿化痰之功。七诊后患者睡眠状况好转，但伴有耳鸣症状，故加陆教授经验组穴"耳三穴"，即耳门、听宫、听会。耳门穴顾名思义为手少阳三焦经气血出入耳的门户，能开窍聪耳。听会穴属足少阳胆经，入耳中，能够疏通少阳经络，清肝泻火。听宫穴为手太阳与手足少阳经的交会穴，气通耳内，可加强疏通耳窍之功。耳针治疗采用耳穴调平术基本穴加心、皮质下、交感，针灸及耳针治疗协同作用，多向调节，能够增强扶助正气、开胸散结、理气止痛之功。

头 痛

头痛是指因外感与内伤，致使脉络拘急或失养，清窍不利所引起的以头部疼痛为主要临床特征的疾病。头痛既是一种常见病证，也是一个常见症状，可以发生于多种急慢性疾病过程中，有时亦是某些相关疾病加重或恶化的先兆，是临床常见疾病。陆教授认为，本病的发生关键在于痰、气、瘀凝滞血脉，脑络不通，不通则痛；精、气、血虚，清窍失养，不荣则痛；气逆、阳亢等气血阴阳不平，不平则痛。病因多与寒邪内侵、饮食失调、情志失节、劳倦内伤、年迈体虚等因素有关。临床多将外感多分风寒、风热、风湿3种，内伤分为气滞血瘀、肝阳上亢、肝肾亏虚、气血不足等。陆教授门诊以内伤头痛多见。

陆教授认为，头为脑之所，头痛多与脑有关。脑为髓海，肾主骨生髓，肝肾同源，同时，精也生髓。精血同源，精髓血可互生，故头痛多与肝肾有关，同时也与精、气、血有关。陆教授治疗内伤头痛多选用活血化瘀药，如川芎、当归、赤芍、丹参、桃仁、红花、鸡血藤、夜交藤等；平肝息风、镇静安神药，如天麻、钩藤、石决明、地龙、珍珠母、龙骨、代赭石、僵蚕等；补气滋补肝肾药，如白芍、黄芪、地黄、甘草、枸杞子、杜仲、牛膝、桑寄生等；疏肝理气药，如香附、延胡索、川楝子、薄荷、龙胆、车前子、柴胡、黄芩等。这些药配合使用，可使脏腑阴阳得平，清窍得荣。同时，陆教授不忘引经药的使用，如太阳经头痛用羌活、川芎；阳明经头痛用葛根、白芷；少阳经头痛用柴胡、黄芩、川芎；厥阴经头痛用吴茱萸、藁本；少阴经头痛用细辛、独活；太阴经头痛用苍术。引经药的使用能使药效直达病所。陆教授最常用的基础方剂是他的经验专病专方"枕清眠安汤""鸡血藤16味""温胆安神汤"，临床上他常以这三方进行加减化裁，辨证治疗内伤各型头痛。

陆教授认为，外感头痛虽症状严重，但病机简单，易于恢复。治疗外感风寒头痛他常用川芎茶调散或"中风方"加减，治疗风热头痛常用芎芷石膏汤，治疗风湿头痛常用羌活胜湿汤。在加减用药方面，头痛遇寒则甚，加附子、制川乌、细辛；咳嗽、痰稀色白，加苦杏仁、前胡；耳鸣脑鸣，加枸杞子、石菖蒲、葛根；头晕目眩，加天麻、钩藤；视物不清，加桑叶、菊花；呕吐，加半夏、竹茹、生姜等。

陆教授认为，针灸治疗头痛是一大优势，因此，他常配合其"扶正安神通任"或"补肾安神通督"针法进行治疗，内调脏腑，以助药力，又安神止痛。此外，头部推拿、耳穴调平、刮痧、拔罐也是他常用的方法，合理选用，往往能起到立竿见影之效。通常外感头痛治愈相对较快，内伤头痛往往易复发。陆教授常告诉患者要坚持治疗，不要见好就收。

案一：平肝健脾，镇静安神止痛治疗头痛

王某，男，55岁。初诊：2017年6月13日。

主诉：后部头痛半月余。

现病史：自觉无明显诱因而后头痛连及枕项部，胀痛伴麻木感，生气时加重，可伴头顶疼痛，自觉平躺后可缓解，无眩晕，无恶心感，每逢阴雨天头痛加重。症见胸闷、心慌，寐差，难以入睡，睡后易醒。既往高血压病史3年，血压最高160/90mmHg，平素服降压药控制血压，约在130/80mmHg左右。平时易着急，纳差，便秘，自觉排便不畅无力、量少，膝关节酸痛，小便正常。舌紫暗，苔薄白，脉沉弦缓。

中医诊断：头痛（肝郁脾虚，肝肾阴亏）。

西医诊断：神经性头痛。

治法：平肝健脾，镇静安神止痛。

处方：

（1）中药："枕清眠安汤"加牛膝30g，大黄10g，川芎15g。7剂，每日1剂，水煎服，分早晚两次服。药渣加凉水再煎15分钟泡脚。

（2）针灸：每周3次。"扶正安神通任"针法加天柱、后溪、申脉。

（3）耳针："耳穴调平术"基本穴加交感、枕。

（4）嘱心情舒畅，避免精神激动，饮食清淡，忌食肥甘厚味，生活规律，起居有时，寒温适宜，加强锻炼。

二诊（2017年6月20日）：药后头痛缓解，便溏、量少，寐差，舌色紫暗，苔薄白，脉沉弦缓。初诊方去五味子，加半夏30g，茯神20g，延胡索20g。7剂，用法同前。其余维持原治疗方案。

三诊（2017年6月27日）：药后头痛好转，纳可，便溏，寐差，舌淡，苔白腻，脉沉弦。二诊方去大黄，加山药20g。7剂，用法同前。其余维持原治疗方案。

四诊（2017年7月4日）：头痛基本缓解，大椎处偶尔酸痛，寐稍差，纳可，二便调。舌淡，苔白，脉弦稍沉。效不更方。7剂，用法同前。其余维持原治疗方案。

五诊（2017年7月11日）：头痛及其他症状基本消失。针灸1次。

半年后电话随访，患者已愈，未再复发

【按】本患者后头及枕项部疼痛，疼痛性质为胀痛，且伴有麻木感，生气时痛及颠顶，平躺后疼痛缓解，无眩晕恶心，由此可明确诊为头痛。患者年老体虚，肝肾亏虚，肾阴不能上济于心，水火不济心神失养则寐差；脾虚运化无力则纳差；气虚排便无力则便秘；气血生化不足，不荣心脉，心失所养则胸闷、心悸；平时易急，乃肝郁，加之舌色紫暗，苔薄白，脉沉弦缓，故辨属肝郁脾虚、肝肾阴亏之头痛。治疗选用"枕清眠安汤"，平肝健脾，镇静安神。方中牛膝滋补肝肾，生髓止痛，且引血下行；川芎为血中气药，既可活血行气止痛，又可引经向上，两药通上达下，调和升降，使阴阳调和，升降有序，头痛自除。大黄泻下通便，以治标，又助活血化瘀。诸药合用，共同止痛，既通又荣，标本兼治。药渣外用泡足，舒筋活血，安神止痛，以缓解头痛。二诊头痛缓解，便溏量少，寐差，故初诊方去五味子，加半夏燥湿醒脾，茯神安神定志，延胡索行气活血止痛。三诊仍便溏，恐攻伐太过耗伤正气，故二诊方去大黄，加山药健脾益气养阴。四诊头痛基本缓解，效不更方。针灸有助于扶正安神止痛，调理脏腑，加天柱、后溪、申脉以理气活血通络。天柱属足太阳膀胱经，具有清头散风、通经活络之功，且人以头为天，颈项尤为支柱。后溪是督脉与小肠经的气血会合处，能疏通气血经络，缓解头痛项强。申脉为足太阳膀胱经穴，八脉交会穴之一，通阳跷穴，能补阳益气，疏导水湿，通经活络，对头痛、眩晕疗效较好。诸穴配伍，相辅相成，协同为用，通经活络，理气止痛之功益彰。再加耳针协同作用，多向调节，加强扶助正气，共奏平肝健脾、理气止痛之功。

此患者如配合刮痧拔罐、头颈部推拿则效果更佳。

案二：补气活血，补肾益精治疗头痛

许某，女，55 岁。初诊：2014 年 9 月 9 日。

主诉：头痛两年，加重伴头晕两周。

现病史：两年前无明显诱因头痛，曾在我门诊用针灸及中药治疗效佳。两周前头晕伴胀痛复发并加重，疼痛位置不固定，视物模糊，于环湖医院脑核磁检查未见明显异常，颈部彩超检查：颈动脉硬化，多发附壁斑块。食后腹胀，乏力，寐差，多梦易醒，二便正常。舌淡暗，苔薄白，脉弦涩无力。

中医诊断：头痛（气虚血瘀，肾精不足）。

西医诊断：血管神经性头痛。

治法：补气活血，补肾益精。

处方：

（1）中药："鸡血藤 16 味"加水蛭 6g，决明子 15g。7 剂，每日 1 剂，水煎服，分早晚两次服。药渣加凉水再煎 15 分钟后泡脚。

（2）针灸：每周 3 次。"补肾安神通督"针法加后溪、申脉。

（3）耳针："耳穴调平术"基本穴加交感、枕。

（4）推拿 3 次。"形神调节按摩术"头颈部分（操作参考相关章节）。

（5）嘱避免过于激动或喜怒忧思过度，保持心情平静愉快，注意生活起居，寒温适宜。服药期间禁油腻生冷，清淡饮食。

二诊（2014 年 9 月 16 日）：头痛、头晕减轻，咳嗽，有少量白痰，食后腹胀，睡眠时好时坏，便溏、黏腻，小便正常，两胁胀满，鼻干，口苦，晨起口干。舌淡苔薄而干，脉微弦而滑。初诊方加桑叶 60g，荷叶 30g。7 剂，用法同前。其中 3 剂制成水丸，继续服用 1 个月，以巩固治疗，预防复发。继续针灸 10 次。

半年后电话随访，患者已愈，未再复发。

【按】此案患者头痛伴头晕，可明确诊为头痛。患者年过五旬，肝肾阴虚，肾主骨，骨生髓，髓汇聚成脑。若肾精亏虚则无以生髓，髓海失养，脑窍不荣发为头痛。平素寐差，多梦，睡眠严重不足，食后腹胀、乏力均为心脾两虚、气精亏虚不荣之表现。颈动脉硬化、多发附壁斑块为瘀血，导致脑部供血不足而致头晕、视物模糊，舌淡暗、脉弦涩乃气虚血瘀，不通而痛。综上，可辨证为气虚血瘀、肾精不足之头痛。治以"鸡血藤 16 味"为主方，补气活血，补肾益精，解决不荣之根本。加水蛭逐瘀破血通经络，疏通血管止头痛，以缓解血瘀之不通；决明子清肝明目，缓解视物模糊，以治标。诸药合用，共奏补气活血通脉、补肾益精通络之功，既通又荣，标本兼治。药渣外用泡足可舒筋活血，舒缓心情，既可缓解头痛，又能充分利用药材。二诊时头痛、头晕减轻，两胁胀满为肝郁气滞所致。肝郁日久化火，伤及阴津，故鼻干，晨起口干；火热迫胆汁上逆，而口苦，故加桑叶、荷叶清热疏肝，滋阴润燥。"补肾安神通督"针法可助汤药补肾安神，又通督脉；加后溪、申脉理气活血通络。后溪是督脉与小肠经的气血会合处，能疏通气血经络，缓解头痛项强。申脉是足太阳膀胱经的穴位，八脉交会穴之一，通阳跷穴，能补阳益气，疏导水湿，通经活络，对头痛、眩晕疗效较好。诸穴配伍，相辅相成，协同为用，通经活络、理气止痛之功益彰。耳针采用"耳穴调平术"基本穴加枕、皮质下、额，针灸及耳穴调平治疗协同作用，多向调节，能增强扶助正气、平肝健脾、理气止痛之功。特别是局部推拿的应用，能最大程度地快速缓解头痛症状。后病情稳定改服水丸治疗，针灸巩固。

此型头痛各类人群皆常见，先期治疗针药并施，并配合推拿效果最好，后期可用针灸或水丸间断治疗，以防复发。

案三：疏风散寒，固表止痛治疗头痛

吴某，女，56 岁。初诊：2016 年 12 月 17 日。

主诉：头后跳窜痛 3 日。

现病史：3 日前的夜晚外出后受寒出现后头痛，跳痛，走窜痛，伴颈背部疼痛，自服止痛片后疼痛缓解，约 3 小时后疼痛复发，至今未缓解。现恶风恶寒，遇风后头痛加剧，头汗多，昨日头痛时血压曾达 160/90mmHg，服药后缓解，无头晕目眩感，易着急，纳差，眠可，便溏，自觉排便无力，小便可。既往高血压病史 5 年，服药后控制在 140/80mmHg 左右，2014 年子宫内膜癌，行手术切除。否认糖尿病病史。舌红，苔薄白，脉浮紧。

中医诊断：头痛（外感风寒）。

西医诊断：神经性头痛。

治法：疏风散寒，固表止痛。

（1）中药：川芎茶调散加白术、黄芪、浮小麦。处方：川芎 15g，生甘草 10g，羌活 15g，白芷 15g，细辛 5g，荆芥 15g，防风 10g，薄荷 10g，白术 15g，黄芪 30g，浮小麦 30g。7 剂，每日 1 剂，水煎服，分早晚两次服。药渣加凉水再煎 15 分钟泡脚。

（2）针灸：每周3次。"补肾安神通督"针法加"颈三穴"、颈背膀胱经间隔选穴。

（3）耳针："耳穴调平术"基本穴加交感、枕、颈椎、胸椎。

（4）刮痧拔罐1次。"平衡刮痧拔罐术"，颈背重点。

（5）嘱头痛发作时卧床休息，避风寒，保持心情舒畅，避免精神激动，饮食清淡，忌食生冷肥甘厚味，生活规律，起居有时，加强锻炼。

二诊（2016年12月24日）：药后头痛明显缓解，汗止，便溏量少，口干，口苦，舌尖红，苔薄白，脉弦紧。初诊方加柴胡疏肝散，去浮小麦，加黄芩15g。

处方：川芎15g，生甘草10g，羌活15g，白芷15g，细辛5g，荆芥15g，防风10g，薄荷10g，白术15g，黄芪30g，柴胡10g，白芍25g，枳壳15g，炙甘草10g，川芎15g，香附15g，陈皮15g，黄芩15g。7剂，用法同前。针灸改为"扶正安神通任"针法加"颈三穴"。

三诊（2016年12月31日）：患者述头痛好转，纳可，便溏，舌淡红，苔薄白，脉弦。二诊方去柴胡疏肝散、黄芩。

处方：川芎15g，生甘草10g，羌活15g，白芷15g，细辛5g，荆芥15g，防风10g，薄荷10g，白术15g，黄芪30g。7剂，用法同前。其余维持二诊治疗方案。

半年后电话随访，患者已愈，未再复发

【按】本案患者后头痛，伴颈背部疼痛，可明确诊为太阳经头痛。《素问·风论》说："首风之状，头面多汗恶风，当先风一日则病甚，头痛不可以出内，至其风日则病少愈。"《素问·举痛论》说："寒气入经而稽迟，泣而不行，客于脉外则血少，客于脉中则气不通，故卒然而痛。"患者夜晚外出，感受风寒。风为百病之长，夹寒上扰清窍，寒凝血滞，阻遏脉络，不通则痛，遇风后头痛加剧、脉浮紧；卫表不固则头汗多；患者有癌症手术史，且年老体虚，脾虚运化无力，脏腑功能不平，故纳差、便溏、排便无力。综上，可诊为外感风寒之头痛。处以川芎茶调散疏风散寒止痛，以解决不通之根本。加白术、黄芪配方中防风，效玉屏风散之方义，益气固表止汗。配浮小麦加强益气止汗之功，以治标。诸药合用，疏风散寒，固表止痛，既通又平，标本兼治。药渣外用泡足，发汗疏风散寒，以缓解头痛。针灸助汤药通络止痛又安神，特别是"颈三穴"、局部膀胱经穴的应用及颈背的刮痧拔罐，疏散风寒，活血化瘀，能最大程度地快速解决局部症状。二诊口干，口苦，汗止，故去浮小麦，加柴胡疏肝散疏肝解郁，舌尖红为有热象，故加黄芩清心火兼泻肝火。三诊便溏，故去柴胡疏肝散、黄芩。

此患者病程短、病势急，因此，多维治疗，效力专注。特别是局部刮痧、拔罐可及时去除在表之寒邪，再加上药力及针力的配合，共同发力，祛寒止痛，力专效佳。

耳鸣耳聋

耳鸣指外界无声源而患者自觉耳中鸣响，是多种耳科疾病的证候群之一，也可单独成为一个疾病。耳聋是指不同程度的听力减退，甚至失听。两者既可发生于单侧，也可发生于双侧。耳鸣与耳聋两个症状可以单独发生，也可同时发生或先后出现。耳鸣、耳聋是临床常见病。

陆教授认为，其病因常与外感风热、肝火上扰、痰火郁结、肾精亏损、脾胃虚弱有关。风热易袭阳位，邪气循经上扰，堵塞耳窍不通而发病；怒则伤肝，肝气郁久化火，郁火循经上扰清窍，或脾虚生痰，痰郁化火，或痰与肝火结合而成痰火，郁火或痰火阻塞耳窍不通而发病；或肝肾亏虚，肾精不能上充，或脾虚清阳不升，不荣清窍而发病。陆教授将耳鸣分为虚实两端，外感风热、肝郁、痰火多为实证，脾虚、肾虚多为虚证。但久病者多虚实夹杂或相兼发病，最常见的是肝郁脾虚或肝郁痰热或脾肾两虚，急病者多与外感或暴怒有关。

对于久病者，治疗需滋补肝肾，健脾补气，清热化痰，陆教授常选用补肝肾药，如熟地黄、山茱萸、肉苁蓉、骨碎补、淫羊藿、枸杞子、杜仲、续断、益智仁、菟丝子、黄精等；健脾补气药，如黄芪、白术、甘草、山药、党参、五味子、茯苓、红景天等；清热化痰药，如竹茹、桔梗、半夏、石菖蒲等。

对于急病实证者，陆教授常用平肝息风药，如天麻、钩藤、磁石、珍珠母、生牡蛎、生龙骨等；清肝泻火药，如龙胆、黄芩、柴胡、车前子、栀子、薄荷等；疏风清热药，如桑叶、菊花、葛根、金银花等。

根据本病病机，陆教授常采用其经验方"枕清眠安汤""温胆安神汤""鸡血藤 16味"加减治疗。急病实证者，风热外袭，用银翘散加减；肝胆火旺者，龙胆泻肝汤加减。如头晕目眩，加天麻、钩藤；视物不清，加桑叶、菊花；呕吐，加半夏、竹茹等。如遇其他证型，如肝郁脾虚，用逍遥散；肝肾阴虚，用杞菊地黄汤；肾精亏虚，用左归丸或右归丸等。

陆教授认为，此病多为长年累月积病而发，病机往往复杂，因此，常配合"扶正安神通任"或"补肾安神通督"针法加针刺局部穴位治疗，以助药力，且能安神。同时配合"耳穴调平术""平衡刮痧拔罐术"，合理选用，往往能起到立竿见影之效。本病少数风热外袭、肝胆火旺者服药后见效可停药，以免损伤脾胃。其他病机虚实错杂者易反复发作者，见效后，不宜立即停止治疗，可用药丸或针灸巩固治疗一段时间，以防复发。如果患者能够坚持治疗，一般能够治愈。调节好心态，一般不复发，复发原因往往是情志不遂导致。

因脑鸣与耳鸣发病机理相同，临床两病常共发且很难区分，故可按耳鸣来辨证论治。耳鸣与耳聋病因病机相似，仅为症状严重程度不同，如《医学入门·卷五》所说："耳鸣乃是聋之渐也。"《杂病源流犀烛·卷二十三》更明确指明："耳鸣者，聋之渐也，惟气闭而聋者，则不鸣，其余诸般耳聋，未有不先鸣者。"故两者也放在一起讨论。

案一：平肝健脾，镇静安神治疗耳鸣

张某，男，64岁，退休。初诊：2016年11月12日。

主诉：双耳鸣如蝉伴头晕3年，加重两年。

现病史：有高血压病史4年，平素服降压药血压可控制在正常范围。3年前因耳鸣、头晕、高血压病严重曾请陆教授诊治，当时服天麻钩藤饮、温胆汤加减治疗后病情得到控制。近两年耳鸣如蝉，伴头晕加重，口干，纳少，入睡可，睡眠浅，醒后因耳鸣复睡困难，偶尔心慌，易怒，二便调。舌色暗，有齿痕，苔少，舌尖稍红，脉弦细。

中医诊断：耳鸣（肝郁脾虚，肝肾阴亏）。

西医诊断：神经性耳鸣。

治法：平肝健脾，镇静安神。

处方：

（1）中药："枕清眠安汤"加葛根 30g，石菖蒲 30g，天麻 15g，钩藤 30g。14 剂，每日 1 剂，水煎服，分早晚两次服。药渣加凉水再煎 15 分钟泡脚。

（2）针灸：每周 3 次。"扶正安神通任"针法加"耳三穴""颈三穴"、率谷。

（3）耳针："耳穴调平术"基本穴加交感、降压沟。

（4）嘱放松情绪，乐观豁达，避免精神紧张和疲劳。作息规律，增加锻炼，少吃油腻及甜食。

二诊（2016 年 11 月 26）：耳鸣未改善，头晕好转，入睡可，睡眠浅，醒后再入睡难，心慌、心烦易怒减缓，头脑较以往更清醒，腰痛，二便调，舌稍暗，舌面微颤，舌根黄厚，脉弦细。初诊方加川芎 15g。14 剂，用法同前。其余维持原治疗方案。

三诊（2016 年 12 月 10 日）：耳鸣轻微改善，无头晕，入睡可，睡眠浅，醒后难入睡，口干喜饮，纳可，心慌、心烦、易怒症状较二诊时减轻，二便调，舌略暗，苔黄，脉弦细。二诊方加合欢花 30g。14 剂，用法同前。其余维持原治疗方案。

半年后电话随访，患者已愈，未再复发。

【按】此案患者以耳鸣伴头晕 3 年为主诉，根据"以主症定病名"原则，诊为耳鸣。患者年龄偏大，有高血压病史多年，肝肾亏虚，阴虚火旺则口干；肾精亏虚，不能上荣耳窍，故耳鸣、头晕；肝气郁滞，脏腑不平则易怒；肝郁横逆犯脾，脾失健运则纳少；气血生化乏源，心失所养，心神不安，脏腑不荣则寐差、心慌。舌色暗、有齿痕、苔少、尖稍红、脉弦细为肝郁脾虚、肝肾阴亏不通不荣之表现。综上，可辨证为肝郁脾虚、肝肾阴亏之耳鸣。陆教授用经验方"枕清眠安汤"平肝健脾，镇静安神，滋补肝肾，以解决不平之根本。加石菖蒲豁痰开郁，芳香化湿，开窍宁神。葛根辛甘性凉，入脾胃两经，既能鼓舞脾胃之清阳上升，以助开窍，又能生津止渴，两药配伍，升阳化湿开窍。钩藤轻清微寒，入肝、心包经，可清肝热，息肝风；天麻甘平柔润，可平肝息风，适用于风痰上扰所致的眩晕。两药相须配对，使平肝息风之力倍增。二诊自述腰痛，为年迈体虚，病程日久，气血肾精不足，不荣筋脉，正虚腠理不固，外邪趁虚入于腰背部经络，加之气机阻滞，局部气血运行不畅，经脉瘀阻，不通则痛，故加川芎活血行气，祛风止痛。三诊因肝郁日久化火，热扰心神致睡眠不佳，加合欢花解郁安神以助眠。同时配合"扶正安神通任"针法扶正安神，调和脏腑，加"耳三穴""颈三穴"、率谷，局部取穴，调节耳部经气，促进耳窍功能恢复。《百症赋》说："耳聋气闭全凭听会、翳风。"故配合耳针调节机体阴阳平衡，促使气血运行通畅，使疾病向愈。

案二：补气活血，补肾益精治疗耳聋

武某，女，45 岁，工人。初诊：2016 年 1 月 9 日。

主诉：左耳耳鸣如蝉 5 年，耳聋 4 日。

现病史：患者左耳耳鸣如蝉 5 年，4 天前左耳突发耳聋，听不见话音。平时腰背酸痛、胸闷、气短、头胀、睡眠浅、多梦易醒、口干、纳可、二便调。月经不调、周期延后、量少。舌暗红，苔薄白，脉沉细。

中医诊断：耳聋（气虚血瘀，肾精不足）。

西医诊断：突发性耳聋。

治法：补气活血，补肾益精。

处方：

（1）中药："鸡血藤 16 味"加天麻 15g，葛根 30g，石菖蒲 30g。7 剂，每日 1 剂，水煎服，分早晚两次服。药渣加凉水再煎 15 分钟泡脚。

（2）针灸：每周 3 次。"扶正安神通任"针法加"耳三穴"、翳风、率谷。

（3）耳针："耳穴调平术"基本穴加内耳、外耳。

（4）嘱避免精神紧张和疲劳，放松情绪。少吃肥腻、甜食、生冷食物。

二诊（2016 年 1 月 16 日）：服药及针灸后耳聋稍见好，气短缓解，睡眠较前好转，胃脘胀满，大便每日 1 次，黏腻不畅，舌质暗，舌尖红，苔少，脉弦细。初诊方熟地黄改为生地黄，加香附 15g。7 剂，用法同前。其余维持原治疗方案。

三诊（2016 年 1 月 23 日）：仍耳聋，但症状较前明显减轻，可听到声音但不清晰，1 月 18 日来月经，较上月推迟 1 周，月经量少色黑，经期小腹坠痛，偶尔胸闷，汗出，大便黏，舌体稍胖质滑，舌淡暗，苔薄黄，脉弦细。二诊方加泽泻 10g，丹参 15g。7 剂，用法同前。其余维持原治疗方案。

四诊（2016 年 1 月 30 日）：可听清话语，耳鸣稍缓解，小腹仍胀，痛减，大便黏，偶尔出虚汗、头晕、心烦，舌淡暗，稍胖质滑，苔薄黄，脉细涩。三诊方加刘寄奴 15g，决明子 10g。7 剂，用法同前。其余维持原治疗方案。

五诊（2016 年 2 月 6 日）：仍耳鸣，小腹仍坠胀，头胀，睡眠欠佳，多梦易醒，醒后再入睡难，食欲不佳，查体发现幽门螺杆菌阳性，偶尔胸痛，自觉情志好转。舌暗红，边有齿痕，苔白腻，脉弦细。四诊方加瓜蒌皮 20g，酸枣仁 30g。14 剂，用法同前。其余维持原治疗方案。

六诊（2016 年 2 月 20 日）：小腹胀满好转，偶见头胀耳鸣，声高如蝉，2 月 16 日月经量较前增多，色较前正常。胃脘部烧灼感，两胁窜痛，仍食欲不振，胸闷好转，情绪不佳，易急，自汗，睡眠不佳，多梦易醒，复睡困难，面色萎黄，舌暗红，苔白腻，脉弦细数。五诊方去红花、瓜蒌皮、细辛。7 剂，用法同前。其余维持原治疗方案。

七诊（2016 年 2 月 27 日）：药后小腹胀满好转，胃部有烧灼感，头胀、耳鸣减轻，胸闷、自汗好转，睡眠好转，纳可，大便调，小便黄，舌暗红，苔白腻，脉弦细。六诊方去白芍，加赤芍 25g，黄芩 25g，黄连 6g。7 剂，用法同前。其余维持原治疗方案。

八诊（2016 年 3 月 5 日）：耳鸣好转，小腹胀满、胃部不适好转，偶尔心尖部疼痛，纳可，寐可，小便色黄，大便不成形、一日一行，舌淡红，苔白腻，脉细。七诊方加瓜蒌皮 20g，丹参 15g，牛膝 30g。7 剂，用法同前。其余维持原治疗方案。

九诊（2016 年 3 月 12 日）：耳鸣间断发作，大便干燥，尿少，面色晦暗，有斑，食欲佳，舌淡，苔淡黄稍腻，脉缓力弱。八诊方加大黄10g。7剂，做丸剂，继续服3个月，以巩固治疗，预防复发。

半年后电话随访，患者已愈，未再复发。

【按】本例患者左耳耳鸣5年，突发耳聋，可明确诊为耳聋。患者年过四十，病程较长，久病致虚，气血肾精渐亏，髓海不足无以上荣充养耳窍，故发为耳鸣、耳聋；气血不能上荣脑窍，则头胀；肝肾亏虚，阴虚火旺，脏腑不平不荣，故寐浅、多梦、口干、脉沉细；气虚无力推动血液运行，血脉瘀阻不通则舌暗红、腰背酸痛；气虚精亏不能荣养脏腑胞宫，故胸闷气短、月经延后量少。综上，可辨为气虚血瘀、肾精不足之耳聋。陆教授以经验方"鸡血藤16味"为主方，补气活血，滋补肝肾，解决不荣之根本。加石菖蒲豁痰开郁，芳香化湿，开窍宁神；葛根辛甘性凉，入脾胃两经，能鼓舞脾胃清气上升，助石菖蒲开窍，又可生津止渴。天麻甘平柔润，长于平肝息风通络，以治标。全方共同补气活血，补肾益精，开窍聪耳，既荣又通又平，标本兼治。二诊胃脘胀满，为肝郁气机不畅、留滞胃脘所致，故加香附疏肝解郁，理气宽中，并行血中之气，气行则胀满消，血行则月经调；舌尖红、苔少为有热象，故熟地黄改为生地黄，清热生津。三诊月经推迟，量少色暗，经期小腹坠痛，为血瘀不通，瘀阻胞宫、冲任，又遇经前、经期时气血下注冲任、胞宫，使子宫更加壅滞，不通则痛，故加丹参活血止痛调经。便黏、苔薄黄为湿热中阻之象，故加泽泻利水渗湿泄热，通利小便，使湿热病邪由小便排出。四诊舌色淡暗、脉细涩为血瘀之象，故加刘寄奴增强破血通经、散瘀止痛之效，以防下次月经再次推迟；决明子平抑肝阳，以除耳鸣、头晕、心烦。五诊时睡眠不佳，故加酸枣仁养心补肝，宁心安神；情志不畅则肝郁气滞，气郁化火，灼津成痰，痰瘀交阻，胸阳不振发为胸痛，故加瓜蒌皮宽胸理气散结。六诊月经色量正常，胸闷、腹痛好转，故去红花、细辛、瓜蒌皮。七诊胃部灼热，加黄芩、黄连、赤芍以清热凉血。八诊再次出现胸部不适，故加瓜蒌皮、丹参宽胸理气活血，加牛膝既可活血又可补肝肾，以固本。九诊病情稳定，大便干燥，故加大黄通便，制成水丸巩固疗效。

患者久病致虚，配合"扶正安神通任"针法扶助正气，补气血，通络止痛，安神。加"耳三穴"、翳风、率谷清泻湿热，聪耳开窍，以调节耳部经气。《百症赋》曰："耳聋气闭全凭听会、翳风。"局部刺激的方法有助于耳窍功能的恢复。耳针以耳穴调平术基本穴加内耳、外耳为主，调节机体阴阳平衡，促使气血通畅，使疾病向愈。

此型耳鸣多见于中青年，先期采用针药并施并配合耳穴效果最好，后期可针灸和耳针进行巩固，以防复发。

案三：清肝泻火，开郁通窍治疗耳鸣

李某，男，35岁，工人。初诊：2016年12月13日。

主诉：耳鸣十余天。

现病史：十多天前因情绪激动，耳部轰鸣声高。平时急躁易怒，易上火，咽喉疼痛，有黄痰，时头晕，入睡困难，后半夜易醒，醒后耳鸣再难入睡，纳可，小便正常，大便溏、稍黏。血压尚好。舌暗红，苔薄黄，脉弦滑。

中医诊断：耳鸣（肝郁化火，肝火上扰）。

西医诊断：神经性耳鸣。

治法：清肝泻火，开郁通窍。

处方：

（1）中药：龙胆泻肝汤加味。处方：龙胆10g，黄芩25g，生栀子10g，车前子20g，泽泻15g，木通10g，当归15g，柴胡10g，生地黄25g，炙甘草10g，葛根30g，石菖蒲30g，酸枣仁30g，生龙骨30g，生牡蛎30g，炒白术15g。7剂，每日1剂，水煎服，分早晚两次服。药渣加凉水再煎15分钟泡脚。

（2）针灸：每周3次。"扶正安神通任"针法加"耳三穴"、翳风、率谷、天枢、神门。

（3）耳针："耳穴调平术"基本穴加内耳、外耳。

（4）刮痧拔罐，1周两次。采用"刮痧拔罐调平术"，肝俞刺络拔罐。

（5）嘱戒躁，避免情绪激动。清淡饮食，忌饮酒，少吃生冷、油腻、甜食，以防积滞成痰。

二诊（2016年12月20日）：耳鸣减轻，偶尔头晕，喉中有痰、稠而色白，纳可，寐差，后半夜易醒，小便正常，大便成形，舌淡红，苔薄黄，脉弦细。初诊方加姜半夏15g，石决明30g。7剂，用法同前。其余维持原治疗方案。

三诊（2016年12月27日）：耳鸣、头晕明显减轻，痰少，纳可，睡眠质量较前改善，后半夜易醒次数减少，近三日鼻炎症状加重，二便正常，舌红，苔稍黄，脉弦滑。二诊方加苍耳子15g，辛夷10g。7剂，用法同前。停刮痧拔罐。其余维持原治疗方案。

半年后电话随访，患者已愈，未再复发。

【按】本例患者耳部轰鸣有声十余天，可明确诊为耳鸣。患者为青壮年，病程较短，为新病，乃肝郁化火、郁火循经上扰清窍、清窍不通所致。患者平素急躁易怒，肝郁化火，火热灼伤津液，炼液为痰，故见黄痰。肝火循经上扰，故咽喉疼痛。肝郁化火，上扰心神，故入睡困难，后半夜易醒。肝郁火旺，日久伤脾，脾失健运，水湿内生，运化不平，则大便溏稍黏。舌红、苔黄、脉弦滑均为肝郁而内兼有湿热之象。综上，可辨为肝郁化火、肝火上扰之耳鸣。

陆教授以龙胆泻肝汤为主方清肝泻火，解决不平之根本。《医方集解·泻火之剂》言，龙胆泻肝汤可"治肝胆经实火，湿热，胁痛，耳聋，胆溢口苦"。加石菖蒲豁痰开郁，芳香化湿，开窍宁神；加葛根升发清阳，鼓舞脾胃清阳之气上行，两药相配，升阳化湿开耳窍。石菖蒲、葛根是陆教授治疗此病必用的经验药对。炒白术补气健脾，燥湿利水，以治便溏。酸枣仁、生龙骨、生牡蛎养心安神，治疗心肝火盛之失眠，以治标。全方共同清肝泻火，解郁通窍，既通又平，标本兼治。药渣泡脚，引火下行，增强疗效。二诊喉中有痰，故加姜半夏燥湿化痰，石决明与方中生地黄相配，养阴平肝潜阳，以治头晕。三诊因鼻炎症状加重，故二诊方加苍耳子、辛夷相须为用，以散风通鼻窍。耳针、针灸助汤药扶正通络安神，特别是"耳三穴"及翳风、率谷，可改善局部血液循环，营养神经，进而改善耳鸣症状。天枢穴为手阳明大肠经之募穴，募穴是脏腑之气输注于胸腹部的腧穴，腑病多取募穴，可健脾利湿止泻。神门穴属手少阴心经，为心经原穴。"五脏有疾，当取十二原"。心藏神，针刺原穴能够调节心脏功能，调节心经气血，全身气血畅通，上奉心神，神安则寐安。刮痧拔罐可疏肝泻火，活血化瘀。肝俞刺络放血，使肝藏血而不瘀，配合疏理肝气。

面　瘫

　　面瘫即周围性面神经炎，俗称面神经麻痹（即面神经瘫痪）、"㖞嘴巴""吊线风"，是以面部表情肌群运动功能障碍为主要特征的一种疾病，为临床常见病、多发病，不受年龄限制。症状多表现为口眼㖞斜，患侧不能抬眉、闭眼，鼓腮漏气等。

　　陆教授认为，面瘫多与体内正气不足、劳作过度、外感风寒或风热等因素有关。外邪趁虚而入经络，导致气血痹阻不通，经筋功能失调，筋肉失约，而见口眼㖞斜；或痰湿体质，外感风邪，风痰并作，阻络于面；或年老体弱多病，气血亏虚，不荣面部筋脉，而使面部肌肉瘫痪。针对病因，治疗需扶正益气，祛风解表，活血通络，化痰止痉。陆教授临床常选用息风止痉药，如僵蚕、全蝎、地龙、蜈蚣、防风、天麻、钩藤、荆芥等；活血通络药，如川芎、赤芍、桃仁、红花、鸡血藤、丹参等；益气养血药，如黄芪、当归、甘草、白术、白芍、茯苓等；祛风化痰药，如白附子、胆南星、半夏等；清热解毒药，如黄芩、板蓝根、秦艽等。

　　根据本病病机，陆教授对感受外风或兼痰者使用经验方"中风方"加减治疗，兼肝肾亏虚者用"鸡血藤16味"加牵正散；气虚者用补中益气汤加牵正散；或针对病机，加减选方用药，常加牵正散或一些搜风通络的虫类药。除中药外，治疗时必配针灸，常用"扶正安神通任"针法加面部局部取穴。此外，刮痧、拔罐特别是面部闪罐也为常用。陆教授指出，本病新发应及时治疗，治疗越早恢复越好。如果是病毒引起的面瘫，结合西医抗病毒治疗效果更好，否则多少会留有后遗症。久病患者配合面部推拿，可明显缓解症状。

案一：化湿祛痰，补气通络治疗面瘫

　　孙某，女，36岁。初诊：2017年8月8日。

　　主诉：左面部麻痹、口㖞1日。

　　现病史：1天前开车时因出汗过多而开窗通风，当晚吃饭时便出现左侧面部不适，未在意。第2天晨起发现，左侧面部感觉差，口角㖞向右侧，头晕，遂就医。查体面部感觉差，鼻唇沟变浅，左眼睑下垂，无发热疼痛、口角流涎，伴自汗，纳可，常做噩梦，二便调，大便黏。舌暗红，苔黄腻，脉浮滑。

　　中医诊断：面瘫（外感风邪，痰湿阻络）。

　　西医诊断：周围性面神经炎。

　　治法：化湿祛痰，补气通络。

　　处方：

　　（1）中药：牵正散合玉屏风散合温胆汤加减。炙黄芪30g，白术15g，防风15g，白附子6g，全蝎10g，僵蚕15g，甘草10g，茯苓25g，半夏15g，陈皮15g，竹茹10g，钩藤 30g，胆南星 15g，远志 15g，石菖蒲 15g，红景天 30g，威灵仙 15g，鸡血藤 30g。7 剂，日 1 剂，水煎服，分早晚两次服。

（2）针灸：每周 3 次。"扶正安神通任"针法基本取穴，加患侧下关、阳白、颧髎、地仓、颊车、迎香、攒竹。

（3）耳针："耳穴调平术"基本穴加面颊。

（4）面部闪罐 3 次，隔天 1 次。

（5）嘱注意面部保暖，戴口罩，并进行自我面部按摩。

二诊（2017 年 8 月 15 日）：症状明显好转，但左侧面部仍觉发木，口角㖞斜明显好转，自汗、头晕减轻，左眼睑已恢复正常，余无不适，纳可，仍梦多，二便调，舌淡暗，苔白，脉滑。初诊方加用补中益气汤，即加党参 20g，升麻 10g，柴胡 10g，当归 15g。7 剂。用法同前。余治疗不变。

三诊（2017 年 8 月 22 日）：症状继续减轻，仅左侧面部发木，仍梦多，小便黄，大便调，舌红苔黄，脉滑。二诊方加黄芩 25g，黄连 6g。7 剂。用法同前。停拔罐治疗，针灸治疗不变。

四诊（2017 年 8 月 29 日）：面部症状基本恢复正常，时有不适，腰膝酸软，纳可，梦少，二便调，舌淡，苔薄白，尺脉略沉。三诊方去钩藤、半夏、胆南星、竹茹、黄芩、黄连，加山茱萸 15g，熟地黄 25g，巴戟天 15g。7 剂。停针灸。

3 个月后电话随访，患者诉病痊愈，无不适。

【按】此患者因受风出现左侧面部感觉差，口角㖞向右侧，鼻唇沟变浅，左眼睑下垂，口角流涎，乃风邪中经络而面瘫，故诊为面瘫。患者平素便黏，苔腻，为痰湿体质，又感受风邪，故辨为外感风邪、痰湿阻络之面瘫。患者伏天开车汗多受风，正值正气不足，经络空虚，风热之邪趁虚而入，导致经气阻滞不通，经筋失养不荣，筋肉弛纵不收而见口角㖞向右侧，鼻唇沟变浅，左眼睑下垂，口角流涎。气虚则自汗，痰扰心神则梦多。本患者起病较急，符合风邪善行而数变的特性，故治疗之初当祛风解痉。因患者素有痰湿，痰湿阻络会加重病情，故在祛风的同时，治以化湿祛痰，补气通络。陆教授多方合用，牵正散祛风化痰，通络止痉；玉屏风益气固表止汗；温胆汤理气化痰，去枳实沉降之性，防邪内陷；竹茹、胆南星、钩藤清热化痰，息风止痉；远志、石菖蒲开窍安神；红景天、鸡血藤活血化瘀；威灵仙祛风除湿通络。全方共奏化湿祛痰、祛风通络、补气活血之功。

该患者机体正气不足，络脉空虚，卫外不固，感受风邪，"邪之所凑，其气必虚"，故施以"扶正安神通任"针法扶正安神，祛风通络，疏调面部经筋，加患侧下关、阳白、颧髎、地仓、颊车、迎香。这些穴均为阳明经穴，阳明经多气多血，针刺能促进头面部气血运行，濡养面部肌肉，加速面神经恢复，改善面瘫、口㖞、流涎等症状。攒竹属足太阳膀胱经穴，位于眉头凹陷处，"腧穴所在，主治所及"，加之足太阳经筋为"目上冈"，足阳明经筋为"目下冈"，两经功能失调可导致眼睑闭合障碍，故针刺此两经穴位，对眼睑下垂有十分显著的作用。面部闪罐可快速祛除在表风邪，且可活血。耳针及自我按摩助力针药治疗，内外兼顾，疗效明确。二诊虽症状好转，但面部仍木。气不行则木，故加补中益气汤补气。气足推血运行，血行则气行，气行则木消。三诊加黄芩、黄连清热燥湿，清心安神。四诊面部症状消失，舌脉显示湿邪已除，仅腰膝酸软，故去钩藤、半夏、胆南星、竹茹、黄芩、黄连等燥湿之品，加山茱萸、熟地黄、巴戟天补肝肾，强腰膝。

陆教授认为，本患者能及时并坚持治疗，是治愈的关键。同时，多维治疗的效果明显优于单一治疗。

案二：祛风化痰，散寒通络治疗面瘫

张某，女，60岁。初诊：2018年1月4日。

主诉：面瘫5日。

现病史：20多天前，因感冒在外院治疗，已痊愈。5天因外出脸受风寒，出现右侧面部不适、发木，右侧口角左偏，右目闭合不全，右口易存食，外院输液治疗未显效，且有加重之势，故而就诊。患者既往有荨麻疹病史，目前未治愈。平素纳食欠佳，寐差，每晚仅睡2～3小时。精神压力较大，思虑较多。大便偏稀，小便调。舌淡暗，有齿痕，苔白腻，脉浮滑。

中医诊断：面瘫（气虚痰瘀，风寒外束）。

西医诊断：周围性面神经炎。

治法：祛风化痰，散寒通络。

处方：

（1）中药："中风方"。7剂。每日1剂，水煎服，分早晚两次服。药渣再煎泡脚。

（2）针灸：每周3次。"扶正安神通任"针法基本取穴，加患侧阳白、颧髎、地仓、颊车、迎香、攒竹、鱼腰。

（3）耳针："耳穴调平术"基本穴加面颊、脾、肺。

（4）嘱注意保暖，出门戴口罩，同时自我按摩，调情志。

二诊（2018年1月11日）：面部病情有所好转，仍时起荨麻疹，但较前减轻。余症同前。舌淡暗有齿痕，苔白腻，脉浮滑。初诊方加天麻15g，7剂。用法同前，余治疗不变。

三诊（2018年1月18日）：右眼基本可闭，但嘴角仍㖞斜，每张口时左腮部有咯哒声响。近日出现胃部不适，并伴轻微腹泻。舌淡暗，苔薄腻，脉浮滑。二诊方去桃仁，加藿香15g，紫苏15g，大腹皮15g，桔梗10g，陈皮15g，白术15g。7剂。用法同前，余治疗不变。

四诊（2018年1月25日）：面部症状缓慢康复中，腹泻、胃肠部不适痊愈。纳可，寐见好，二便调。舌淡暗，苔白腻略黄，脉滑。三诊方去藿香、紫苏、腹皮、桔梗、陈皮、白术，加延胡索20g。7剂。用法同前，余治疗不变。

五诊（2018年2月1日）：面部症状缓慢康复中，眼可闭合，口㖞已不明显，存食消失，脸木缓解。纳可，寐可。余无不适，舌淡暗，苔白腻略黄，脉滑。四诊方加白芍25g。7剂。用法同前，余治疗不变。

六诊（2018年2月8日）：面部症状已不明显，但龇牙及笑时仍可见面部不对称。

荨麻疹好转，寐可，纳可，二便调，情绪尚可。舌淡红，苔白略黄，脉滑。五诊方不变。再服 7 剂巩固。由于过年，停治疗。

3 个月后电话随访，患者诉面瘫症状痊愈，脸自感稍木，偶有荨麻疹症状发作，但较前减轻。

【按】患者因受风出现右侧面部不适发木，右侧口角左偏，右目闭合不全，右口易存食，据此可诊为面瘫。患者平时卫气不足，抵御不住风邪而易起荨麻疹；纳差、便稀为脾虚，脾虚而生痰；外感风寒与痰结合，风痰上阻于面部经络，气血不通，不荣则萎。平时肝郁乘脾，面瘫则加重脾虚气虚。综上，可辨为气虚痰瘀、风寒外束之面瘫。陆教授运用其专病专治经验方"中风方"健脾补气，祛风除痰，活血通络，解决气虚痰瘀、不荣不通之根本。二诊加天麻祛风通络，平抑肝阳，助力安神。三诊腹泻，加藿香正气散主药以理气和中止泻。四诊泻止，去三诊加药，加延胡索活血行气解郁。五诊加白芍，调和肝脾以助眠。针灸能扶正安神，祛风通络，疏调面部经筋，故加患侧阳白、攒竹、鱼腰。以上诸穴散布于眼周，能够激发眼部周围的气血运行，濡养足太阳及足阳明经筋，改善眼睛闭合不全之症。颧髎、地仓、颊车、迎香均属多气多血的阳明经，可促进头面部气血运行，加速面神经恢复，从而改善面瘫症状。耳针和自我按摩能够助力针药治疗，内外兼顾，故疗效显著。

此患者因老年体弱又外感 5 天，风寒之邪已入里，故未采用拔罐治疗，而是用药物从里祛风。该患者与案一患者比较，除病因稍有差别外，中医介入治疗是否及时及患者体质都会影响治疗效果。

案三：滋补肝肾，息风通络治疗面瘫

屠某，女，59 岁。初诊：2017 年 2 月 11 日。

主诉：左侧面神经痉挛 3 年半，加重半月。

现病史：3 年半前因出汗后受风出现左侧面神经痉挛，经治疗，痉挛明显好转。近年病情未见明显变化。半月前，无明显诱因左侧颜面部痉挛逐渐加重，伴跳痛和耳鸣，时有停顿，每于情绪紧张时症状加重，易急躁，双目干涩，腰膝酸软，纳可，睡眠差，大便秘结。舌淡红，苔薄白，脉细弦尺沉。

中医诊断：面瘫（肝肾阴虚）。

西医诊断：周围性面神经炎。

治法：滋补肝肾，息风通络。

处方：

（1）中药：天麻钩藤饮加味。处方：天麻 15g，钩藤 30g，石决明 30g，牛膝 30g，杜仲 15g，桑寄生 15g，黄芩 25g，生栀子 10g，益母草 15g，茯神 20g，首乌藤 30g，生龙骨 30g，生牡蛎 30g，生麦芽 20g，生甘草 10g，大黄 10g，葛根 30g，石菖蒲 30g。7 剂，每日 1 剂，水煎服，分早晚两次服。药渣再煎泡脚。

（2）针灸：每周 3 次。"扶正安神通任"针法配合患侧"耳三穴"、颊车、大迎、地仓、下关、水道、归来、天枢。

（3）耳针："耳穴调平术"基本穴加面颊、大肠。

（4）嘱调情志，避风寒，戴口罩，饮食清淡。

二诊（2017年2月18日）：药后面部肌肉跳动有所减轻，耳鸣较前好转，睡眠略有改善，舌苔较前略黄腻，脉弦滑。初诊方加龙胆10g，柴胡10g，木通10g，泽泻15g，当归15g，生地黄25g，车前子20g。共5剂，用法如前。余治疗维持原方案。

三诊（2017年2月23日）：近日因受寒面部症状有所加重，夜眠时有明显跳动感，寐差，舌淡红，苔白腻，脉细弦。初诊方加全蝎10g。7剂，用法如前。余治疗维持原方案。

四诊（2017年3月2日）：左侧面部痉挛有所减轻，感受寒凉时加重，得温则舒，耳鸣较前轻，夜寐欠安，大便可。舌淡红，苔白腻，脉细弦。三诊方加白附子10g，僵蚕10g。7剂，用法如前。余治疗维持原方案。

五诊（2017年3月9日）：左侧面部痉挛明显减轻，耳鸣亦减轻，夜寐不安，二便调，纳可，长时间思虑会出现夜间面部痉挛加重。舌淡红，苔白稍腻，脉细弦。四诊方加合欢花30g。7剂，用法如前。余治疗维持原方案。

六诊（2017年3月16日）：诸症基本消失，仅夜不寐时左侧面部偶尔痉挛。舌淡红，苔白，脉弦。五诊方加酸枣仁30g，7剂，用法如前。余治疗维持原方案。

3个月后电话随访，患者用六诊方做水丸巩固治疗。面部痉挛感恢复至初，耳鸣消失。

【按】此患者因出汗后受风而出现左侧面神经痉挛，可明确面瘫诊断。出汗后腠理空虚，正气不足，风邪趁虚而入，导致经络痹阻不通，经筋失养不荣，筋肉弛纵不收而见左侧面神经痉挛。患者年近六旬，肝肾渐虚，且伴耳鸣、腰膝酸软之症。脾气急躁、目干为肝肾阴虚、肝阳上亢之征。患者平素便黏，苔腻，为痰湿体质，又因患者已病三年之久，久病多虚，综上，可诊为肝肾阴虚之面瘫。本患者起病较急，符合风邪善行而数变的特性，故治疗之初祛风解痉。因素有痰湿，肝肾阴虚会加重病情，故祛风的同时给予化湿祛痰，补气通络。采用天麻钩藤饮平肝息风，补益肝肾，解决肝肾阴虚之根本。因睡眠欠佳，故用生龙骨、生牡蛎镇静安神，菖蒲开窍安神。生龙骨、生牡蛎、生麦芽、生甘草陆教授称之为"四生"，常用于治疗肝阳上亢。诸方共用，滋补肝肾，息风通络，既通又荣，标本兼治。药渣再煎外用，使剩余药气直达病所，且能促进血液循环，加快疾病康复。

针灸扶正安神通络，通调脏腑。辅穴选用其经验组穴"耳三穴"清泻湿热，聪耳开窍。颊车、大迎、地仓、下关均属足阳明胃经腧穴，足阳明经多气多血，又因"腧穴所在，主治所及"，这些穴位处于面部，刺之可激发面部周围气血运行，舒缓面部肌肉筋脉，加速面神经恢复，有助于面部症状的缓解。水道为胃经水液通行之道路，配以归来、天枢穴，三穴同处小腹部，三穴同用，共奏健脾和胃、祛湿化痰之功。耳针调平加面颊、大肠，息风通络，健脾利湿，患者平时也能随时自行治疗，加强治疗效果。二诊症状虽减轻，但通过舌脉可知肝胆已有湿热，故加龙胆泻肝汤以清肝胆湿热。三诊因患者受寒，通过舌脉可知湿热已去，遂去龙胆泻肝汤，加全蝎祛风通络止痉。四诊加白附子、僵蚕与全蝎，组成牵正散祛风化痰，通络止痉。五诊、六诊症状明显缓解，因寐差可影响到面痉挛，故加合欢花解郁安神，加酸枣仁宁心疏肝安神。后期各种症状基本消失，故效不更方，改变剂型继续巩固治疗。经治3月余，面部痉挛感彻底消失，状态良好。

中晚期面神经炎治疗强调整体与局部相结合，提倡尽早联合中药及针灸治疗，并可根据情况采用拔罐、推拿等法，同时强调注重情志调节和自我功能锻炼。因患者发病时无明显受风因素，故未选择拔罐。

胸　痹

胸痹是心脉痹阻后引起的以胸部疼痛为主要表现的一种病证。轻者仅感胸闷如窒，呼吸欠畅；重者心痛彻背，背痛彻心。本病多指西医学的冠状动脉粥样硬化性心脏病（心绞痛、心肌梗死），也包括一些不典型的胸部疼痛。胸痹是临床多见病。

陆教授认为，本病的发生与寒邪、饮食、情志、劳累、内伤、体弱有关。病因分虚实，实证多因寒凝、气滞、血瘀、痰浊痹阻胸阳，不通而痛；虚证多因气血、阴阳虚衰，五脏亏虚，心脉失养，不荣而痛，或心之阴阳不平而发病。本病病机为心脉痹阻。病变部位在心，但其他四脏均可涉及。临床所见的往往是虚实夹杂或本虚标实。针对病因的虚实，治疗原则为发作时活血通脉，结合病因治疗；缓解期针对阴阳气血及五脏亏虚进行纠治。如遇急性发作者，可急刺内关，打120急救，并做好心肺复苏准备。陆教授临床用药较活，补阳气用黄芪、党参、炙甘草、五味子、肉桂、附子、桂枝、干姜、薤白等；活血化瘀用桃仁、红花、丹参、檀香、砂仁、枳实、赤芍、川芎等；滋阴养血用当归、麦冬、生地黄、白芍、玄参等；宽胸理气用瓜蒌、薤白、檀香、降香、枳壳、郁金、香附、石菖蒲等；化痰药用茯苓、半夏、陈皮、竹茹等；养心安神药用酸枣仁、远志等。方剂的选择，陆教授根据此病的"三不"发病机理分为气滞血瘀、痰浊痹阻、寒凝血脉、气阴两虚、心肾亏虚，治疗常用以其专病专方"胸痹方"为基本方随证型加减使用。陆教授通常采用针药并施法治疗本病，也配合耳针治疗。实证可配合刮痧。实证只要病因解除，预后一般良好。但虚实夹杂或虚证者，往往复发概率较大，需时刻注意。

案一：补养心气，通脉化瘀治疗胸痹

张某，男，58岁。初诊：2015年11月22日。

主诉：胸痛1年，加重1个月。

现病史：1年前因突发晕厥就诊于天津某医院，并于前降支植入支架，术后规律口服阿司匹林、泰嘉、欣康、立普妥等药物治疗，但仍间断有前胸紧缩痛，后背部压迫痛，伴针刺感，近1个月疼痛加重，尤以活动后明显，休息后减轻，曾配合中药调理略有减轻（方不详）。近1个月上述症状再发，且疼痛较前加重。故于11月11日再次行冠脉造影检查，提示多处狭窄，考虑再次行支架效果欠佳，故建议强化口服药物治疗。患者素体畏寒，平日少汗，间断出现心悸、气短，偶尔一过性头晕，站立不稳，平日纳可，时口干，寐略差，偶有便秘，小便可。既往有耳鸣如蝉史5年，高血压病3年，服药后血压维持在 140/90mmHg。舌暗红，苔薄白，齿痕，有瘀斑；脉缓无力，左略浮弦。

中医诊断：胸痹（气虚血瘀）。

西医诊断：冠心病，心绞痛。

治法：补养心气，通脉化瘀。

处方：

（1）中药："胸痹方"加杜仲 15g，生龙骨 30g，生牡蛎 30g，红景天 30g，水蛭 10g。7 剂，每日 1 剂，水煎服，分早晚两次服。药渣再煎泡脚。

（2）"耳穴调平术"：基本穴加心、皮质下、交感。

（3）嘱避免过于激动或喜怒忧思过度，保持心情平静愉快；注意生活起居，寒温适宜，良好控制血压。

二诊（2015 年 11 月 29 日）：药后症状较前明显改善，寐可，纳可，二便调，但情绪波动后仍憋气，胸痛发作。舌暗红，有齿痕，苔薄白滑，脉弦。初诊方加香附 15g，郁金 15g，延胡索 20g。7 剂，用法同前。

三诊（2015 年 12 月 6 日）：药后胸痛有所减轻，偶尔心悸，纳可，寐欠佳，偶尔胸闷，舌红，苔薄白，脉浮弦。二诊方半夏加至 20g。7 剂。用法同前。

四诊（2015 年 12 月 13 日）：胸痛减轻，心悸减轻，偶发前胸窜痛，余无明显不适，舌红，苔薄白，左脉弦细，右脉弦。三诊方不变。7 剂。用法同前。

五诊（2015 年 12 月 20 日）：胸痛好转，昨日夜间发作，心前区及后心间歇钝痛，纳可，小便可，大便两日一行，便质可，余症继续缓解。四诊方加降香 3g。14 剂。用法同前。

六诊（2015 年 12 月 27 日）：药后症状明显减轻，五诊方做丸剂，继续服用 3 个月，以巩固治疗。

3 个月后随访，患者胸痛不明显。嘱其有症状随时治疗，不能耽搁。

【按】本案患者间断胸痛 1 年，疼痛彻及后背，活动后加重，伴心悸、气短，结合西医病史，可明确诊为胸痹。患者年迈体虚，肝肾亏虚，肾精亏损不能濡养清窍则耳鸣；肾阳虚衰，不能鼓舞五脏之阳气，心气不足，故畏寒、少汗、胸闷气短、齿痕舌、脉无力；以上均为不荣之象。心阳不振，血脉失于温运，痹阻心脉，故发为胸痹、心悸；血瘀阻络，津液不能上荣于口而口干，此为不通。综上，可诊为气虚血瘀之胸痹。陆教授采用专病专治经验方"胸痹方"为主方进行治疗，活血散结，行气养阴，解决不通不荣之根本。加红景天理气补气活血，生龙骨、生牡蛎镇静安神，杜仲补肝肾降压，水蛭逐瘀通经，以治标。全方共同滋阴补气，活血通气，气血通则不痛，标本兼治。耳针嘱患者症状严重时自行按揉，以缓解症状。二诊患者情绪易波动，故加郁金、延胡索、香附疏肝解郁。三诊增加半夏用量，以增强镇静安眠之功效。五诊时患者于前 1 天夜晚胸痛再次发作，故加降香化瘀止血，理气止痛。后期患者服药后症状明显缓解，效不更方，改变剂型继续巩固治疗，以防复发。3 个月后随访，患者诸症皆消，胸痛基本痊愈。

本患者如能配合针灸治疗，则效果更佳。对此类病人，因有严重病史，复发可能性极大，采用间断预防性治疗更有意义，如长期间断针灸。

案二：疏肝理气，活血通络治疗胸痹

王某，女，56岁。初诊：2015年12月15日。

主诉：间断胸痛1年余，胸闷1周。

现病史：1年前无明显诱因出现左前胸疼痛，持续几分钟，服地奥心血康后好转，无明显心悸等不适，后未予重视，未规律服药治疗。1周前情绪激动后间断出现胸部憋闷感，偶有针刺样疼痛，两胁部不适，气短，伴右侧肩胛骨沉紧感，劳累后加重，休息后减轻。症见自发病以来，不定时从后背到头部出汗，自觉发热，手足凉。既往有颈椎病两年余，目前左上肢有酸胀感，寐可，纳可，口干，大便偶尔两天1次、略干，小便正常。舌暗红，有瘀斑，薄白苔，脉弦，尺脉略沉。

中医诊断：胸痹（气滞血瘀）。

西医诊断：冠心病，心绞痛。

治法：疏肝理气，活血通络。

处方：

（1）中药："胸痹方"加柴胡疏肝散。处方：丹参15g，檀香10g，砂仁10g，党参20g，麦冬20g，五味子10g，炙甘草15g，桂枝10g，生地黄25g，半夏15g，瓜蒌皮20g，厚朴15g，薤白10g，柴胡10g，陈皮10g，川芎10g，白芍10g，枳壳15g，香附10g。7剂，每日1剂，水煎服，分早晚两次服。药渣再煎泡脚。

（2）针灸10次。每周3次。"扶正安神通任"针法基本穴加内关。

（3）"耳穴调平术"。基本穴加心、皮质下、交感。

（4）嘱避免过于激动，或喜怒忧思适度，保持心情平静愉快；注意生活起居，寒温适宜；低脂饮食，叮嘱如突然加重，随时就医。

二诊（2015年12月22日）：上述症状较前好转，心前区仍偶有疼痛，气短，颈部不适，舌暗红，有瘀斑，苔薄白，脉略弦。初诊方加鸡血藤30g，葛根15g。7剂。用法同前。余治法不变。

三诊（2015年12月29日）：诸症均好转，疼痛亦较前减轻，舌红，有瘀斑，苔薄白，脉略弦。二诊方加延胡索20g。7剂。用法同前。余治法不变。

四诊（2016年1月6日）：胸痛、胸闷等症未再发作，欲巩固治疗，将三诊方药改为丸药，再服3个月。

3个月后随诊，胸痛、胸闷未再出现。

【按】患者间断出现胸部憋闷感，伴针刺样疼痛，两胁不适，劳累后加重，由此可明确诊为胸痹。发病诱因为情绪激动，肝气不疏。肝气瘀滞则两胁不适，气滞导致血瘀，血行不通，不通则痛，发为胸痛，且呈刺痛。气机不畅，阳气内郁不荣四末，故手足发凉。长期肝瘀气滞，气郁化火，耗伤肝阴，致肝阴虚，故阴虚潮热、口干。综上，结合舌暗红，有瘀斑，脉偏弦，辨为气滞血瘀之胸痹。治疗选用陆教授的专病专治经验方"胸痹方"为主方，活血化瘀，益气养阴，解决不通之根本。再加柴胡疏肝散疏肝解郁，共同疏肝理气，行气解郁，活血通络，止胸痹痛。二诊仍有颈部不适，故加鸡血藤、葛根舒经活络，活血止痛。三诊加延胡索进一步理气止痛。后病情稳定，方无大变，效不更方，巩固疗效。患者配合"扶正安神通任"针灸治疗，以扶正安神，疏肝解郁，理气散瘀。内关为手厥阴心包经络穴，又是八脉交会穴之一，通于心胸，功专宽胸理气，活络止痛。在"耳穴调平术"的基础上加用心、皮质下、交感以增强安神止痛作用。针灸及耳针协同作用，多向调节，共同开胸散结，理气止痛。

案三：健脾理气，豁痰开窍治疗胸痹

李某，女，45岁。初诊：2015年12月10日。

主诉：间断胸闷、胸痛1月余。

现病史：近1个月偶感胸闷，憋气感，痰少而黏，色白或黄，难咳，乏力，平素易生闷气，右侧乳房疼痛，乳腺增生结节，间断心悸，自测心率过缓，劳累后有后背疼痛，纳可，寐可。胖大舌，有齿痕，舌尖红，苔薄黄略腻，脉弦滑无力。

中医诊断：胸痹（痰浊闭阻）。

西医诊断：冠心病，心绞痛。

治法：健脾理气，豁痰开窍。

处方

（1）中药："胸痹方"去檀香，加夏枯草15g，浙贝母15g，薏苡仁20g，香附15g。7剂，每日1剂，水煎服，分早晚两次服。

（2）针灸：每周3次。"扶正安神通任"针法基本穴，外关穴改内关穴，加丰隆、阴陵泉。

（3）"耳穴调平术"。基本穴加心、皮质下、交感。

二诊（2015年12月17日）：自觉胸闷略好转，仍觉后背沉重，揉后觉舒，咽中有痰难咳，夜寐咽干，现觉眼沉胀，近两日自觉寐差，纳尚可，身常疲惫，舌淡，苔白腻，脉弦滑无力。处以"胸痹方"合柴胡疏肝散合半夏厚朴汤加葛根。

处方：丹参15g，檀香10g，砂仁10g，麦冬20g，五味子15g，党参20g，瓜蒌15g，半夏15g，枳实10g，桂枝10g，生地黄25g，柴胡10g，白芍25g，枳壳15g，炙甘草10g，川芎15g，香附15g，陈皮15g，厚朴15g，苏叶15g，茯苓25g，葛根15g。7剂，用法如前。余治疗维持原方案。

三诊（2015年12月24日）：药后自觉胸闷明显好转，偶尔心悸，自觉咽部有痰，咳之不出，吞之不下，但较前稍好转。咽痒，无鼻涕，干咳，胸胁部及右后背疼痛，口干口苦，夜尿1～2次，多梦，多惊恐，易醒，自觉右侧颈椎胸胁发胀，舌淡，舌根苔略厚腻，脉弦滑。上方加郁金15g，延胡索20g。7剂。用法如前。余治疗维持原方案。

四诊（2015年12月31日）：药后仍痰阻，难以咳吐，略感压抑，易烦躁，背部酸胀，遇寒加重，自觉双眼睑沉重，寐差，多噩梦，眠浅易醒，纳可，二便调，舌略暗，胖大齿痕，苔黄略腻，脉弦滑。"温胆安神汤"加葛根30g，白芍15g。7剂。用法如前。余治疗维持原方案。

五诊（2016年1月9日）：颈部连前胸后背胀痛，颈部锁骨部按压时有小肿物，痰黏难咳，脸部发胀，胸闷气短，舌紫，苔微黄滑，脉滑稍沉。三诊方加白芥子 10g，苏子 15g，莱菔子 15g，瓜蒌 15g。7 剂。用法如前。余治疗维持原方案。

六诊（2016 年 1 月 16 日）：以上诸症均见好转，余无不适。五诊方不变。7 剂。用法如前。余治疗维持原方案。

3 个月后电话随访，患者胸闷、憋气、咽部不适症状均明显减轻，已无大碍。

【按】患者有胸闷、憋气、间断心悸、后背疼痛症状，可明确诊为胸痹。患者自觉咽部有痰，难咳，加之乳腺增生等，结合脉象及舌象，诊为痰浊闭阻之胸痹。患者性格较内向，总生闷气，郁怒伤肝，肝郁气滞，气郁化火，炼液为痰。加之肝郁横逆脾土，脾虚易生痰，痰浊阻于胸，不通而见胸闷、憋气；痰火扰心，心神失宁而发为心悸；痰浊滞于咽喉，表现为咽部有痰，咳之不出，吞之不下，似梅核气表现。痰浊窜流于乳房，阻滞气机运行故乳痛；脾虚故乏力。治以健脾理气，豁痰开窍。陆教授以专病专方"胸痹方"为主方，行气活血，化痰散结，解决痰浊闭阻之根本。再加夏枯草、浙贝母清热化痰散结；薏苡仁健脾利湿清热；香附疏肝理气，增强健脾理气、豁痰开窍之功，标本兼治。针灸扶正健脾安神，调畅气机，加丰隆、阴陵泉，健脾利湿，以绝生痰之源；将外关穴换为善于宁心安神的内关，以缓解心悸症状，并可调整患者情绪，加快疾病痊愈。同时配合"耳穴调平术"，加心、皮质下、交感，增强安神止痛作用。二诊咽部症状明显，且乏力，故加常用合方，柴胡疏肝散合半夏厚朴汤行气化痰，降逆散结；加葛根解肌，缓解背痛。三诊诸症缓解，但出现胁痛，故加郁金、延胡索疏肝理气止痛。《本草纲目》谓延胡索"能行血中气滞，故气中血滞，专治一身上下诸痛，用之中的，妙不可言"。四诊咽部症状仍不解，寐差、背怕凉，故改用清热化痰力量更大的经验方"温胆安神汤"，理气清热化痰，平肝安神。重用葛根解肌，白芍柔肝止痛。五诊加三子养亲汤及瓜蒌，增强软坚散结、清热化痰之功。六诊见药已显效，故效不更方。

以痰作祟的疾病，因痰性黏腻，很难祛除，往往不会短时间见效。对本患者陆教授采用先治标后治本，在兼顾治疗其他兼症的基础上逐渐加大祛痰之力，终使痰祛病消。

胃脘痛

胃脘痛系指以上腹部近心窝处经常发生疼痛为主症的病证，主要因外感邪气、内伤饮食情志、脏腑功能失调等导致气机郁滞，胃失所养所致。西医学的急性单纯性胃炎、急性糜烂性胃炎、慢性浅表性胃炎、胃痉挛、胃黏膜脱垂症、十二指肠炎等疾病表现为上腹部疼痛时，可按本病辨证论治。胃脘痛为临床常见病。

陆教授认为，本病多因忧思郁怒或肝气犯胃或饮食劳倦，损伤脾胃而致。忧思恼怒，情志不畅，肝郁气滞，疏泄失司，横逆犯胃，气血壅滞不行，不通则痛；暴饮暴食，损伤脾胃之气，或过食生冷，寒聚胃脘，气血凝滞不通，而致胃寒作痛；或食肥甘厚味，致湿热中阻，而致胃热作痛；素体脾胃虚弱，劳倦，或久病内伤，延及脾胃；脾胃虚寒，中阳不运，寒从内生，多为虚寒胃痛，常因受凉饮冷而发病。若胃阴受伤，不荣胃体，则为阴虚胃痛。

胃痛的基本病机是脾胃纳运升降失常，气血瘀阻不畅，即所谓"不通则痛"。临床上，陆教授告诉学生，对于本病需辨别是病邪阻滞（食滞），还是脏腑失调（肝气郁结、脾胃虚弱）；是实证还是虚证；是病在气还是病在血，根据胃痛的不同证候，辨别寒热虚实、在气在血，灵活选用不同的治法。陆教授治疗胃脘痛多用疏肝理气药，如柴胡、香附、延胡索、香橼、枳壳、砂仁、木香、佛手、半夏等；温里健脾胃药，如干姜、小茴香、荜茇、黄芪、党参、白术、茯苓、桂枝等；清胃热药，如黄连、黄芩、栀子、芦根、石膏、藿香、佩兰等；滋胃阴药，如石斛、麦冬、玉竹、北沙参等；活血药，如丹参、三棱、莪术、川芎等。陆教授认为，西医将胃炎归为心身疾病，说明胃痛与心情有关，因此治疗时应配用疏肝药。胃痛多寒热错杂、虚实夹杂或气血并病，临床很难见到病机单一的情况，故需多方合用。如柴胡疏肝散合补中益气汤、半夏泻心汤、一贯煎、藿香正气散等；半夏泻心汤合平胃散等。除中药治疗外，还可配合针灸、耳针、推拿治疗。实证、急症一般预后良好，虚证往往反复发作，需长时间调理。

案一：寒热平调，燥湿运脾，行气和胃治疗胃脘痛

李某，女，53岁。初诊：2015年12月19日。

主诉：胃脘痛1个月。

现病史：3年前间断出现胃部疼痛，曾行胃镜检查，提示慢性胃炎，间断服用中药及西药，病情控制尚可。1个月前再次出现胃脘部隐痛，夜间痛甚，遇凉疼痛加重，遇暖缓解，伴进食后嗳气、胃脘部胀满，无明显反酸，平素畏寒，活动后心悸气短，近几日咽部不适。大便基本正常，便黏，小便调，睡眠可。既往有鼻炎，耳鸣，高血压病史，平素有抑郁表现，遇湿、冷即起皮疹。舌红，有齿痕，有瘀斑，苔略黄腻，脉沉弦略滑。

中医诊断：胃脘痛（寒热互结，湿滞脾胃）。

西医诊断：慢性胃炎。

治法：寒热平调，燥湿运脾，行气和胃。

处方

（1）中药治疗：半夏泻心汤合平胃散加减。处方：半夏15g，黄芩10g，黄连6g，甘草10g，干姜10g，大枣5枚，苍术15g，陈皮10g，厚朴10g，香附15g，郁金15g，延胡索25g，乌药10g，柴胡10g，白芍25g，当归15g，瓜蒌皮20g，丹参15g，黄芪30g。7剂，每日1剂，水煎服，分早晚两次服。

（2）针灸：每周3次。"扶正安神通任"针法加天枢、阴陵泉、上脘。

（3）"耳穴调平术"：基本穴加胃、耳背脾、交感。

（4）嘱患者自我按摩，先双手掌相搓至掌热，然后置于上腹部按揉，顺时针及逆时针方向各揉30次，每日揉2～3次。嘱忌生冷饮食，调节情绪。

二诊（2015年12月26日）：胃脘痛较前缓解，夜间痛基本消失，仍间断有胸闷、心悸、嗳气、气短等症状，舌红，苔略腻，有齿痕，有瘀斑。初诊方加枳实10g，薤白10g，半夏改为30g。7剂，用法同前。余治疗不变。

三诊（2016年1月2日）：胃痛明显改善，受凉后仍胃痛，但较前减轻，两胁处略有胀感，气短、胸闷症状减轻，纳可，大便1日1～2次、便黏，仍有乏力感，舌略红，苔黄腻，脉沉略弦滑。二诊方加高良姜10g。7剂。用法同前。余治疗不变。

四诊（2016年1月9日）：胃痛、胃胀未再发，余症均明显减轻。继续三诊方7剂，做成丸药服用。停余治疗。

3个月后电话随访，患者诉胃痛、胃胀未再发，仍时有焦虑情绪。

【按】此患者以胃胀部痛不适为主症，故诊为胃脘痛。肝属木，为刚脏，性喜条达而主疏泄；胃属土，喜濡润而主受纳。肝胃之间，木土相克。肝气郁结，易于横逆犯胃，以致中焦气机不通，发为胃痛。考虑患者平素情志抑郁，因情绪问题气郁伤肝，致肝木郁结，横逆犯胃，胃失和降，故胃脘部胀痛，时嗳气。气机不畅，郁而化热，故口干苦；舌红、苔黄腻、弦滑脉均为湿热内蕴之象。另患者喜温恶寒，且伴胃胀等不适，故为寒热互结、湿滞脾胃之胃脘痛。考虑患者存在寒热错杂现象，故治以调和寒热、疏肝理气、清热祛湿为主，方以平胃散合半夏泻心汤加疏肝理气活血药组方。平胃散燥湿运脾，行气和胃；半夏泻心汤寒热平调，理气调胃；香附、郁金、延胡索、柴胡、白芍疏肝行气，柔肝止痛，肝疏泄功能正常，气顺则通，胃自安和，正所谓"治肝可以安胃"；黄芪、当归、丹参补气活血散寒；乌药温肾散寒，温补肝肾。全方共同寒热平调，燥湿运脾，行气和胃。初诊后胃胀痛好转，考虑胸闷、气短与肝气郁滞、气机不畅相关，故以枳实、薤白调节气机。药后胸闷、气短进一步改善。三诊胃仍怕冷，故加高良姜增强散寒止痛之力。患者自我腹部按摩和耳穴按摩也能起到配合治疗的作用。针灸可扶正安神，调和脏腑，辅穴天枢为手阳明大肠经之募穴，上脘为足阳明胃经之募穴。募穴是脏腑之气输注于胸腹部的腧穴，腑病多取募穴，可调和肠胃，加足太阴脾经之阴陵泉穴，三穴相配，共奏和胃健脾、降逆止痛之功，最大程度地快速缓解胃脘部疼痛症状。

本患者全程使用疏肝理气药，体现了调肝理气为治疗胃脘痛遣方之通用之法，调肝之品多属辛散理气药，理气药亦可和胃行气止痛，或顺气消胀，亦适用于胃病之胃痛脘痞、嗳气恶心，故有"治胃不理气非其治也"之说。

案二：健脾益气，滋阴益胃，和中止痛治疗胃脘痛

赵某，女，36岁。初诊：2014年6月3日。

主诉：胃隐痛10余年，纳差两日。

现病史：10多年前间断出现胃部隐痛，以晚饭后为著，按之则缓，间断口服西药治疗。近两日不思饮食。近半年自觉气力不足，1月前加重，久坐忽然起来头晕，间断自觉发低热。善太息，心慌，间断恶心，体瘦，睡眠不佳，多梦，大便干结。舌淡红，舌尖红，苔薄黄，有齿痕，右脉细弦数，左脉寸浮弦。既往过敏性鼻炎病史。

中医诊断：胃脘痛（中气不足，胃阴亏虚）。

西医诊断：慢性胃炎。

治法：健脾益气，滋阴益胃，和中止痛。

处方：

（1）中药：补中益气合半夏泻心汤加减。处方：黄芪30g，甘草10g，党参20g，当归 10g，陈皮 15g，柴胡 10g，白术 10g，白芍 20g，麦冬 20g，厚朴 15g，木香 10g，砂仁 10g，半夏 15g，瓜蒌皮 20g，黄连 6g，黄芩 20g。7 剂，每日 1 剂，水煎服，分早晚两次服。药渣再煎泡脚。

（2）针灸：每周 3 次。"扶正安神通任"针法加天枢、阴陵泉、上脘。

（3）"耳穴调平术"：基本穴加胃、耳背脾、交感。

二诊（2014 年 6 月 10 日）：胃部不适改善，全身乏力缓解，食欲较前增加。但仍善太息，心慌，间断有恶心症状。大便两日一行、略干。睡眠较前改善，但仍多梦，且梦境清晰。双目干涩，近两日口干口苦。本次月经首日量多，后极少，血色正常。舌淡略红有齿痕，苔薄黄，脉细弦。初诊方加菊花 10g。7 剂，用法同前。刮痧拔罐 1 次。余治疗不变。

三诊（2014 年 6 月 17 日）：症状有所减轻，仍多梦气短，偶恶心，双目干涩、口干较前好转，舌略红，苔薄白，脉弦滑无力。二诊方加枳壳 15g，竹茹 10g。7 剂，用法同前。余治疗不变。

四诊（2014 年 6 月 24 日）：胃痛明显减轻，仍感乏力气短，舌淡，苔白，脉沉细。三诊方去黄连，加牛膝 30g，黄芪加至 50g。7 剂，用法同前。余治疗不变。

患者未再就诊。3 个月后随访，胃痛未再发作，气短、乏力症状明显减轻，睡眠尚可。

【按】此案患者十年来间断胃部隐痛，部位明确固定，故诊为胃脘痛。患者胃痛长达十余年，起初或因实证致胃痛，病久迁延不愈，由实转虚，胃阴耗伤，表现为胃脘部隐隐灼痛，按之则缓，口干，恶心，大便干结等。乏力、气短、消瘦、自觉低热属于中气不足，气虚发热。综上，可辨为中气不足、胃阴亏虚之证。治以健脾益气，滋阴益胃，和中止痛。

陆教授认为，此病虚证者多因先天禀赋不足，后天失养，或劳倦过度，久病体虚，致脾气虚弱，运化失职，气血无生化之源，胃失荣养所致，用药宜选用补气健脾、养阴益胃的补中益气汤。方中麦冬、白芍滋养胃阴。薄黄苔、脉细弦为阴虚有微热，故用半夏泻心汤降逆止呕，坚阴除热，不用干姜，以防辛热伤阴。木香、砂仁醒脾理气止痛，白芍柔肝养阴止痛，瓜蒌宽胸理气止痛。全方共奏健脾益气、滋阴益胃、和中止痛之功。二诊仍气短，且双目干涩，此乃合并肝阴虚，阴虚火旺，火上肝目，不加菊花清肝火明目。三诊仍气短，并间断有恶心症状，故加竹茹除烦止呕，枳壳理气。四诊仍乏力，故增加黄芪用量以补气，加牛膝以补先天之本，标本兼顾。配合"扶正安神通任"针法扶正安神，调和脾胃，通调脏腑，并加天枢、上脘穴。此两穴分别为手阳明大肠经和足阳明胃经之募穴，大肠经及胃经经气均输注于此，可调和肠胃。同时加足太阴脾经之阴陵泉穴。三穴相配，健脾和胃，益气养阴。采用耳针调平，患者发病时按揉，可缓解胃脘部疼痛症状，平时也能随时自行治疗，起到养阴益胃、加强治疗效果的作用。

此类久病患者，即使治疗痊愈，如果平时不注意调养，不控制情绪，饮食不节，不锻炼，以后还会复发。

案三：行气开郁，降逆化痰治疗胃脘痛

吉某，女，48岁。初诊：2016年12月24日。

主诉：胃脘胀痛两月余。

现病史：患者间断胃脘部胀痛，伴两胁部不适，常情绪不佳，爱生闷气，咽部总感不适，似有痰，不易咳出，情绪激动时胃脘部不适症状加重，平素烧心、腹胀、饭后尤甚，间断腹泻，主要发于饭后，受凉后加重，时呈水样，常肠鸣，超声检查示结肠内多气体样和积便样回声，平素易觉疲乏，嗳气，偶见心悸，纳尚可，寐欠实，多梦，双手掌易发湿疹，冬季尤甚，平素头晕，晨起头痛。舌红，苔薄腻，有齿痕，脉弦。

中医诊断：胃脘痛（肝气犯胃，痰气交结）。

西医诊断：慢性胃肠炎。

治法：行气开郁，降逆化痰。

处方：

（1）中药处方：柴胡疏肝散合半夏泻心汤加煅瓦楞子、海螵蛸。处方：柴胡10g，白芍25g，枳壳15g，炙甘草10g，川芎15g，香附15g，陈皮15g，半夏15g，黄芩25g，黄连6g，干姜6g，党参20g，煅瓦楞子15g，海螵蛸15g。共5剂。每日1剂，水煎服，分早晚两次服。药渣再煎泡脚。

（2）针灸：每周3次。"扶正安神通任"针法加天枢、阴陵泉、上脘。

（3）"耳穴调平术"：基本穴加胃、耳背脾、交感。

二诊（2016年12月29日）：反酸、烧心明显改善，胃脘胀满减轻，嗳气、腹泻略缓，无新增不适，寐欠佳，小便调，近1周时而口苦。初诊方香附加至20g，栀子10g。7剂，用法同前。余治疗不变。

三诊（2017年1月5日）：反酸改善，饭后如厕感缓解，间断呃逆，饭后右侧腹仍胀但不痛，4小时后胀缓，口仍苦，梦多，大便正常，仍偶尔肠鸣、嗳气、乏力，舌红，苔薄白，有齿痕，脉弦。二诊方加旋覆花10g，代赭石6g。7剂，用法同前。余治疗不变。

四诊（2017年1月14日）：药后诸症改善，饭后如厕感进一步缓解，呃逆仍发生，口苦减轻，咽部不适减轻，心慌，平躺症状加剧，多梦，二便调。三诊方减干姜，加丹参15g，砂仁10g。7剂，用法同前。余治疗不变。

五诊（2017年1月21日）：胃痛、反酸消失，偶有心悸，进食后胃脘胀，矢气多，纳可，大便畅，每日1次，寐可，多梦。四诊方去瓦楞子、海螵蛸，加白术15g。14剂，用法同前。余治疗不变。

3个月后随访，胃痛未再发作，气短、乏力症状明显减轻，睡眠尚可。

【按】此患者间断胃脘部胀痛两个月左右，情绪激动时疼痛加重，由此可明确诊为胃脘痛。胃痛发病与情绪相关，平素情绪郁结，咽似有痰不易咳出，且常肠鸣，结合舌脉，诊为肝气犯胃、痰气交结证。患者平时易生气，肝气郁结不通，则两胁不适；肝郁犯胃，胃失和降，气机不平不降，则嗳气、胃脘胀痛，情绪激动时加重；郁久化热则烧心；肝郁犯脾，脾虚生痰，痰气上犯咽部，则似有痰而不易咳出，头晕头痛，向下则

肠鸣；脾虚生化无力，则疲乏、泄泻。根据发病机制，陆教授以柴胡疏肝散为主方，疏肝解郁，理气止痛，合半夏泻心汤消痞散结，解决肝气犯胃、痰气交结之根本。再加煅瓦楞子、海螵蛸制酸止痛。陆教授临证将其作为药对，用于胃痛吞酸、反酸的治疗，以治标。全方共同行气开郁，降逆化痰，既通又平，标本兼治。二诊见口苦，考虑肝胆湿热，故加栀子清湿热，除烦安神；香附加量增强疏肝理气调中之功。《本草正义》云"香附，辛味甚烈，香气颇浓，皆以气用事，故专治气结为病"。三诊出现间断呃逆，考虑胃气上逆，故予旋覆花、代赭石以降胃气。四诊仍胸闷、心悸，考虑气血郁滞，故予丹参、砂仁活血行气，减温热之干姜，以防助热。五诊反酸明显减轻，故去煅瓦楞子、海螵蛸，因仍腹胀，考虑脾虚明显，故加白术健脾。针灸采用"扶正安神通任"针法扶正安神，调和脾胃，加天枢、上脘穴。两穴均属募穴，大肠经及胃经经气均输注于此，可调和肠胃；再加足太阴脾经之阴陵泉穴。三穴相配，健脾和胃，理气止痛。针灸、耳针并用，可扶正安神，疏肝理气，健脾化湿，整体调节脏腑，平衡气血运行。

　　胃是情志疾病的第一个靶器官，长期情志不畅最易出现胃部病变，故治疗时应考虑情志因素。长期肝郁气滞，气不行则痰湿停聚，阻于胃脘而见胃痞诸症，治疗时陆教授在半夏泻心汤化痰消痞的基础上合以柴胡疏肝散，标本同治，故获良效。

腹　痛

　　腹痛是指胃脘以下、耻骨毛际以上部位发生疼痛为主要表现的一种脾胃肠病证。根据发生部位不同，可分为"脐腹痛""小腹痛""少腹痛"等。腹痛是门诊常见病。陆教授认为，腹痛临床可分为虚实两种，多因外感、饮食不节、情志失调、禀赋不足、劳倦内伤及外伤引起，而临床实证多见。实者多为急病、新病，痛甚；虚者多为久病或他病兼症，往往疼痛隐隐。其病机多为脏腑气机不利，气滞不通，不通则痛；也有气血不足、脏腑失养的不荣则痛。病变多位于脾胃、肝胆、大小肠、膀胱、肾等脏腑。根据门诊实际，陆教授把腹痛分为肝脾不和或脾肾阳虚两个常见证型，治疗多采用调肝健脾、活血理气、调补脾肾等方法，多用柴胡、白芍、香附、延胡索、郁金等疏肝解郁止痛；用黄芪、白术、党参、陈皮、枳壳、砂仁、木香等健脾理气化滞，补气行气，以治不通；用瓜蒌、半夏、竹茹、厚朴等燥湿化痰；用黄连、郁金等清化郁热；用肉桂、乌药、吴茱萸、干姜、附子等补脾肾阳，以荣脾肾。陆教授治疗此病选用方剂灵活，常多方加减，方如柴胡疏肝散、半夏泻心汤、补中益气汤、痛泻要方、四神丸、藿香正气散、暖肝煎、正气天香散等。临床根据寒邪内阻、湿热壅滞、瘀血或饮食内停等病机较为单一的情况，灵活选择对应方剂，如良附丸、枳实导滞丸、少腹逐瘀汤、保和丸等。同时配合"扶正安神通任"针法、腹部推拿等。一般经过综合治疗，患者恢复较好。

案一：疏肝解郁，理气止痛治疗腹痛

患者，女，46岁。初诊：2016年4月5日。

主诉：左下腹胀痛3月余。

现病史：患者3个月前出现左下腹固定胀痛，近期胀痛向上蔓延，两胁部出现不适，夜间腹胀明显，疼痛发作时矢气得舒，情绪激动时加重，平卧可扪及硬块。曾行腹部彩超，肝、胆、胰、脾未提示病变。妇科彩超示正常。平素双侧肘关节疼痛，腰痛不能久立，且怕风寒。常因腹部胀痛影响睡眠。月经正常，无汗，纳佳，二便调。舌红，散在瘀斑，略有齿痕，苔黄，脉弱、左关稍弦。

中医诊断：腹痛（肝郁气滞）。

治法：疏肝解郁，理气止痛。

处方：

（1）中药：柴胡疏肝散合"枕清眠安汤"加郁金、延胡索。

处方：柴胡10g，白芍25g，枳壳15g，炙甘草10g，川芎15g，香附15g，陈皮15g，当归15g，白术15g，生龙骨30g，生牡蛎30g，珍珠母30g，栀子10g，五味子10g，酸枣仁30g，远志15g，石菖蒲15g，细辛5g，北沙参20g，郁金15g，延胡索20g。7剂，日1剂，水煎服，分早晚两次服。药渣再煎15分钟，泡脚。

（2）针灸10次。每周3次。"补肾安神通督"针法加脾俞、胃俞、太冲。

（3）耳针："耳穴调平术"基本穴加胃、皮质下、小肠、大肠、交感。

（4）嘱患者调节情志，忌食生冷、油腻、辛辣食物，加强腰部锻炼，禁提重物，养成良好的睡眠习惯。

二诊（2016年4月12日）：腹痛较前减轻，仍全腹发胀。肘部、腰部疼痛减轻。舌淡暗，苔薄黄、有瘀斑，脉沉弦。初诊方加三棱10g。7剂，用法同前。其余治法不变。

三诊（2016年4月19）：症状进一步缓解，左下腹仍胀但已不痛。夜间无因腹胀痛而醒的情况，寐可，纳佳，二便调。肘关节仍怕凉，腰部症状缓解仍不能久立。舌略暗，苔白厚略干，脉略弦，沉取较无力。二诊方加桂枝10g。7剂，用法不变。其余治法不变。

四诊（2016年4月26日）：仍左下腹胀，肘未愈，寐安，纳可，月经量偏少，色稍深，二便调。舌暗，苔白厚腻，舌根稍黄，脉弦细，尺脉沉。三诊方加厚朴10g。共5剂，用法不变。其余治法不变。

五诊（2016年4月30日）：症状有所缓解，左腹部仍稍发胀，消谷善饥，二便调，腰肘部仍疼痛，怕风。舌淡暗有瘀点，苔白，脉弦细、尺脉略沉。四诊方加姜黄10g，乌药10g。7剂，用法不变。停止泡脚，药渣热敷肘部。其余治法不变。

六诊（2016年5月7日）：症状未消失但已不明显，双肘为怕寒怕风情况较前减轻，腰久立稍痛，四肢末梢发凉。纳可，二便调，寐可。舌淡暗，苔白腻，脉弦细，尺脉略沉。五诊方桂枝加到15g。7剂，用法同前。其余治法不变。

此后患者继续针灸治疗，7天后症状基本痊愈。

【按】此患者痛在小腹，部位固定，由此可明确诊断为腹痛。患者平素情志不舒，尤其情绪激动时腹痛加重，此为肝失条达，致气机不畅，发为腹痛。《证治汇补·腹痛》云："暴触怒气，则两胁先痛而后入腹。"由此可知，情志不畅时胁痛连同腹痛可并发出现。加之肝经循行两胁，气机阻滞则两胁部亦有不适。气滞日久，血行不畅，则瘀血内生。经脉瘀阻，"不通则痛"，则双侧肘关节及腰背部疼痛，不能久坐久行。腹痛难忍，"胃不和则卧不安"，故睡眠质量差。结合舌脉情况，可辨为肝郁气滞之证。处方以柴胡疏肝散为主方，疏肝解郁，行气活血，气血通则不痛。合以经验方"枕清眠安汤"平肝健脾，镇静安神，神安痛缓，以治标。再加郁金、延胡索，增强疏肝解郁、理气止痛之效，既荣又通，标本兼治。药渣外用泡脚，使药气直达病所。患者腹痛迁延，易复感于邪，病邪易由经络而病及脏腑，使肝肾亏虚，精血不足，不荣则痛。督脉位于后正中线，为阳脉之海。督脉阳气虚衰，无力推动血液运行，致气滞血瘀，故腰部怕凉疼痛。加上病程日久，患者易出现紧张、焦虑情绪，故用"补肾安神通督"针灸疗法补肝肾，通督脉，调元神。背俞穴为脏腑之气输注之处，选脾俞、胃俞穴共同健脾益气，和胃止痛；再加太冲穴疏肝理气，以解不通。气机畅则血运畅，诸痛皆消。在"耳穴调平术"的基础上加用胃、皮质下、小肠、大肠、交感等穴位，以加强行气活血、健脾和胃、安神镇痛作用。药渣的活用和针灸、耳针的共用，标本兼治，使肝疏气畅，气通则愈，多种方法合用效果明显。陆教授认为，此患者如能配合腹部推拿，则效果会更好，但患者拒绝。二诊因长期肝气郁结，血运不畅，腹痛难减，加之舌脉均提示血脉瘀阻，故用三棱破血行气，化瘀止痛，以治不通。三诊因肝郁日久，气机瘀滞，阳气不达四末，双肘部怕凉疼痛、肘腰痛遇寒加重，故加桂枝温通经脉，助阳止痛。四诊左下腹仍胀痛，考虑气机阻滞未减，加之苔厚腻为痰阻之象，故加厚朴燥湿化痰，下气除满，缓解腹胀症状。五诊因血瘀寒凝气滞而致腹部仍胀痛，腰肘部疼痛未明显改善，故加姜黄、乌药温经止痛，行气活血，并配合药渣热敷肘部驱寒，活血行气，气血通则不痛。六诊诸症皆好转，但因病久肾阳不足，相火失于温煦，四肢末梢自觉寒凉，故增大桂枝用量，以温通经脉，助阳气温煦四肢，改善四肢发凉症状。此后行 1 周针灸治疗，以上症状基本消失。

案二：温中补虚，缓急止痛治疗腹痛

任某，男，83 岁。初诊：2016 年 11 月 26 日。

主诉：腹痛、腹泻 1 个月。

现病史：无明显诱因出现腹痛伴腹泻每日 3 次，发生在凌晨 3 点、5 点及早上 9 点左右，呈水样便，色深，完谷不化。自诉平素自觉胃凉，不敢食寒凉食物，如受凉，胃脘部会有嘈杂感，矢气较多，但味小。喜按，尿清量少，时尿频，平素四肢发凉，寐差，每日睡四五个小时。近日消瘦。既往耳鸣如蝉。曾做过心脏搭桥术、高血压病、左眼白内障、右眼视网膜断裂、双腿退行性关节炎、脑梗病史。现乏力，少神，语短无力，不欲语，纳差。舌淡，苔薄白，脉沉细。

中医诊断：腹痛（中脏虚寒）。

西医诊断：肠炎。

治法：温中补虚，缓急止痛。

处方：

（1）中药：四神丸合痛泻要方加桑螵蛸、桂枝。

处方：肉豆蔻 10g，补骨脂 15g，五味子 10g，吴茱萸 10g，白芍 20g，陈皮 10g，

防风 10g，炒白术 20g，桑螵蛸 15g，桂枝 10g，甘草 10g，生姜 10g。7 剂，日 1 剂，水煎服，分早晚两次服。药渣水煎，泡脚。

（2）针灸 10 次。每周 3 次。"扶正安神通任"针法加天枢、上巨虚、神门、神庭。

（3）耳针："耳穴调平术"基本穴加胃、小肠、大肠、交感。

（4）嘱忌食生冷油腻，注意保暖，加强锻炼。

二诊（2016 年 12 月 3 日）：腹痛、泄泻好转，大便由 1 日 3 次变为 1 日 1 次，便略稀稠。每夜凌晨有肠鸣音，已无明显腹痛，有便意，能坚持不排。饮水、小便已正常。有痰不易咳出，痰色白略黄。初诊方加橘红 10g，木香 6g。7 剂。用法同前。其余治法不变。

三诊（2016 年 12 月 10 日）：腹痛、泄泻症状明显减轻，1 日 1 次，便质近于正常。受凉后腹已不痛。仍四肢发凉，但较前减轻。仍左耳鸣，按后得减。喉中仍有痰，寐欠佳，纳可，余无不适。舌薄白，脉沉细。二诊方加葛根 30g，石菖蒲 30g，远志 10g。7 剂。用法同前。其余治法不变。

四诊（2016 年 12 月 17 日）：大便正常，1～2 天 1 次，无腹痛，耳鸣有所减轻。嘱原方做成丸剂再服用 30 天巩固疗效。停其他治疗。

3 个月后电话随访，腹痛、腹泻未再复发，耳鸣时而发生。

【按】此案患者腹痛绵绵，部位明确，涉及肠腑而见腹泻，由此可明确诊为腹痛。患者素体脾阳亏虚，虚寒渐生。寒主凝滞，致气血生化不足，不能温养脾胃而发为腹痛；不能荣养四肢肌肉及心神，故肢倦乏力、精神欠佳、寐差，此为不荣不通。脾失健运则食少，日渐消瘦，大便完谷不化。此患者已是耄耋之年，一派阳虚不荣脏腑之症。加之病程日久，肾阳不足，无以温煦相火。命门火衰，脏腑虚寒，致腹痛日久不愈，喜温喜按，且伴随发作性腹泻于鸡鸣至平旦。此属五更泻，又名肾泻，为脾肾阳虚所致。肾阳虚无以助膀胱气化，故尿频量少；四肢失于温煦，故肢冷；肾精不足，无以濡养耳窍，故耳鸣，以上均为不平之象。由此可诊为中脏虚寒之腹痛。

处方以四神丸为主，温肾暖脾，固肠止泻。患者每次腹泻均伴腹痛，腹痛泄泻先后发作，故合用痛泻要方补脾柔肝，祛湿止泻。补肾阳的同时，加桂枝温通经脉，助阳化气，以驱寒行血，予桑螵蛸固肾缩尿止泻，以治尿频，以治标。全方温中补虚，缓急止痛，既荣又通又平，标本兼治。药渣外用，使药物直达病所。二诊腹痛缓解，大便每日 1 次、质稀，喉中有痰不易咳出，为脾虚生湿生痰所致，故加橘红理气宽中，燥湿化痰；木香行气止痛，健脾和胃，以减腹痛，利咽喉。三诊腹痛、腹泻明显减轻。李东垣认为，葛根为"脾胃虚弱泄泻之圣药也"，故加葛根升阳止泄，增强疗效；睡眠不佳，耳鸣如蝉，按则稍减，属肾虚，故加石菖蒲开窍聪耳；加远志安神开窍，开心气，通肾气。全方脾肾双补，开上窍，闭下窍，共同作用，药后病证基本痊愈，改变剂型继续治疗，巩固疗效，以防复发。治疗过程中配合"扶正安神通任"针法，扶助正气，调理脏腑，助力汤药共同发挥作用，有 1+1 大于 2 的效果。天枢、上巨虚健脾利湿止泻，神门、神庭调心安神；再辅以耳针和药渣泡脚，四法共用，效果甚佳。

这种上年纪的老年阳虚体质患者，如生活不加仔细照料，此病易复发。

案三：温中补虚，行气止痛治疗腹痛

王某，男，28岁。初诊：2016年6月4日。

主诉：左腹绞痛1周。

现病史：自述1周前晚上曾醉酒吐酸水，夜间受凉，第2天早饭后腹部绞痛，伴不自主跳动，持续1天。期间自行服参苓健脾颗粒治疗，症状改善不明显。症状消失后，腹部仍间断隐痛，得嗳气、矢气则舒，遇忧思恼怒加重，喜温喜按，大便1日1行、便溏，总有便意，多梦，醒后仍困倦，自汗，腰痛，平素喜喝冷饮，嗜辛辣。舌淡暗、胖大、有齿痕，脉沉弦细。

中医诊断：腹痛（肝气郁滞，中焦虚寒）。

治法：温中补虚，行气止痛。

处方：

（1）中药：柴胡疏肝散合桂枝人参汤加鸡血藤、骨碎补、菟丝子、肉苁蓉。

处方：柴胡10g，白芍25g，枳壳15g，炙甘草10g，川芎15g，香附15g，陈皮15g，桂枝10g，白术15g，干姜10g，党参20g，鸡血藤30g，骨碎补10g，菟丝子15g，肉苁蓉15g。7剂，日1剂，水煎服，分早晚两次服。药渣再煎泡脚。

（2）针灸：每周3次。"扶正安神通任"针法加天枢、大横。

（3）耳针："耳穴调平术"基本穴加胃、小肠、大肠、交感。

（4）嘱忌食生冷油腻，注意情志舒畅。

二诊（2016年6月11日）：痛感缓解明显，饭后腹胀、矢气频繁且跳动感加重。常自汗盗汗，梦多，便溏，舌淡暗、胖大、有齿痕，脉沉弦细。初诊方加黄芪30g，煅牡蛎50g，附子8g，厚朴15g。7剂，用法同前。其余治法不变。

三诊（2016年6月18日）：腹部疼痛偶发，汗多，不畏寒，反得风则舒，自觉燥热，便溏，睡眠不佳。二诊方加麻黄根10。7剂，用法同前。其余治法不变。

四诊（2016年6月25日）：腹痛几无，汗减少，恶热，情绪激动时汗出增多，偶尔头晕，血压不稳定，纳可，睡眠梦多，晨起乏力，便溏，有困倦感。三诊方黄芪用到50g，加当归10g，天麻15g，钩藤30g。7剂，用法同前。其余治法不变。

五诊（2016年7月2日）：汗出明显缓解，左腹部无不适，呃逆消，纳可，寐安，四诊方不变。14剂巩固治疗，用法同前。停针刺。

3个月后电话随访，腹痛、自汗未见复发，失眠时而发生。

【按】患者自述1周前因饮酒和受凉转天出现腹部绞痛，伴不自主跳动，部位明确，根据"以主症定病名"，可明确诊为腹痛。患者喜冷饮食辣，寒热错杂，易伤及脾胃阳气，导致中焦虚寒。加上此次饮凉啤酒，夜间受寒，内外感寒而发病。虚寒内生，故喜温喜按。寒凝肠胃则绞痛跳痛。患者易怒，肝郁犯胃，遇忧思恼怒则疼痛加重。肝郁气滞，故嗳气、矢气则舒。肝郁犯脾，脾虚气血生化乏源，气虚无以固摄肌表而见汗多，气虚无力推动血液运行，加之外邪痹阻经脉，气血运行不畅，腰府失养，故而腰痛，此为不荣不通。血虚则心失所养，加上腹痛难忍，"胃不和则卧不安"，故寐差多梦。结合以上舌脉，可辨为肝气郁滞、中焦虚寒之腹痛。陆教授在采用桂枝人参汤温中补虚、和解表里、缓急止痛的同时，用柴胡疏肝散疏肝解郁，活血止痛。内外并调，表里兼治，解决中焦虚寒、肝气郁滞之根本。加鸡血藤活血行血，血行则热；加骨碎补、菟丝子、肉苁蓉温肾阳，固其本，止腰痛。肾阳足则脾阳易补，此为先后天之本兼顾。诸药合用，温中补虚，行气止痛，既荣又通，标本兼治。针灸可调和阴阳，健脾益气。大横、天枢分属脾胃经，根据"经脉所过"和"腧穴所在"的原则，两穴均可治疗中焦脾胃虚寒之症，增强调和脾胃、健脾利湿之功。在"耳穴调平术"的基础上加用胃、小肠、大肠、交感等穴，以加强行气活血、健脾和胃、养心安神作用。药渣泡脚，可温阳补肾，活血通络，又充分利用剩余药气，节约药材。二诊汗多、腹胀，加大黄芪用量补气固涩；加煅牡蛎制酸止痛，收敛固涩，与黄芪共为止汗。桂枝、附子温补脾肾，以祛里寒。桂枝配白芍，调和营卫以止汗。厚朴降气止嗳。三诊汗仍多，加功专固表止汗的麻黄根以敛汗。四诊乏力感仍存，故重用黄芪益气健脾，当归养血和血，以助生气。因头晕，故用天麻、钩藤平肝潜阳。经过综合治疗，腹痛症状缓解，乏力、头晕等明显改善。

　　此患者以脾肾阳虚为主，临床如配合艾灸中脘、关元、足三里、肾俞则效果更佳。

郁　证

　　郁证是因情志不舒、气机郁滞所致，以心情抑郁、情绪不宁、胸部满闷、胸胁胀痛，或易怒易哭，或咽中如有异物梗阻等为主要临床表现的一类病证。根据其临床表现及情志内伤为致病原因的特点，主要见于西医学的神经衰弱、癔症及焦虑症等。陆教授认为，郁证的发生多与郁怒、思虑、悲伤、忧愁、恐惧等七情内伤因素有关。七情导致肝失疏泄，脾失健运，心神失养，脏腑气血失调，元神失养，继而气机不畅，出现气、血、痰、火、瘀等病理产物。本病主要病变部位在肝，可影响心、脾、肾，使脏腑功能失调，出现"不通""不荣""不平"的病变。

　　郁证初期多表现为气滞，气滞日久可致血郁；气郁日久化火而成火郁；津不随气行，津聚成痰，痰气结合而成痰郁。初期多为实证，后期病情发展，可出现忧思伤脾或肝郁伤脾，脾气郁结；或脾伤日久，气血生化乏源，不荣心脾，则心脾两虚；也可郁火伤阴，肾阴亏虚，心失所养，而见心肾阴虚等。

　　陆教授认为，郁证初期病机多简单，对症治疗即可，可选用柴胡疏肝散、加味逍遥散、半夏厚朴汤、甘麦大枣汤、天王补心丹等方，中后期病机渐渐复杂，往往虚实夹杂，常与肝郁脾虚、心脾两虚、胆郁痰扰有关，用药可选柴胡、香附、白芍、郁金、延胡索、当归等疏肝调气；半夏、陈皮、竹茹、枳壳等理气化痰；酸枣仁、北沙参、栀子、柏子仁等养肝清心安神；珍珠母、生龙骨、生牡蛎重镇安神；合欢花、石菖蒲、远志疏心气，怡心情，养心神；黄芪、白术、茯苓、地黄、天冬、麦冬等治五脏气血失调。陆教授常用其三大安神经验方"温胆安神汤""枕清眠安汤""归脾安神汤"对证加减治疗，并主张针药并用。特别强调采用"扶正安神通任"针法配合治疗，以镇静安神或醒脑安神。有时配合刮痧、拔罐，亦可配合耳针、推拿治疗。发作时配合"自律神经训练法"，让患者自我调节。

　　陆教授认为，中后期的郁证患者或多或少有心理疾患，但能主动就诊，说明还有治愈的可能，因此，特别强调心神调节。他不仅与患者进行语言沟通，进行心理治疗，让患者树立战胜病魔的信心，还在用药和治疗方法上强调心神调节。此病的认识及治疗最能体现陆教授的"形神兼治"理念。此病实证往往相对好治，如治疗不及时或治疗方法不对，病情加重到中后期，往往较难治愈，病程久且易复发。但无论疾病的哪个时期，陆教授认为，患者自我心理调节的程度决定着病情的发展及预后，他特别强调医患配合及多维治疗。本病虚证或虚实夹杂证多见于中老年人，特别是更年期女性。患者大多伴有睡眠障碍，因为郁证的病机与不寐的病机相似，仅仅主症不同而已，故用药方面也往往相似，这也体现了陆教授所主张的"依证选方"。实证患者多见于年轻人，如治疗不利，患病日久也可转为虚证。

　　案一：疏肝理气，健脾宁心治疗郁证

　　徐某，女，36 岁。初诊：2014 年 5 月 24 日。

　　主诉：情绪不佳 3 个月。

　　现病史：患者 3 个月前因工作中与同事发生矛盾，致情绪不佳，常发脾气。1 个月前西医诊为抑郁症，服助眠及镇静药物治疗。但仍情绪低落，对事物兴趣减低，时而双侧头颞部胀痛，颠顶发凉，两胁胀痛，平素寐差，多梦易醒。四肢倦怠乏力，咽部有堵塞感。纳可，大便黏，尿可。近期月经先后不定期。舌暗、有瘀斑齿痕，苔白略腻，脉弦细。

　　中医诊断：郁证（肝郁脾虚）。

　　西医诊断：抑郁症。

　　治法：疏肝理气，健脾宁心。

　　处方：

　　（1）中药：柴胡疏肝散合逍遥散加减。

　　处方：柴胡 10g，枳壳 10g，陈皮 10g，白芍 25g，当归 15g，川芎 10g，香附 10g，茯苓 10g，白术 15g，甘草 10g，薄荷 10g，生龙骨 30g，生牡蛎 30g，珍珠母 30g，酸枣仁 30g，远志 15g，天麻 15g。7 剂，日 1 剂，水煎服，分早晚两次服。药渣再煎泡脚。

　　（2）针灸：每周 3 次。"扶正安神通任"针法加"头三穴""调神三穴"。

　　（3）耳针："耳穴调平术"基本穴加心、皮质下。

　　（4）"自律神经训练法"。

　　（5）嘱调节情志，加强锻炼。

　　二诊（2014 年 5 月 31 日）：经 1 周连续治疗，症状略改善，仍头胀，四肢倦怠乏力，咽部有堵塞感。舌暗红、有齿痕、瘀斑，苔薄白略腻，脉弦细、左脉弦略滑。初诊方加半夏 20g，厚朴 15g，紫苏 15g。7 剂，用法同前。其余治疗方法同前。刮痧、拔罐 1 周 1 次。

　　三诊（2014 年 6 月 7 日）：食欲较前增加，睡眠略好，情绪渐好，西药减半，舌红暗有点刺，舌胖有齿痕，苔白滑。二诊方加郁金 10g，延胡索 20g。7 剂，用法同前。

其余治疗方法同前。

四诊（2014年6月14日）：咽部堵塞感明显减轻，食欲可，睡眠好转，头疼、胁痛好转，已停西药。三诊方不变。10剂。患者要求停其他治疗。

3个月后随访，情绪平稳，能正常生活，月经正常。

【按】本例患者因生气而致情绪郁闷，西医诊为抑郁症，现情绪不佳，对事物兴趣降低，双侧头颞部、胸胁胀痛，咽中如有异物梗塞，中医诊为郁证。生气则肝郁气结不通，肝经循行两胁不通而痛，肝胆相照，互为表里，胆经循于颞部而疼痛。大便黏、肢体乏力、苔白腻为体内有湿，肝郁乘脾，脾虚生湿。湿又生痰，痰阻咽喉不通而有异物感。脾虚气血生化无源，心神失养，加之肝郁日久化火，火热上扰心神，导致寐差多梦。患者月经先后不定期，情志抑郁，疏泄不及，则月经后期；气郁化火，冲任受扰，则月经先期。结合症状与脉象辨为肝郁脾虚之郁证。治以疏肝理气，健脾宁心。肝气条达则魂有所归，脾气健运则湿无以生。方选柴胡疏肝散合逍遥散加减。方中柴胡、薄荷疏肝解郁；当归、白芍养血柔肝；香附、枳壳行气；川芎行气，止头痛；白术、茯苓健脾利湿；陈皮和中化湿，理气化痰。两方合用，共奏疏肝解郁、养血健脾之效，解决肝郁脾虚之根本。再加酸枣仁、远志养心益肝安神；珍珠母、生龙骨、生牡蛎重镇定惊安神；双侧头颞部胀痛，颠顶发凉，加天麻平抑肝阳，以止痛，镇静安神，以治标。诸药并用，共同疏肝理气，健脾宁心，既通又荣，标本兼治。湿去气行，肝气舒畅，情绪变好，睡眠转佳。药渣泡脚可使药气直达病所，有助于舒缓心情，调理气血。二诊痰气阻滞之象较为突出，咽部阻塞感明显，四肢倦怠乏力，舌脉亦为此，故加半夏、厚朴、紫苏与原方中的茯苓组成半夏厚朴汤，化痰，行气，散结。三诊时症状基本消失，考虑到气郁日久，故加郁金、延胡索增强疏肝解郁之力，以巩固治疗。针灸可扶正安神，调理脏腑，疏通气机，助中药发挥疏肝健脾之力，"头三穴""调神三穴"又可安神止头痛，神安则脏腑调和，气机顺。耳针及自我训练有助于患者减轻症状，缓解病情。多维治疗，共同发力，效果明显。

此患者能积极治疗，并配合医生自我调节心理，向医生主动倾诉是短期内治愈的关键。

案二：疏肝解郁，清肝泻火治疗郁证

俞某，女，39岁。初诊：2011年11月10日。

主诉：情绪抑郁焦虑1年。

现病史：自述因家庭因素，压力巨大出现失眠，服安眠药可缓解。平素饮咖啡，情绪易抑郁，焦虑，心烦易怒，服安眠药能入睡，多梦，口干舌燥，喜饮冷，口苦，纳可，大便干燥，尿黄，常头痛。安眠药服多后，可见心悸，胁胀。月经周期不规律、量少、无血块、不暗，带下色白、量可、无异味。舌暗尖红，苔薄黄，脉弦细数。

中医诊断：郁证（肝郁化火）。

西医诊断：抑郁症。

治法：疏肝解郁，清肝泻火。

处方：

（1）中药："枕清安眠汤"加天麻15g，龙胆10g，牡丹皮15g，石菖蒲15g，郁金15g，大黄10g。7剂，日1剂，水煎服，分早晚两次服。药渣再煎泡脚。

（2）针灸：每周3次。"扶正安神通任"针法加神门。

（3）耳针："耳穴调平术"基本穴加心、皮质下。

（4）"自律神经训练法"。

（5）嘱调节情志，加强锻炼。停喝咖啡。

二诊（2011年11月17日）：药后睡眠较前改善，仍爱着急，口稍干，大便正常，头痛减轻，月经未至，舌暗，苔薄黄，脉弦滑。初诊方不变。7剂，用法同前。其余治疗方法同前。

三诊（2011年11月24日）：症状较前减轻，睡眠改善，口干、头痛减轻，劳累后气短。舌暗，苔薄黄，脉弦无力。二诊方加香附15g，黄芪30g。7剂，用法同前。其余治疗方法同前。

四诊（2011年12月1日）：症状明显减轻。三诊方不变。14剂，继续服用，巩固治疗，预防复发。用法同前，其余治疗方法同前。

3个月后随访，患者按四诊方做成水丸，服用两个月，巩固疗效。针灸未继续坚持。情绪有时不稳，但可控制。睡眠可，无明显气短、口干症状，月经正常。

【按】本案患者有明确的情绪抑郁焦虑现象，且伴心悸、胁肋胀痛等症，由此可明确诊为郁证。因平时压力大，导致肝气郁滞不通，郁久化火，火热上扰心神故心烦、焦虑、寐差多梦；郁火灼伤阴液，故口干舌燥、大便干燥；火迫胆汁，妄行上逆于口而见口苦；肝气不疏，气机阻滞肝经，故两胁胀痛。结合以上舌脉，可辨为肝郁化火之郁证。治疗以陆教授的经验方"枕清眠安汤"为主方，清肝疏肝，镇静安神，解决肝郁化火致失眠之根本。又加龙胆、牡丹皮清肝火；天麻平肝安神；郁金行气解郁，活血止痛，且能清心凉血；石菖蒲醒神宁心，开窍定志；大黄泻下，使热从下出。全方疏肝解郁，清肝泻火，标本兼治。药渣泡脚可使药气直达病所，并可舒缓心情，调理气血。配合针灸"扶正安神通任"针法，既可调和脏腑气机，疏肝行气，又可安神定志；加神门补益心气，调补心神，以改善睡眠质量；再加"耳穴调平术"安神镇静，调经活血。治疗中采用陆教授自创的"自律神经训练法"，以促进身心和谐。此法与体针、耳针相配，调畅气机，镇静安神，解郁除烦，达到协调阴阳平衡之功，使阴平阳秘，精神乃治。患者三诊诉劳累后气短，考虑久郁气滞，气虚则气血运行不畅，故加黄芪健脾补气，香附理气活血，药后症状得以改善。后期症状平稳，效不更方，变换剂型，继续巩固治疗。此病已达1年，病久需医患配合，多维治疗，患者积极配合，故疗效明显。

此患者为肝郁化火之症，如配合刮痧、拔罐以泻火，效果可能更佳。郁证和不寐经常互相伴随发病，所以治疗时要共同调理。其中，"枕清眠安汤"是陆教授治疗肝郁引起的不寐、郁证的专用经验方。

案三：益气健脾，养心安神治疗郁证

王某，女，48岁。初诊：2017年4月11日。

主诉：情绪低落、失眠半年余。

现病史：3 年前出现心悸，查甲功异常，明确甲状腺疾病，经西药治疗后症状有所缓解。半年前无明显诱因病情反复，再次出现心慌、失眠，需服安眠药才能入睡，情绪低落渐加重，伴乏力、胸闷、气短，偶尔左侧头部疼痛，食欲不佳，二便正常。无汗，月经常先后无定期、量少。舌淡红，苔薄白、有齿痕，脉弦细无力、左寸浮。

中医诊断：郁证（心脾两虚）。

西医诊断：抑郁症。

治法：益气健脾，养心安神。

处方：

（1）中药："归脾安神汤"加丹参 15g，红景天 30g。7 剂，每日 1 剂，水煎服，分早晚两次服。药渣再煎泡脚。

（2）针灸：每周 3 次。"扶正安神通任"针法加神门。

（3）耳针："耳穴调平术"基本穴加心、皮质下。

（4）"自律神经训练法"。

（5）嘱调节情志，加强锻炼。

二诊（2017 年 4 月 22 日）：药后心慌失眠、乏力气短均好转，安眠药量减半。每日凌晨 4～5 点盗汗易醒，食欲改善，大便溏，小便黄，仍服治甲亢西药，偶感大脑空白，偶尔头昏，口渴，舌淡白，有齿痕，苔黄腻，脉弦。初诊方去栀子、木香，加黄芩 20g，黄连 6g，黄柏 15g。7 剂，用法同前。其余治疗同前。

三诊（2017 年 5 月 2 日）：药后心慌、失眠好转，仍服西药（佐匹克隆）半片，病情较平稳，其他症状好转，排便不爽，偶感胸闷，舌淡白，有齿痕，苔厚。二诊方不变，14 剂，用法同前。其余治疗同前。

四诊（2017 年 5 月 16 日）：排便通畅、不成形，胸闷好转，无盗汗，纳可，余症继续好转。舌淡，苔黄薄。三诊方去五味子，加山药 20g，石菖蒲 30g，半夏 30g。7 剂，用法同前。其余治疗同前。

五诊（2017 年 5 月 23 日）：药后心情较前明显好转，睡眠可，胸闷减轻，大小便可。四诊方不变。共 10 剂巩固治疗。用法同前，其余治疗同前。

药后继续针灸治疗 3 个月，巩固疗效，症状基本消失。

半年后随访，情绪稳定，睡眠可，偶尔心悸、胸闷、气短。

【按】患者主诉心情抑郁，情绪低落、不寐半年，可诊为郁证。因长期患病导致心情不悦；肝郁日久，肝气不通，肝木乘脾致脾虚，故纳差、乏力气短；生化乏源，日久气血亏虚，心脾失养，故心悸、胸闷；肝郁气滞，肝胆相照，胆经循于侧头，故偏头痛；脾虚统摄无权则月经先期，脾虚生化无源则月经后期。结合舌脉可辨为心脾两虚之郁证。治以益气健脾，养心安神。此证主要为脏腑功能失常，气血亏虚，心神失养导致"不荣"而发病，也伴有气机郁滞的病机，故在益气健脾的同时加用疏肝理气药物。

郁证患者多伴有失眠症状，陆教授多配合安神药物治疗，在辨证论治的基础上加用养心安神等药。根据"依证选方"原则，陆教授选用与其病机相似的"归脾安神汤"治疗，以益气补血，疏肝定神，健脾养心安神。方中丹参活血调经，除烦安神；红景天健脾益气，活血化瘀，两药共同增强气血功能，健脾养心。药渣泡脚可使药气直达病所，并可舒缓心情，调理气血。配合"扶正安神通任"针法，可使正气得复，调理脏腑，安神益智，调理冲任。再加神门穴，此穴属手厥阴心包经，为补心气之要穴，可养心定惊安神。辅以患者可随时自我治疗的耳针及自律神经训练法，自我调控心情，医患共同努力，疗效确定。二诊出现盗汗、口渴为阴虚，治以"三黄"与黄芪、当归组成当归六黄汤。四诊无汗，去酸收的五味子，加山药健脾止泻，石菖蒲化湿开窍。半夏用到30g为陆教授经验用量，可燥湿安神助睡眠。

此患者如配合"形神调节按摩术"，则疗效更佳。"归脾安神汤"原为心脾两虚之不寐而设，但同证型的郁证往往也兼有寐差症状，郁证与不寐常共同发病，因此，心脾两虚的精神疾患均可用"归脾安神汤"治疗。

案四：疏肝解郁，化痰安神治疗郁证

奚某，女，37岁。初诊：2012年10月20日。

主诉：心情不畅，思虑过多1个月。

现病史：1个月来工作压力大，思虑过多，近10天左右心情不畅，闷闷不乐，想哭，饥不欲食，早晨尤甚，胸闷气短，善太息，寐差，凌晨4点易醒，再入睡困难，且梦多，常做噩梦，口苦，咽中如有异物梗塞，大便不成形，小便调。月经平时可。舌红，苔黄腻、有齿痕，脉弦数。

中医诊断：郁证（肝郁痰结）。

西医诊断：抑郁症。

治法：疏肝解郁，化痰安神。

处方：

（1）中药："温胆安神汤"加绿萼梅10g。7剂，每日1剂，水煎服，分早晚两次服。药渣再煎泡脚。

（2）针灸：每周3次。"扶正安神通任"针法加神门。

（3）"平衡刮痧拔罐术"，每周1次。

（4）"自律神经训练法"。

（5）嘱调节情志，加强锻炼。

二诊（2012年10月27日）：经治胸闷、气短及睡眠均好转，食欲较前增加，情绪较前平稳，舌红，苔稍腻、有齿痕，脉弦数。初诊方去天麻、钩藤。7剂，用法同前。其余治疗方法同前。

三诊（2012年11月3日）：基本无胸闷、憋气症状，夜间睡觉不再做噩梦，心情明显好转，无口苦，舌红，苔薄白，脉弦。二诊方不变。7剂，用法同前。其余治疗方法同前。

3个月后随访，患者情绪较稳定，睡眠可，无明显胸闷、气短、口苦等不适。

【按】本案患者病因简单，病程短，主要以心情不畅、闷闷不乐、想哭、食少纳呆为主要症状，故诊为郁证。心情不舒，肝郁气滞，气滞不通，则闷闷不乐、胸闷气短，善太息；肝郁日久化火，灼烧胆汁上逆，则发为口苦；木盛乘土，脾虚则饥不欲食，大便不成形；脾虚生湿，湿又生痰，痰阻咽喉不通而有异物感；加之郁火，痰热扰神，而见寐差多梦。结合以上舌脉，可辨为肝郁痰结之郁证。陆教授选用与其病机相似的经验方"温胆安神汤"治疗，以理气清热化痰，平肝安神。加绿萼梅增强疏肝解郁、和中化痰之效，标本兼治。二诊时症状皆有好转，但脾胃虚弱。钩藤性寒凉，恐伤及脾胃，加上脾虚本就气血乏源；天麻辛温，长期服用易耗伤人体阴液，故去钩藤、天麻。药渣泡脚不仅可充分利用剩余药气，节约资源，还可舒缓心情，调理气血。配合针灸扶正安神，调理脏腑；刮痧、拔罐活血化瘀，清热理气，以及患者积极的自我调理，医患共治，多维治疗，疗效明显。

"温胆安神汤"是陆教授原为胆热痰扰的不寐而设立的专病专方，此型郁证患者多伴有寐差，故临证可同时治疗，即证型相同的两病可异病同治。

中风后遗症

中风是以半身不遂、肌肤不仁、口舌㖞斜、言语不利，甚或突然昏倒、不省人事为主要表现的疾病。其发病急骤，变化迅速，因具有"风善行数变"的特点，故曰中风。本病在中老年人群中发病率较高，病死率及致残率也高。西医的急性脑卒中属本病范畴。陆教授认为，中风可因外感风邪、内伤劳倦、饮食不节、情志失调等因素引起。正气不足，卫外不固，脉络空虚，风邪乘虚入络，致气血痹阻不通，肌脉不荣而发病；或患者风痰素盛，外风引动痰湿窜于经络不通而发病；劳损或年老体弱，肝肾阴虚，肝阳上亢，加之过怒过劳或嗜酒受风等诱因，使阳亢风动气虚上冲而不平而发病；饮食不节、劳倦内伤致脾虚生痰，或肝阳亢盛，横逆犯脾而生痰，或肝火炼液为痰，肝风夹痰，蒙蔽清窍不通而发病；心火亢盛，郁怒伤肝，肝阳引动心火，风火相煽，气热郁逆，气血并上不平而发病。总之，本病的发生与风、痰、气、血、虚有关，且它们之间相互影响，致血瘀脑外，血溢脉外。本病部位在脑，但与多脏腑有关，病机演变在本虚标实之间。根据病因病机，陆教授多使用补气活血、化痰开窍、祛风通络等药治疗。活血化瘀药如川芎、当归、丹参、水蛭、赤芍、桃仁、红花、牛膝、益母草、鸡血藤等；健脾补气药如黄芪、甘草、熟地、葛根、党参、白术等；祛风通络药如地龙、全蝎、僵蚕、蜈蚣、天麻、钩藤等；化痰药如茯苓、半夏、竹茹等。中风可分先兆期、发作期和后遗症期，发作期需西医抢救治疗或中西结合治疗。先兆期，陆教授常用天麻钩藤饮、镇肝熄风汤、涤痰汤等加减对证（或症）治疗，配合针灸，或选用刮痧、拔罐治疗。稳定期或后遗症期常用其经验方"鸡血藤16味"加减治疗，配合针灸、推拿，促使患者尽快恢复肢体功能，减少后遗症或缓解症状。总之，先兆期要积极治疗原发病，辨证治疗，预防为主；发病后生命体征稳定时，要尽早及时介入中医治疗，这样可明显减轻后遗症，提高患者的生活质量。

案一：补气养肾，活血化瘀治疗中风后遗症

魏某，女，61岁。初诊：2016年5月31日。

主诉：右侧肢体无力3年。

现病史：患者 2013 年左基底节梗塞后，遗留右侧肢体无力，活动欠灵活，右下肢稍内翻，颈椎、腰椎不适，右膝酸痛，睡眠欠佳，偶尔多梦，醒后乏力，纳可，大便 1 日 1 次或两日 1 次、时干时稀，尿频。既往史：有慢性荨麻疹病史，高血压病史 10 年，糖尿病病史 6 年。现血压、血糖西药控制尚可。舌淡暗、有齿痕、裂纹，苔白腻，脉沉细。

中医诊断：中风后遗症（气虚血瘀）。

西医诊断：脑梗死后遗症。

治法：补气养肾，活血化瘀。

处方：

（1）中药："鸡血藤 16 味"加水蛭 10g，红景天 12g，竹叶 10g，天花粉 10g，韭菜子 10g。7 剂，每日 1 剂，水煎服，分早晚两次服。药渣再煎泡脚。

（2）针灸：每周 3 次。"扶正安神通任"针法加患侧"踝三穴""膝三穴""肩三穴"、委中、照海。

（3）推拿患侧肢体，每周 3 次（操作方法参照"形神调节按摩术"的上肢和下肢部分）。

（4）嘱忌食辛辣、油腻，保持心情舒畅，控制血压、血糖，加强锻炼。

二诊（2016 年 6 月 7 日）：右侧肢体乏力症状明显缓解，睡眠较前亦好转，但易醒，可复睡。大便可。间断有心悸、气短症状。舌红、有齿痕，苔白腻。脉沉细。初诊方加党参 20g。7 剂，用法同前。其余治疗不变。

三诊（2016 年 6 月 14 日）：症状继续缓解，寐可多梦，心悸、气短较前略减轻。舌淡暗，苔稍黄。脉沉细。二诊方白芍改为赤芍 25g，熟地黄改为生地黄 25g。7 剂，用法同前。其余治疗不变。

四诊（2016 年 6 月 21 日）：自我感觉有劲，右下肢内翻见好，已回到去年同期状态。尿频见好，但偶尔咳嗽时仍遗尿。舌淡暗，苔稍黄。脉沉。三诊方不变，10 剂，巩固治疗。并继续针灸治疗，停推拿。嘱家属让患者每天睡前吃 7 粒白果（用法参照"药物剂量活用"）。

3 个月后电话随访，肢体恢复满意。

【按】此案患者既往有脑梗死病史，经治遗留右侧肢体无力、右膝酸痛、右下肢内翻等，由此可明确诊为中风后遗症。患者年过六旬，肝肾阴虚，加之病史较长，气血衰少，不荣筋骨肌肉故右侧肢体无力、膝酸痛；心神无法濡养，故不寐、多梦。《景岳全书·不寐》云："无邪而不寐者，必营气不足也。营主血，血虚则无以养心，心虚则神不守舍。"以上均为不荣之象。久病气血运行不畅，脉络阻滞，加之肝肾阴亏，筋脉失养，致肢体内侧拘急而外侧弛缓，临床表现为足内翻，此为不通。颈椎、腰椎不适为气滞血瘀、肝肾亏虚的不通与不荣。机体同时存在不通不荣，血脉瘀阻，津液失和，必然导致阴阳失调，形神失和，脏腑气机逆乱，阳不入阴，加之形神不平，经络不通致神不能安故寐差；脏腑不平，肝郁脾虚，肝脾不调而见大便时干时稀；肾气不固，膀胱失约则尿频。由此可诊为气虚血瘀之中风后遗症。处方以"鸡血藤 16 味"为主，补气活血，补肾益精，解决气虚血瘀、肝肾亏虚之根本。再加水蛭破血通经；红景天益气活血，以解不通；竹叶、天花粉清热泻火，利尿通淋，以治尿频；韭菜子温补肝肾，壮阳益精，加强缓解肢体无力及右膝酸痛症状，又能止遗，以治标。诸药合用，补气养肾，活血化瘀，既通又荣，标本兼治。药渣再煎外用，使剩余药气直达病所，并能促进人体血液循环，加快疾病康复。陆教授认为，此病虽属中风日久，邪入脏腑，但正邪互不相容。若能扶正祛邪安神，仍可邪去正安，故临床上辅以"扶正安神通任"针法，共奏扶正安神、内调脏腑、活血通经之功。辅穴选用"踝三穴""膝三穴""肩三穴"滑利关节，同时配合局部推拿，能最大程度地快速解决右下肢内翻、右膝酸痛及颈肩部疼痛等局部症状。委中穴属足太阳膀胱经，循行于腰背部，"经脉所过，主治所及"，故此穴能疏通腰背部气血，以解不通。《四总穴歌》有"腰背委中求"的记载。照海属足少阴肾经，为阴跷所出之穴；丘墟穴为足少阳胆经原穴，肝主筋，肝胆互为表里，故采用丘墟透照海的方法，以沟通阴阳两经经气，疏筋通络，行气活血，以纠正足内翻，改善肢体功能。二诊因心气虚衰，无力推动血液运行而发为心悸。脾主四肢肌肉，脾虚失运，气血生化不足，肢体失养，故乏力。肺气不足则气短，故加党参补脾益肺，补气养血。三诊肢体、睡眠状况均有所好转，心悸、气短症状缓解，苔色由白腻变为稍黄，此乃热象，舌淡暗提示血瘀不畅。生地黄苦寒清热，甘寒养阴；赤芍散而不补，将长于补血养血的白芍、熟地黄改为赤芍和生地黄，以奏清热凉血、活血化瘀之功。四诊病情稳定，效不更方，变换剂型，并辅以针灸继续巩固疗效，并睡前服白果，以延续固涩缩尿之功。

脑梗死是临床常见的脑血管疾病，起病较急，且发展快，时间长，有较高的致残率。对此，发作期应采用中西医结合治疗，防止病情迅速发展；稳定期针药并施；后期再服丸剂以巩固治疗，减少后遗症的发生，改善肢体功能。治疗期间忌食辛辣、油腻之品，保持心情舒畅，控制好血压、血糖，并注意加强锻炼，以防肢体功能减退。

案二：益气活血，平肝潜阳，通经活络治疗中风后遗症

王某，男，65岁。初诊：2016年8月2日。

主诉：言语不利1月。

现病史：1个月前因急性脑梗死于当地医院溶栓并住院治疗。出院后遗留脚踝以下寒凉，活动后减轻，言语不清，偶尔左口角流涎，无明显肢体运动障碍，但稍无力。患病后形体渐瘦，视物模糊，因小腿以下寒凉，至夜寐不安。食少，尿频，大便调。既往糖尿病3年。舌淡暗、有齿痕，苔薄黄，脉弦细、尺脉无力。

中医诊断：中风后遗症（气虚血瘀，肝肾亏虚）。

西医诊断：脑梗死。

治法：益气活血，平肝潜阳，通经活络。

处方：

（1）中药："鸡血藤16味"加天麻15g，水蛭10g。7剂。每日1剂，水煎服，分早晚两次服。药渣再煎泡脚。

（2）针灸：每周3次。"扶正安神通任"针法加"膝三穴""踝三穴"、金津、玉液，患侧加地仓、颊车。

（3）嘱多进行发声训练，嘱家属让患者每天睡前吃7粒白果（用法参照"药物剂量活用"章节）。

二诊（2016年8月9日）：诸症略缓解，小腿以下仍感寒凉。舌脉未变。初诊方加桂枝10g。7剂，用法同前。其余治疗不变。

三诊（2016年8月16日）：休息时双脚仍发凉，可影响睡眠。行走运动后双脚发热，以右脚为著，左脚略轻。舌淡暗、有齿痕，苔薄，脉弦细。二诊方加柴胡10g。7剂，用法同前。其余治疗不变。

四诊（2016年8月23日）：诸症继续缓解，偶尔口角流涎，纳可，眠安，大便两日一行、质干，舌稍暗、有齿痕，苔白厚，脉略弦滑。三诊方加茯苓20g。7剂，用法同前。其余治疗不变。

五诊（2016年8月30日）：病情较平稳，双脚间断有烧灼感，大便仍干。舌红有齿痕，苔薄黄，脉弦滑。四诊方去茯苓，加大黄10g，地骨皮15g，青蒿15g。7剂，用法同前。其余治疗不变。

六诊（2016年9月6日）：双下肢发凉消失，行走后双足底发热明显，右侧尤甚，寐欠佳，醒后不易复眠，纳可，二便可，舌淡红有齿痕，苔白稍腻，脉弦滑。五诊方去桂枝、青蒿、地骨皮，改熟地黄为生地黄25g，白芍改为赤芍25g。7剂，用法同前。其余治疗不变。

七诊（2016年9月13日）：症状改善，发音较前清晰，但语速慢，口水明显减少。双脚心走路后发热，休息时能缓解，纳可。六诊方不变。7剂，用法同前。其余治疗不变。

之后未再诊。3个月后电话随访，患者按七诊方做水丸自服。诉言语较前清楚，无明显口角流涎症状，下肢发热症状明显减轻。

【按】此案患者1月前诊为急性脑梗死，经治遗留肢体无力、口角流涎、言语不利、脚踝以下寒凉感等症状，可明确诊为中风后遗症。患者年老体弱，肝阴不足，肝主筋，筋失所养，故肢体无力；脾气虚，不能摄津，故口角流涎，此为不荣之象。心主神志，开窍于舌，心气血亏虚，无力推动营血上荣清窍，经络不通，故言语不利；络脉空虚，易受风寒邪气侵袭，加之脉络不通，阳气郁闭，故自觉下肢有寒凉感，此为不荣则不通。患者年过六旬，肾阳不足，膀胱失约故尿频；肝在窍为目，肝血亏虚，故视物模糊；肝病易引起脾虚，脾虚无以运化水谷精微，故形体消瘦，食少纳呆，此为肝肾脏腑不平之表现。综上可诊为气虚血瘀、肝肾亏虚之中风后遗症。方以"鸡血藤16味"为主，益气活血，补肾益精，解决气虚血瘀、肝肾亏虚之根本。加天麻平肝潜阳，以解不平；加水蛭通经活络，以解不通，以此治标。诸药合用，补气活血，平肝潜阳，通经活络，既通又荣，加以调平，标本兼治。药渣再煎外用，使剩余药气直达病所，充分利用药效。陆教授认为，中风乃邪入脏腑所致，故治疗中配合"扶正安神通任"针法，既可扶正，又可安神，调理脏腑，使正气得复，驱邪外出。辅穴选用其经验组穴"踝三穴""膝三穴"，"腧穴所在，主治所及"，以滑利关节，缓解肢体无力及脚踝以下寒凉等症。中医学认为，舌为心之苗，点刺舌下金津、玉液穴，可活血化瘀，疏通血脉，祛痰开窍，促进言语功能恢复。地仓、颊车均属足阳明胃经，针刺两穴能促进面部气血运行，使面部肌肉得以濡养，促进面神经恢复，改善流涎症状。二诊仍下肢发凉，此乃经脉不通、阳气郁闭所致，故加桂枝温通经脉，助阳化气。三诊双脚仍感寒凉，甚则影响睡眠，说明阳气依旧郁闭无以外出，故加柴胡透邪解郁，升发阳气，温煦四肢。四诊时诸症皆好转，偶尔口角流涎。脾在液为涎，脾胃虚弱则无以摄其津液，故加茯苓健脾和胃。五诊时口角流涎消失，出现大便干燥，加之舌红、苔黄，故去茯苓，加大黄泄热通便。双脚寒凉感虽减弱，但随之出现烧灼感，为阴虚发热之象，故加地骨皮、青蒿清透虚热。六诊热象明显较前加重，表现为双足发热剧烈，火热上炎致心神不安而寐不安，恐桂枝滋腻使热邪留恋，青蒿、地骨皮擅于清阴分虚热，故去三药，将熟地黄、白芍改为善清热凉血的生地黄和赤芍。七诊病情稳定，效不更方，变换剂型，并辅以针灸巩固疗效。鉴于久病致肾阳虚衰，故嘱患者治疗期间每天睡前服白果，加强缩尿之功。

言语不利是脑梗死中最常见的后遗症之一，与中风病关系密切。言语不利多与脑、心、肾相关。脑为髓海，乃元神之府，髓海不足易使语言表达不清晰，从经脉循行规律"手少阴之别系舌本、足少阴之脉夹舌本"可知，舌体脉络不畅所致言语不利的病机主要是心肾不足引起风动而闭阻清窍。陆教授治疗本病，先期针药并治，佐以药渣泡脚，以增强疗效，加快恢复后遗症状；后期服丸剂以固其本，防止脑梗复发并继续改善症状，另需饮食清淡，加强功能训练，积极控制血糖、血压。

案三：行气活血，通络安神治疗中风后遗症

单某，女，64 岁。初诊：2015 年 3 月 12 日。

主诉：语言不利 6 个月。

现病史：6 个月前因头晕前往医院治疗，西医诊为腔隙性脑梗死。现遗留语言不利，说话时气短费力，交谈困难，晨起咳嗽，咽喉发紧，偶尔有白痰，自感情志不畅，内心着急，眉毛处常不自主跳动，不易出汗，寐可，有心事时眠不佳，纳可，大便 1 日 1～2 次。舌暗，苔黄腻，脉沉滑。

中医诊断：中风后遗症（气滞血瘀）。

西医诊断：腔隙性脑梗死后遗症。

治法：行气活血，通络安神。

处方：

（1）中药："鸡血藤 16 味"加天麻 15g。14 剂，每日 1 剂，水煎服，分早晚两次服。药渣再煎泡脚。

（2）针灸：每周 3 次。"扶正安神通任"针法加金津、玉液，患侧加地仓、颊车。

（3）嘱多进行语言发声训练，调节情绪。

二诊（2015 年 3 月 26 日）：症状较前缓解，仍情志不畅、焦虑，舌淡，舌尖红，苔黄腻，脉滑。初诊方加半夏 30g，石菖蒲 15g。14 剂，用法同前。其余治疗不变。

三诊（2015 年 4 月 9 日）：症状明显好转，气短消失，仍言语不利，欲咳无痰。每担心老伴儿时情绪紧张，焦虑感重，舌暗红，苔白厚，脉数而弦细。二诊方加远志 15g，14 剂，用法同前。其余治疗不变。

四诊（2015 年 4 月 23 日）：症状大为好转，交谈如语速慢可听清楚，偶尔咽干。纳可寐可，二便调，舌暗，苔薄白，脉弦。三诊方加麦冬 20g，14 剂，用法同前。其余治疗不变。

之后未再诊。3 个月后电话随访，言语较慢，但已能听清楚，病情稳定。

【按】本案患者既往有脑梗死病史，经治遗留语言不利、说话费力气短等后遗症状，由此诊为中风后遗症。患者 6 个月前曾有中风先兆，气血已有不畅瘀滞征兆，加之情绪不佳，致肝气郁结。气机阻滞不通，无以推动血液上荣清窍，脉络不通，故语言不利；气虚则气短，说话无力；津血亏虚，化汗乏源，故不易出汗；气血运行不畅，筋脉失于濡养，眼部肌肉缺血故不自主跳动。舌暗、脉沉滑提示以瘀滞实证为主。综上可诊为气滞血瘀之中风后遗症。

初诊以"鸡血藤 16 味"为主方，益气活血通经，解决气滞血瘀之根本。加天麻平肝通络，缓解气郁不利所致的肝风之征。药渣再煎外用，使剩余药气直达病所。陆教授认为，中风日久乃邪入脏腑所致，故配合"扶正安神通任"针法，既可扶正，又可开窍醒神，调理脏腑。患者语言不利，故点刺舌下金津、玉液穴，以活血化瘀，通经活络，开喉之窍，促进言语功能的恢复。地仓、颊车均属足阳明胃经，足阳明经多气多血，根据"腧穴所在，主治所及"的原理，针刺此两穴有助于面部气血运行，濡养面部肌肉，改善脑梗后遗症状。二诊症状缓解，舌黄腻、脉滑考虑有痰湿，故加半夏、石菖蒲豁痰开窍，醒神定志。陆教授临床常用重剂半夏，取其镇静安眠之效，改善患者的睡眠质量。三诊患者因家事而焦虑情绪加重，故加远志宁心安神。四诊症状基本痊愈，偶而口干，故加麦冬润燥生津止渴。

此患者以言语不利为主。言语为神的主要体现，言语不利多伴见神呆，神气迟缓。神气迟缓多因气之运行不利导致。患者气短、言语不利、咽部发紧等均为气机不利所致。需要注意的是，由气虚导致的气短乏力要与语声低微等表现相鉴别。患者情绪焦虑乃发病之初就有，初起是因气血不畅、气机不利导致肝气郁结，后期则是家事压力增加了气郁，从而加重了情志焦虑。本案治疗中，陆教授抓住气血瘀滞导致气机不利的根本病机，将活血化瘀、通络安神治法贯穿始终，重视的始终是"气立"二字病机。

消　渴

消渴是因先天禀赋不足、饮食不节、情志失调、劳倦内伤等导致阴虚内热，以多饮、多食、多尿、乏力、消瘦，或尿有甜味为主要临床表现的一种疾病，是现代社会中一种发病率高、病程长、并发症多、严重危害人类健康的病证。近年来，该病的发病率有明显增高趋势。西医的糖尿病属本病范畴。陆教授从"不平""不通""不荣"三个方面阐明糖尿病的病机。其中，阴虚导致的阴阳不平是糖尿病发病的实质，为本；阴虚导致的虚热为标。同时，因阴阳失衡日久引起气虚而导致机体修复脏腑的能力下降是消渴病久治不愈之症结，是为不荣。在此基础上出现的痰郁、血瘀等是消渴病各种并发症发生的关键，其能加剧阴虚气虚，最终导致阴阳两虚，此乃消渴病的趋势，为不通为患。

糖尿病的发病过程中，不通、不荣、不平常相互作用，相互为患。消渴病起病缓慢，病程长。在症状表现方面，所谓"三多一少"的典型症状并不多见。尤其在消渴病早期，这种症状更不明显，有的仅有易饿和多食、视力下降、不明原因嗜睡、体重减轻等。若出现以上任一症状，就需注意及时监测血糖。在治疗方面，陆教授常用的药物有益气生津药，如黄芪、山药、葛根、五味子、黄精；清热养阴药，如生地黄、天花粉、麦冬、知母、玄参；活血化瘀药，如丹参、鬼箭羽、水蛭、红花；清热燥湿药，如苍术、黄芩、黄连；化痰通络药，如水蛭、僵蚕等。针对阴虚燥热的基本病机，最常用的是经验方"消渴方"，并以此方加减化裁，治疗各种类型的消渴病，如胃热炽盛，加石膏、知母、麦冬；气阴亏虚，加葛根、白术、党参等。陆教授认为，消渴病的治疗应从多方面着手，尤其要注重形神共调，故常配合"扶正安神通任"针法和耳针调平针法，以达扶正祛邪、阴阳平衡、调理脏腑、安神通任之功。陆教授认为，消渴病要早发现，早治疗，生活要规律，心情要舒畅。同时，要坚持长期治疗，重视饮食调控，"管住嘴，迈开腿"。如果日常生活调理科学，是可以摆脱长期服用西药的。

案一：滋补肝肾，滋阴降火治疗消渴

王某，男，48岁。初诊：2017年8月24日。

主诉：血糖异常两月余，伴左侧面部麻木5天。

现病史：患者两月前自测空腹血糖14mmol/L，医院诊为糖尿病，予降糖药口服治疗，但血糖控制欠佳。近来空腹血糖10.2mmol/L，餐后两小时血糖10.8mmol/L，糖化血红蛋白高于正常值。自觉近两年出汗多，5天前因吹空调受风，致左侧面部麻木，稍口㖞。症见乏力，口干欲饮水，尿多，喜冷饮，腰膝酸软，稍口㖞，左侧鼻唇沟变浅，鼓腮时漏气，纳尚可，寐可，大便干燥。有家族糖尿病史。舌红，舌体薄瘦，苔少，脉细数。

中医诊断：消渴，面瘫（肝肾亏虚，气阴两虚）。

西医诊断：糖尿病，周围性面神经炎。

治法：滋补肝肾，滋阴降火。

处方：

（1）中药："消渴方"加白僵蚕10g，全蝎10g。7剂，每日1剂，水煎服，分早晚两次服。药渣加凉水再煎15分钟泡脚。

（2）针灸：每周3次。"扶正安神通任"针法加迎香、地仓、颊车、承浆、人中，均为患侧穴。

（3）耳针："耳穴调平术"基本穴加肺、耳背肾。

（4）嘱面避风寒，谨防再次受风。注意生活调理，合理膳食，生活规律，加强运动，戒烟戒酒，劳逸结合等。汤药与西药降糖药隔1小时分开服用。

二诊（2017年9月2日）：病情好转，空腹血糖7.2mmol/L，吃饭时汗出过多、乏力、面部麻木感稍减轻，纳可，寐可，尿多，大便干燥缓解，舌体薄瘦，苔少，脉细数。初诊方加煅牡蛎50g。7剂，用法同前。其余维持原治疗方案。

三诊（2017年9月9日）：空腹血糖6.8mmol/L，餐后10.5mmol/L，汗出明显减少，乏力、面部麻木感减轻，鼓腮稍漏气，口干欲饮冷水，纳可，寐安，大便微干，舌红，苔薄，脉细微数。二诊方加天花粉20g。14剂，用法同前。其余维持原治疗方案。

四诊（2017年9月23日）：症状明显改善，血糖控制尚可，纳可，寐安，二便调。面部外观已不明显，自觉稍不适。舌稍红，苔薄，脉细微数较有力。三诊方不变，14剂，用法同前。停针灸治疗。

1个月后随访，自行按上方拿药做水丸巩固治疗，诸症基本消失，服西药血糖控制尚可。患者不愿再喝汤药和针灸治疗。

【按】本案患者空腹血糖较高，表现为乏力、口干欲饮水、尿多。5日前因受风出现左侧面部麻木、口㖞、鼻唇沟变浅、鼓腮时漏气等症，由此可明确诊为消渴、面瘫。患者年过四十，肝肾渐亏，阴虚故口干欲饮、便干；精亏不荣，故腰膝酸软；气虚则乏力；不固则出汗多、尿多；气虚卫外不固，导致风寒趁虚而入，经脉失养，气血失和，故左侧面部麻木、鼻唇沟变浅；舌有瘀点乃瘀血不通。综上可诊为肝肾亏虚、气阴两虚之消渴。陆教授采用专病专方经验方"消渴方"治疗，滋补肝肾，滋阴降火，祛瘀通络，解决肝肾亏虚、气阴两虚之根本。加白僵蚕、全蝎息风止痉，治面瘫，以治标。全方既通又荣，加以调平，标本兼治。药渣泡脚活血通络。配合"扶正安神通任"针法驱邪外出，疏通经络，改善局部血液循环，消除水肿。辅穴患侧加地仓、颊车，两穴均属足阳明胃经，配以靠近患处的承浆、人中穴，有助于促进面部气血运行，恢复面神经功能，改善相关症状。耳针调平法可使患者随时自我治疗，促进阴阳平衡。二诊时汗出过多，故加煅牡蛎收敛固涩止汗。三诊症状明显改善，血糖有所下降，但仍舌红少苔，故加天花粉清热养阴。四诊病情稳定，效不更方，巩固治疗。后水丸配合西药长期巩固治疗，诸症基本消失，血糖控制尚可。

本患者发病快，且严重，与家族史有关，如不及时控制血糖，并发症可随时出现。患者能及时且积极治疗，虽又有面瘫，但采用中西医结合多维治疗，使面瘫得以恢复，血糖得以控制。如果患者能坚持中医治疗，应能摆脱终身服药的可能。

案二：滋补肝肾，补气活血治疗消渴

徐某，女，56岁，退休。初诊：2016年10月12日。

主诉：乏力3个月，加重伴多尿两周。

现病史：3个月前无明显诱因出现乏力，医院诊为糖尿病，予西药口服治疗，因担心西药副作用而未规律服药。后乏力加重，伴多尿。症见乏力，尿频、量多、混浊，腰膝酸软，口干，食后稍有胃胀感，善太息，夜寐差，易醒多梦，二便调。有家族糖尿病史，慢性胃炎多年。停经5年。舌红，苔白而干、边略有瘀点，脉细弱。

中医诊断：消渴（肝肾阴虚，气虚血瘀）。

西医诊断：糖尿病。

治法：滋补肝肾，补气活血。

处方：

（1）中药："消渴方"加丹参15g，白术20g。7剂，每日1剂，水煎服，分早晚两次服。药渣加凉水再煎15分钟泡脚。

（2）针灸：每周3次。"扶正安神通任"针法。

（3）耳针："耳穴调平术"基本穴加肺、耳背肾。

（4）嘱节制饮食，忌食糖类，定时定量进餐。保持心情舒畅，生活起居规律，加强运动，劳逸结合等。

二诊（2016年10月19日）：乏力感、尿频略缓解，心情有所改善，食纳尚可，仍口干，夜寐差，舌红，苔白而干、略有瘀点，脉细弱。初诊方加酸枣仁30g，生龙骨30g，生牡蛎30g，天花粉20g。7剂，用法同前。其余维持原治疗方案。

三诊（2016年10月26日）：颇觉舒适，症状均明显改善。纳可，睡眠尚可，舌稍红，苔薄白、略有瘀点，脉弦细。二诊方加香附15g。14剂，用法同前。其余维持原治疗方案。

四诊（2016年11月10日）：乏力、口渴、尿量均明显改善，未见其他不适，纳可，寐安，二便调，舌稍红，苔薄、略有瘀点，脉弦细。三诊方继服7剂，用法同前。其余维持原治疗方案。

3个月后随访，自感效果不错，乏力、多尿基本正常，效不更方，自行按上方做水丸巩固治疗，坚持长期服用。如有变化，随时复诊。

【按】本案患者既往糖尿病史，期间未规律服药，现出现乏力、尿频、口干欲饮等症，由此可明确诊为消渴。患者女性，年近六十，肝肾已亏。中医学认为，肾藏精，腰为肾之府，肾主骨生髓，肝主筋，膝为筋之汇。肾精肝血不足，不荣筋脉，故腰膝酸软。肾司二便，肾气不足，气不固涩，故尿频、量多。阳不入阴，阴阳失交则寐差，此为阴阳不平。患者素体脾胃虚弱，故饭后常有腹胀感。脾胃运化功能失调，升降失司，胃气阻滞，故伴身倦乏力、脉细弱等。舌有瘀点为血瘀不通。综上可诊为肝肾阴虚、气虚血瘀之消渴。方以经验方"消渴方"为主，以补益肝肾，滋阴清热，祛瘀通络，解决肝肾亏损、气阴两虚、瘀血阻滞之根本。加丹参活血祛瘀，除烦安神，以解不通不荣；白术健脾益气，以治脾虚乏力、腹胀。诸药合用，滋补肝肾，补气活血，既荣又通又平，标本兼治。药渣泡脚活血通络，助药力布达全身。配合"扶正安神通任"针法补气血，调阴阳，通经络，可安神。耳针调平疗法使患者随时自我治疗，促使阴阳平衡。二诊睡眠质量仍未改善，故加酸枣仁益肝安神；加生龙牡镇静安神。平素易口干口渴，加之舌红，提示有热，故加天花粉清热生津止渴。三诊诸症均明显改善，脉弦提示肝郁气滞，故加香附疏肝解郁，理气宽中以助眠。后期症状缓解，故改水丸长期服用，巩固疗效，以防复发。

中医常说"不信者，不治"。此患者虽为慢发病，但信服中医，又能主动坚持配合治疗，这是治疗成功的关键。

案三：补益肝肾，滋阴清热治疗消渴

邵某，男，56岁。初诊：2013年5月25日。

主诉：口干、多尿3年余，加重伴视物模糊1周。

现病史：3年前无明显诱因出现口干、多尿，医院诊为2型糖尿病，予西药口服治疗，但未规律服药，未系统监测血糖。1周前症状加重，伴视物模糊。症见口干舌燥，多饮，尿频量多，乏力，偶而头晕，视物模糊，夜寐差，情志不佳，纳尚可，大便调。有家族糖尿病史、高血压病史、海鲜过敏史。舌红少津，苔微黄，脉弦细。

　　中医诊断：消渴（肝肾不足，阴虚火旺）。

　　西医诊断：糖尿病。

　　治法：补益肝肾，滋阴清热。

　　处方：

　　（1）中药："消渴方"加水蛭10g，酸枣仁30g，天麻15g。7剂，每日1剂，水煎服，分早晚两次服。药渣加凉水再煎15分钟泡脚。

　　（2）针灸：每周3次。"扶正安神通任"针法。

　　（3）耳针："耳穴调平术"基本穴加肺、耳背肾。

　　（4）嘱节制饮食，忌食糖类，定时定量进餐，规律监测血糖，规律服药。保持心情舒畅，生活起居规律。加强运动，劳逸结合。

　　二诊（2013年6月1日）：口干、尿频略缓解，睡眠、乏力有所改善，仍口干，视物模糊，纳尚可，舌红少津，苔微黄，脉弦细。初诊方加红景天30g，葛根15g，枸杞子20g，菊花10g，天花粉20g。7剂，用法同前。其余维持原治疗方案。

　　三诊（2013年6月8日）：自述颇感舒适，症状均明显改善。但心情仍不佳，纳可，睡眠尚可，舌红少津，苔微黄，脉弦细。二诊方加合欢皮15g。14剂，用法同前。其余维持原治疗方案。

　　四诊（2013年6月22日）：口干、尿量、视物模糊、心情均明显改善，未见其他不适，纳可，寐安，二便调，舌红少津，苔薄，脉弦细。三诊方继服7剂，用法同前。其余维持原治疗方案。

　　3个月后随访，自感效果不错，口干、多尿基本正常，效不更方，主动做水丸巩固治疗，坚持长期服用。嘱如有变化，随时复诊。

　　【按】本案患者既往有糖尿病史，平素未规律服药，近期症状加重，主要表现为口干、多饮、多尿、乏力等，可明确诊为消渴。渴而多饮为上消，渴而便数为下消。患者男性，年近六十，肾精亏损，虚火内生。加之平素情志不畅，肝气郁结，以致气郁化火，火热烧灼肺胃阴津而发为消渴。热扰心神则寐差；肝肾亏虚，气血不足，不能上承头目，故头晕、视物模糊。综上可辨为肝肾不足、阴虚火旺之消渴。陆教授使用其经验方"消渴方"补益肝肾，滋阴清热，以缓病机的不平、不通、不荣。同时加水蛭、酸枣仁、天麻祛风通络，益肝安神，以治标。诸药合用，滋补肝肾，益精补血清热，既通又荣又平，标本兼治。药渣泡脚活血通络，助药力布达全身。配合"扶正安神通任"针法以补气血，调阴阳，调脏腑，通经络，又可安神。耳针调平疗法使患者随时自我治疗，使阴阳平衡。二诊诸症均缓解，但仍口干、视物模糊感，故加红景天增强益气之功；加葛根益气生津；枸杞子、菊花益精明目；天花粉清热，生津止渴。三诊虽诸症见好，但心情仍不佳，故加合欢皮疏肝定神。后期症状平稳，故效不更方，变换剂型继续巩固治疗。

　　此患者3年前已诊为消渴病，因未规律服药及监测血糖，加之有高血压病史，脾气急躁，从而使病情加重，甚至出现并发症。因此陆教授教导学生，对这种慢性病要叮嘱患者发现不适症状及时就医，遵从医嘱，不能擅自停药，一旦出现并发症会影响疾病预后。再者保持心情平和对疾病恢复有很大帮助。

虚　劳

　　虚劳又称虚损，是以脏腑亏损、气血阴阳虚衰、久虚不复成劳为主要病机，以五脏虚证为主要临床表现的多种慢性虚弱证候的总称。目前，虚劳的发病率越来越高。陆教授认为，虚劳多见于年轻人，而非老年人专属。本病多因社会竞争激烈，工作、生活和精神压力过大，情志不遂，思虑过度，或饮食不规律，经常熬夜等使机体一直处于一种亚健康状态，久而久之恶性循环，转成器质性病变的虚劳。一部分人是因器质性病变引起的虚劳病；一部分人并没有器质性病变，只是单纯的疲劳状态。前者症状较重，后者相对较轻，比前者预后也好。陆教授从"不平""不通""不荣"三个方面阐明虚劳的病机。其中，阴阳失衡而导致的五脏虚损是虚劳发病的实质，此为不荣。因阴阳失衡引起机体气血不匀，此为不平。在此基础上出现的病理产物痰、血瘀等为不通。不通、不荣、不平常相互作用，相互为患。在治疗方面，陆教授常使用其经验方"补气疏肝汤""鸡血藤16味"两方加减化裁进行治疗。对早期发病的虚劳，陆教授认为应注重在补益气血的同时疏肝定神，因为多数患者在疲劳状态下肝气不疏，心神不宁，可用"补气疏肝汤"加减。对于后期气血阴阳亏虚、时间久的虚劳，应以滋补肝肾、益气活血、调补阴阳为核心，用"鸡血藤16味"加减。如张景岳所言："善补阳者，必于阴中求阳，则阳得阴助而生化无穷；善补阴者，必于阳中求阴，则阴得阳升而泉源不竭。"同时他认为，虚劳不能单靠药物，应多方面综合治疗，配合他的"扶正安神通任针法""耳穴调平术"，可使正气得复，阴阳平衡，再配合疏通经络的"形神调节按摩术"，可达到整体、多维的治疗效果。

案一：益气补血，疏肝定神治疗虚劳

张某，女，34岁，白领。初诊：2016年6月4日。

主诉：周身乏力3月余。

现病史：近3个多月因家中之事较多，自感身体疲惫，周身乏力，下肢尤甚，胃易胀，精神状态欠佳，心情不畅，平素畏寒，自觉四肢酸软，睡眠欠佳，夜间多梦，睡不踏实，时有迷糊感。大便黏腻不爽、不易排、色偏黑，小便可。体检未发现器质性病变。舌胖略暗，边有齿痕，苔白微腻，脉沉细、微弦无力。

中医诊断：虚劳（气虚肝郁）。

治法：益气补血，疏肝定神。

处方：

（1）中药："补气疏肝汤"。7剂，每日1剂，水煎服，分早晚两次服。药渣加凉水再煎15分钟泡脚。

（2）针灸3次。"扶正安神通任"针法加"安眠三穴"、内关、三阴交。

（3）耳针："耳穴调平术"基本穴。

（4）推拿：每周3次。"形神调节按摩术"，各部分按功能选择步骤操作（具体操作见"形神调节按摩术"）。

（5）嘱适当运动，多晒太阳，保持心情愉快，注意生活起居，寒温适宜。

二诊（2016年6月11日）：乏力稍改善，胃胀改善明显，睡眠未见改善，寐差时乏力加重，仍畏寒，二便调，舌暗，苔薄白，舌边有齿痕，脉沉细。初诊方加高良姜6g，乌药10g，桂枝10g，酸枣仁30g。7剂，用法同前。其余维持原治疗方案。

三诊（2016年6月18日）：乏力明显改善，精神状态良好，睡眠尚可，畏寒、饮食有所改善，大便仍黏、日行一次，小便调，舌淡暗胖大、齿痕，苔薄白，脉沉细。二诊方加红景天18g，砂仁10g，杜仲15g。7剂，用法同前。其余维持原治疗方案。

3个月后随访，乏力情况大为改善。半年后随访，状态良好。

【按】本案患者因家中之事劳累，出现身体疲惫，周身乏力，由此可明确诊为虚劳。患者精神状态欠佳，在疲劳状态下肝气不疏，心情不畅。肝郁易致脾虚，脾主四肢肌肉，脾胃虚弱，气血生化无源，故四肢酸软。气血不足，无以濡养心神，则心神不安，表现为睡眠欠佳，夜间多梦，睡不踏实，时有迷糊感，以上均为不荣之象。综上，本病诊为气虚肝郁之虚劳。陆教授认为，补益气血的同时要疏肝定神，多数患者在疲劳状态下肝气不疏，心神不宁，故选用经验方"补气疏肝汤"益气补血，疏肝定神，配合"扶正安神通任"针灸及耳针调平疗法，使人体正气得复，安神宁心，阴阳平衡。同时以推拿缓解疲劳，增强疏通经络效果，使气血得以恢复正常通路。针灸辅穴选用经验组穴"安眠三穴"以疏肝息风，镇心安神。三阴交为足三阴经交会之处，有健脾益血、调肝补肾、安神之用，内关属手厥阴心包经之络穴，"络"有联络、散布之意，故内关用于心包经上的虚实病证，可增强养心安神之功。诸穴共用，调整脏腑气血阴阳，有效改善睡眠质量，标本兼施，促进疾病尽快痊愈。二诊时睡眠未见改善，寐差时乏力加重，仍畏寒，故加高良姜、乌药、桂枝温阳散寒，酸枣仁宁心安神。三诊时乏力明显改善，精神状态良好，但仍畏寒，故加红景天、杜仲增强补益之功。大便黏腻为脾虚湿盛，故加砂仁化湿开胃。经随访，乏力状况大为改善，再通过自身调节，再次随访状态良好。

本病一般无器质性病变，故治疗相对简单，预后良好。从该病例可以看出，除药物、针灸治疗外，还应重视情绪调节，平衡心态。乐观的态度对该病预后有很大帮助。

案二：补气活血，补益肝肾治疗虚劳

袁某，男，40岁，职员。初诊：2016年9月20日。

主诉：双下肢乏力1周。

现病史：1周前无明显诱因出现双下肢乏力，平素白天出汗较多，活动后加重，腰酸怕冷。因工作原因睡眠时间较短，每晚四五个小时，精神疲惫。体检曾示中度脂肪肝。喝凉水后腹胀，有排便感。便后异常感觉消失，舌体疼痛，口干，纳可，二便调。舌暗，尖有红点，苔薄白，脉沉细无力。

中医诊断：虚劳（气虚血瘀，肾精不足）。

治法：补气活血，补益肝肾。

处方：

（1）中药："鸡血藤16味"加虎杖15g，生地黄15g，黄芩20g。7剂，每日1剂，水煎服，分早晚两次服。药渣包裹热敷双下肢。

（2）针灸：每周3次。"补肾安神通督"针法。

（3）嘱平时注意保暖，注意劳逸结合，尽量少熬夜，多运动，保持心情愉悦。

二诊（2016年9月27日）：双下肢乏力感较前减轻，舌体疼痛、口干亦缓解。但自觉舌面仍不光滑，与牙齿接触后仍有疼痛感。纳可，二便调，舌暗红、有点刺，苔薄白，脉弦微弱。初诊方加竹叶10g，木通10g，女贞子15g。7剂，用法如前。其余治疗维持原方案。

三诊（2016年10月11日）：症状较前明显减轻，下肢乏力明显改善，但睡眠欠佳，多梦，纳可，二便调，舌淡红，苔薄白，脉弦滑。二诊方加生龙骨30g，生牡蛎30g，珍珠母30g，酸枣仁30g。7剂，用法如前。其余治疗维持原方案。

3个月后随访，诸症消失，基本痊愈。

【按】本案患者无明显诱因出现双下肢乏力，白天出汗、活动后加重，因工作繁忙每晚睡眠时间不足5小时，精神疲惫，由此可明确诊为虚劳。睡眠不足，导致肝血耗损。肝肾同源，肾精不足，血为气之母，血虚则气虚，气虚久之生瘀，此为不荣则不通。综上可诊为气虚血瘀、肾精不足之虚劳。陆教授认为，气血阴阳亏虚时间较久的虚劳应以滋补肝肾、益气活血、调补阴阳为核心，故选"鸡血藤16味"为主方。加虎杖、生地黄、黄芩清热解毒，止痛生津，以缓解舌体疼痛、口干症状，以治标。诸药合用，补气活血，补益肝肾，既通又荣，标本兼治。药渣包裹热敷双下肢，可使药力直达病所，助气血运行以解不通，最大程度地缓解双下肢乏力等局部症状。同时配合"补肾安神通督"针法以补肝肾，通督脉，调元神，使元神得复，气血得顺，脏腑得平。二诊乏力感较前减轻，口干缓解，加女贞子滋补肝肾，以解决肝肾不足、精血亏虚之根本，以助于缓解乏力之症。心开窍于舌，心火旺盛，热病伤阴，虚火上炎则舌体有疼痛感、舌生点刺，加竹叶、木通清心除烦，利尿导热邪从小便而出。三诊时症状明显减轻，但睡眠欠佳，故加生龙骨、生牡蛎、珍珠母、酸枣仁镇静安神，改善睡眠状况。3个月后随访，症状消失，临床痊愈。

血瘀多因长时间气血亏虚转化而来，久虚必瘀，故治疗病程长的虚劳病应在使用补益类药的同时加用活血药，并辅以通络之品，使经络通畅，气血运行顺畅，疾病向愈。因虚劳易反复发作，故患者需劳逸结合，忌长期熬夜，保证充足睡眠，合理膳食，使用适合自己体质的药膳，并注意加强锻炼。

案三：益气补血，疏肝定神治疗虚劳

秦某，女，56岁，退休。初诊：2016年10月25日。

主诉：气短半年，加重伴乏力1月余。

现病史：半年前因甲状腺切除术后出现气短，经常忧郁思虑，心情不佳，当地医院诊为神经衰弱症，但未遵医嘱规律服药。1个月前自觉气短加重，伴肢倦乏力。现自感影响日常生活，欲中药调理。症见神清，精神不佳，面色少华，气短乏力，少气懒言，出汗多，心情不畅，善太息，纳差，经常健忘失眠，偶尔心慌，时而下肢酸疼，大便溏，小便可。舌淡胖、边有齿痕及瘀点，苔白微腻，脉弦细无力。

中医诊断：虚劳（气虚肝郁）。

西医诊断：神经衰弱，甲状腺切除术后。

治法：益气补血，疏肝定神。

处方：

（1）中药："补气疏肝汤"加酸枣仁30g，煅牡蛎30g，龙眼肉15g，木香6g，砂仁10g。7剂，每日1剂，水煎服，分早晚两次服。药渣加凉水再煎15分钟泡脚。

（2）针灸：每周3次，"扶正安神通任"针法加"安眠三穴"、内关。

（3）耳针："耳穴调平术"基本穴。

（4）推拿：每周两次。"形神调节按摩术"，各部分按功能选择步骤操作（具体操作见"形神调节按摩术"）。

（5）嘱适当户外运动，保持心情愉悦，少烦忧，听一些喜欢的音乐，注意生活起居。

二诊（2016年11月1日）：气短、乏力稍有改善，食欲改善明显，睡眠、出汗均缓解，但仍郁郁寡欢，大便溏，时而下肢酸疼，舌淡胖、边有齿痕及瘀点，苔白微腻，脉弦细无力。初诊方加合欢皮30g，鸡血藤30g，山药20g。7剂，用法同前。其余维持原治疗方案。

三诊（2016年11月8日）：气短、乏力明显改善，精神状态良好，面色较红润，睡眠尚可，出汗，食欲大为改善，大便溏缓解，小便调，舌淡胖、边有齿痕及瘀点，苔白微腻，脉弦细无力。二诊方加红景天30g。7剂，用法同前。其余维持原治疗方案。

自感三诊方效果不错，依三诊方做水丸，长期服用，巩固治疗。坚持间断针灸至今，精神状态可。

【按】本案患者因甲状腺切除术后出现气短，加重伴乏力1月余，由此可明确诊为虚劳。甲状腺切除术耗伤气血，正气不足一时难以恢复。加之因病思虑过度，伤及脾胃，气血生化乏源，不荣机体，故而出现气短、乏力、面色少华、健忘失眠之不荣之象。脾虚运化失常故便溏；情志忧郁，肝郁气机不畅，故善太息；气虚无力推动血行，血脉瘀阻，心脉痹阻，故心慌；下肢筋脉失于濡养，不通则痛，故下肢酸痛；气虚不固腠理，则汗出过多。综合舌淡胖、边有齿痕及瘀点，苔白微腻，脉弦细无力，可辨为气虚肝郁之虚劳。处方以陆教授的经验方"补气疏肝汤"益气补血，疏肝定神，解决气虚肝郁之根本。加酸枣仁益肝安神；煅牡蛎收涩止汗；龙眼肉补益心脾，养血安神；木香、砂仁理气开胃，以治标。诸药合用，益气补血，疏肝定神，健脾和胃，既荣又通又平，标本兼治。配合"扶正安神通任"针法扶助正气，调和脏腑，加"安眠三穴"养心安神，改善睡眠质量。内关为手厥阴心包经络穴，可代心行令，调心安神。加耳针调平疗法，使人体正气得复，安神宁心，平衡阴阳。辅以推拿，增强疏通经络之效，使气血得以恢复正常通路。二诊时诸症均有所缓解，但仍郁郁寡欢，大便溏，时而下肢酸疼，故加合欢皮疏肝安神；鸡血藤活血通络补血，缓解下肢疼痛；山药健脾渗湿，缓解便溏。三诊精神状态良好，加红景天进一步增强补益之功。三诊方变换剂型继续巩固疗效，后期通过间断针灸调节，状态保持良好。

本病为术后引发的不适，属器质性病变之虚劳。因正气本身受损，故治疗上相对较慢。由于患者坚持药物、针灸治疗，并通过自身调节，缓解情绪压力，故预后尚好。

癌　病

癌病是以机体的脏腑组织发生异常增生为基本特征，为多种恶性肿瘤的总称。临床主要表现为肿块逐渐增大，质地坚硬，表面高低不平，时而有发热，疼痛，常伴乏力、纳差、寐欠安、日渐消瘦等全身症状。陆教授认为，癌病的发生多与如下因素有关：体内正气亏虚，虚邪癌毒郁滞内生；外感六淫等入侵脏腑，气郁、痰瘀或邪毒互结不通形成肿块；饮食不节，冷热不调，过食异味，久伤脾胃，脾胃不荣，痰浊邪毒内生而发为此病；或内伤七情，气郁血瘀，气郁日久化火伤阴，虚实夹杂，气不布津，痰湿内生，痰湿血瘀互结而发为本病。其基本病理因素为气郁、痰湿、瘀血、毒聚。病性为本虚标实，虚实夹杂。病机为正气虚，脏腑功能失调，气机郁滞，痰瘀毒久羁成块而成。因此，益气扶正应贯穿治疗的始终。根据不同时期，治法有所不同。初期，正虚不显，主以解毒祛邪为主，少佐扶正之品，以鼓舞正气，驱邪外出。中期，脏腑功能失调逐渐加重，应及时调整扶正之品的比例，适时调理脏腑功能；晚期，正虚明显者，以补益气血阴阳为主。用药方面，扶正采用补气血阴阳，祛邪采用理气除湿、化痰祛瘀、解毒、软坚散结等方法。扶正药如黄芪、白术、红景天、党参、杜仲、川续断、菟丝子、熟地黄、白芍、北沙参、麦冬、石斛等；理气药如柴胡、香附、郁金、延胡索、佛手、香橼、大腹皮、木香等；除湿药如藿香、佩兰、苍术、厚朴、砂仁、茯苓、薏苡仁等；化痰药如半夏、白芥子、浙贝母、瓜蒌、竹茹、桔梗、瓦楞子等；清热解毒药如金银花、连翘、蒲公英、紫花地丁、鱼腥草、大血藤、败酱草等；软坚散结药如三棱、莪术、水蛭、白芥子、夏枯草等。根据病期及部位，陆教授最常用的基础方剂是补中益气汤、四神丸、真人养脏汤、痛泻要方、柴胡疏肝散、膈下逐瘀汤、温胆汤、半夏厚朴汤、归脾汤、血府逐瘀汤、五皮饮、"止咳方"、半夏泻心汤等，根据病情，加减用药。由于他所诊治的癌病患者大多经过手术和放化疗，故他常用补中益气汤补益正气，加减化裁治疗各型癌病术后患者，气血两亏者用归脾汤加减治疗。陆教授尤其善用经验药对白花蛇舌草、半边莲清热解毒，以抗肿瘤，以治不通；用红景天、黄芪、党参等补气，以治不荣。陆教授通常针药并施，以扶正祛邪，安神通任，提高疗效。陆教授认为，治疗的效果与患者的心情有很大关系，如果医患配合得好，患者坚持治疗，不仅能控制病情，提高患者的生活质量，还能治愈，不复发，不转移。

案一：补中益气，升举清阳治疗癌病

刘某，女，53岁。初诊：2016年6月7日。

主诉：反胃两个月。

现病史：患者于2016年4月6日行结肠癌手术后已化疗3个周期，现反胃，恶心，时而呕吐，全身乏力，汗出，肚脐左侧绞痛，有轻微压痛，发作剧烈时有时寒时热之感，化疗后恶心，怕油腻，食欲下降，夜寐尚可，双手指、脚趾瘙痒，得温可缓。大便无力，小便调，已绝经两年。舌暗胖大有齿痕，苔白腻，脉沉无力。

中医诊断：癌病（脾胃气虚，清阳不升）。

西医诊断：结肠癌术后。

治法：补中益气，升举清阳。

处方：

（1）中药：补中益气汤合正气天香散加半夏、红景天、海螵蛸、煅瓦楞子。

处方：黄芪30g，党参20g，白术15g，炙甘草10g，升麻10g，柴胡10g，陈皮15g，香附15g，陈皮15g，乌药10g，炮姜10g，苏叶15g，半夏15g，红景天18g，海螵蛸15g，煅瓦楞子15g。7剂，每日1剂，水煎服，分早晚两次服。药渣再煎泡脚。

（2）针灸：每周3次。"扶正安神通任"针法。

（3）嘱避免劳累，避风寒，加强锻炼，保持心情舒畅。

二诊（2016年6月16日）：整体状态较初诊好转，药后汗出略多，前几日舌咽部略痛，近日痊愈。纳可，寐可，舌色暗、胖大，苔腻，脉沉无力。初诊方加瓜蒌皮20g。10剂，用法同前。其余治疗方案不变。

三诊（2016年6月25日）：手足瘙痒减轻，恶心减轻，仍汗出多，脚后跟酸痛，肚脐左侧绞痛、有轻微压痛，纳可，寐可，余症继续好转。舌淡红、有齿痕，苔薄白，脉弱、右寸滑。二诊方加厚朴15g，桂枝10g，薤白10g，枳壳15g。10剂，用法同前。其余治疗方法不变。

四诊（2016年7月9日）：整体状态较前继续好转。但近期化疗恶心加重，食后想吐，肚脐左侧绞痛，寐可，舌暗红，苔薄白，脉沉。三诊方黄芪增加至50g，党参增加至30g。10剂，用法同前。其余治疗方案不变。

五诊（2016年7月21日）：化疗后恶心不适，肚脐周围疼痛缓解。舌暗红，苔薄。四诊方加竹茹10g。10剂，用法同前。其余治疗方案不变。

六诊：（2016年7月31日）：除恶心外，整体状态尚可，纳可，舌暗红，苔白厚，脉沉细。五诊方不变。14剂，用法同前。其余治疗方案不变。

患者用六诊方做成水丸，长期服用，巩固治疗。化疗结束后恶心即消。坚持针灸至今，精神状态可。

【按】此案患者为结肠癌术后，中医属癌病范畴。患者既往结肠癌病史，肿瘤自身可产生"毒"，化疗可产生"药毒"。这里的毒均属邪毒。术后正气已伤，再行化疗3个周期，毒邪进一步侵袭机体，加重了机体的正气亏虚。结肠癌属消化道肿瘤，可致脾胃受损。胃气不降反升为不平，故反胃、恶心、时而呕吐，化疗后食欲下降。脾虚生湿，脾胃生化不足，导致气血亏虚，不荣肌肤，故双手指、脚趾皮肤瘙痒，全身乏力，汗出。清阳不升，故时寒时热。综上，本病诊为脾胃气虚、清阳不升之癌病。方药以补中益气汤为主，补中益气，升举清阳，解决不荣之根本。与正气天香散合用，行气散郁止痛，缓解化疗后之疼痛；半夏燥湿健脾，降逆止呕；海螵蛸、煅瓦楞子软坚散结，制酸止痛，以解不通；红景天补气抗疲劳，以治标。诸药合用，补中益气，升举清阳，标本兼治。药渣再煎外用，使药气直达病所。配合"扶正安神通任"针灸疗法，扶正祛邪，调整脏腑功能，使人体正气得复，脏腑平和。二诊咽部稍疼痛，舌体胖大、苔厚腻为痰热互结所致，故加瓜蒌皮清热涤痰，利气宽胸。三诊出汗多，为卫外不固、营不内守、营卫失和所致，故加桂枝调和营卫，使邪随"药汗"而出。《圣济总录》认为："胃为水谷之海，冲气属焉……痛归于心而腹胀，是为胃心痛也。"该患者的主要临床表现为反胃、恶心、呕吐、腹痛。脾胃为气血生化之源，气血不和易上逆犯心胃而发生疼痛。薤白辛温，有通阳散结、散寒行气之功，能化胃中结聚之痰浊。枳实、厚朴行气开痞散结，下气除满，两者同用，可促进胃肠道蠕动。配以桂枝上宣通心阳，下温化二焦阴气，散寒通阳，平冲降逆，与瓜蒌皮相合，为枳实薤白桂枝汤，是治疗心胃疾病的代表方剂。只是将枳实改为作用较缓和的枳壳，以理气宽中。该方理气化痰，调补脾胃，缓解脾胃不和之症。四诊时整体状态好转，但继续化疗会损伤正气，故加大补气之药黄芪、党参的用量，以增强扶正之功。五诊加竹茹，进一步缓解化疗后的恶心不适，后期整体状态较前改善。六诊除恶心外，整体状态尚可，故继服五诊方。后期症状平稳，变换剂型继续治疗。患者坚持针灸治疗至今，精神状态良好，每年复查均良好。

案二：益气升阳，清热解毒治疗癌病

徐某，男，26岁。初诊：2016年7月30日。

主诉：右腓骨骨肉瘤术后两月余。

现病史：2月29日因右腿不适于当地医院就诊，诊为右腓骨骨肉瘤。术前行化疗3次，5月17日行右腓骨骨肉瘤切除术。术后6月3日起再次化疗3次。2016年7月5日复查，出现右侧胫骨转移。因化疗副作用太大，欲寻求中医调理。症见面色少华，乏力，汗出较多。右侧小腿疼痛，纳食欠佳，食后易腹胀，夜寐欠安，多梦易醒，二便调。舌暗，苔白边有齿痕，脉浮滑微数、重按无力。

中医诊断：癌病（中气不足，癌毒内生）。

西医诊断：右腓骨骨肉瘤术后。

治法：益气升阳，清热解毒。

处方：

（1）中药：补中益气汤加红景、白花蛇舌草、黄芩、生地黄、炒枣仁。

处方：黄芪30g，党参20g，白术15g，炙甘草10g，升麻10g，柴胡10g，陈皮15g，红景天30g，白花蛇舌草30g，黄芩25g，生地黄25g，酸枣仁30g。7剂，每日1剂，水煎服，分早晚两次服。药渣再煎泡脚。

（2）针灸：每周3次。"扶正安神通任"针法。

（3）嘱避免劳累，避风寒，适当活动，保持心情舒畅。

二诊（2016年8月6日）：整体状态较前好转，汗出减少，疼痛减轻，纳食好转，夜寐改善，大便三日一行、质干，无腹痛里急，舌暗，苔白边有齿痕，脉浮滑微数、重按无力。初诊方加大黄10g。14剂，用法同前。其余治疗方法不变。

三诊（2016年8月20日）：整体状态较前继续好转，纳食明显好转，夜寐可，大便恢复正常，舌暗，苔白边有齿痕，脉弦滑，重按无力。二诊方不变。14剂，用法同前。其余治疗方法不变。

患者自感三诊方效果不错，做水丸长期服用，巩固治疗。坚持针灸至今，精神状态可。

【按】本案患者右腓骨骨肉瘤切除术后两月余，术前、术后共化疗6次，后出现右侧胫骨转移，属中医"癌病"范畴。多次化疗故见面色少华、乏力、汗出较多、食欲欠佳等症，可见化疗产生的"药毒"副作用不容小觑。后又出现右侧胫骨转移，新的邪毒产生。化疗产生的药毒和转移带来的新毒邪进一步侵袭机体，从而加重了机体的正气亏虚，出现乏力、面色少华、汗出较多，此乃不荣。术前、术后化疗，使脾胃生化功能减弱，故食欲欠佳。药毒和新的邪毒扰乱心神，故睡眠欠佳，此乃阴阳气血不平。邪毒侵袭经络，不通则痛，故右侧小腿疼痛，此乃不通。综上，可诊为中气不足、癌毒内生之癌病。治疗以补中益气汤为主方，补中益气，升举清阳。加红景天增强补气之力，解决不荣之根本；再加清热解毒之药白花蛇舌草、黄芩、生地黄，加强祛除癌毒及疼痛；加酸枣仁缓解睡眠不佳之症。诸药合用，益气升阳，清热解毒，抗瘤止痛，标本兼治，既荣又通又平。药渣再煎，使药气直达病所。陆教授认为，癌病可伤及正气，且随着时间的增加脏腑功能失调逐渐加重，易导致气血阴阳均受损，故治疗中常配合"扶正安神通任"针法，既可扶正又能调理脏腑，使正气得复，驱毒邪外出，脏腑气血阴阳平衡。二诊状态好转，但大便三日一行且便质干结，故加大黄清肠通便。三诊整体状态好转，故继用二诊方。后变换剂型，并配合针灸巩固治疗。

该患者年轻，正气相对充足，脾胃功能较强，故见效较快。无论何种邪毒引起的癌病，正气不足会贯穿整个病程，因此益气扶正应贯穿治疗始终。补中益气汤可用于大多数癌病术后患者，加用针灸有助于扶正祛邪，安神通任，提高疗效。

案三：益气补血，疏肝解毒治疗癌病

宋某，女，56岁。初诊：2017年4月6日。

主诉：左乳癌术后两年，淋巴转移6个月。

现病史：2015年2月行乳腺癌左乳切除术，术后同步放疗18次，6个周期。此后定期复查，未见异常。2016年10月复查时发现肿瘤细胞转移至左锁骨下淋巴，再次化疗6个周期，放疗30余次。现为改善放化疗带来的不适，寻求中医调理。症见神清，周身乏力，少气懒言，脘腹胀满，纳少，善太息，烦闷易怒，夜寐欠安，多梦易醒，二便尚可。已绝经。舌淡胖有齿痕，苔微黄，脉弦无力。

中医诊断：癌病（肝郁脾虚，癌毒内生）。

西医诊断：左乳腺癌术后。

治法：益气补血，疏肝解毒。

处方：

（1）中药："补气疏肝汤"加红景天30g，白花蛇舌草30g，酸枣仁30g。7剂，每日1剂，水煎服，分早晚两次服。药渣再煎泡脚。

（2）针灸：每周3次。"扶正安神通任"针法加"安眠三穴"。

（3）嘱服药期间禁食辛辣、油腻、海鲜之品，避免劳累及感冒，保持心情舒畅，适当活动。

二诊（2017年4月13日）：整体状态较前好转，乏力、睡眠改善，但仍脘腹胀满，善太息，烦闷易怒，二便可，舌淡胖有齿痕，苔微黄，脉弦无力。初诊方加木香10g，佛手15g，栀子10g。14剂，用法同前。其余治疗方法不变。

三诊（2017年4月28日）：整体状态继续好转，腹胀、纳食明显好转，夜寐可，二便可，舌淡胖有齿痕，苔白，脉弦无力。二诊方不变，14剂，用法同前。其余治疗方法不变。

患者自感三诊方效果不错，依此做水丸长期服用，巩固治疗。坚持针灸至今，精神状态可。

【按】本患者为左乳癌术后转移，期间行多次化疗及放疗，不适感明显，可确诊为癌病。因正气亏虚，脏腑功能失调，痰瘀毒久羁成块而成癌病。肿瘤邪毒加化疗产生的邪毒共同作用，进一步侵袭机体，加重了机体的正气亏虚，故周身乏力、少气懒言，此乃不荣。因病肝郁，肝郁脾虚，故烦闷易怒、善太息；脾胃运化功能受到影响，故纳少、脘腹胀满，此乃脏腑不平。药毒和新的邪毒扰乱心神，故夜寐欠安、多梦易醒。综上，可辨为肝郁脾虚、癌毒内生之癌病。治疗以"补气疏肝汤"为主方，益气补血，疏肝解毒。加红景天增强补气之功，提高免疫力；加清热解毒药白花蛇舌草，以祛癌毒，解决不荣不平之根本。再加酸枣仁养心益肝安神，缓解夜寐不佳，以治标。全方既益气补血，又疏肝解毒定神，抗肿瘤，标本兼治，既荣又通又平。药渣泡脚，使药力直达病所。配合针灸扶正安神，平调脏腑，加经验组穴"安眠三穴"镇心安神，改善睡眠质量。针药兼施，共同作用，故疗效显著。患者二诊时状态好转，但仍脘腹胀满，善太息，烦闷易怒，故加木香健脾行气止痛；佛手疏肝解郁，理气和中；栀子清心火，除烦闷。三诊整体状态进一步好转，故继服二诊方，并制成水丸长期饮用，巩固疗效。

乳腺癌多因情绪不佳导致，长期烦闷易怒可使气机郁结。乳房的经络与肝胃经有关，故久则导致气滞血瘀，渐而成块。《类证治裁·郁证》曰"七情内起之郁，始而伤气，继必及血"，很好地诠释了此病的机理。此外，患者对本病的恐惧又加重了肝郁，故陆教授常说，此类患者最主要的是调整心态，放松心情，稳定情绪，这对疾病的治愈最为关键。另加针灸扶正祛邪，安神通任，以提高疗效。癌病术后，正气不足贯穿整个病程，故益气扶正安神应贯穿治疗的始终。"补气疏肝汤"既可扶正又可疏肝，有助于提高癌病治疗效果。

颤　证

颤证是以头部或肢体摇动颤抖，不能自制为主要临床表现的一种病证。轻者表现为头摇动或手足微颤，重者可见头部振摇，肢体颤动不止，甚则肢节拘急，失去生活自理能力。本病又称"振掉""颤振""震颤"。目前颤证的发病率越来越高。陆教授认为，颤证的发病多见于中老年人，轻者表现为头摇动或手足微颤，重者可见头部振摇，肢体颤动不止，甚则肢节拘急，失去生活自理能力。一部分病人发病与情志有关，有的继发于脑部病变，比如中风后遗症、外伤碰撞等。其病机可概括为肝风内动，筋脉失养。治疗原则为息风通络。具体来说，初期，本虚并不明显，治宜清热化痰、祛瘀息风为主；后期，病程较长，或年老体弱，气血不足，肝肾亏虚，治宜益气养血、滋补肝肾、调补阴阳为主，兼息风通络。尤其对中老年人，治疗应重视补益肝肾。陆教授最常用的方剂是其经验方"鸡血藤16味"和"归脾安神汤"，两方加减化裁治疗虚型颤证效果明显。本病早期多以实证为主，若以肝阳上亢为主，注意平肝息风，清热安神，用天麻钩藤饮；痰热扰动肝风之颤证，可用三子养亲汤合天麻钩藤饮。后期气血阴阳亏虚者，以滋补肝肾、益气养血、调补阴阳为核心，用"鸡血藤16味"合镇肝熄风汤补气活血，祛瘀息风，补益肝肾。如伴痰多，加竹沥清热化痰；心烦失眠加栀子、生龙骨、生牡蛎、酸枣仁、茯神养血清心安神；肢体拘急，加木瓜、甘草、白芍舒筋缓急。对于病情严重者，陆教授始终强调叶天士所说的"久则邪正混处其间，草木不能见效，当以虫蚁疏通逐邪"，使用全蝎、蜈蚣等虫类药，搜风，通络，定颤。他认为，颤证的核心是阴津精血亏虚，此乃不荣；风、火、痰、瘀之标可因虚所生，造成阴阳不平，此乃不通、不平。因此，治疗中他常会配合"补肾安神通督"或"扶正安神通任"针法，使正气得复，阴阳平衡，以助于祛除标邪，再配合疏通经络的形神调节按摩术，使治疗达到整体、多维之效，而非单一之法。

案一：补气活血，益精息风治疗颤证

卢某，男，70岁，退休。初诊：2016年11月5日。

主诉：左手间断震颤1年余，加重半月。

现病史：患者1年前无明显诱因出现左手间断震颤，未予重视。半月前震颤加重，平时持筷、拿物易掉地，起步缓慢，步态不稳，后于医院就诊，脑CT示腔隙性脑梗死、脑萎缩。症见左手震颤，精神不振，神疲乏力，面色无光泽，反应迟钝，步态不稳，头部不适，心慌，记忆力减退，腰酸，纳尚可，寐欠佳，夜尿频多，大便干。既往高血压病史、高脂血症、颈椎病。舌淡胖有瘀斑，苔薄白，脉沉弦细无力。

中医诊断：颤证（气虚血瘀，肾精不足）。

西医诊断：腔隙性脑梗死，脑萎缩。

治法：补气活血，益精息风。

处方：

（1）中药："鸡血藤16味"合镇肝熄风汤。

处方：生黄芪30g，鸡血藤30g，当归15g，白芍25g，熟地黄25g，川芎15g，牛膝30g，桃仁15g，红花12g，杜仲15g，菟丝子15g，骨碎补15g，淫羊藿15g，肉苁蓉15g，地龙15g，莱菔子15g，牛膝30g，代赭石30g，生龙骨30g，生牡蛎30g，龟板15g，白芍25g，玄参20g，天冬20g，川楝子10g，生麦芽20g，茵陈20g，甘草10g。7剂，每日1剂，水煎服，分早晚两次服。药渣既可外敷左手，再煎又可泡脚。

（2）针灸：1个疗程。"补肾安神通督"针法加"头三穴"。

（3）耳针："耳穴调平术"基本穴。

（4）推拿：每周3次。"形神调节按摩术"头、颈、臂部分放松手法（操作见"形神调节按摩术"）。

（5）嘱生活规律，清淡饮食，严格控制血压、血脂，稳定情绪，保持心情愉快，加强肢体功能训练。

二诊（2016年11月12日）：自述左手震颤稍有缓解，神疲乏力、心慌、睡眠有所改善，步态不稳、头部不适、记忆力减退未见改善。仍腰酸，夜尿频多，大便干。舌淡胖有瘀斑，苔薄白，脉沉弦细无力。初诊方加白僵蚕10g，全蝎10g，天麻15g。7剂，用法同前。其余治疗不变。

三诊（2016年11月19日）：左手震颤明显缓解，神疲乏力、心慌、睡眠有所改善，步态不稳、头部不适、记忆力减退、腰酸、夜尿频多均较前改善，大便调。舌淡胖有瘀斑，苔薄白，脉沉弦细无力。二诊方加丹参15g。14剂，用法同前。其余治疗不变。

四诊（2016年12月3日）：精神改善，面容稍有光泽，反应较前灵敏，左手震颤明显减轻，生活可自理，生气时仍颤抖，记忆力增强，腰酸减轻，二便正常。舌淡胖、瘀斑减少，苔薄白，脉沉弦细。三诊方不变。14剂，用法同前。

因患者家中有事，故停针灸、推拿治疗。考虑效果不错，遂做成丸药口服，治疗3个月。

后电话随访，震颤基本消失，其他症状亦消失。嘱注意生活调摄，稳定情绪，避免不良精神刺激，忌食肥甘厚味，饮食宜清淡有营养，戒除烟酒。

【按】本案患者左手间断震颤1年余，平时持筷、拿物易掉地，走路不稳，西医诊为腔隙性脑梗死、脑萎缩，由此可明确中医诊断颤证。患者年过七旬，肝肾气血阴阳亏虚，筋脉失养而虚风内动，故左手震颤，步态不稳。腰为肾之府，腰府失养则腰酸。心主神明，心神失养则寐差。肾精亏虚则膀胱气化失常；下元温摄不固，故夜尿频多。年老加久病均可致虚。脾胃渐损，气血化生不足，无以濡润头面及四肢肌肉，故神疲乏力、精神不振、面无光泽、记忆力减退。以上均为不荣之象。颤证日久可致气血不足，络脉瘀阻，故舌淡胖有瘀斑，此为虚久必瘀之不通。机体同时出现不荣不通，加之既往有高血压病史、高脂血症，脏腑功能下降，气血阴阳失衡，此为不平之象。综上，本病可诊为气虚血瘀、肾精不足之颤证。陆教授认为，日久气血阴阳亏虚之颤证，应以滋补肝肾、益气养血、调补阴阳为核心，故选用经验方"鸡血藤16味"合时方镇肝熄风汤补气活血，祛瘀息风，补益肝肾，既荣又通，标本兼治。配合"补肾安神通督"针灸及耳针调平疗法，使人体正气得复，阴阳平衡，安神通络，扶正祛邪。辅穴选用经验组穴"头三穴"祛邪散滞，通络行血，最大程度地缓解头痛不适等局部症状。同时以推拿增强疏通经络效果，促使气血津液恢复，濡养筋脉。药渣外用，热敷左手或泡脚，使药力直达病所。二诊时左手震颤稍有缓解，但步态不稳、头部不适未见明显改善，故加白僵蚕、全蝎、天麻加强搜风通络、平肝息风之效。三诊时震颤明显缓解，但舌淡胖有瘀斑，故加丹参活血祛瘀。四诊精神进一步好转，反应较前灵敏，震颤明显改善，故效不更方，变换剂型继续巩固疗效。

本病较为难治，一些患者会有逐年加重之势，给患者生活带来不便，造成很大的心理负担。因此，除药物、针灸治疗外，还应重视饮食调摄，情绪管理，坚持锻炼，做到未病先防，已病早治，病后防复。尤其是患有慢性病的老年患者更应注意。

案二：清热化痰，平肝息风治疗颤证

卢某，男，40 岁，干部。初诊：2014 年 8 月 5 日。

主诉：双手震颤 1 月余，加重 1 周。

现病史：1 个月前跟他人吵架后出现双手震颤，未予重视。1 周前震颤加重，双手平行抬举时震颤厉害，有时双手不能持物，当地医院诊为甲状腺功能亢进。症见双手震颤，脾气急躁，嗜好喝酒、抽烟，头晕目眩，胸脘痞闷，心烦易怒，口苦。寐尚可，二便调。高血压病史。舌红，舌体胖大、有齿痕，苔黄腻，脉弦滑数。

中医诊断：颤证（痰热内蕴，热极生风）。

西医诊断：甲状腺功能亢进。

治法：清热化痰，平肝息风。

处方：

（1）中药：三子养亲汤合天麻钩藤饮。

处方：紫苏子 15g，莱菔子 15g，白芥子 10g，天麻 15g，钩藤 30g，石决明 30g，牛膝 30g，杜仲 15g，桑寄生 15g，黄芩 25g，栀子 10g，益母草 15g，茯神 20g，首乌藤 30g。7 剂，每日 1 剂，水煎服，分早晚两次服。药渣既可外敷双手，又可泡脚。

（2）针灸：1 个疗程。"扶正安神通任"针法加"头三穴"。

（3）耳针："耳穴调平术"基本穴。

（4）嘱生活规律，稳定情绪，少生气，保持心情愉快。忌食肥甘厚腻，戒烟酒。

二诊（2014 年 8 月 12 日）：双手震颤有所减轻，头晕目眩、胸脘痞闷均缓解，但心烦易怒，口苦。寐尚可，二便调。舌红，舌体胖大、有齿痕，苔黄腻，脉弦滑数。初诊方加牡丹皮 15g，龙胆 10g，竹茹 10g。7 剂，用法同前。其余治疗不变。

三诊（2014 年 8 月 19 日）：双手震颤明显减轻，头晕目眩，胸脘痞闷改善明显，心烦易怒，口苦均缓解，寐可，二便调。舌质红，舌体胖大、有齿痕，苔黄腻，脉弦滑。二诊方继服。7 剂，用法同前。其余治疗不变。

因患者工作繁忙，故停针灸治疗。考虑此方效果不错，遂做成丸药口服，治疗两个月。

后随访，震颤基本消失，其他症状也消失。嘱注意情绪稳定，少生气，忌食肥甘厚味，戒除烟酒。

【按】本案患者既往甲状腺功能亢进，双手震颤 1 月余，加重 1 周，严重时双手平行抬举困难，不能持物，由此可诊为颤证。患者正值壮年，抽烟、饮酒过多，湿甚生痰，则胸脘痞闷；平时脾气急躁，肝失条达，肝气郁结，郁而化火，上扰清窍，故心烦易怒、口苦、头晕目眩；痰热内蕴，热极生风，故头晕目眩；筋脉失约，故双手震颤；舌质红、舌体胖大有齿痕、苔黄腻、脉弦滑数均为痰热内扰之象。综上，本病诊为痰热内蕴、热极生风之颤证。处以三子养亲汤合天麻钩藤饮清热化痰，平肝息风，以缓因痰热扰动肝风而引起颤证早期的不平、不通之象。药渣外敷双手或泡脚可活血通络，助药力布达全身。配合"扶正安神通任"针法以助中药调阴阳，调脏腑，通经络又可安神，特别是"头三穴"及局部推拿的应用，能快速解决头晕目眩等局部症状。耳针调平疗法，患者可随时自我治疗，使人体正气得复，阴阳平衡。二诊见心烦易怒、口苦，此为肝胆火盛，加牡丹皮、龙胆、竹茹清热除烦，泄肝胆火。三诊各症均见明显好转，故效不更方，变换剂型巩固疗效。后期患者坚持治疗，随访诸症皆消，情绪稳定。

本病虽为难治病证，但该患者年轻，气血充足，脏腑功能较老年人强。因此，起效快，预后好。需要注意的是，除药物、针灸治疗外，还应重视情绪调节，少生气，调和心态，这对本病的治疗具有关键作用。其次应戒烟酒，控制好基础病，坚持锻炼。

案三：益气补血，濡筋息风治疗颤证

施某，女，59岁。初诊：2014年10月28日。

主诉：头摇1月余，加重伴双手震颤1周。

现病史：1个月前跟家人生闷气后出现头摇，未予重视。1周前颤摇加重，伴双手震颤，有时不能持物，当地医院诊为脑供血不足。症见头摇、双手震颤，偶有麻木疼痛，情绪低落，表情淡漠，面色黄白，神疲乏力，心悸健忘，时而头晕，纳差，寐欠佳，二便调。脑梗死病史。舌胖齿痕，舌淡暗，苔薄白滑，脉沉细弱。

中医诊断：颤证（气血两虚，虚风内动）。

西医诊断：脑供血不足。

治法：益气补血，濡筋息风。

处方：

（1）中药："归脾安神汤"去栀子、牡丹皮，加天麻15g，钩藤30g，酸枣仁30g。7剂，每日1剂，水煎服，分早晚两次服。药渣既可外敷双手，又可泡脚。

（2）针灸：1个疗程。"扶正安神通任"针法加"头三穴"。

（3）耳针："耳穴调平术"基本穴。

（4）嘱生活规律，稳定情绪，少生闷气，心情愉快。多食补益气血之品。

二诊（2014年11月4日）：自述头摇、双手震颤有所减轻，头晕、神疲乏力、睡眠、心慌、情绪均缓解，但偶而双手麻木疼痛，纳差。寐尚可，二便调。舌体胖大有齿痕，舌淡暗红，苔薄白滑，脉沉细弱。初诊方加砂仁6g，鸡血藤30g，丹参15g。7剂，用法同前。其余维持原治疗方案。

三诊（2014年11月11日）：头摇、双手震颤明显减轻，头晕频率减少，纳差改善明显，双手麻木、疼痛缓解，寐尚可，二便调。舌体胖大有齿痕，舌淡暗红，苔薄白滑，脉沉细弱。二诊方继服。7剂，用法同前。其余维持原治疗方案。

四诊：患者自感三诊方效果不错，要求做成丸药口服。共治疗3个月。

半年后随访，震颤基本消失，其他症状亦消失。嘱注意情绪稳定，少生闷气，饮食清淡，富有营养，忌食肥甘厚味。

【按】本案患者头摇1月余，加重伴双手震颤1周，由此可明确诊为颤证。患者年近六十，脾胃渐损，气血不足，加之思虑太过，损伤心脾，气血化源不足，筋脉失养，虚风内动，故头摇、双手震颤。气郁结不畅，气滞则血瘀。气虚无力推动血行，筋脉失养，故偶有麻木疼痛。平时思虑太过，肝气不疏则情绪低落，表情淡漠，此乃不通。肝郁影响脾胃运化，则纳差，此乃不平。脾虚气弱，故面色黄白，神疲乏力。心血不足，心神不宁，则寐欠佳，心悸健忘。气血不足无法上承于脑，则时而头晕，此乃不荣。舌体胖大有齿痕、舌淡暗、苔薄白滑、脉沉细弱为气血两虚之征。综上，可辨为气血两虚、虚风内动之颤证。陆教授用经验方"归脾安神汤"益气补血，疏肝定神，濡养筋脉而息风。因患者烦躁、盗汗不明显，故去栀子、牡丹皮，加天麻、钩藤祛风通络息风；加酸枣仁益肝安神，缓解颤证之不荣。全方益气补血，濡养筋脉，息风通络，既平又通又荣，标本兼治。药渣泡脚可活血通络，助药力布达全身。配合"扶正安神通任"针法助中药调阴阳，调脏腑，通经络又可安神，加"头三穴"治疗头晕、健忘；耳针调平疗法，使患者自己随时自我治疗，使人体正气得复，平衡阴阳。二诊症状均缓解，但偶而双手麻木疼痛，为气虚血行不畅，血脉瘀阻，筋脉失养，故加鸡血藤、丹参活血通络；纳差，故加砂仁醒脾和胃。三诊各症均明显好转，故效不更方，变换剂型巩固疗效。

本病为难治病证，患者又肝气不疏，思虑太过，损伤心脾，导致气血化源不足。加之年近六旬，脾胃功能本就虚弱，气血自然不足，筋脉失养而引发震颤。采用"归脾安神汤"治疗，疏通肝气，补脾益气，效果明显。除药物、针灸治疗外，自我心理调节十分重要，是治疗的关键。此外，应注意平时多食补益气血之品，提高自身免疫力，适当锻炼，以缓解抑郁之症。

痴　呆

痴呆多由七情内伤、久病年老等，导致髓减脑消，神机失用而致，是以呆傻愚笨为主要临床表现的一种神志疾病。轻者可见寡言少语、反应迟钝、善忘等；重者表现为神情淡漠、终日不语、哭笑无常、分辨不清昼夜、外出不知归途、不欲食、不知饥、二便失禁、生活不能自理等。西医学认为，痴呆是由脑功能障碍引起的获得性认知功能缺损综合征。因其大多在老年人中发病，故被称为老年痴呆，以记忆力、智能下降为主要表现。根据病因，该病主要分为三大类：脑变性疾病引起的痴呆，即阿尔茨海默病（又称老年性痴呆、老年痴呆症）、脑血管病引起的痴呆及混合性痴呆（mixed dementia，MixD），目前尚缺乏行之有效的治疗方案。陆教授于 20 世纪 80 年代初开始承担天津市卫生局的课题，在天津中医学院（现天津中医药大学）门诊部和长春中医学院（现长春中医药大学）附属医院联合开展临床研究，取得了良好效果。

痴呆病在门诊比较少见。陆教授认为，本病多因先天不足、后天失养或年迈体弱，久病不复，致肾精亏虚，不填脑髓，不荣元神而致；或久郁、外感、外伤等损伤脑络，脑络不通，神明不清而发。治疗宜及早进行，为此陆教授提出了脑功能不全的概念，对记忆力严重减退者要高度重视，认为其多与肝肾亏虚、痰郁血瘀有关，故采用经验方"痴呆醒神方"补肝肾，活血祛痰进行治疗。若肾虚精亏，加杜仲、桑寄生补肾填精；瘀阻脑窍，加川芎、当归活血通窍；痰湿阻络，加半夏、白术、茯苓健脾祛湿；气血不足，加黄芪益气养血。同时，陆教授还配合"扶正安神通任"针法以助药力而调神，并选用"形神调节按摩术"进行治疗。通常经过积极治疗，症状多会减轻或延缓发展。

案例：补肾填精，益气化痰治疗痴呆

张某，女，60岁。初诊：2014年12月30日。

主诉：健忘乏力逐渐加重1年半（家属述）。

现病史：近1年来记忆力明显减退，乏力，不思饮食，伴头晕耳鸣，偶有心悸，行动迟缓，腰膝无力，不愿活动，不善言语，但时而自语，时常流涎，时而情绪激动，不能自控，偶有命名性失语，生活尚能自理。曾查头部CT，提示脑白质稀疏、脑萎缩。夜眠可，纳少，近期有遗尿现象，大便黏。舌瘦小色淡，苔薄白稍腻，脉细无力。

中医诊断：痴呆（气虚肾虚精亏）。

西医诊断：阿尔茨海默症。

治法：补肾填精，益气化痰。

处方：

（1）中药："痴呆醒神方"加炒白术15g，茯苓20g。14剂，每日1剂，水煎服，分早晚两次服。药渣再煎泡脚。

（2）针灸：每周3次。"扶正安神通任"针法加"调神三穴"、内关、神门、太溪、绝骨。

（3）嘱家属不要让患者独居，多与其沟通，带其一起做家务，多出去走动，饮食清淡。

二诊（2015年1月13日）：患者较前稍愿意交流，自诉受到惊吓，心悸胸闷不适，无胸痛，时有腰酸，夜眠差，二便正常。舌淡暗，苔薄腻，脉细涩。初诊方加桃仁10g，川芎15g，丹参15g。14剂，用法同前，针灸治疗不变。

三诊（2015年1月27日）：上述症状稍有改善，未诉胸闷心慌。自觉记忆力改善不明显，但能想起很久往事。仍自觉行动迟缓，腰酸间作，时而情绪激动，夜眠较前好转，二便正常。舌淡暗，苔薄白，脉弦细。二诊方加郁金15g，杜仲15g，牛膝30g。14剂。用法同前。针灸治疗不变。

四诊（2015年2月10日）：记忆力较前改善，并能进行1次户外散步，生活基本自理。自觉心情舒畅，饮食、二便、夜眠大致正常。舌瘦小色淡，苔薄白，脉沉迟。三诊方不变。20剂，用法同前。其中6剂做水丸，服用两个月。因过年，停针灸。

半年后随诊，家属代述，患者记忆力明显好转，生活状态积极向上，生活完全自理。

【按】此案患者退休独居，平素没有兴趣爱好，健忘、乏力1年半，记忆力减退，头晕耳鸣，头CT提示脑白质稀疏、脑萎缩，不愿活动，不善言语，时有自语，有命名性失语，时常流涎，由此可明确诊为痴呆。患者年迈体虚，肾精亏虚，故头晕耳鸣、腰膝无力；肾中精气不足，不能生髓，髓减脑消则记忆力减退；元神渐消则不善言语，情绪不能自控，时自语，命名性失语，时而情绪激动；肝失疏泄，肝气郁结，肝气乘脾，脾虚运化无力则不思饮食，乏力；心悸为气血不足，不荣心络；舌瘦小色淡、苔薄白腻、脉细无力为气精两虚不荣之表现。综上，本病属气虚肾虚精亏之痴呆。治疗以"痴呆醒神方"为主方，补肾填精，益气化痰，解决不平不荣之根本。加炒白术、茯苓加强健脾补气化痰之力，缓解纳差、乏力、不思饮食之症，以治标。诸药合用，健脾补气，补肾益精，标本兼治。药渣泡脚，使药力通过足底上达全身，直至脑髓。针灸助汤药扶正安神，又补肝肾，辅穴选取"调神三穴"可醒脑开窍，安神定志。内关穴为手厥阴心包经络穴，能够治疗心包经上的虚实病证，尤其擅治心悸，与神门穴相配，为原络配穴，两穴一表一里，宁心安神。患者年迈正气亏虚，原穴与络穴相配，能增强人体正气，调整脏腑功能，促进早日康复。大溪为足少阴肾经原穴，"五脏有疾，当取十二原"。肾藏精，针刺原穴能激发元气，调动体内正气抗御病邪，调整肾脏功能，使肾精充盛，髓海得以濡养。绝骨属足少阳胆经，为八会穴之髓会，乃髓之精气汇聚之处，有补肾益髓、强筋健骨之效。二诊记忆力改善不明显，且易受惊吓，舌色暗，脉细涩，考虑胆郁血瘀，故加桃仁、川芎、丹参行气活血化瘀。三诊未诉胸闷心慌，时而情绪激动，夜眠较前好转，故加郁金疏肝行气解郁，加杜仲、牛膝补肝肾，强腰脊。四诊记忆力稍有改善，并能参加社交，故方药不变，考虑慢病缓治，原方制丸。后随访，患者生活恬淡，几无病痛。

此型痴呆病多发于老年人，平时应注重生活调养，这对疾病向愈和预防都有重要作用。家属应正确认识该病和对待患者，帮助患者减轻心理负担，鼓励患者参加户外活动和集体活动，并注意自伤或伤及他人。此病病程长，针对发病特点，发现苗头，尽早治疗。家属最好与患者共住，多沟通，注意生活起居，寒温适宜，饮食宜清淡低盐，食勿过饱，多吃核桃、黑芝麻及富含纤维素食物，保持大便通畅。

痿　证

痿证是指肢体痿弱无力，不能随意活动，或伴肌肉萎缩直至瘫痪的一类病证。因本病以下肢痿弱多见，故又称"痿躄"。西医学中的多发性神经病变、急性脊髓炎、进行性肌萎缩、重症肌无力、周期性瘫痪、多发性硬化、肌营养不良症、癔病性瘫痪和表现为软瘫的中枢神经系统感染后遗症等，均可参考本病辨证施治。

本病多因温热毒邪侵袭于肺或内热不退，耗伤肺之津液，肺热叶焦以致筋脉不荣，失去濡润而成；或饮食、湿热之邪等蕴蒸阳明，阳明气血不通，宗筋弛缓，不能束筋利关节而痿软；或病久体虚，房事过度，肝肾精气亏损，则筋脉不荣。肺热伤津，湿热侵淫，脾胃虚弱，肝肾亏损等兼夹痰、夹瘀、夹积等导致脏腑失衡，虚实错杂，气血运行逆乱而致不平。其病变部位在筋脉、肌肉，与肝、肾、肺、脾脏关系最为密切，总病机虽为气血精津亏虚，肌肉筋脉失养，但离不开不通、不平、不荣"三不"病机。西医以营养神经药物为主兼康复进行治疗，但效果不甚理想。本病恢复较慢，因此，患者及家属往往因时间及费用问题而停止治疗。中医治疗本病有较大优势，效佳价廉。

陆教授临证特别注重"形神并调""针药并施""整体辨证"，采用经验方"鸡血藤16味"进行治疗。虽然该方是治疗颈、肩、腰、腿等关节肌肉神经痛的常用方剂，但因与气血精津亏虚、肌肉筋脉失养的痿证病机大相径庭，故加减用于大部分痿证，并结合针药施治，疗效明显。

案一：补肾通脉，益气活血治疗痿证

李某，女，41 岁，公务员。初诊：2018 年 10 月 11 日。

主诉：双下肢无力 35 天。

现病史：2018 年 9 月 6 日因吹空调受凉，突然双下肢麻木无力，日渐加重，逐渐出现尿闭。某医院胸椎加强 MR 显示：$T_{6\sim9}$ 水平脊髓病变（以胸 7、8 椎体水平为著）。头部 MR 示：脑内多发性腔梗及脱髓鞘改变。视觉诱发电位：右眼视觉诱发电位异常，右眼 P100 潜伏期延长，波幅减轻。诊为脱髓鞘性脊髓炎。住院期间通过甲强龙激素冲击、泮托拉唑钠保护胃黏膜、氯化钾口服补钾、钙尔奇 D 片预防骨质疏松治疗，生命体征平稳，肢体无力稍见好转。出院后强的松片起始量 70mg（14 片），日 1 次晨起口服，每 3 天减 10mg（两片），直至减完。后到北京某医院就诊，诊为多发性硬化。听说本病难治，患者一度灰心丧气。症见双下肢无力，行走需搀扶，左下肢肌力 4 级，右下肢肌力 3 级，肌张力正常。双侧肋下侧腹及小腹以下痛觉敏感，左下肢深感觉消失，右下肢深感觉减退。面色稍欠光泽，目睛欠神，自汗，乏力，有时头晕，纳可，尿稍等待，大便稍稀。月经平时可，近两次量稍少。舌稍暗红，略胖大有齿痕，两侧有瘀斑，苔薄黄，脉沉细涩。

中医诊断：痿证（脾肾亏虚，气虚血瘀）。

西医诊断：多发性硬化。

治法：补肾通脉，益气活血。

处方：

（1）中药："鸡血藤 16 味"加忍冬藤 30g，白花蛇舌草 30g。7 剂，每两剂用 3 天，水煎服，分早晚两次服。药渣煮 15 分钟后泡脚。

（2）针灸：每周 3 次。"扶正安神通任"针法、"补肾安神通督"针法加 $T_{6\sim9}$ 水平的夹脊穴、太溪、悬钟。两针法交替使用，每次留针 40～60 分钟。

（3）推拿：每周 3 次。方法：①揉膀胱经：从上到下掌揉背部膀胱经，共 3 遍。②捏脊法：先从上到下，用捏法捏背部膀胱经内侧，左右各 3 遍，再从尾骨尖沿督脉向上捏脊至大椎穴 3 遍。捏脊过程中要边捏边提。③直推腰背部：双手掌直推腰背部，以掌根为重点，从肩胛间区直推到腰骶部，反复 3 次。以上 3 步做完后，以脊柱有热感为度。④擦拿下肢法：擦拿下肢肌肉反复 5 遍。⑤摇下肢法：轻摇髋、膝、踝关节。嘱患者做下肢主动及被动运动，以增强肌力。⑥拍叩法：拍叩腰背部及下肢 3 遍。

（4）嘱患者树立信心，因患病时间短，可以治愈。嘱家属给患者以鼓励，适当锻炼。平时避免外伤、劳累、激动、上呼吸道感染等，以防诱发病情加重。

二诊（2018 年 10 月 21 日）：经 4 次针灸、推拿后，侧腹痛减轻，身体乏力减轻，搀扶下每次可行走 100 米，但之后头晕、乏力会加重。心情较前舒畅，面色好转。余症同前。舌稍暗红，略胖大有齿痕，两侧瘀斑减少，苔薄白，脉沉细无力。初诊方加党参 20g，7 剂，用法同前。其余治疗方法不变。

三诊（2018 年 11 月 1 日）：经 9 次针灸、推拿后，在他人搀扶下能行走 150 米。

走后乏力，稍腹胀，心情舒畅，侧腹已不痛。双下肢深感觉未改变，尿等待好转，稍黄。本次月经正常。舌暗红，齿痕，苔薄黄，脉沉无力。二诊方加陈皮 10g，7 剂，用法同前。针灸加内关、公孙穴。其余治疗方法不变。

　　四诊（2018 年 11 月 12 日）：经过 1 个月的综合治疗，患者能行走 200 多米，搀扶下可以上下楼梯，双下肢深感觉较前改善，腹胀消。时尿稍黄，仍乏力。余无不适。舌暗红，齿痕，苔薄黄，脉沉无力。三诊方加车前子 15g（包煎），7 剂，用法同前。其余治疗方法不变。

　　五诊（2018 年 11 月 23 日）：能行走 300 多米，在不搀扶状态下有时行走稍不稳，双下肢深感觉进一步改善，头晕、乏力均减轻。月经正常，正值第 3 天。二便正常，余无不适。舌暗红，有齿痕，苔薄黄，脉沉无力。四诊方不变，7 剂，1 剂服两天，其余用法同前。针灸、推拿改为每周两次，治法不变。嘱病情如果持续缓解，本治疗方案可长期用。

　　经过 10 个月治疗（其中中药服用 3 个月），自觉两足着地有力，能独立行走 1 小时以上，能自行上下楼，行走自如，双腿深感觉基本恢复。

　　【按】西医之多发性硬化属脱髓鞘疾病。脱髓鞘是指神经系统病变导致神经纤维的髓鞘破坏、崩解和脱失，属自身免疫性疾病。本病常累及脑室周围的白质、视神经、脊髓、脑干和小脑。多发性硬化中医目前没有统一病名，根据其临床表现而分为不同病证。肢体无力、麻木、瘫痪为主，属"痿证"；视力减退、复视、失明为主，属"视瞻昏渺""青盲"；语言障碍，伴肢体无力或瘫痪为主，属"喑痱"；头晕为主，属"眩晕"；肢体僵硬、疼痛、步态不稳为主，属"骨繇"等。目前多将多发性硬化归属"痿证"范畴。陆教授曾指导学生采用辨病与辨证相结合的方法，谨遵仲景"观其脉证，知犯何逆，随症治之"之大旨辨证治疗。本病病位在脑与脊髓，中医之督脉入脑络，行脊里。肾主骨生髓，为五脏之本，故治疗以补肾填髓为主。本病急性期邪毒为标，风、痰、湿、热、瘀之毒邪蕴结体内，侵害脑髓，损害督脉。肝肾亏虚、气血两亏不能濡养为本病之本。治疗采用滋养肝肾、补气活血、兼清热利湿化痰之法，缓解期以气虚血瘀为重点。此案即为此证。《黄帝内经》指出："正气存内，邪不可干。"又云："虽有大风苛毒，弗之能害""有诸内，必形于外。"说明本病以虚为主，病机实质是本虚标实，扶正固本应贯彻治疗始终。陆教授采用"鸡血藤 16 味"为基础方加减治疗。其中熟地黄、杜仲、骨碎补、淫羊藿、菟丝子、肉苁蓉补肾阳，滋肾精，散风寒，滋补肝肾，以荣筋脉，补肾气，以助下焦两窍开阖有度；黄芪、党参健脾补气；当归、川芎、桃仁、红花、白芍、地龙活血养血，化瘀通络；炒莱菔子健脾化痰行气；鸡血藤行气补血，舒筋通络；忍冬藤、川芎祛风通络；白花蛇舌草清热利湿，佐制补阳药上火。诸药合用，使气旺血行，瘀去络通。复诊加党参健脾补气；陈皮健脾理气，燥湿化痰；车前子清利湿热。针灸治疗，从扶正安神、补肾通督入手，打通任督两脉，促进阴阳平衡。气海为任脉经穴，本经脉气所发，为生气之海，有调补下焦气机、补肾虚、益肾气、振元阳之功。足三里为胃经合穴，有理脾和胃、调和气血、强壮健身之力。阳陵泉为筋会，具有舒筋通络、缓急止痛之功。悬钟为髓会，具有通经络、清髓热、壮筋骨之效；百会、四神聪、风池、太冲安神健脑，疏肝解郁，通利气机。曲池、外关、次髎、委中、承山调和营卫，通经活络，祛风止痛。肾俞、肝俞、膈俞、命门、腰阳关、太溪补益肝肾，活血通络。阴陵泉、三阴交健脾利湿。华佗夹脊穴可直接刺激脊神经根，改善神经根代谢，减轻水肿，促进脑脊液循环，使神经功能恢复。加入内关、公孙理气健脾。初诊时，嘱患者建立信心，结合针刺安神之法，安神定志。阴阳合和，形与神俱，则形可治已。同时推拿直取病所，多维调理，扶助正气，调畅气机。患者以积极的心态配合治疗，则疾病向愈。

案二：补益肝肾，益气活血通络治疗痿证

张某，女，56 岁，个体。初诊：2018 年 10 月 22 日。

主诉：双下肢行走无力，伴二便障碍两个月。

现病史：2018 年 8 月 20 日因久坐而腰骶部疼痛，双下肢麻木至脐水平面，随即出现双下肢无力，无法行走，伴二便障碍。某医院脊髓动脉 CTA 检查示：$T_2 \sim L_2$ 水平脊髓内隐约可见细小条状高密度影，以脊髓血管病住院保守治疗。出院后来我科治疗。患者在他人搀扶下可行走 100 米，脐平面以下痛觉、温度觉减退，感觉发木，腰部酸痛，双下肢肌肉萎缩，双足麻木疼痛，双下肢肌力 4 级，肌张力降低，腹胀，大便秘结、3 ～ 4 天 1 次。留置尿管，尿黄，夜寐不安，口干，气短乏力，视物昏花，易生气，纳尚可，无汗。停经 6 年。舌暗红，苔淡黄稍腻，脉濡稍弦。

中医诊断：痿证（肝肾亏虚，气虚血瘀）。

西医诊断：缺血性脊髓血管病。

治法：补益肝肾，益气活血通络。

处方：

（1）中药："鸡血藤 16 味"，白芍改赤芍，熟地黄改生地黄，加菊花 10g，麦冬 20g，枸杞子 20g，川楝子 10g。4 剂，每两剂服 3 天，水煎服，分早晚两次服。药渣煮 15 分钟后泡脚。

（2）针灸：每周 3 次。"扶正安神通任"针法、"补肾安神通督"针法加胸腰段夹脊穴，间隔取穴、后溪穴。两针法交替使用，每次留针 40 ～ 60 分钟。

（3）推拿（方法同案一）。

（4）嘱患者树立信心，调畅情志。嘱家属给患者以鼓励，不要惹其生气。适当锻炼。平时避免外伤、劳累、激动、上呼吸道感染等，以防病情加重。

二诊（2018 年 10 月 29 日）：自觉腰腿酸痛减轻，大便稍好转。搀扶下可行走 200 米以上，余症同上。舌暗红，苔淡黄稍腻，脉濡稍弦。初诊方不变，10 剂，用法同前。针刺加环跳、秩边。其余治疗方法不变。

三诊（2018 年 11 月 20 日）：患者能坚持针推治疗。因心情不佳，自停中药几天。现拔除导尿管，但小便排出不畅，每次如厕 3 ～ 4 次才可完成。不用搀扶可行走数步。脐下痛觉、温度觉未加重，腰已不痛，双足麻木疼痛明显缓解，双下肢肌张力尚可，腹胀缓解，大便两天 1 次，仍秘结，寐可，气短乏力、视物昏花、易生气、口干均明显缓解。舌红稍暗，苔稍黄腻，脉稍弦。初诊方加大黄 10g（单包）。14 剂，用法同前。嘱家属根据大便情况逐渐减少大黄用量。药渣包裹热敷小腹或腰骶部。针刺加八髎穴。让患者练习腹式呼吸，加强盆底肌训练。其余治疗方法不变。

四诊（2018年12月12日）：可行走40分钟以上，排尿明显好转，大便正常，仅有肛门收缩力弱，余症进一步缓解。舌红稍暗，苔薄黄，脉稍弦无力。三诊方减大黄、川楝子、麦冬，黄芪加至50g，14剂。其余治疗方法同三诊。

五诊（2019年1月3日）：可行走1小时以上，排尿明显好转，大便时肛门收缩力明显增强。双下肢肌力5级，肌张力正常，肌肉萎缩恢复正常。余无不适。针灸每周两次，方法不变，坚持3个月。停其余治疗。

半年后随访，患者上下楼自如，精神状态良好，大便排2～3次可排出，小便正常。患者对治疗满意。

【按】脊髓血管病分为缺血性、出血性及血管畸形三大类。脊髓内部结构紧密，即使较小的血管病变也可导致严重后果。脊髓缺血可导致神经细胞变性、坏死，血管周围淋巴细胞浸润。缺血性脊髓血管病的治疗原则与缺血性脑血管病相似。陆教授认为，此病乃督脉经气痹阻，肾之精气不能滋养筋脉，可根据"三不"病机进行辨证施治。该患者停经6年，肝肾亏虚，筋骨失养易于劳损。久坐致腰腿气血运行不畅，经络不通，故腰腿麻木，疼痛无力。肝肾亏虚，气血不通，精血不荣，故肌肉萎软。肝肾阴亏而见口干、视物昏花、尿黄。肝火上炎则寐差。运动减少，气血郁滞则气短乏力、腹胀。肾气郁闭，不主二窍而尿闭。综上，可诊断为痿证，为肝肾亏虚、气虚血瘀证。治疗采用补肾益气、活血通络的"鸡血藤16味"加减。方中鸡血藤行血补血，舒筋活络；当归、川芎、桃仁、红花、赤芍、地龙活血养血，化瘀通络，共同补气活血，以通经脉而治标。淫羊藿、杜仲、肉苁蓉补肾壮阳，通督脉；生地黄清热凉血，养阴生津；枸杞子、菊花补肝肾，清肝明目；麦冬养阴生津，润肺清心，共同作用，滋补肝肾，阴阳双补以治本。炒莱菔子健脾消食，除胀降气；川楝子疏肝泄热，除腹胀；黄芪健脾补气；大黄泻便除胀。全方补泻兼施，阴阳调和。随症加减，使气旺血行，瘀去络通，邪去正安。两大针法间隔使用，打通任督二脉，使全身阴阳平衡。华佗夹脊穴为脊髓类疾病所常用，可使针感直达病所，激发阳气。秩边、环跳为坐骨神经症状所常用，舒筋通络，以缓麻木。针药并施对肢体、尿便障碍的治疗具有标本兼治之功。

此病治疗中"通"可使寒热相融，内外通达，虚实互补，气血调畅。金元医家李东垣在《医学发明》中提出了"不通则痛"之说，并明确其基本治疗原则为通利之法，"通则不痛"。"平"可调和阴阳，通调任督二脉，使气机升降出入正常。"荣"可补益肝肾。脾阳根于肾阳，脾的健运和化生精微需借肾阳之温煦。肾中精气亦需脾气充养，脾肾间存在先天助后天、后天养先天的关系，脾肾调和，则肌肉丰满。肝主疏泄，肾水充润，肝木条达，才能发挥主筋的作用，关节才能有力。血遇热则行，遇寒则凝。温热药物，温通血脉，同时配合活血通络之品，使气血流通，加上医患双方配合，沉疴之疾则愈。

案三：清热利湿，养血柔筋治疗痿证

王某，女，70岁。初诊：2018年10月23日。

主诉：双下肢无力 1 个月，加重两周。

现病史：2018 年 9 月 15 日突然左下肢麻木，逐渐右下肢麻木无力，尿潴留，立即到医院治疗。腰椎 MRI 示：长阶段横贯性脊髓炎，诊为急性横贯性脊髓炎。因长期卧床，右下肢静脉血栓形成。综合治疗 18 天后，病情得以控制，返我院康复治疗。症见双下肢酸软无力，腹部束带感，不能自行翻身，留置尿管，尿黄，大便无力、质黏，神志清楚，乏力，寐可，食欲尚可，双下肢肌力 1 级，肌张力降低。舌暗淡，苔黄腻，脉沉滑。

中医诊断：痿证（湿热侵淫）。

西医诊断：急性横贯性脊髓炎。

治法：清热利湿，养血柔筋。

处方：

（1）中药：熟地黄 30g，川芎 15g，羌活 15g，白芷 15g，葛根 15g，威灵仙 15g，防己 15g，黄芪 30g，赤芍 15g，木瓜 15g，薏苡仁 15g，延胡索 15g，当归 15g，白芍 15g，丹参 25g，泽泻 15g，甘草 10g。10 剂，每日 1 剂，水煎服，分早晚两次服。药渣煮 15 分钟后泡脚。

（2）针灸：每周 3 次。"扶正安神通任"针法加关元、后溪、丰隆穴，"补肾安神通督"针法加胸腰段夹脊穴间隔取穴、大椎穴。两针法交替使用，每次留针 40～60 分钟。

（3）推拿（除右腿不做，以防栓子脱落，余方法同案一）。

（4）嘱畅情志，避免过于激动或忧思过度，注意生活起居，寒温适宜，勤翻身，勤叩背，适量饮水，自我加强下肢锻炼。

二诊（2018 年 11 月 2 日）：自感全身轻松，有些力气，左腿稍微能在床上左右移动。大便较前成形，仍无力。尿已不黄。余症同前。处方、所有治疗方法不变。指导患者配合腹式呼吸，意念吸气时上提二阴，呼气时放下，反复训练。

三诊（2018 年 11 月 12 日）：可以慢慢自我翻身，两下肢均能在床上左右移动，已拔除尿管。下肢仍酸软无力，腹部束带感缓解，尿不利，大便无力、质黏，乏力明显缓解。双下肢肌力 2 级，舌淡，苔稍黄腻，脉沉滑。初诊方加党参 20g，续断 15g。14 剂。用法同前。其余治疗方法不变。

四诊（2018 年 12 月 5 日）：患者自行停药几天，现能自行翻身，左右两腿抬高 30° 左右，下肢有抽搐感。下肢仍酸软，腹部束带感逐渐缓解，尿不畅，大便无力、质黏，稍乏。舌暗淡，苔薄白，脉沉缓。处方："鸡血藤 16 味"加葛根 25g，续断 15g。8 剂。每两剂服 3 天，水煎服，分早晚两次服。其余治疗方案不变。针刺下肢穴位时手法轻柔，透皮要快，缓慢达到应有深度或采用斜刺法，尽量不引起肌痉挛。

五诊（2018 年 12 月 18 日）：能够自行翻身坐在床边，搀扶下可站立，腿软，站立时间稍长有抽搐感，腹部束带感缓解明显，尿稍不畅，大便无力、质可。舌暗淡，苔薄黄，脉沉无力。治疗方案同四诊，针刺加八髎穴。

六诊（2018 年 12 月 30 日）：搀扶下可在室内缓慢行走，二便正常，臀部有麻木感。停中药治疗。继续针灸、推拿，加强康复治疗。方法同前。同时注意右下肢静脉血栓，防止脱落。

半年后随访，在家行走基本正常，生活能自理，双下肢时有抽搐感，臀部皮肤麻木感，患者对治疗非常满意。

【按】该痿证患者西医诊为急性横贯性脊髓炎。急性脊髓炎是指各种感染后引起的自身免疫反应所致的急性横贯性脊髓炎性病变。本病可见于任何年龄，以青壮年多见。男女发病率无明显差异。发病前 1～2 周常有上呼吸道或消化道感染症状，或有预防接种史。外伤、劳累、受凉等为诱因。该病好发胸髓之上中段，造成横贯性损害，易致截瘫。此患者双下肢酸软无力，又为高龄女性，肝肾亏虚，根据舌脉又兼湿热。可诊断为痿证，湿热侵淫证。陆教授认为，本证虽肝肾亏虚，但初期湿热侵淫，不可急于增补，以免助湿，应以清热利湿、补气活血为主，兼补肝肾。方中薏苡仁、泽泻、木瓜、防己、白芷清热燥湿；黄芪、赤芍、川芎、当归、丹参补气活血化瘀；威灵仙祛风除湿；羌活、葛根祛风解肌，引药入经；熟地黄、白芍滋补肝肾；延胡索疏肝理气。诸药合用，共奏清热利湿、养血柔筋之功。

本病恢复期以肝肾亏损多见，但往往虚中夹热，治疗当分清有热无热。虚火当滋肾，无火专填精，阳虚要温煦。在"治痿独取阳明"的基础上要增加补肾通督之力，增强肾的气化功能，以利于活血通络，促进脏腑功能恢复。正复邪自去，故采用补益肝肾、益气活血通络之"鸡血藤 16 味"加减治疗。针灸以两大针法为基础，以疏通经络、补肝肾、益精血为本，取肝肾原穴太冲、太溪，调补脏腑之虚；四神聪、风池安神健脑；阳陵泉为胆经合穴，悬钟为髓会，两者配合，益髓润筋活络；委中通脉络，益经筋；气海、关元补肾固本，益气生血；大椎为督脉及手足三阳之会，刺之可清热，透邪，通阳；阴陵泉为足太阴脾经之合穴，针之可行湿健脾；三阴交为肝脾肾之交会穴，可通调三脏之阴，清热利湿；足三里为胃经下合穴，取之通腑利湿；丰隆为利湿要穴；华佗夹脊穴可直接刺激脊神经根，促进神经功能恢复。诸穴合用，滋养肝肾，通经活络，金水相生，宗筋得润。整个治疗针药并施，形神兼治，故取效明显。

总结以上三个病案可以发现：①发病均在立秋之后、霜降之前，秋季多燥与肺热有关。②虽然西医病名不同，但恢复期都与肝、脾、肾有关，属肝脾肾亏虚兼气虚血瘀型痿证。中药采用"鸡血藤 16 味"加减，属异病同治。③针灸治疗时注重扶正安神，补肾通任督。痿证属沉疴难治，治疗时间长，患者易出现情绪焦虑烦躁，故宜用安神穴。④本病治疗应着重针药并用。先期针药并辅以推拿，后期以针推为主，以药为辅。同时结合药渣活用、心理疏导安神等综合疗法，并适当加强肢体的主动与被动康复训练，如此则效果明显。

妇科病证 ～⑤

痛 经

痛经是指妇女正值经期或经行前后出现周期性小腹疼痛，或伴腰骶酸痛，甚至剧痛晕厥，影响正常工作及生活的疾病，亦称"经行腹痛"，是妇科常见病。陆教授认为，它的发病常与气滞寒凝引起的血瘀、湿热瘀阻、气血和肾气亏虚有关。肝郁气滞，血瘀不通，瘀阻子宫、冲任，或感受寒邪，寒血相搏于子宫冲任，又或湿热之邪与血相合，流注冲任与胞宫，使子宫壅滞，不通则痛。有的肾气、气血虚弱，不荣胞宫，不荣则痛，此为虚证。一般痛在经前、经期，多属实；痛在经后、经期，多属虚。痛胀甚拒按，多属实；隐隐作痛，喜揉喜按，多属虚。得热痛减，多为寒；得热痛甚，多为热。痛甚于胀，多为血瘀；胀甚于痛，多为气滞。痛在两侧少腹，病多在肝；痛连腰际，病多在肾。其治疗大法以通调气血为主。

痛经可分气滞血瘀、寒凝胞宫、湿热下注、气血虚弱、肝肾亏虚等型，临床多见实证，且多与气郁、寒凝有关。陆教授治疗痛经常用疏肝理气活血药，如川芎、枳壳、延胡索、香附、川楝子、柴胡、当归、赤芍、桃仁、红花、益母草等；除寒暖宫理气活血药，如小茴香、干姜、乌药、川芎、附子、艾叶、肉桂、吴茱萸等，有时会根据证型使用一些补气血的中药。最常用的是经验方"调经方"及正气天香散、归脾汤、逍遥散等，时用金匮肾气丸加减。若遇痛甚患者，则立即针刺合谷、关元、次髎、内关等穴，采用强刺激，往往立竿见影。痛经患者的服药方法，实证者多在经前 4～5 天内开始服药，以迎而夺之，见血后 1～2 天停药，需连续多月不能间断治疗。平时可汤药结合"扶正安神通任"针法进行整体调节，以防复发。

案一：活血祛瘀，理气止痛治疗痛经

毛某，女，37 岁。初诊：2016 年 3 月 6 日。

主诉：经行腹痛 7 年。

现病史：近 7 年来，行经时小腹胀痛且拒按，平素经期 6～7 天，周期 30～32 天，经色紫暗有块，块下痛减，伴经前乳房胀痛，经行不畅，上次月经来潮 2 月 12 日。妇科检查有触痛结节、子宫肌瘤、盆腔少量积液。平时纳可，寐可，二便调，无汗，面色欠光泽，稍暗。舌紫黯，苔薄白，脉弦。

中医诊断：痛经（气滞血瘀）。

西医诊断：继发性痛经。

治法：活血祛瘀，理气止痛。

处方：

（1）中药："调经方"。7剂，每日1剂，水煎服，分早晚两次服。药渣再煎15分钟泡脚。

（2）针灸：每周3次。"扶正安神通任"其针法加内关、中极、地机、血海、水道、子宫。

（3）耳针："耳穴调平术"基本穴加腰骶椎、腹。

（4）嘱避寒凉及辣刺激。

二诊（2016年3月14日）：经行第1天、量多、色可、流畅，腹痛时间缩短，血块减少。仍伴乳胀。舌黯，苔薄白，脉弦细。针灸1次，加次髎快针，其余针法同上。暂停中药治疗。嘱每月月经来潮前1周前来开药，连续数月。

三诊（2016年4月8日）：月经将至，近日腰骶痛，余无不适。舌暗淡，苔薄白，脉弦细。初诊方加狗脊15g。7剂，用法同初诊，其余治疗同初诊。

连续治疗半年，痛经消除大半。半年后嘱服"调经方"水丸，每于月经前7天开始服，直至本次痛消，每天两次，每次6g。随痛减，药减。

1年后随访，痛经基本消失。

【按】本案患者经前或经期腹痛已长达7年，月经周期正常，由此可明确诊为痛经。陆教授认为，该患者肝郁气滞，瘀滞冲任，气血运行不畅，加之经前、经时气血下注冲任，使胞宫气血更加壅滞，不通则痛，故小腹胀痛拒按；肝气郁滞，故胸胁、乳房胀痛；舌紫黯或有瘀点、脉弦提示冲任气滞，血瘀不通，故经行不畅，经色紫黯有血块，血块排出后，气血运行畅通，故腹痛稍减轻。综上，本病诊为气滞血瘀之痛经。处以"调经方"为主方，活血祛瘀，理气止痛，标本兼治。药渣再煎泡脚，使药气直达病所。陆教授认为，西医学的子宫肌瘤属中医"癥瘕"范畴，在其发生发展过程中，机体通路中诸邪黏滞胶着，正气耗损，日久入络，故配合"扶正安神通任"针法有助于驱邪扶正，调理冲任，理气活血。辅穴选内关，宁心安神，理气止痛；中极属任脉，其名意味着任脉气血在此达到天部中的最高点；地机、血海均属足太阴脾经，脾胃乃气血生化之源，此两穴气血旺盛，三穴相配，活血化瘀，调经止痛；属足阳明胃经的水道穴，为经血通行所出之处，是治疗痛经的要穴之一；子宫为经外奇穴，可调经理气活血。配合"耳穴调平术"加腰骶椎、腹，以最大程度缓解小腹疼痛症状。二诊患者正值经期，月经量多，加上初诊方有活血通络之功，且药物多寒凉，故停用中药治疗，避免加重痛经，增加失血量。继续针灸治疗，以调经止痛。次髎位于第二骶后孔处，是治疗痛经有效的经验穴，因患者为仰卧位，故此穴施以快针镇痛。三诊时月经将至，腹痛缓解，但伴腰骶部疼痛，故初诊方加狗脊加强补肝肾、强腰膝之功。患者半年期间持续服用此方，痛经症状明显缓解，变换剂型巩固治疗，直至症状消失。

案二：健脾行气，温经止痛治疗痛经

周某，女，27岁。初诊：2016年7月5日。

主诉：经行腹痛10余年。

现病史：13岁初潮，近10年经期小腹胀痛，月经后期1周左右。经前乳房胀痛，经期 4 天，量少，色淡质稀。经期遇到天气降温或吃寒凉食物后腹痛加剧，痛时腹部喜温喜按。额头出现褐色斑 1 月余，偶而自汗、心悸。时而胃痛、恶心、纳差。现有脱发现象，失眠多梦，晨起疲乏。二便调，大便稍黏。本次月经应 10 号来潮。舌淡有齿痕，苔白厚，脉弦滑无力。

中医诊断：痛经（脾虚气滞）。

西医诊断：原发性痛经。

治法：健脾行气，温经止痛。

处方：

（1）中药："归脾安神汤"加天香正气散。

处方：党参 20g，白术 15g，黄芪 30g，当归 15g，甘草 10g，茯神 20g，远志 15g，酸枣仁 30g，木香 10g，龙眼肉 15g，生龙骨 30g，生牡蛎 30g，珍珠母 30g，佛手 15g，香橼 15g，栀子 10g，牡丹皮 15g，五味子 10g，香附 15g，乌药 10g，陈皮 15g，苏叶 10g，干姜 10g。7 剂，每日 1 剂，水煎服，分早晚两次服。药渣再煎 15 分钟泡脚。

（2）针灸：每周 3 次。"扶正安神通任"针法加内关、中极、地机、血海、水道、子宫。

（3）刮痧拔罐 1 次。"平衡刮痧拔罐术"。

（4）嘱避免寒凉及辣刺激，加强锻炼。

二诊（2016 年 7 月 12 日）：患者坚持针灸治疗。近日额部有痘疮，出油，头皮出油。药后痛经缓解，经行 3～4 天，有血块，量少。手脚、腹部、腰部怕冷及睡眠均有所改善，纳可，脱发，头发稀，最近无心悸出现。舌淡有齿痕，苔白，脉弦滑。初诊方加杜仲 15g，半夏 15g。7 剂，用法同前，针灸治疗不变。嘱下次每次月经来潮前 1 周再开药，继续针灸治疗。

三诊（2016 年 8 月 13 日）：月经将至，额面痤疮反复，无心悸，纳可，睡眠欠佳，易惊醒。大便一日一行、时干时稀。舌淡尖红，苔白干，脉弦细。二诊方加白鲜皮 25g，地肤子 15g，桂枝 10g。7 剂，用法同前，针灸治疗不变。

四诊（2016 年 9 月 13 日）：月经将至，上次月经基本正常，痛经明显减轻。痤疮好转，怕冷好转。因未吃冷食，胃疼消失。寐可，仍脱发。三诊方加何首乌 10g，侧柏叶 10g。7 剂，用法同前，针灸治疗不变。

五诊（2016 年 10 月 11 日）：上次月经基本正常，稍腹痛。余症仍在，但均减缓。嘱患者按此治疗方案再治 3 个月。

患者连续治疗半年，痛经消除大半，已无大碍。半年后再服四诊方水丸，每于月经前 7 天开始服，直至痛经消失，每天 2 次，每次 6g。随痛减，药减。

1 年后随访，月经正常。

【按】本患者 13 岁月经初潮，近 10 年来每次行经均伴小腹胀痛，由此可明确诊为痛经。肝气不疏，郁而化热，脾虚气弱，运化失职，气血生化乏源，气血虚少，加之经行血泄，冲任气血更虚，胞脉失于濡养，"不荣则痛"，故而痛经。心血不足，心神失养故不寐、多梦；气血亏虚，胞宫血脉不能按时充盈，经血不能应时而下，故月经后期。

以上均为不荣之象。经期外感寒邪或过食寒凉，寒邪凝滞血脉，"不通则痛"，故腹痛加剧，喜温喜按。综上，辨为脾虚气滞之痛经，处方以"归脾安神汤"为主方，益气补血，疏肝定神，以解决肝郁气滞、脾虚血少之根本。合正气天香散，疏肝解郁，调经散寒，以解不通，以治标。诸药合用，健脾益气，温经止痛，既荣又通，标本兼治。药渣外用，使得药气直达病所。配合"扶正安神通任"针法扶正安神，内调脏腑，辅以内关宁心安神。同属脾经的地机、血海能够激发气血化源，中极可调理冲任，三穴相配，活血化瘀，调经止痛。水道穴为经血通行所出之处，是治疗痛经的要穴；子宫为经外奇穴，有助于调经理气活血。辅以"平衡刮痧拔罐术"，使体内寒邪尽去，增强调和气血、安神活络之效。二诊时因脾虚气血化源不足，筋肉温煦作用减弱，故手脚、腹部、腰部怕冷，额头长痘，考虑脾虚痰湿，故予半夏健脾燥湿，化痰散结。头发的生长一方面依赖气血的滋养，肝藏血，运行于十二经中的气血充足则毛发坚固；另一方面，肾其华在发，肾精不足，则头发稀疏，脱发严重，故加杜仲补益肝肾，解决肝肾不足之根本。三诊时月经将至，恐行经腹痛明显，故加桂枝温通经脉，以防寒凝血滞。额面痤疮反复发作，结合患者脾虚痰湿体质，急则治标，故加白鲜皮、地肤子清热利湿。四诊自述上次月经基本正常，痛经明显减轻，脱发未明显改善，故加何首乌、侧柏叶增强生发之功。经治月经基本正常，余症减轻，故半年后变换剂型，巩固治疗，直至痛经消失。

案三：温经散寒，祛瘀止痛治疗痛经

许某，女，22岁。初诊：2015年3月17日。

主诉：经行腹痛7年。

现病史：15岁月经初潮后一直痛经，以经前、经期第1天小腹冷痛为主，拒按，热敷后可缓解。周期、经期均正常，月经量少，月经首日经血颜色正常，次日色偏暗有块。耻骨联合处发凉，寐可，有梦，纳可，二便调。舌暗尖红，苔薄白，脉沉紧。

中医诊断：痛经（寒凝血瘀）。

西医诊断：原发性痛经。

治法：温经散寒，祛瘀止痛。

处方：

（1）中药：生化汤合正气天香散合失笑散合导赤散，加延胡索、刘寄奴、桂枝。

处方：生地黄25g，木通10g，竹叶10g，甘草10g，香附15g，乌药10g，苏叶15g，陈皮15g，五灵脂10g，蒲黄10g，川芎15g，当归15g，桃仁10g，炮姜10g，延胡索20g，刘寄奴15g，桂枝10g。7剂，日1剂，水煎服，分早晚两次服，药渣再煎15分钟泡脚。

（2）嘱避免饮食寒凉，腰腹注意保暖，加强锻炼。

二诊（2015年3月24日）：前日月经来潮，痛经稍减轻，有血块，经量少，寐可，纳可，二便调，舌淡红，苔薄白。处以"调经方"合正气天香散。

处方：小茴香10g，炮姜10g，延胡索25g，五灵脂10g，没药10g，川芎15g，当归15g，蒲黄10g，桂枝10g，赤芍25g，刘寄奴15g，香附15g，乌药10g，苏叶15g，陈皮 15g。5 剂，用法同前。嘱每次月经来前 1 周就诊。

三诊（2015 年 5 月 16 日）：月经即来，无不适。舌暗红，苔薄白，脉沉紧。二诊方不变，14 剂，用法同前。嘱每次月经来前 1 周就诊。

四诊（2015 年 6 月 9 日）：上次月经正常，按时而至，疼痛明显减轻，余无不适。舌稍暗，苔薄白，脉沉紧。二诊方不变。嘱照此方每次月经前 1 周开 7 剂服用，需坚持 1 年。

半年后随访，痛经已不明显。1 年后随访，做水丸巩固治疗 4 个月。痛经基本消失。

【按】本患者 15 岁月经初潮，每于经前或行经时腹痛，持续 7 年，周期、经期均正常，由此可诊为痛经。陆教授认为，本患者素体虚弱，易感受寒邪，又因过食寒凉生冷，寒邪主收引凝滞，"妇人以血为本"，且寒邪易与血搏结，寒客冲任，致气血凝滞不畅，加之经前、经时气血下注冲任，胞脉气血更加壅滞，"不通则痛"，故而痛经。血为寒凝，故月经量少，色暗有块；得热则寒凝暂通，故腹痛减轻；寒伤阳气，阳气不能敷布，故耻骨联合处有寒凉感。舌暗红、苔白、脉沉紧均为寒凝血瘀之征。心经热盛，心火循经上炎，故多梦、舌尖红。综上，可诊为寒凝血瘀之痛经。处以生化汤为主方，养血祛瘀，温经止痛，配合失笑散活血祛瘀，散结止痛；正气天香散调气和血，温煦经脉，以解不通不荣。三方合用，共同用于月经不调、少腹疼痛之症。加延胡索、刘寄奴、桂枝增强温通经脉、活血散瘀之效，加导赤散清心利水养阴，使火热之邪下行。全方温经散寒，祛瘀止痛，既荣又通，标本兼治。药渣再煎泡脚，使药力直达病所。二诊时心经火热之象已消，故改主方为"调经方"。该方是陆教授专为调理月经病而设立的，可活血化瘀，温经散寒，理气止痛，对行经少腹疼痛、月经兼血块有十分显著的效果。再配合正气天香散加强调经和血、散瘀止痛之功。后期患者除痛经外无其他症状，故于每次月经前 1 周服用该方，坚持治疗 1 年，痛经基本消失。

"妇人以血为本"。女为阴之体，最怕寒凉，包括外感寒凉、饮食寒凉。现在很多女孩子不分四季，嗜食冰激凌等冷饮，喜穿露脐腰装，更有甚者冬穿薄裤，由此寒从下生，损伤肾阳。寒水心火上下不济，故上焦火而下焦寒，这种情况临床多见。

月经不调

月经不调也称月经失调，表现为月经周期改变或出血量的异常或经期改变，是妇科常见病，包括月经先期或后期、月经先后不定期、经量过多或过少、经期延长或过短、经间期出血等，中医治疗该病具有独特优势。陆教授认为，月经病病因多为寒热湿邪侵袭、七情内伤、房劳多产、饮食不节、劳倦过度等引起，现临床上青少年以寒多见，中青年以气郁、气虚、肝肾亏虚多见。青少年喜饮寒凉之品，喜穿露腰脐服装，冬不知暖腰腿，夏不知护腰脐，内外长期感寒，寒凝带脉，胞宫不温不荣，故而出现痛经、月经延后、经量少、经期过短甚或闭经等。中青年因产期受寒或生气、工作劳累、饮食起居无常或肝肾渐亏等，导致气血两虚，气滞血瘀，阴阳失衡。但总的病机为脏腑功能失常，气血不和，损伤冲任，以及肾 – 天癸 – 冲任 – 胞宫月经生理轴失调，致冲任胞宫不通、不荣、不平。对此，陆教授常用散寒、活血、理气等药治疗。疏肝理气药如香橼、延胡索、香附、郁金、柴胡、合欢花、月季花、白芍等；活血化瘀药如生蒲黄、三棱、莪术、五灵脂、益母草、川芎、没药、鸡血藤等；温经散寒药如乌药、桂枝、炮姜、小茴香等；补肝肾药如刘寄奴、杜仲、续断、枸杞子、女贞子等；补脾胃药如山药、黄芪、白术、党参等；止血药如蒲黄炭、仙鹤草炭、茜草炭、棕榈炭等。方剂多选疏肝方，如柴胡疏肝散、丹栀逍遥散；补气血方，如补中益气汤、归脾汤等；温经散寒活血方，如正气天香散、"调经方"。临证陆教授常根据辨证联合用方，即使用合方加减治疗。同时充分发挥中医优势，病证结合，形神兼治，综合调理，多维治疗。针灸采用"扶正安神通任"针法，选加太溪、血海、归来、子宫等穴扶正健脾补气，活血通络，调补冲任。血瘀寒凝者配合刮痧、拔罐。通常一经治疗即见效。反复发作者，需治疗3个月或更长时间。

案一：疏肝健脾，养血安神治疗月经先期

杨某，女，30岁。初诊：2018年3月4日。

主诉：月经周期提前已1年。

现病史：因眠差，精神疲惫，全身乏力，加之工作劳累，1年前开始出现月经紊乱，周期20天左右，伴经期怕凉，腰腹坠痛，小腹、腰部发凉，每次月经周期提前10天，经期延长至10天，月经初为褐色，逐渐正常。易怒，左肋部有坠块样疼痛。平时腰部发凉、疼痛且有空洞感，劳累后空洞感加重。身上时冷时热，冷时偏多，发热时自述有热从骨中发，盗汗。平常身上有蚁行感，洗澡后搽橄榄油减轻。蚁行感及身热感每于性生活后加重。平时耳鸣如蝉，劳累后加重。口渴，食欲尚可，饭后胃脘饱胀感，便秘，尿黄。既往行子宫肌瘤术、疝气手术、胃幽门微创术、两次人流术。舌淡尖红、有点刺，苔少，脉弦细无力。

中医诊断：月经先期（肝郁脾虚）。

西医诊断：功能失调性子宫出血。

治法：清热疏肝健脾。

处方：

（1）中药：丹栀逍遥散加延胡索、天麻、鸡血藤、地骨皮。

处方：牡丹皮15g，栀子10g，柴胡10g，白芍25g，当归10g，白术15g，茯苓20g，甘草10g，延胡索15g，天麻15g，鸡血藤30g，地骨皮10g。5剂，每日1剂，水煎服。药渣再煎泡脚。

（2）针灸：每周3次。"扶正安神通任"针法加"耳三穴"、子宫、血海、太溪。

（3）刮痧拔罐。每周1次。"平衡刮痧拔罐术"，加刮八髎穴。

（4）嘱调心情，增锻炼，劳逸结合，起居有常。

二诊（2018年3月9日）：仍眠差，入睡困难，眠浅，醒后不易入睡，每晚睡4～5小时，次日疲惫。情绪波动大，平常腰部酸痛发空，晨起口苦，便秘、2～3天1次，食用促排便食物后可排便、量少成形，小便黄，余症稍缓。舌暗红，尖有点刺，苔薄白，脉弦无力。

"归脾安神汤"加天麻 15g，刘寄奴 15g。14 剂。用法同前。余治法同前。

三诊（2018 年 3 月 29 日）：睡眠改善，月经已过 3 天，本次经期提前 7 天，经行 6 天，前 2～3 天量少褐色。第 1 天服益母草膏后经量加大、色暗、有少量血块，少腹坠胀，腰部发凉、酸痛，情绪波动大，晨起口苦，自觉口中异味。平素腰部酸痛不适，饭后胃脘胀满，服药期间矢气多，便秘，舌红，苔薄白，脉弦滑。二诊方加大黄 10g，杜仲 15g，延胡索 20g。14 剂，用法同前。其余治法同前。

四诊（2018 年 4 月 12 日）：月经至，大便正常。寐可，腰凉坠痛、蚁行感、耳鸣均缓解。舌红，苔薄白，脉弦滑。三诊方不变，14 剂，用法同前。停刮痧、拔罐，其余治法同前。

汤药服完后，患者要求按此方做水丸巩固治疗。每周坚持两次针灸。经 3 个月诊治，月经基本正常，腰痛症状明显缓解，耳鸣、蚁行感均不明显。

【按】本案患者月经提前 10 天已持续 1 年，由此可明确诊为月经先期。患者近年来睡眠质量差，精神欠佳，加上工作劳累，劳伤心脾，心脾气虚不能固摄血液而致血溢脉外，发为月经先期。脾为后天之本，乃气血生化之源。脾胃虚弱，则生化无源，血虚不荣，故肌肤出现蚁行感，此为不荣之象。患者平素易怒，郁怒伤肝，则气机不畅，不通则痛，故表现为胁肋坠痛。腰为肾之府，肾府失养，故腰腹疼痛发凉且有空洞感。此为肾阳不足，鼓动无力，无法上助心阳，上热下寒，乃脏腑不平之象。经血属阴，若阳不足，则会出现阳损及阴。阴虚火旺，迫血妄行，而发为月经先期。耳鸣、盗汗、潮热等均为阴虚表现，此为阴阳不平。综上，本病诊为肝郁脾虚之月经先期。处方以丹栀逍遥散为主方，疏肝解郁，健脾和营，解决肝郁脾虚之本。加延胡索行气止痛，以解不通；鸡血藤补血活血，以调经血；天麻平抑肝阳；地骨皮除骨蒸，清虚热，生津止渴，以治其标。诸药合用，疏肝健脾，清热生津，标本兼治。药渣再煎，使药气直达病所。同时加用"扶正安神通任"针法扶助正气，调理冲任，调整脏腑功能，辅穴选用经验组方"耳三穴"，加强疏通耳窍。子宫穴为经外奇穴，能够调经理气，对月经不调有独特的治疗作用。血海为足太阴脾经所生之血的聚集之处，针刺该穴能够激发化生气血，引血归经。太溪为足少阴肾经原穴，该穴有补肾强腰之功。配合"平衡刮痧拔罐术"调整脏腑功能，除常规选取背俞穴外，小腹不适加八髎穴。八髎穴属足太阳膀胱经，与足少阴肾精相表里。《铜人腧穴针灸图经》中有中髎穴主"妇人月事不调"的记载。又因 1～4 骶神经从八髎穴而出，支配小腹，对盆腔内生殖器官具有神经调节作用，可调经理气，调补冲任，改善月经不调，并助汤药扶正通络，疏肝健脾，调经止痛。二诊睡眠状况明显不佳，故更方为"归脾安神汤"，以益气补血，疏肝定神。虽患者初诊主诉月经不调，但此次就诊系由情绪波动，肝气不疏，郁而化热，故晨起口苦。肝郁影响脾胃运化，因而脾虚气弱，运化失职。气血化源不足，心神不宁，故不寐。此与初诊病机相同，体现了陆教授的"依证选方"原则，故加天麻平肝安神，改善睡眠状况。舌色暗红为血瘀之象，恐影响下次月经来潮，故加刘寄奴破血散瘀通经。三诊睡眠状况好转，便秘严重，加之舌红，热象明显，故加大黄泄热通便。平素腰部空痛乃肝肾亏虚所致，故加杜仲补肝肾止痛；气滞血瘀不畅，故月经色暗夹血块，加延胡索活血行气止痛。四诊后病情稳定，效不更方，变换剂型，配合针灸巩固治疗。经治3个月后，诸症明显改善，月经周期正常。

本患者因多次手术，气血大伤。加之生活压力大，导致肝郁气滞。其病机复杂，寒热错杂，虚实夹杂，上热下寒，气虚又滞，血虚又瘀，可归为肝郁脾虚证。二诊虽调方，但未离开调节肝脾。陆教授认为，对于多病机病证，需先厘清思路，找出共同病机，主要病机解决了，其他可自行消除。即使没有消除，治疗起来也比较容易。这就是从繁执简，对于疑难杂症，采用此法，效果甚佳。

案二：健脾补气，疏肝止血治疗经期延长

金某，女，48岁。初诊：2016年10月5日。

主诉：月经持续1月余。

现病史：上月初月经按时来潮，至今持续1个月。自9月20日起，经量突然增多，颜色正常，无血块。去年类似情况曾发生过1次。平素月经提前3～5天。性情易急躁，感面部红热，腰膝酸软无力明显，无恶寒，头晕，多梦，纳可，二便调。舌淡红，苔薄白，脉弦细无力。

中医诊断：经期延长（气虚肝郁）。

治法：健脾补气，疏肝止血。

（1）中药："补气疏肝汤"加蒲黄炭10g，仙鹤草10g，茜草炭10g，杜仲15g，生地黄25g。7剂，颗粒剂，冲服。

（2）嘱避免寒凉，营养饮食。

二诊（2016年10月13日）：血量较前减少，腰酸减轻，面部发热感消失，仍头晕。纳可，寐安，二便调，舌淡红，苔薄白，脉弦细无力。初诊方白芍改赤芍25g，加棕榈炭10g。7剂，颗粒剂，冲服。

三诊（2016年10月20日）：月经已停，仍稍头晕，舌淡红，苔薄白，脉弦细无力。处以"补气疏肝汤"。7剂，颗粒剂，冲服。嘱此方连服3个月。

半年后随访，月经较准时，未再出现月经不止。

【按】本案患者行经时间超过7天，淋沥月余未净。平时月经周期正常，由此可明确诊为经期延长。患者性情易急躁，气虚肝郁日久导致气滞血瘀，气虚无以摄血，肝郁化火，热扰冲任，血海不宁，瘀阻冲任，血不循经终致行经不止。气血运行不畅，心神及脑髓失于濡养则头晕、多梦，以上均为不荣不通之象。肝肾亏虚，肾府失养，故腰膝酸软无力。肾水干枯，水不涵木，肝阴不足，收敛功能减弱，肝阳上行扰动头面故面红发热，此为脏腑不平。综上，诊为气虚肝郁之经期延长。陆教授认为，月经延长一般分为气虚、虚热和血瘀诸型，但临床表现方面非单一证型，治疗上应不离调理脾胃、固冲调经原则。此患者为气虚型，兼有肝郁表现，故处以经验方"补气疏肝汤"为主方，补中益气，健脾疏肝，以解决气虚肝郁之本。加生地黄清热滋阴；加杜仲补益肝肾，缓解腰膝酸软之症；配仙鹤草，增强收敛止血之功，以治标。全方健脾补气，疏肝止血，标本兼治。二诊月经量较前减少，将善于养血的白芍换为赤芍，以增强活血散瘀之功。同时配以棕榈炭收敛止血，摄血归经。三诊月经已停，除头晕外其余症状皆消，故长期服

用初诊主方补中益气汤合柴胡疏肝散延续补气活血、疏肝健脾之功，以解决经期延长之症。半年后随访，行经准时，预后良好。

　　陆教授治疗此病多使用炭类药，如蒲黄炭、茜草炭、棕榈炭，此类药有止血不留瘀之功。此案未诊为崩漏，因崩漏乃经血非时而下，而此患者为月经按时而来。临床不管诊断为哪种疾病，辨证治疗是不变的法则。

　　案三：健脾益气，温经止痛治疗月经过少

　　田某，女，39岁。初诊：2016年5月10日。

　　主诉：月经量少3个月。

　　现病史：月经量减少3个月，大约行经两天月经量骤减，点滴即净，色稍淡。月经前1天和经期第1天腹痛明显。之前月经量正常，痛经，经色暗，周期28天左右，持续5～6天。平素畏寒，常自觉乏力，无汗，面色欠华，口干，纳差；眠差，不易入睡，易醒梦多，醒后常觉乏力，晨起甚，二便调。舌淡有齿痕，苔白腻，脉沉细滑。

　　诊断：月经过少（脾阳不足，气血亏虚）。

　　治法：健脾益气，温经止痛。

　　处方：

　　（1）中药：归脾汤合正气天香散。

　　处方：党参20g，白术15g，黄芪30g，当归15g，甘草10g，茯神20g，远志15g，酸枣仁30g，木香10g，龙眼肉15g，乌药10g，香附15g，陈皮15g，苏叶15g，干姜10g。14剂，颗粒剂，冲服。

　　（2）针灸：每周3次。"扶正安神通任"针法加"安眠三穴"、地机、子宫、阴陵泉。

　　（3）嘱保暖避寒，禁服生冷，加强锻炼。

　　二诊（2016年5月24日）：诸症无明显改善，眠差稍缓解。前天月经来潮，今天经量明显减少，疼痛缓解，偶而心悸胸闷，颈肩拘紧不适，眠差，针后改善，口干口苦，舌红暗，苔稍黄略干，齿痕，脉无力、寸浮滑、关弦。"归脾安神汤"加瓜蒌皮20g。14剂，颗粒剂，冲服。其余治法同前。

　　三诊（2016年6月7日）：近几日睡眠渐佳，乏力缓解，口已不苦不干，月经量逐渐增多，纳可，二便正常，舌淡，苔白厚。二诊方加刘寄奴15g，14剂，颗粒剂，冲服。其余治法同前。

　　四诊（2016年6月21日）：月经昨天来潮，今天经量明显较前几个月多，色鲜红，血块少。痛经明显减轻，乏力减轻，面色见红润，余无不适。三诊方不变，14剂，颗粒剂，冲服。其余治疗维持原方案。

　　五诊（2016年7月5日）：诉上次月经情况良好，持续近5天，量色均正常。余无不适。针灸继续，每周3次。嘱每次经前1周开始服三诊方半个月，持续治疗3个月。

　　患者每周坚持针灸两次。经过近6个月的调理，经期恢复到4～5天，量色基本正常，失眠、饮食、痛经均好转。

　　【按】本案患者月经量持续减少3个月，且行经两天后点滴即净，色淡，但月经周期正常，由此可明确诊为月经过少。陆教授认为，月经过少之病因病机虽有虚实之分，但以虚证或虚中夹实者为多，可见肾虚血瘀、气虚血瘀、脾虚痰湿等。该患者面色欠华、乏力、失眠、舌淡、脉细均属脾阳不足、气血亏虚之象。《景岳全书·妇人规》云："调经之要，贵在补脾胃以滋血之源……"脾胃为后天之本，气血生化之源。脾胃功能虚弱，无以运化水谷精微，化源不足，可导致气血不荣。冲任二脉亏虚，胞宫及心神失于濡养，则月经量少，睡眠状况差。阳虚则机体失于温煦，阴阳不平，故畏寒肢冷。综上可诊为脾阳不足、气血亏虚之月经量少。

月经过少的治疗重在调理气血。血为气之母，气的化生有赖于血所提供的营养精微。气为血帅，气能推动血液流于脉中而畅通无阻，两者协同，气顺血调。故处方以归脾汤为主，健脾益气，养血调经，合正气天香散调气和血，温煦经脉。全方共同健脾益气，温经止痛，解决脾虚血亏之根本。

患者长期月经不调，体质弱，正气不足使疾病迁延不愈。加之冲任亏虚，故配合陆教授的"扶正安神通任"针法，补益脏腑气血不足，调理冲任，使气血通顺，以解不荣不通；调整阴阳，纠正阳虚，以治畏寒。辅穴加"安眠三穴"养心安神。地机、阴陵泉均属足太阴脾经，脾胃化生气血，两穴相配，充分发挥调经和血、温经止痛作用。子宫穴为经外奇穴，能够调节气血，使冲任下注胞宫。二诊正值经期，疼痛稍缓。因心血亏虚，心神失养故寐差。口干口苦、舌红、苔黄、脉弦均提示肝郁化热致胆气上逆。肝气不疏，使脾虚气弱，运化失职。血行不畅，水湿内停，炼液为痰，痰瘀互结，故胸闷、心悸。处方更以经验方"归脾安神汤"，益气补血，疏肝定神。加瓜蒌皮清热涤痰，利气宽胸，以缓解胸闷、心悸症状。三诊时月经量稍增多，睡眠状况好转，故加刘寄奴破血通经，散瘀止痛，继续调经。后期就诊月经量明显增多，痛经明显减轻，故效不更方，同时配合针灸治疗。经过6个月调理，诸症皆消，月经恢复正常。

月经过少伴月经后期者，常可发展为闭经，临证应予以重视。而且脾胃虚弱、气虚亏虚之证并非一日能调理之疾病，要告知患者有耐心，坚持治疗才能取得疗效。后期注重调理，有助于巩固疗效。

案四：疏肝理气，健脾化痰治疗闭经

王某，女，33岁。初诊：2016年5月14日。

主诉：月事未至近1年。

现病史：现周期性服用雌性激素月经才来，量很少，经期两天，如不吃激素则月经无。曾诊为卵巢早衰，彩超示子宫小，去年诊为"甲亢"，经住院治疗后指标正常，一直服西药控制。鼻窦炎多年，鼻塞，头晕头疼，记忆减退。从小患荨麻疹，常复发。平时情绪不稳，神疲肢倦，胃脘不适，口干，有痰色黄，睡眠不佳，多梦，纳可，小便调，大便稍黏。体胖。舌红齿痕，苔黄，脉弦滑尺弱。

中医诊断：闭经（肝郁气滞，脾虚痰阻）。

西医诊断：卵巢早衰。

治法：疏肝理气，健脾化痰。

处方：

（1）中药："温胆安神汤"合柴胡疏肝散加辛夷、苍耳子。

处方：茯苓 25g，清半夏 15g，陈皮 15g，甘草 10g，枳壳 10g，竹茹 10g，酸枣仁 30g，珍珠母 30g，生龙骨 30g，生牡蛎 30g，天麻 15g，钩藤 30g，紫苏 15g，五味子 10g，柴胡 10g，白芍 25g，川芎 15g，香附 15g，辛夷 15g，苍耳子 10g。14 剂，每日 1 剂，水煎服，分早晚两次服。药渣再煎 15 分钟泡脚。

（2）针灸：每周 3 次。"扶正安神通任"针法加"安眠三穴""鼻三穴"、地机、子宫、阴陵泉、血海、百虫窝。

（3）刮痧、拔罐："平衡刮痧拔罐术"，每周 1 次。

（4）嘱调情志，多锻炼，饮食清淡，不吃辛辣及发物，如海鲜、牛羊肉、母鸡等。坚持治疗，西药继续服用。

二诊（2016 年 5 月 28 日）：未来月经。"甲亢"服药后心情见好，荨麻疹未发，食欲佳，近日胃脘部可触及肿块，质软，欲呕。大便不畅，鼻已通畅，前额痛消失。舌红齿痕，苔黄，脉弦滑尺弱。初诊方去钩藤、五味子、辛夷、苍耳子，加正气天香散、大黄。

处方：茯苓 25g，清半夏 15g，陈皮 15g，甘草 10g，枳壳 10g，竹茹 10g，酸枣仁 30g，珍珠母 30g，生龙骨 30g，生牡蛎 30g，天麻 15g，紫苏 15g，柴胡 10g，白芍 25g，川芎 15g，香附 15g，乌药 10g，苏叶 10g，干姜 10g，大黄 10g。14 剂，用法同前。刮痧、拔罐两周 1 次。其余治法同前。

三诊（2016 年 6 月 11 日）：5 天前月经来潮，经期 4 天即完。色、量、质较正常，但经后不解乏，未痛经，无血块。多梦，近日易出汗，受风后右额易头疼，项强，荨麻疹散发，但较前减轻。小腹畏寒，便溏，纳偏多，饭后易腹胀。晨起眼偏肿，恶心，舌红稍暗齿痕，苔薄黄腻略水滑，左脉弦、寸稍细尺弱，右脉弦滑。"调经方"加黄芪 30g，白术 15g，防风 10g，菟丝子 15g。14 剂，用法同前。其余治法同前。

四诊（2016 年 6 月 25 日）：近期未见鼻塞头疼，荨麻疹未发作。无汗，眼肿消。情绪仍不稳，纳可，饭后胃脘不适，偶而黄痰，仍多梦，二便调。舌红齿痕，苔黄，脉弦滑尺弱。二诊方去大黄。14 剂，用法同前。其余治法同前。

五诊（2016 年 7 月 9 日）：本周一月经按时来潮，余症同前，但症状均缓慢减轻。四诊方不变。14 剂，用法同前。其余治法同前。

六诊（2016 年 7 月 23 日）：月经将至，各不适症状均不明显，心情尚好，寐可，偶有痰。舌红胖，苔薄黄，脉弦有力。"调经方"14 剂，用法同前。其余治法同前。

七诊（2016 年 8 月 6 日）：月经按时来潮，色、量、质较正常。余无不适。四诊方不变。14 剂，用法同前。其余治法同前。

之后患者坚持每周针灸，刮痧、拔罐经前 1 次，均以"温胆安神汤"、柴胡疏肝散、"调经方"为基础方加减。半年后，西药减半。继续间断调理 1 年，停服西药，月经基本正常，荨麻疹亦少发。

【按】本案患者既往卵巢早衰史，月经停闭近 1 年，自行服雌激素后月经来潮，量少，停药后月经即止。患者既往甲亢病史，甲亢属中医"瘿病"范畴，病因多为肝气郁结，无以输布津液，凝聚成痰，无以推动血液运行。瘀血阻滞，久而久之导致阴虚，阴虚阳亢，表现为情绪不稳，头晕头痛。病变部位主要在肝脾，与心有关，故患者睡眠质量不佳、记忆减退等为心血不足之表现。同时见神疲肢倦、胃脘不适等脾虚症状。脾虚不运易生痰湿，痰湿阻于冲任，阻滞血海，经血不能满溢，胞脉不通，故月经数月不行。综上可诊为肝郁气滞、脾虚痰阻之闭经。处方以"温胆安神汤"合柴胡疏肝散为主方，理气化痰，疏肝安神，解决肝郁气滞、脾虚痰阻之根本。患者有鼻窦炎，故加辛夷、苍耳子通鼻窍，缓解鼻塞症状，以治标。全方疏肝理气，健脾化痰，标本兼治。药渣再煎，使药气直达病所。同时加"扶正安神通任"针法扶正安神，内调脏腑。辅穴选用"安眠三穴"平肝息风，镇心安神；"鼻三穴"通经活络，通利鼻窍，最大程度解决鼻塞等局部症状。再加同属足太阴脾经的地机、血海、阴陵泉，配合子宫共调气血，充分发挥调经活血、健脾益气之功。百虫窝为经外奇穴，有活血祛风止痒功效，以治荨麻疹之标。再配合"平衡刮痧拔罐术"宣通气机，增强调和气血、健脾疏肝之效。二诊时肝郁情志，致气机不利，胃失和降，膈气上逆欲呕，故加正气天香散疏肝理气，和胃止呕。大便不畅、舌红、苔黄为有热象，故加大黄泄热通便。鼻窍畅通，故去辛夷、苍耳子；头痛消失，故去钩藤。三诊见虽有月经来潮，但只持续4天，经停后乏力，故更方为"调经方"活血化瘀，温经散寒调经。该患者素体虚弱，久病耗伤气血，气虚卫外不固，易招致外感之邪而受风。"风为百病之长"，风性开泄易侵袭腠理，善行数变，易于走窜，故见荨麻疹散发于皮肤各处、易出汗、右额疼痛、颈项强痛等症，加黄芪、防风，祛风固表止汗。平素少腹畏寒、便溏、晨起恶心为脾寒气弱之象，故加白术健脾益气，同时增强止汗之功。再配菟丝子补益肝肾，以缓颈项强痛之局部症状。后期治疗时月经逐渐恢复正常，陆教授以"温胆安神汤"、柴胡疏肝散、"调经方"为基础方交替加减，并配合针灸、刮痧、拔罐，间断调理1年，效果明显，诸症皆消，月经正常。

　　闭经一般分为气血虚弱型、肾气亏虚型、阴虚血燥型、气滞血瘀型和痰湿阻滞型五型，比较常见的是气血虚弱型和肾气亏虚型。陆教授提示，临床上应注意辨证论治，不能一味以虚论治，一定要辨虚实。虚者补而通之，实者泻而通之。闭经一般归为独立疾病，但亦是月经周期的变化，归为月经不调治疗亦无妨。

绝经前后诸证

　　绝经前后诸证是指女性绝经期前后出现烘热汗出，烦躁易怒，潮热面红，失眠健忘，精神倦怠，头晕目眩，耳鸣心悸，腰背酸痛，手足心热，或伴月经紊乱等与绝经有关的症状。西医学的围绝经期综合征、双侧卵巢切除或放射治疗后卵巢功能衰竭出现围绝经期综合征表现者，可参照本病辨证治疗。陆教授认为，其发生原因主要是绝经前后肾气渐衰，天癸将绝，冲任亏损，生殖功能渐退直至丧失，脏腑不荣失于濡养，阴阳不平所致。肾虚是致病之本，如肾阴不足，水不涵木，则肝阳上亢；或肾阳虚弱，脾失温煦，出现脾肾阳虚；或肾精不足，肾水不能上济于心，而见心肾不交；肝肾同源，肾精不足，肝体不荣，肝气易于郁结，失于条达；或思虑过度，劳伤心脾，心脾两虚，导致气血失调不平，影响冲任，这些均可引起经断前后诸证。本病病机离不开不通、不平、不荣。病之根源在肾，以肾虚为本，可累及心、肝、脾，出现虚多实少之症。陆教授认为，治疗此病要顺应人体生理规律，依据不同年龄段进行论治。更年期出现更年期症状时应以调理肝脾为主，兼调肾安神，这样才能平稳度过此期。需要注意的是，此阶段不可使用大量活血或补肾药强制月经来潮。正如《素问·上古天真论》曰："女子七岁，肾气盛，齿更发长；二七而天癸至，任脉通，太冲脉盛，月事以时下，故有子……六七，三阳脉皆衰于上，面皆焦，发始白；七七，任脉虚，太冲脉衰少，天癸竭，地道不通，故形坏而无子也。"这是女性生长衰老的自然规律，不能违反这个规律，否则对健康不利。如果年龄还没到此时间段而过早出现更年期症状，则可按月经不调论治。如月经已超年龄，但仍正常且无其他症状则为健康，不用治疗。陆教授临床治疗此病常选用疏肝药，如柴胡、郁金、香附、延胡索、佛手、香橼、薄荷、枳壳、白芍等；健脾药如党参、白术、黄芪、山药、甘草、红景天、陈皮等；祛痰药如半夏、厚朴、竹茹、前胡、桔梗、茯苓等；活血药如红花、桃仁、牛膝、当归、赤芍、牡丹皮、川芎等。常用方剂为经验方"枕清眠安汤""温胆安神汤"及补中益气汤、柴胡疏肝散、半夏厚朴汤、当归六黄汤、酸枣仁汤等。根据临床兼有证型，适时加补肾药，如淫羊藿、巴戟天、杜仲、续断、肉苁蓉、菟丝子、枸杞子、女贞子、墨旱莲、龟甲、鳖甲等；清热药，如龙胆、黄芩、黄连、黄柏、栀子、木通、生地黄等。更年期患者或多或少会伴寐差、抑郁、易怒等轻微心理疾患，陆教授治疗时还常用"扶正安神通任"针法，针药并施。同时根据辨证，选用刮痧、拔罐、耳针治疗。一般患者经过治疗，都能平稳度过更年期。此病如果得不到有效治疗，易转为脏躁或郁证，所以当更年期症状影响日常生活时应尽早治疗。

案一：平肝健脾，镇静安神治疗绝经前后诸证

王某，女，51岁。初诊：2016年4月16日。

主诉：烦躁两年，加重3个月。

现病史：两年前出现烦躁、易怒，纳可，寐浅易醒多梦，脱发，月经失调、2～4个月1次，量少，色暗。近几月自汗、盗汗加重，偶而头晕心慌，大便量少、便后不爽，小便调，血压偶高。舌稍红胖、有齿痕，苔薄黄，脉弦细无力。

中医诊断：绝经前后诸证（肝郁脾虚）。

西医诊断：围绝经期综合征。

治法：平肝健脾，镇静安神。

处方：

（1）中药："枕清眠安汤"。7剂，每日1剂，水煎服，分早晚两次服，药渣再煎泡脚。

（2）针灸：每周3次。"扶正安神通任"针法加"调神三穴"。

（3）耳针："耳穴调平术"基本穴加心。

（4）推拿5次。每周两次。采用"形神调节按摩术"对头、背、胸腹部进行常规按摩（操作见"形神调节按摩术"）。

（5）嘱清淡饮食，避免辛辣刺激，调节情志，积极锻炼。

二诊（2016年4月23日）：自觉症状好转，睡眠好转，出汗好转。但仍易激动，舌稍红胖大湿润，苔薄黄，脉弦细无力。初诊方加夜交藤30g。7剂，用法同前。其余治法同前。

三诊（2016年4月30日）：自觉整体症状好转，仍自汗、盗汗。近日腹胀，大便量少成形，但不适感消失，寐安多梦，可一觉睡到自然醒。舌稍红胖大、齿痕明显，苔黄腻，脉弦无力。将二诊方生牡蛎改为煅牡蛎50g，加黄芪30g。7剂，用法同前。患者要求停推拿。其余治法同前。

四诊（2016年5月7日）：仍盗汗，头略发沉，大便正常但量少，情绪时不佳，可自控。腹胀消失，梦减，舌稍红胖大、齿痕明显，苔薄稍黄，脉弦无力。柴胡疏肝散合当归六黄汤加煅牡蛎。

处方：柴胡10g，白芍25g，枳壳15g，炙甘草10g，川芎15g，香附15g，陈皮15g，当归15g，生黄芪30g，黄连6g，黄芩25g，黄柏15g，熟地黄20g，生地黄20g，煅牡蛎50g。7剂，用法同前。其余治法同前。

五诊（2016年5月14日）：盗汗减少，余症均明显减轻，已不影响正常生活。要求水丸巩固治疗。停其他治疗。三诊方黄芪改为50g。6剂，做水丸。

3个月后随访，患者感觉尚可，生活正常，更年期症状未再加重。

【按】本案患者两年前出现烦躁不安，情志不畅，易怒，寐差，脱发严重。加之月经不规律、2～4个月一至，有绝经之象，由此可明确诊为绝经前后诸证。患者年过五旬，尚未完全绝经，但天癸将绝，冲任亏损，故见月经失调、量少。肾气渐衰，肾其华在发，故见脱发。气虚无以固表，故自汗。以上为不荣之象。月经色暗乃气滞血瘀所致，此为不通。机体不通不荣，血脉瘀阻，津液失和，必然导致阴阳失调，形神失和，脏腑气机逆乱。肾阴亏虚，无以制阳，故出现盗汗之阴虚火旺之象。虚热内生，肾水无法上升涵养心阴，心失所养，心火亢盛，故心慌、寐差，此为阴阳不平。肝肾同源，肾水干枯，水不涵木，肝失所养，肝郁脾虚，而见大便不调；肝火旺盛故烦躁易怒，肝阳上亢故头晕。此为脏腑不平。易怒烦躁可加重肝肾损伤，恶性循环，为神损及形。气血运行异常亦可导致神的异常，神不安则寐不安，故寐浅、易醒、多梦，此乃形损及神。以上为形神不平之象。综上，本病诊为肝郁脾虚之绝经前后诸证。处方以"枕清眠安汤"为主方，平肝健脾，镇静安神，解决肝郁脾虚、肝肾阴虚之本。药渣再煎，使药气直达全身。陆教授认为，患者正值更年期，故以调和肝脾、养心安神为主，同时加"扶正安神通任"针法，扶正安神，内调脏腑，养血调经。辅穴选经验组方"调神三穴"，醒脑开窍，安神定志，配以"耳穴调平术""形神调节按摩术"头、背、胸腹部常规按摩，以解决睡眠不佳、情绪易变等症。二诊睡眠状况好转，但情绪不稳定，故加夜交藤养血安神。三诊睡眠状况得到明显缓解，但仍自汗、盗汗，故将重镇安神的生牡蛎改为收敛固涩的煅牡蛎，再加黄芪固表止汗。四诊时睡眠良好，但盗汗尚未改善，且情绪不佳，加之脉弦，故使用柴胡疏肝散合当归六黄汤，疏肝理气的同时滋阴泻火，固表止汗。五诊诸症明显减轻，病情稳定，故采用三诊方延续平肝健脾之功，加重黄芪用量补气固表，变换剂型巩固疗效。

陆教授认为，该患者病情较重，应注意多法并用，多维治疗，这样方能控制患者情绪，达到治疗目的。同时要根据患者症状，变换方剂，改善主诉症状，但始终不能离开疏肝之本。

案二：疏肝健脾，理气活血治疗绝经前后诸证

米某，女，52岁。初诊：2016年1月9日。

主诉：全身不舒4年，加重两年。

现病史：4年前行子宫肌瘤术后出现全身疼痛，四肢胀疼，绝经1年。晨起自觉头胀痛，揉后缓解。食欲不振，无饥饿感，伴两胁疼，腹部B超提示无异常。近年心情不舒，呃逆频频，嗝后觉舒，咽中如异物梗阻，吐之不出，咽之不下。大便量少成形、日1次。近日从腋下沿胁到腿痛显，脸部发胀，胸闷憋气，汗出。夜间少腹疼痛。小便有烧灼疼痛感。舌暗淡有齿痕，苔薄黄腻，脉弦滑无力。

中医诊断：绝经前后诸证（肝郁脾虚）。

西医诊断：围绝经期综合征。

治法：疏肝健脾，理气活血。

处方：

（1）中药：半夏厚朴汤合柴胡疏肝散合血府逐瘀汤加郁金、乌药。

处方：半夏10g，厚朴10g，茯苓25g，苏叶10g，柴胡10g，白芍25g，川芎15g，枳壳10g，陈皮15g，香附15g，当归10g，生地黄25g，桃仁10g，红花10g，赤芍25g，甘草10g，桔梗10g，牛膝30g，郁金10g，乌药10g。14剂，每日1剂，水煎服，分早晚两次服。药渣煎15分钟后泡脚。

（2）针灸：每周3次。"扶正安神通任"针法加内关。

（3）耳针："耳穴调平术"基本穴加心、上屏、胸。

（4）推拿5次，每周两次。"形神调节按摩术"头、背、胸腹部常规按摩（操作方法见"形神调节按摩术"）。

（5）嘱清淡饮食，避免辛辣刺激，调节情志，积极锻炼。

二诊（2016年1月23日）：症状均有缓解。嗓子仍觉有异物感。上肢从腋下到胸腹到下肢内侧有针刺感。耳中有疼痛感，早晨眼胀。潮热，时而呃逆，打嗝后舒服。舌暗，齿痕重，苔薄白稍黄。脉弦滑无力。初诊方加桂枝10g，黄芪30g。14剂，用法同前。停推拿治疗，其余治法同前。

三诊（2016年2月13日）：因过年停治1周，但自觉症状有所缓解，仍胸闷。晨起时身痛明显，僵硬、腰痛不适，伴眼胀、偏头胀痛。嗳气频作，腹胀痛，双腿外侧疼痛明显，小便仍有灼烧感。舌暗胖，有齿痕，舌根苔黄厚略腻。二诊方去桔梗，加知母15g，黄柏15g，大血藤30g。14剂，用法同前。其余治法同前。

四诊（2016年2月27日）：身痛进一步缓解，嗳气，背紧不适，喜按摩揉捏。尿道涩痛明显见缓。夜寐差，伴乏力，大便一日一行、量少、偏黏软。舌暗胖，有齿痕，苔略腻。三诊方加首乌藤30g，杜仲15g。14剂，用法同前。其余治法同前。

五诊（2016年3月12日）：身痛明显缓解，饭后嗳气，二便基本正常，脸胀、出汗、胸闷均消失，寐可。患者要求水丸及针灸继续治疗。

针灸以"扶正安神通任"针法为主，根据症状加减选穴，间断治疗3个月。

3个月后各种症状均不明显，生活正常。

【按】此案患者年过五旬，已绝经，近年来情志不畅，喉中有异物阻塞感，全身疼痛感明显，晨起头部胀痛，伴两胁胀痛，食欲不振，由此可明确诊为绝经前后诸证。患者年岁已高，肾气渐衰，天癸已绝，冲任亏虚。4年前曾行子宫肌瘤切除术，子宫肌瘤的发病为血行不利，气机不畅，脏腑失调，痰饮瘀血内结，气聚成痕，血瘀成癥。癥痕积聚在发生发展过程中，机体诸邪黏滞胶着，正气耗损，日久入络。加之长年情志不疏，肝郁气滞，气血不通，无法濡养经络脏腑故出现全身胀痛。肝经循行经过头部、胸胁部，肝经气机不畅，故头部胀痛、胸闷憋气。百病多因痰作祟，痰凝于咽喉，则咽中如有异物梗阻，吐之不出，咽之不下，以上皆为不通之象。肝木失于条达，则易乘脾土，致脾虚不运，表现为食欲不振、大便量少；膀胱湿热，气化不利，则见小便烧灼疼痛感，此为脏腑不平。综上，本病诊为肝郁脾虚之绝经前后诸证。陆教授以半夏厚朴汤合柴胡疏肝散合血府逐瘀汤为主方，行气化痰，降逆散结，活血化瘀，解决肝郁脾虚、气滞血瘀痰阻之本。加乌药、郁金行气解郁，活血止痛，以解不通，以治标。全方疏肝健脾，理气活血，标本兼治。药渣再煎外用，使药气直达全身。陆教授认为，该患者患有子宫肌瘤，正气已伤，冲任亏虚，长期情绪不舒，致肝脾不和，形损及神，故加"扶正安神通任"针法，扶正安神，内调脏腑，活血行气。辅以手厥阴心包经之内关穴，宁心安神，增强人体正气，提高抗病能力。配合"耳穴调平术""形神调节按摩术"常规按摩头、背、胸腹部，以解决身痛、头痛、胸闷心慌等症。二诊全身疼痛明显，故加黄芪固表实卫，补气升阳；加桂枝温通经脉，两者相配，补中有散，温中寓通，血行畅通，肌肤得荣。三诊时小便灼烧感一直未减，此乃膀胱湿热气化不利，加之舌苔黄厚略腻，热象明显，故加知母、黄柏清热燥湿，泻火润燥。痛有定处乃气血瘀滞之象，故加大血藤活血止痛。四诊身痛症状有所缓解，但睡眠状况差，故加杜仲补肝肾，强筋骨，以治背紧不适；首乌藤一方面养血安神以治寐差；一方面通经活络，增强止痛之功，以治身痛。五诊后除身痛外，诸症皆消。效不更方，变换剂型，并辅以针灸巩固疗效。

本患者与案一患者虽诊断相同，病机相似，但患者要求治疗的主诉不同，故选方不同，但均采用了疏肝治本之法。

案三：补中益气，健脾安神治疗绝经前后诸证

张某，女，56岁。初诊：2018年9月20日。

主诉：易疲劳、健忘6年。

现病史：6年前出现大脑疲劳，休息后不缓解，伴心悸，胸闷气短，健忘失眠，后背发紧，腰部久坐不适，脘腹作胀，恶风，怕冷，口渴，面色萎黄，纳少，便溏，小便频。尚未绝经，月经不规律，崩漏交替，月事或3个月不至，或来后半月不止。舌淡尖红、有裂纹，苔薄白，脉沉弦无力。

中医诊断：绝经前后诸证（心脾两虚）。

西医诊断：围绝经期综合征。

治法：补中益气，健脾养心，活血安神。

处方：

（1）中药：补中益气汤加味。

处方：党参 20g，白术 15g，炙甘草 10g，升麻 10g，柴胡 10g，陈皮 15g，石菖蒲 20g，远志 20g，天麻 15g，红景天 12g，生地黄 25g，丹参 15g，瓜蒌皮 20g，砂仁 10g。14 剂，每日 1 剂，水煎服，分早晚两次服。药渣煮 15 分钟后泡脚。

（2）针灸：每周 3 次。"扶正安神通任"针法。

（3）耳针："耳穴调平术"基本穴加交感、皮质下、心。

（4）推拿 5 次，每周两次。"形神调节按摩术"头、背、胸腹部常规按摩（操作见"形神调节按摩术"）。

（5）嘱清淡饮食，避免辛辣刺激，调节情志，积极锻炼。

二诊（2018 年 10 月 4 日）：胸闷、气短改善不明显，情绪焦虑，入睡困难，醒后浑身疲劳，口渴，纳差，饭后胃脘部不适，尿频，大便黏而不爽，舌淡，苔白有齿痕，脉沉缓无力。初诊方加砂仁 10g。14 剂，用法同前。其余治法同前。

三诊（2018 年 10 月 18 日）：各方面均好转，胸闷、气短减轻，颈项肩背发紧，口渴，尿频，大便黏，舌暗红有齿痕，脉弱。二诊方加韭菜子 10g，麦冬 20g，五味子 10g。14 剂，用法同前。患者要求停推拿。其余治法同前。

四诊（2018 年 11 月 1 日）：胸闷、后背发紧稍好转，心中不安感，常自觉口渴，喜冷饮，纳可，尿频症状减轻，大便可，舌尖红、有点刺、齿痕、中有裂纹，苔白厚，脉沉滑略弱。三诊方加牡丹皮 15g，生地黄 25g，赤芍 25g，葛根 30g。7 剂，用法同前。其余治法同前。

患者间断就诊，期间症状时作时止。

十诊（2019 年 5 月 14 日）、十一诊（2019 年 5 月 21 日）：多次间断就诊，仍自觉大脑疲劳，休息后不能缓解，胸闷气短，视物易疲劳，项背部发紧，双侧大腿内侧有红色斑疹、瘙痒、易复发，寐差多梦，醒后疲劳无缓解，口干，食后胃脘不适，大便干，尿频，舌红，苔黄，有裂痕、点刺，脉沉。"枕清眠安汤"方加半夏 25g，白鲜皮 25g，地肤子 15g，天麻 15g。14 剂，用法同前。其余治法同前。

十二诊（2019 年 6 月 4 日）：皮肤红疹消失，平素情志不舒，感觉大脑疲劳，时有胸闷心慌感，后背仍发紧不适，寐差，口干减轻，纳可，食后仍腹胀，便可，尿频减轻。"温胆安神汤"加石菖蒲 30g，远志 15g，延胡索 20g，川芎 15g，丹参 15g。14 剂，用法同前。其余治法同前。

十三诊（2019 年 6 月 11 日）：夜寐稍缓解，但仍入睡困难，眠浅，情绪稍好转，稍胸闷，精神疲惫感，注意力不集中，头目不爽，口干欲饮，饮不解渴，周身气机不畅感，反应迟钝，食后稍腹胀，食欲较之前佳，大便稍干、1 日 1 次，小便尿意频，尿量少，阴部瘙痒，舌暗红、有红点裂痕，苔白，右脉寸浮尺沉，左脉寸关浮弦尺沉。十二诊方加黄芪 50g，紫苏改为苏叶，竹茹改为竹叶。7 剂，用法同前。其余治法同前。

十四诊（2019 年 6 月 25 日）：自觉疲倦、气短好转，仍入睡困难，多梦，纳差，食后腹胀，便干，小便黄，舌尖点刺，苔白厚。上方加厚朴15g，大黄10g。7剂，用法同前。其余治法同前。

十五诊（2019年7月2日）：症状较前缓解，仍轻度疲劳、气短，夜寐差。此后间断服补中益气汤配合针刺调理。

汤药服完后，患者要求按此方做水丸巩固治疗。每周坚持针灸两次。3个月后各种症状均不明显，生活正常。

【按】本案患者女性，56岁尚未绝经，但月经不规律，伴崩漏，疲劳、健忘多年，心悸气短，腰部不适，由此可明确诊为绝经前后诸证。患者年过五旬，天癸将绝，冲任亏损不固，血失统摄而发为崩漏，且月经不规律。肾精化生不足，腰为肾之府，肾之精气不能荣养筋骨、经络，筋脉不舒，则腰部久坐不适。肾精无以充养髓海，故健忘。久病致虚，阳气不足，机体失于温煦，故怕冷。以上均为不荣。思虑过度，劳伤心脾，适断经之时，肾气渐衰，脏腑失养，致心脾益虚，心失所养，则寐差、心悸；气血不能上荣头目，则健忘；脾失健运，气机不畅，则脘腹胀痛；化源不足，肌肤失养，则面色萎黄、倦怠乏力、纳少、便溏；脾病无力化津，水湿内停，积聚生痰，痰凝经脉，致气血不畅，日久气滞血瘀痰凝，故胸痹心痛；膀胱气化不利则小便频。以上为脏腑不平之象。综上可诊为心脾两虚之绝经前后诸证。处方以补中益气汤为主方，补中益气，健脾养心，解决心脾两虚之根本。加菖蒲、远志、天麻加强益智安神之功；红景天理气养血，具有抗疲劳作用；瓜蒌皮、丹参、砂仁三者相配，活血宽胸，化痰理气，用治痰瘀互结之胸闷憋气，以治标。全方补中益气，健脾养心，活血安神，既通又荣，标本兼治。药渣再煎外用，使药气直达病所。

陆教授认为，女性绝经前后肾气逐渐亏损，天癸将竭，精血不足，冲任失调，阴阳不平衡，易出现气血不足、正气虚弱、脏腑功能失调等表现，故应以益气扶正为主，安神通任为辅。任脉的部分腧穴不仅能调理冲任，且有扶正和调节脏腑功能的作用，有助于改善精神状态，故治疗加用"扶正安神通任"针法。同时配合"耳穴调平术"加交感、皮质下、心，"形神调节按摩术"常规按摩头、背、胸腹，以加速解决心脾两虚之症。二诊时纳差，饭后有胃脘不适感。加之大便黏而不爽，为脾虚湿盛，运化不利，故加砂仁，化湿开胃健脾。三诊加五味子益气生津；加麦冬养阴生津，以治口渴；韭菜子温补肝肾，壮阳益精，加强缓解颈项肩背发紧症状。四诊仍觉口渴，且喜冷饮，加之舌尖红，为心火亢盛、灼烧津液所致，舌有点刺提示瘀血阻滞，故加牡丹皮、生地黄、赤芍清热凉血，养阴生津，活血化瘀。寒主收引，经脉拘急，则项背发紧，故加葛根解肌通经。从五诊至十诊患者间断就诊，上述症状时作时止，直至十诊症状未得到明显改善。十诊大腿内侧出现红色斑疹，伴瘙痒。舌红苔黄，考虑脾胃受损，水湿内生，风湿热邪蕴于肌肤，气血不通，故以经验方"枕清眠安汤"为主方，平肝健脾，镇静安神。加半夏健脾燥湿；天麻、白鲜皮、地肤子清热利湿，祛风止痒。十二诊时情志不遂，肝气郁结，郁而化火，灼津成痰，火热扰动心神，导致心神不宁而寐差。肝木乘脾土，脾胃受损，脾失健运，气血生化乏源，自觉大脑疲劳。肝气郁结，则血行不畅。脉络不利，心脉痹阻，则胸闷心慌。治疗更方为"温胆安神汤"，理气化痰，平肝安神，加石菖蒲、远志增强安神益智之功；加延胡索、川芎、丹参活血化瘀，行气止痛。十三诊胸闷症状未减，且有周身气机不畅感，故紫苏换为行气宽中力更强的苏叶。因情绪好转，食欲渐佳，痰饮症状稍减轻，渴欲饮水，且小便频、量少，故将善于化痰的竹茹换为竹叶，以除烦止渴，利尿通淋。精神疲惫，且口干乃气虚津亏，故加黄芪补气生津。十四诊见大便干结，多因邪滞肠胃所致，小便黄提示有热象，故加大黄、厚朴泄热通便，下气除满。十五诊后诸症明显改善，仅有轻度疲劳感，寐差，故采用补中益气汤改善症状。效不更方，变换剂型，巩固治疗。同时配合针灸扶正气，调脏腑，3个月后症状消失，身体无恙。

本患者病久症缓，本着缓者治本原则，久治慢调，方可治愈。治疗需补泻结合，虽患者以虚为主，但不能过补和连续久补，以防过虚不受补而加重病情。患者间断治疗1年之久，期间随症加减，补泻结合，终致显效。

案四：疏肝健脾，扶正安神针刺治疗绝经前后诸证

朱某，女，48岁。初诊：2017年3月21日。

主诉：情绪不安，心烦易怒1年。

现病史：1年来无明显诱因出现心情抑郁，情绪不安，心烦易怒，胁肋胀痛，寐差易醒，多梦纷纭，多食易饥，且月经不规律，时有汗出，纳差，大便调，小便黄。患者拒服汤药，要求针灸治疗。舌暗红，苔白腻，脉弦。

中医诊断：绝经前后诸证（心神失养，肝郁脾虚）。

西医诊断：围绝经期综合征。

治法：疏肝健脾，扶正安神。

处方：

（1）针灸：每周3次。"扶正安神通任"针法加期门、支沟、阳陵泉、行间、侠溪、地机、公孙、神门、内关。

（2）耳针："耳穴调平术"基本穴加交感、皮质下、心。

（3）丹栀逍遥丸（自备）。1次1丸，1天2次。

（4）嘱避免过于激动或喜怒忧思过度，保持心情平静愉快，注意生活起居，寒温适宜。尽量不服西药，严重时可少服。

二诊（2017年3月28日）：经中成药和针灸配合治疗后心烦减轻，睡眠状况无明显改善，入睡困难，睡后易醒，多梦，无汗，多食易饥，目赤肿痛，情绪急躁，胁肋胀痛，大便调，小便黄，舌暗尖红苔黄，脉弦滑。针灸处方：初诊穴加睛明、太阳穴。

三诊（2017年4月4日）：胁肋胀痛略好转，仍寐差，入睡难，眠浅易醒，多梦，气短，纳可，饭后腹胀明显，大便黏，小便调。齿痕舌，舌暗红，苔薄略黄，脉弦滑。针灸二诊穴加"腹三穴"。

四诊（2017年4月11日）：饭后腹胀、气短减轻，其余改善不明显，仍寐差，入睡难，寐浅，多梦，纳可，一直未服西药。小便调，大便黏，下肢发凉疼痛，舌暗红，苔黄厚，脉弦细。针灸三诊穴加血海。停服丹栀逍遥丸。

五诊（2017年4月18日）：腹胀减轻，大便黏明显见好，现晨起乏力，气短，失眠，多梦，寐浅，易醒，咽中不适，痰多咳嗽，纳可，二便调，舌红，苔黄厚腻，脉弱。四诊穴加丰隆穴。

六诊（2017 年 4 月 25 日）：咽部不适、咳痰稍好转，寐浅，阵发性潮热盗汗，乏力，气短，纳可，二便调。舌暗红，苔黄，脉弦滑。针灸五诊方加复溜、然谷。

七诊（2017 年 5 月 2 日）、八诊（2017 年 5 月 9 日）：两次复诊症状相似。诸症减轻，睡眠好转，但乏力、气短未明显减轻，纳可，二便调，舌暗红，苔黄，脉沉弦。针法同前。

九诊（2017 年 5 月 16 日）：情绪较稳定，睡眠明显好转，纳可，二便调，舌暗红，苔薄白，脉弦。建议继续针刺 10 次，每周 1～2 次巩固。

半年后电话随访，不寐已愈，未再复发。

【按】本例患者 48 岁，月经已不规律，心烦易怒，寐差，根据临床表现可诊为绝经前后诸证。患者女性，情志所伤，肝失条达，故心烦易怒，胁肋胀痛。情志不畅，心气耗伤，暗耗营血，不能上奉心神，故寐差。肝肾亏虚失养，冲任不调，故月经不调。脾胃乃气血生化之源，脾失健运，故多食、易饥饿。加之脉弦，舌色暗红，苔白腻，辨证为心神失养、肝郁脾虚之经断前后诸证。妇女至绝经前后，肾气逐渐亏损，天癸将竭，精血不足，冲任失调，阴阳不平衡，易出现肝阳上亢、气血不足、正气虚弱等表现，故治以疏肝健脾，扶正安神。任脉的部分腧穴不仅能够安神，而且有扶正和调节脏腑功能的作用。该患者肝肾已亏虚，肝失疏泄，脾失健运，脏腑气血阴阳失调，而使心神失养，气机失畅，故发为绝经前后诸证。治疗以"扶正安神通任"针法调节，加期门、支沟、阳陵泉养心安神，疏肝理脾。其中期门为肝之募穴，能疏肝解郁；支沟配阳陵泉疏泄少阳经气，调理气血，三穴相配，共奏理气活血之功。行间、侠溪穴分别为足厥阴肝经及足少阳胆经之荥穴。荥穴乃五输穴之一，荥主身热，能够清泄火热之邪，两穴相配，可清肝胆之火。再配以风池、太冲，两者分属肝胆两经，一上一下，引肝胆之火下行。月经不规律，治以活血化瘀、调理冲任为主。地机为足太阴脾经之郄穴。郄穴是体内气血会聚于某些空隙处的重要穴位，脾经为多气多血之经，为气血生化之源，针刺地机能够调理气血运行，促进脾经统血。公孙穴属足太阴脾经，是八脉交会穴。八脉交会穴乃奇经八脉与十二正经脉气相通的穴位，公孙穴与冲脉相通，与任脉关元穴相配，可通调冲任，固经摄血。神门为手少阴心经原穴，"五脏有疾，当取十二原"。心藏神，针刺原穴能使三焦通达，从而激发元气，扶正祛邪，运行气血，上奉心神。心神得以滋养而神定寐安。内关为手厥阴心包经所分出的络穴，"络"有联络、散布之意，故内关能够治疗心包经上的虚实病证。神门、内关两穴相配，为原络配穴，两穴一表一里，有宁心安神之效，还能增强人体正气，提高抗病能力，促进疾病痊愈。二诊睡眠状况未好转，且伴目赤，为肝郁化火。火性炎上，故目赤。情绪急躁、舌红、苔黄、脉弦均为肝火有余之象，故加睛明、太阳，配合谷平肝降火，清泻风热。肝在窍为目，阳明、太阳、少阳经脉均行目系，合谷调阳明经气以泻风热。睛明穴为足太阳膀胱经与足阳明胃经交会穴，局部取穴，能够宣泄眼部之郁热。太阳穴为经外奇穴，是十四正经以外有具体名称和明确定位之穴，能够泄热消肿，对治疗目赤肿痛有奇效。三诊自觉饭后腹胀，乃脾失健运、腑气不通所致，故加天枢，组成陆教授的经验组穴"腹三穴"。其中中脘、天枢、关元分别是胃、大肠和小肠的募穴。募穴是脏腑之气输注于胸腹部的腧穴，腑病多取募穴，可调和肠胃。关元又可培补元气，三穴相配，局部选穴，通调腹部之腑气，行气除胀。配以足三里，足阳明胃经下合穴，疏调胃腑气机，补中益气，化湿开胃，胃和则卧安。四诊除睡眠未得改善外其余症状均好转，但自觉下肢寒凉疼痛，此为气血凝滞不通、下肢失于濡养不荣所致，故加血海。血海属足太阴脾经，脾乃气血生化之源，可补血养血，活血通络。五诊出现咽中不适、痰多咳嗽，为肝郁乘脾，脾湿凝聚成痰，故加丰隆穴。痰的生成责之于脾，丰隆穴是足阳明胃经之络穴，别走于足太阴脾经，可治疗脾胃两经的疾患。针刺丰隆穴可通调脾胃气机，使气行津布，中土得运，湿痰自化。六诊出现阵发性潮热盗汗，为肾阴不足，虚火内生，肌表腠理不固，火热迫津外泄而发，故加复溜、然谷。复溜为足少阴肾经经穴，五行属金。根据本经子母补泻法，肾经虚证应"补其母"，肾为水，金生水，金为水之母，故选本经五输穴中属金的经穴，即复溜穴，针刺该穴能够滋补肾阴，以降虚火，助膀胱气化而固腠理，调节阴阳平衡，盗汗自止。然谷穴为足少阴肾经的荥穴，五行属火，而肾经属水，故治疗肾阴不足而引起的异常汗出的同时配合然谷穴可升清降浊，平衡水火，益气固肾。两者同用，调和阴阳，滋肾固表。耳针采用"耳穴调平术"基本穴加交感、皮质下、心，以调经止痛，益心安神。针灸、耳针协同作用，多向调理，充分体现了陆教授临证多维治疗的优势。

在陆教授门诊，一半以上的针灸患者只单纯采用针灸治疗，这得益于陆教授具有两套针法这一特点。

骨关节病证

项 痹

　　项痹是指因颈椎间盘退行性改变、骨质增生或颈部损伤等因素引起神经根、椎动脉、脊髓等受到刺激或挤压引起的一组症状复杂、影响广泛的临床综合征。西医称之为颈椎病。本病好发于 30～60 岁人群，但有明显低龄化趋势。本病亦属中医"眩晕""头痛""痿证"等范畴，是门诊常见病。陆教授认为，平素长期劳损、感受风寒等导致肌肉不荣、经络不通是颈椎病最常见的外因，此为标。其中，年轻人多因长期低头或颈背贪凉引起，老年人多因肝肾亏虚、日久劳损或受风寒等引起，但总的来说，多是气滞血瘀、肝肾亏虚引起的不通不荣，此为本。临床常可分为肝肾亏虚、寒湿痹阻、瘀血阻络等型。陆教授治疗颈椎病，多以"补益肝肾、疏经通络、活血化瘀"为原则，常用的强肾壮骨药如枸杞子、肉苁蓉、牛膝、骨碎补、补骨脂、淫羊藿等；祛风通络药如鸡血藤、路路通、防风、羌活、独活等；活血化瘀药如延胡索、鸡血藤、川芎、赤芍、桃仁、红花等；扶正补气药如黄芪、白术、党参、红景天、炙甘草、防风等，扶正与祛邪兼顾，使气血经络得通，肌肉筋骨得荣，从而病情获愈。

　　陆教授治疗本病最常用的基础方剂是其经验方"鸡血藤 16 味"，加减化裁用于治疗各型颈椎病。因外感引起颈背疼痛或急性颈痛（如落枕）者，方选桂枝加葛根汤加减或羌活胜湿汤加减治疗。如伴耳鸣、脑鸣，加葛根、石菖蒲；伴头晕、寐差，加天麻、决明子；眼干、视物不清，加枸杞子、菊花；心慌胸闷，加丹参或丹参饮；手臂麻木，加桂枝、姜黄、路路通、桂枝等。陆教授认为，此病多为长年累月积病而发，故常配合"补肾安神通督"或"扶正安神通任"针法治疗，既可助药力，又能安神。陆教授还常用经验组穴"颈三穴"治疗颈椎病。此三穴均为局部取穴，对疏通颈项部经络效果显著。治疗时，陆教授常用经验方"痹证外用方"局部外敷（本方获国家发明专利），外感或劳损外伤所引起者使用更宜。陆教授还常嘱患者将内服药的药渣热敷颈椎。推拿采用弹拨、擦、揉等放松手法加颈椎拔伸、归合等手法疏通经络，活血止痛。刮痧、拔罐也是陆教授常用的方法，多种方法合理选用往往能达到立竿见影之效。

　　陆教授治疗颈椎病时常嘱患者注重生活和精神调理，避免睡眠不足、工作过度紧张及长时间持续低头；加强颈肩背部肌肉锻炼；防止因久坐引起的颈部不适；纠正不良睡势，选用高低合适的枕头；防止颈部受风受寒，加强锻炼，增强体质，可练太极拳、八段锦等促进颈椎病康复。本病一般预后良好，大多数患者经正规治疗后均可痊愈，但如不注意保养则容易复发。

案一：补气活血，补益肝肾治疗项痹

盖某，女，63岁。初诊：2016年6月2日。

主诉：左上肢麻木不适伴疼痛20余日。

现病史：20天前无明显诱因出现左上臂外侧麻木不适，伴疼痛，自行外敷膏药，症状未见明显减轻。症见左上臂外侧麻木不适，伴疼痛，夜间尤甚，按揉时疼痛减轻，自觉颈项部肌肉紧张，双上肢活动正常。平素乏力，寐可，纳可，二便调。既往颈椎病史10年。颈椎生理曲度存在，颈椎3、4、5棘突旁压痛。舌淡暗，苔薄白，脉弦稍弱。

中医诊断：项痹（气虚血瘀，肾精不足）。

西医诊断：颈椎病（神经根型）。

治法：补气活血，补益肝肾。

处方：

（1）中药："鸡血藤16味"加路路通10g，葛根15g，姜黄15g，白术15g，防风15g。5剂，每日1剂，水煎服，分早晚两次服。药渣包裹热敷颈部。

（2）针灸：1个疗程，每周3次。"补肾安神通督"针法加"颈三穴"、肩髃、臂臑、手三里、后溪透劳宫。

（3）推拿：每周3次。①揉太阳、攒竹、印堂穴。②点按五经。③拿颈项和揉风池。④擦背部、揉膀胱经。⑤揉、拿、捏上肢法，搓肩臂法（具体操作见"形神调节按摩术"）。

（4）嘱颈部注意保暖，注意生活起居，保持心情愉悦，适量运动。

二诊（2016年6月7日）：上肢麻木、疼痛较前减轻，颈部肌肉较前放松，时有因疼痛而寐不安，纳可，二便调。舌淡黯，苔薄微黄，脉弦稍弱。初诊方加威灵仙15g。7剂，用法如前。其余治疗维持原方案。

三诊（2016年6月14日）：症状较前明显减轻，上肢无明显麻木，偶尔疼痛，颈项部无明显不适，情绪较急躁，纳可，寐尚可，二便调，舌稍淡，苔薄白，脉弦。二诊方加延胡索20g，郁金15g。7剂，用法如前。其余治疗维持原方案。

1个月后随访，诸症消失，基本痊愈。

【按】本案患者为年逾60岁的老年人，既往颈椎病史十年，颈椎3、4、5棘突旁压痛，颈部肌肉紧张。加之左上臂外侧麻木不适、疼痛等临床症状可诊为项痹。患者年老体衰，肝肾不足，气血亏虚，导致平素疲倦乏力，筋脉失养，不荣则痛。不荣日久，血运无力，经络受阻，不通则痛，故上肢麻木疼痛明显，且夜间尤甚，舌淡暗，苔薄白，脉弦弱。综上考虑，辨证为气虚血瘀、肾精不足之项痹。处方以"鸡血藤16味"为主方，意在补气活血，滋补肝肾，使气血能够滋养经络脏腑，解决不荣之根本。加路路通、姜黄既可祛风活络，又可通经止痛，用治手臂麻木；加葛根、防风解表祛风，以散外邪，缓解筋络拘急感；白术补气健脾，与黄芪组成玉屏风散，益气固表。全方补气活血，补益肝肾，祛邪解表，既荣又通，标本兼治，内外兼修。药渣外敷可使药力直达病所。针灸治疗时，考虑患者年过六旬，病机根本在于肝肾不足，病程日久导致精神状

态不佳，情绪易波动。加之督脉循行经过颈部中央，具有调节全身阳经经气作用，故用"补肾安神通督"针法补肝肾，通督脉，调元神，改善脏腑功能状态，增强体质，放松精神。加"颈三穴"以缓解颈项疼痛等局部症状。肩髃、手三里均属手阳明大肠经穴，循行经过上肢部，根据"经脉所过，主治所及"的原理，两穴擅调大肠经经气，有通络止痛之功。后溪为手太阳小肠经穴。《难经·六十八难》云："俞主体重节痛。"且后溪穴为八脉交会穴，与督脉相通。劳宫穴为手厥阴心包经荥穴，能够缓急止痛，清心安神，两穴相配，对上肢部疼痛麻木有十分显著的效果。加上推拿直接对患处进行治疗，舒筋通络，活血化瘀，疗效可靠。二诊因上肢疼痛影响睡眠质量，故加威灵仙增强通络止痛作用。三诊诸症减轻明显，因患者平素情绪急躁，乃久病气血阻滞不通，体内气机不畅导致肝郁所致，故加郁金行气解郁，再配延胡索，共同增强活血行气止痛之功。

　　针对本患者提醒，因老年人多伴有骨质疏松，推拿时要使用轻柔手法，不能用重力，以防骨折。同时俯卧位针灸会压迫心脏，要随时观察，以防意外。

　　案二：祛风除湿，活血通络治疗项痹

　　耿某，女，25岁，工人。初诊：2016年11月3日。

　　主诉：颈肩部疼痛不适伴头晕两月。

　　现病史：患者长期伏案工作，两个月前因劳累感寒后出现颈肩部疼痛，偶尔头晕，无头痛。医院颈部 X 片示颈椎生理曲度变直，予养血清脑颗粒口服1周，症状稍有减轻。症见颈肩部疼痛，时头晕，易心慌，手凉，爱出汗，平素月经量少、有血块、色暗，饮食、睡眠可。舌淡红，苔薄白，边有齿痕，脉沉细。

　　中医诊断：项痹（风寒阻络，气血瘀滞）。

　　西医诊断：颈椎病（颈型）。

　　治法：祛风除寒，活血通络。

　　处方：

　　（1）中药："鸡血藤16味"，白芍改为赤芍25g，加羌活10g，陈皮15g，天麻15g，姜黄15g。7剂，颗粒剂，每日1剂，水冲150mL，早晚两次温服。

　　（2）针灸：1个疗程，每周3次。"补肾安神通督"针法加"颈三穴"、颈夹脊。

　　（3）推拿：每周3次。颈背部弹拨、擦法、按揉等放松手法加颈椎拔伸、牵拉等（操作见"形神调节按摩术"）。

　　（4）嘱每日做颈椎保健操，注意颈项部保暖。

　　二诊（2016年11月10日）：颈肩部疼痛稍减轻，未再头晕。舌红，苔薄白，边有齿痕，脉沉细。初诊方去陈皮。7剂，颗粒剂，用法同前。其余治疗方案不变。

　　三诊（2016年11月17日）：颈肩部疼痛明显转好，手仍易出冷汗，偶尔心慌，活动后、饭后明显，睡眠稍差，多梦，舌红，苔厚腻，有齿痕，脉细滑。二诊方去姜黄、地龙、肉苁蓉，加合欢花30g，茯神15g，浮小麦30g。7剂，颗粒剂，用法同前。其余治疗方案不变。

　　四诊（2016年11月24日）：颈肩部无明显疼痛不适，无头晕头痛，无心慌胸闷，睡眠较前改善，舌淡红，苔白，有齿痕，脉沉细。三诊方不变，7剂，颗粒剂，用法同前。停针灸、推拿治疗。

3 个月后随访，无颈项部不适，未再头晕，临床痊愈。

【按】本患者颈肩部疼痛伴头晕，颈部 X 线示颈椎生理曲度变直，根据症状、体征及 X 线检查可诊为项痹。患者长期伏案工作，周身气血运行缓慢，颈肩部肌肉长期紧张不适，日久气滞血瘀，此为不荣。加之外感寒凉，外邪侵袭机体，寒性收引，痹阻颈肩局部经脉，致使颈肩经脉不通而疼痛。日久不愈，经脉失和累及局部经脉气血，使经脉气血运行不畅，而见月经量少、色暗有血块。气血不足，心失所养故心慌。脑失所养，故时而头晕。无以温煦四肢，故手凉。气虚无以固表，所以易出汗。综上可诊为风寒阻络、气血瘀滞之项痹。处以陆教授经验方"鸡血藤 16 味"，活血通络，补肝肾，荣筋骨，解决气血瘀滞之根本。将白芍改为赤芍，增强化瘀止痛作用；加羌活祛风除寒；加陈皮行气；加天麻、姜黄舒筋通络，活血止痛，缓解头晕症状，以治标。全方既祛风除寒，通络止痛，又补气活血，补肝肾，标本兼治，既通又荣还平。同时使用"补肾安神通督"针法加用"颈三针"、颈夹脊穴，补肝肾，通督脉，疏通局部经络气血，又可安神。同时配合局部推拿，最大程度地解决颈肩部疼痛等局部症状。三诊时症状较前明显减轻，颈肩部症状明显好转，考虑局部经络已疏通，故去姜黄、地龙、肉苁蓉，加浮小麦敛汗，以缓解手心出汗症状；加茯神、合欢花养心安神助睡眠。四诊病情稳定，效不更方，变换剂型巩固疗效。

此型颈椎病多见于中青年，先期治疗针药并施，并配合推拿效果最好最快。后期可用推拿和锻炼予以维护，以防复发。老年性颈椎病多见于神经根型或交感神经型甚至脊髓型，治疗要以针药为主，推拿慎用，可配合刮痧、拔罐。不管哪种颈椎病，其病机多有气虚（滞）血瘀、肝肾亏虚引起的不通与不荣，"鸡血藤 16 味"可以治疗大多数颈椎病患者。

案三：补气活血，补肾通经治疗项痹

刘某，女，28 岁。初诊：2015 年 9 月 8 日。

主诉：颈部僵硬伴左手麻木不适两个月，加重 1 周。

现病史：患者常低头看手机、熬夜伏案工作，两个月前出现颈部僵硬不适，伴左侧手中指、无名指麻木不适，间断自行热敷局部、贴膏药治疗，症状无明显改善。近 1 周颈部僵硬不适加重，仍左侧手中指、无名指麻木不适，乏力，腰酸，时而头痛头晕并伴恶心、欲吐，纳可，睡眠欠佳，二便调，月经量少，有血块。否认怀孕。颈曲消失。舌暗红，苔薄白。脉细涩弱。

中医诊断：项痹（气虚血瘀，经络阻滞）。

西医诊断：颈椎病（神经根型）。

治法：补气活血，补肾通经。

（1）中药："鸡血藤 16 味"加葛根 20g。7 剂，颗粒剂，每日 1 剂，水冲 150mL，早晚两次温服。

（2）针灸：每周 3 次。"补肾安神通督"针法加"颈三穴"、颈夹脊、外劳宫、后溪。

（3）推拿：每周两次。"形神调节按摩术"头颈背上肢部分选择操作（具体方法见"形神调节按摩术"）。

（4）嘱注意休息及颈项部保暖，避免长时间伏案工作，避免突然扭头等剧烈活动。

二诊（2015年9月15日）：颈部僵硬好转，左手无明显麻木，劳累后头痛加重、胀痛，左侧严重，仍偶而恶心、欲吐，白天乏力明显，时而心慌不适，因工作性质为上夜班，睡眠不规律，但入睡可，睡眠质量一般，纳可，二便可。初诊方加生龙骨30g，生牡蛎30g，丹参15g，半夏10g。7剂，颗粒剂，用法同前。其余治疗方案不变。

三诊（2015年9月22日）：颈项部僵硬不适较前明显好转，仅劳累后感不适，无手指麻木，偶而心悸、腹部胀气，寐可，舌稍红，苔浅黄、边有齿痕，脉细滑。二诊方去生龙骨，加瓜蒌皮20g。7剂，颗粒剂，用法同前。其余治疗方案不变。

四诊（2015年9月27日）：颈项部无明显不适，入睡稍困难，纳可，二便可，舌稍红有齿痕，苔薄白，脉细滑。三诊方加酸枣仁30g。7剂，3剂水煎服，两天1剂；4剂做水丸。停针灸、推拿治疗。

3个月后随访，无颈项部不适，未再头晕，临床痊愈。

【按】患者颈部僵硬伴左手麻木不适，颈曲消失，由此可明确诊为项痹。患者长期伏案工作，颈肩部肌肉长期紧张不适，周身气血运行缓慢，日久气血瘀滞闭阻颈肩经脉，致使颈项更加僵硬，经脉瘀阻，气血运行不畅，此为不荣不通。气血虚损，气虚无以推动血液运行，络脉空虚，四肢不得荣养，故手指麻木不适。心神失于濡养，故寐差。脑髓不荣，故头疼头晕。头晕头疼时，神无所主，故恶心欲吐。肾精不足，腰府失养，故腰酸。综上，结合舌脉可诊为气虚血瘀、经络阻滞之项痹。方用经验方"鸡血藤16味"活血通络，补肝肾，荣筋骨。同时加葛根增强舒筋通络、解肌散邪作用。《伤寒论》云："太阳病，项背强几几，无汗，恶风者，葛根汤主之。"其中君药葛根主治头项部及腰脊部拘急疼痛，能疏通经络，缓解颈部及上肢麻木。全方共用，既疏通经脉，通络止痛，又补气活血，标本兼治，达到既通又荣还平之效。针灸在"补肾安神通督"针法的基础上加"颈三针"、颈夹脊穴疏通局部经络气血。后溪为手太阳小肠经穴，《难经·六十八难》云"俞主体重节痛"，且为八脉交会穴，与督脉相通。外劳宫为经外奇穴，能舒筋活络，和中理气，两穴相配，可有效缓解上肢部疼痛及手指麻木等症，体现了整体治疗与局部治疗相结合的原则。推拿以㨰法、揉拨、拿捏、放松等法直接作用于患处，舒筋活络，活血化瘀，舒缓肌僵。二诊时症状明显减轻，颈肩部症状明显好转，但仍入睡困难、心慌不适。此乃心脉瘀血痹阻所致，故加生龙骨、生牡蛎镇静安神助眠；加丹参活血养血。偶而恶心、欲吐，考虑脾胃不和之可能，故加半夏降逆和胃。三诊时颈部及上肢症状基本消失，失眠好转，仍腹部胀满，偶而心悸，故加瓜蒌皮通腹消满，宽胸理气。四诊时除入睡稍困难外无其他不适，故加适量酸枣仁助眠定惊安神，同时改服水丸巩固疗效。

治疗本病的同时应嘱患者改变生活方式，工作、生活中保持良好的坐姿，避免长时间低头伏案，适当活动，做好颈肩部放松，以助于疾病治疗。

案四：通经活血，补益肝肾针刺治疗项痹

吴某，女，60岁。初诊：2012年7月14日。

主诉：颈项部酸痛不适3周。

现病史：3周前因睡眠姿势不佳加之吹空调受凉而致颈项部酸痛，遇寒加重，得温则缓，颈部肌肉紧张、僵硬，右上肢及拇指疼痛麻木，自行贴活血止痛膏后症状稍缓解，活动受限，纳可，寐安，二便调。患者拒服汤药，要求针灸治疗。舌暗红，苔薄白，脉沉迟。

中医诊断：项痹（气滞血瘀，肝肾不足）。

西医诊断：颈椎病（神经根型）。

治法：通经活血，补益肝肾。

处方：

（1）针灸：每周3次。"补肾安神通督"针法加颈夹脊、外劳宫、"颈三穴"、列缺、尺泽穴。

（2）颈复康颗粒（自备）。1次2袋，1天2次。

（3）嘱避免受凉，注意生活起居，寒温适宜。

二诊（2012年7月21日）：经中成药及针灸配合治疗，颈项部酸痛感减轻，但停止针刺后症状恢复。上肢麻木好转，颈部疼痛、沉重感时而向枕部、肩部放射，肩部疼痛、酸重，纳可，寐尚可，二便调，舌紫暗，苔黄腻，脉弦滑。初诊方加"肩三穴"。停药。

三诊（2012年7月28日）：颈肩部酸痛不适减轻，上肢麻木有所改善，时而偏侧头部胀痛感，纳少，寐尚可，舌暗，苔黄腻，脉弦。针灸二诊方加"头三穴"。

四诊（2012年8月4日）：颈项部疼痛、上肢麻木明显好转，头痛减轻，近两日心慌，乏力，体倦寐差，纳少，大便1日2～3次、质稀，舌淡，苔薄白，脉沉滑。三诊方加心俞、脾俞、"调神三穴"。

3个月后电话随访，颈痛已愈，未再复发。

【按】本患者以颈项部酸痛不适3周为主诉，根据临床表现可明确诊为项痹。患者年过六旬，肝肾亏虚，气血不足，加之睡眠姿势不佳，损及颈项部筋脉，致局部气血运行不畅。经脉瘀阻，"不通则痛"，故颈项部疼痛，时而牵及右侧上肢，活动受限。舌象亦为经脉瘀阻之象，故辨为气滞血瘀、肝肾不足之项痹。《素问·至真要大论》曰："阴痹者……腰脊头项痛，时眩……病本于肾。"患者年过六旬，多肝肾亏虚。肝藏血，肾藏精，精血化生不足，筋骨无以濡养，故不荣则痛。《济生方·痹》云："皆因体虚，腠理空疏，受风寒湿气而成痹也。"指出人体正气不足时容易感受邪气侵袭而发病。患者颈项部受凉，寒主收引而致筋络拘急。《证治准绳》云："颈痛头晕非是风邪，即是气挫，亦有落枕而成痛者……由挫闪及久坐而致颈项不可转移者……故机关不利。"患者因睡眠姿势不佳致颈部脉络受损，不通则痛。以上病因共同作用，使颈项部酸痛症状日久不愈。如《素问·痹论》所说："五脏皆有合，病久而不去者，内舍于其合也。故骨痹不已，复感于邪，内舍于肾。"治病必求于本。该患者痹证迁延，易复感于邪，病邪

易由经络而病及脏腑，使肝肾亏虚，精血不足。督脉位于后正中线，循行经过颈部，为阳脉之海。督脉阳气虚衰，无力推动血液运行，终致气滞血瘀日久。督脉痹阻，必会引发颈部病变。加上病程日久，易使患者出现紧张、焦虑情绪，所以用"补肾安神通督"针法加颈夹脊穴和"颈三穴"疏通经络，补气活血，补益肝肾。

颈夹脊穴为经外奇穴，又称华佗夹脊穴，属十四正经以外穴位。奇穴对某些特定病证有独特作用。颈夹脊穴属局部选穴，旁通督脉，能够激发督脉阳气，疏通颈部气血，达到舒筋活络、活血止痛的目的。外劳宫又称"落枕穴"，属经外奇穴，有舒筋活络之功，是治疗落枕的经验效穴。患者因颈部劳损致气血经脉不通则痛，针灸施术原则当标本同治，故辅穴以行气活血、疏通经脉为主。"颈三穴"为陆教授经验组穴，翳风穴属手少阳三焦经，为手足少阳经交会穴。针刺该穴可调整手少阳三焦经之气血，活血祛风，治疗头项强痛等病证。完骨穴属足少阳胆经，为本经与足太阳膀胱经交会穴，针刺该穴可调两经，治气血，通经活血止痛。风池穴亦属足少阳胆经，为本经和阳维脉的交会穴。《针灸甲乙经》云："颈痛，项不得顾……偻引项筋挛不收，风池主之。"针刺该穴可疏调少阳、阳维脉之间的气血，达到疏通颈项部经脉、解痉止痛之目的。"颈三穴"中翳风为手少阳三焦经经穴，三焦为元气通行的通道，元气由肾精化生，输布于各个脏腑及经络中。《难经·三十八难》云："有元气之别焉，主持诸气。"完骨和风池为足少阳胆经经穴，足少阳胆经是阳气生发的关口，针刺能激发气化功能，使营血得以再生，从而使阴平阳秘，机体恢复平衡状态。根据十四经经气循行流注顺序可知，手少阳三焦经流注于足少阳胆经，两条经脉脉气相继，根据"经脉所过，主治所及"的取穴原则，此三穴均属少阳经，又脉气相继，故三穴相配，能够激发头面部气血运行流畅，濡养经筋，以达"通而不痛""荣而不痛"之目的。患者因颈项部疼痛引起右侧上肢至拇指端疼痛麻木，从西医的角度讲，颈神经由椎间孔出来后分成前后两支，前支走向下外方，一直到前臂，构成尺神经、桡神经、正中神经等。后支绕颈椎后关节到后方，分布于颈椎后面的肌肉、皮肤。若两支神经受到压迫，就会引起上肢麻木。可见，此发病部位与手太阴肺经的循行密不可分，故针刺手太阴肺经能够有效缓解上肢麻木、疼痛。尺泽、列缺两穴均属手太阴肺经，针刺尺泽能通经止痛，有效缓解上肢局部病变。患者颈部因感受风寒湿之邪及劳损导致气血运行不畅，该穴位于血海上下对应的位置，有活血之功，亦有"治风先治血，血行风自灭"之意。《四总穴歌》曰"头项寻列缺"，说明列缺穴能够治疗因经气阻滞、气血运行不畅而引起的项强。因此，针刺尺泽、列缺两穴无论是从"经脉所过"还是从"腧穴所在"方面，对治疗上肢疼痛麻木均有良好效果。

二诊时因颈项部疼痛放射至肩部，肩部疼痛酸重感明显，故加"肩三穴"。肩髃、肩贞穴分别为手阳明大肠经、手太阳小肠经穴。肩前穴属经外奇穴，根据"腧穴所在，主治所在"原则，三穴均在肩部附近，故能疏经利节，祛风通络，对风寒湿邪引起的肩关节疼痛、活动受限等效果明显。三诊时偏侧头部胀痛，故加经验组穴"头三穴"，以祛邪散滞，通络行血。太阳穴为经外奇穴，是十四正经以外的经穴。顾名思义，该穴乃阳气充盛之地。针刺太阳穴能够调节阴阳，清利头目。率谷穴属足少阳胆经，是与足太阳膀胱经之交会穴。《玉龙歌》云："偏正头风痛难医，丝竹金针亦可施，沿皮向后透率谷，一针两穴世间稀。"可见，率谷穴对于偏头痛有显著疗效。头维穴属足阳明胃经，足阳明经多气多血，本经气血多从头维穴传至头部。偏头痛主因正气不足，邪伏于内，脏腑失调，气血随足阳明经上冲于脑所致，针刺该穴采用"损其有余"之泻法，可调和气血阴阳。患者亦有心慌、体倦寐差、纳少之症。心主血，脾为生血之源。心脾亏虚，血不养心，脾失健运，则饮食无味。气血生化之源不足，营血亏虚，不能上奉于心，心神失养，则眠不安。故治以健脾养心，活血通脉，针刺心俞、脾俞两穴。两穴均属足阳明膀胱经，为心和脾所对应的背俞穴。背俞穴适用于相应的脏腑病证及相关的组织器官病证，针刺心俞、脾俞能补益心脾，益气生血。配以"调神三穴"，百会、神庭、印堂均属督脉，督脉入络于脑，上贯心，心主神明。三穴相配，共奏醒脑开窍、安神定志之效。耳针采用"耳穴调平术"基本穴加颈、颈椎，针灸、耳针协同作用，多向调节，能够加强舒筋通络、活血止痛、补益肝肾之功。

肩　痹

　　肩痹是指肩关节囊及滑囊、韧带、肌腱等软组织损伤、退变引起的一种慢性无菌性炎症，以肩部酸重疼痛、活动受限和肌肉萎缩为主，又称"漏肩风""五十肩""肩凝症""冻结肩"，西医称为肩周炎，多见于50岁左右女性，是临床常见病。

　　陆教授认为，本病的主要病机在内为肝肾阴虚，阴津不荣筋脉肌骨；在外为邪气侵袭，寒凝血脉或劳损外伤所致气血不通。治疗时强调标本兼治，以祛风除湿、活血化瘀、滋补肝肾、舒筋活络为基本原则，以鸡血藤、威灵仙、骨碎补、透骨草、当归、川芎、红花、骨碎补、肉苁蓉、菟丝子等为基本药物。感受风寒湿邪者，加防风、秦艽、羌活、独活、木瓜等祛风除湿之品；寒气重者，加制川乌、附子、干姜、桂枝、姜黄等温经散寒之品；血瘀者，加乳香、没药、赤芍、牛膝、红花、桃仁等活血化瘀之品；肝肾不足者，加熟地黄、杜仲、桑寄生、续断等滋补肝肾之品；经络痹阻者，加地龙、蜈蚣等疏通经络之品。同时既要注重全身状态的调节，又不忘解决局部病变。对于肝肾不足、气滞血瘀证，常用"鸡血藤16味"加减；对于风寒湿阻证，常用羌活胜湿汤加减；对于瘀血阻滞证，常用身痛逐瘀汤加减；对于气血虚弱证，常用八珍汤、补中益气汤加减。采用针灸治疗时，陆教授常根据病情选择不同针法。肩周炎伴背部或腰部疼痛者以"补肾安神通督"针法为主，合并脏腑症状者以"扶正安神通任"针法为主。肩贞、肩髃、肩前为陆教授常用的"肩三穴"。三穴分别为手太阳经穴、手阳明经穴、经外奇穴。三穴合用，可疏通肩部经络气血，为治疗肩痛必用穴。推拿的主要施术部位在颈肩上肢，手法以放松及弹拨为主，结合肩部摇法、抖法等，以滑利关节，舒筋通络。

　　陆教授治疗肩痹根据"异病同治"原则，常配用自创的"痹病外用方"，让患者在家热敷患处，以活血化瘀，祛邪止痛。陆教授认为，骨关节退变、肌肉劳损等引起的疼痛，治疗要以止痛为主，兼顾安神。因为疼痛减轻，患者心情舒畅，心情舒畅则肌肉松弛，有利于肩部血液循环，可促进患处更快好转。正所谓，止痛可安神，安神又可止痛。如为外感引起或兼湿、瘀，可结合局部拔罐。陆教授治疗肩痹还嘱咐患者多做肩部活动，以预防关节粘连和肩部软组织拘紧挛缩。同时强调锻炼应循序渐进，以免强行牵拉肩关节造成关节损伤。可练习爬墙、后伸肩关节等，并注意肩部保暖，防止外伤。陆教授认为，此病有一定的自愈性，大部分预后较好。患病初期，关节活动还不受限时进行治疗效果较好。一旦出现关节活动受限，夜间痛甚，则效果变慢，此时需坚持治疗一段时间方可治愈。

案一：补益肝肾，祛邪通络治疗肩痹

樊某，男，59 岁。初诊：2017 年 11 月 25 日。

主诉：右肩关节疼痛渐加重半年。

现病史：半年前无明显诱因出现右肩关节酸痛不适，渐加重至今。曾就诊于外院予活血化瘀药物口服及膏药外敷治疗（具体不详），症状稍减轻。症见右肩关节酸痛，伴右上肢外侧牵扯性疼痛，上举及后背活动稍受限，无肢体麻木，偶而头晕，眼睛干涩，无心慌、胸闷、憋气，饮食、睡眠可，二便调。舌红，苔薄白有剥落，脉右沉滑、左弦沉。

中医诊断：肩痹（肝肾亏虚，邪阻经络）。

西医诊断：肩周炎。

治法：补益肝肾，祛邪通络。

处方：

（1）中药："鸡血藤 16 味"加减，白芍改赤芍，加姜黄 15g。14 剂，每日 1 剂，水煎服，分早晚两次服。药渣布包局部热敷。

（2）针灸：每周 3 次。予"补肾安神通督"针法加"肩三穴"、阿是穴。

（3）嘱注意肩部保暖，加强肩部锻炼，每日做爬墙练习，不提重物，劳逸结合。

二诊（2017 年 12 月 13 日）：右肩酸疼减轻，右上肢上举活动好转，右手背外侧疼痛，晨起时右手胀痛明显，口微干，头晕未见，目已不干，寐可，二便调。舌红，苔黄中剥、有裂纹，脉左弦右沉。初诊方加牡丹皮 15g，徐长卿 15g。7 剂，用法同前。其余治疗同前。

三诊（2017 年 12 月 20 日）：右肩酸胀较前明显缓解，右上肢活动范围增大，口微干，纳可，寐可，尿可，大便稍稀。舌红，苔薄黄、有裂纹，脉左涩右沉。二诊方加白术 15g。7 剂，用法同前。其余治疗同前。

四诊（2017 年 12 月 27 日）：右肩部偶尔酸痛不适，无肢体疼痛、麻木，右上肢活动度接近正常，纳可，寐可，二便可。舌红，苔薄黄，脉左涩右沉。三诊方继续服用。7 剂，用法同前。其余治疗同前。

1 个月后随访，右肩关节无明显疼痛，未再复发，基本痊愈。

【按】本例患者为老年男性，右肩关节疼痛已半年余，活动受限，可明确诊为肩痹。年老气血不足，筋骨失养，则肩部脉络气血不利，不通则痛。加之就诊时已是寒冬时节，机体虚弱，易感风寒之邪，故疼痛一直未减，久病易出现肩关节粘连，故活动明显受限。气血亏虚无以濡养脑髓清窍，故偶尔头晕、眼睛干涩等，此为不荣。结合舌脉及年龄可辨为肝肾亏虚、邪阻经络之肩痹。因发病日久，故既要注意舒筋通络止痛，又要兼顾补益肝肾气血。陆教授选用经验方"鸡血藤16味"补气活血，补肾益精，以荣经筋。白芍改赤芍，以增强全方活血化瘀止痛功效。姜黄有破血行气、通经止痛作用，既能入血分活血化瘀，又能入气分行气导滞，长于行肢臂而除痹痛。诸药合用，共奏通络止痛、活血化瘀、补益肝肾之功。药渣外用使药力直达病所。配合"补肾安神通督"针法补肝肾，安神，调理脏腑气血以固本。辅穴选常用经验组穴"肩三穴"，针对性治疗，疏通筋脉，滑利关节。多种方法并用，故疗效显著。二诊口干、舌红、苔黄、有裂纹为阴虚有热，加牡丹皮清热活血；加威灵仙通行十二经，且为痹痛痉挛之要药。三诊大便稀溏为脾虚湿盛，故加白术健脾益气，燥湿利水。四诊时右肩部偶尔酸痛，其余症状消失，故效不更方，继续治疗。1月后随访，诸症皆消，基本痊愈。

此患者如能接受推拿治疗，效果更好。虽患者就诊前已患病半年有余，但能间断治疗，所以痛并不甚，仅活动稍受限。否则，肩关节将凝固不动，痛甚，治愈也就不会这么快了。

案二：祛风除湿，疏通经络治疗肩痹

吴某，女，64岁。初诊：2016年9月13日。

主诉：左侧肩关节酸痛20余天。

现病史：20多天前吹空调后致左侧肩关节周围酸痛，无心慌胸闷，外院查心电图示大致正常，予肩关节周围拔罐、贴膏药治疗（具体不详），效果不明显。现左侧肩关节酸痛，上举时疼痛明显，休息后缓解，无肢体麻木，无心慌、胸闷、憋气，睡眠可，纳可，二便正常。既往颈椎病史十余年。左侧肩关节前外侧压痛，外展试验（＋），关节外观无红肿。舌暗，苔薄黄、稍有齿痕，脉沉弱。

中医诊断：肩痹（风寒湿痹）。

西医诊断：肩周炎。

治法：祛风除湿，疏通经络。

处方：

（1）中药：羌活胜湿汤加减。羌活15g，独活10g，秦艽15g，防风15g，藁本15g，细辛5g，当归15g，葛根15g，桂枝10g，姜黄10g，徐长卿15g，鸡血藤30g，川芎15g，赤芍25g。7剂，每日1剂，水煎服，分早晚两次服。药渣外敷患处。

（2）针灸：每周3次。"补肾安神通督"针法加局部阿是穴、"肩三穴"。

（3）推拿：每周3次。①擦上肢法。②揉上肢法。③摇肩摇腕法。④拿捏上肢法。⑤搓肩臂法。⑥抖上肢法（具体操作见"形神调节按摩术"）。

（4）嘱注意肩关节保暖，每日做爬墙练习。

二诊（2016年9月20日）：左肩部酸痛感好转，肩部四周运动无障碍。自觉口苦，易怒，纳可，寐可，二便调。舌淡红、有齿痕，脉沉。初诊方加威灵仙15g，牡丹皮15g。7剂，用法同前。其余治疗同前。

三诊（2016年9月27日）：晨起偶尔左肩关节疼痛，肩部四周运动无障碍。纳可，寐可，二便调。舌淡红，有齿痕，脉稍沉。二诊方继服，7剂，用法同前。患者要求停用针灸及推拿治疗。

1个月后随访，左肩关节无明显疼痛，活动正常，嘱注意保暖，劳逸结合，病情变化随时就诊。

【按】本案患者因感受风寒之邪导致左肩关节酸痛，上举时疼痛明显，由此可明确诊为肩痹。患者年过六十，肝肾日渐不足，加之既往颈椎病日久，导致气滞血瘀，气血亏虚，致不荣筋脉。外感风寒湿邪，致局部经络痹阻，筋脉拘急，不通则痛，结合舌脉可诊为风寒湿痹之肩痹。治疗除应用散寒祛风、除湿止痛、疏通经络之剂外，还注意补益肝肾，扶正固本，以助祛邪。陆教授选用羌活胜湿汤为主方，祛风胜湿止痛，以解决风寒湿邪痹阻筋脉之根本。因患者无明显头痛症状，故去蔓荆子。加秦艽、徐长卿，目的是加强祛风湿、止痹痛之功；姜黄、当归可活血行血行气；鸡血藤、赤芍活血化瘀，以解不通；细辛、桂枝温通经脉，滑利关节；葛根生津解肌，以治标。全方祛风湿，止痹痛，行气活血舒筋，既荣又通，标本兼治。药渣外敷患处，使药力直达病所。针灸选用"补肾安神通督"针法可安神，补肝肾，调脏腑，疏通经络。加用局部阿是穴、"肩三穴"疏通局部经络气血，缓解肩部酸痛等局部症状，体现了整体治疗与局部治疗相结合的原则。推拿能疏通局部经络，促进局部血液循环，松解粘连，滑利关节。多种方法并用，疗效显著。二诊出现口苦、易怒，为肝火旺盛所致，加牡丹皮以清肝热，同时增强活血化瘀之功，以缓解肩部疼痛症状。加威灵仙可进一步祛风除湿，通络止痛，达到止痛安神之效。

此患者病程短，关节活动不受限，仅酸痛，病情不重，又选择多维治疗，所以疗效明显。患者主诉左肩关节酸痛，临床上需与心血管疾病相鉴别。此患者无心慌、胸闷等症状，且查心电图无异常，故可排除心血管疾病。

案三：活血化瘀，疏经通络治疗肩痹

赵某，女，57岁。初诊：2016年3月29日。

主诉：右侧肩关节活动不利伴疼痛4月余。

现病史：4个月前劳动后出现右肩关节抬举困难，活动时疼痛，就诊于天津市某医院检查，诊断为右侧肩关节肌腱损伤、右肩关节腔积液，予活血止痛药口服、膏药外敷治疗，症状稍减轻。症见右侧肩关节活动不利，抬举时疼痛不适，夜间疼痛明显，影响睡眠，无肩臂放射痛，纳尚可，二便可。外展试验（+）。舌紫暗，苔白腻、稍有齿痕，脉沉涩，尺脉沉紧。

中医诊断：肩痹（瘀血阻滞）。

西医诊断：肩周炎。

治法：活血化瘀，疏经通络。

处方：

（1）中药：身痛逐瘀汤加味。秦艽15g，川芎15g，桃仁15g，红花12g，甘草10g，羌活15g，没药10g，当归15g，五灵脂10g，香附15g，牛膝30g，地龙15g，姜黄15g，葛根15g，桂枝10g。7剂，每日1剂，水煎服，分早晚两次服。药渣再煎泡脚。

（2）针灸：每周3次。"扶正安神通督"针法加"肩三穴"、臂臑。

（3）"痹证外用方" 4 剂，外敷。

（4）嘱加强肩部活动锻炼，勿负重，勿贪凉，勿过劳。

二诊（2016 年 4 月 5 日）：右侧肩关节静止状态下疼痛减轻，抬举时仍疼痛明显，夜间疼痛较前减轻，寐欠佳，饮食正常，二便调。舌紫暗，苔白腻，脉沉涩，尺脉沉紧。初诊方加延胡索 20g，7 剂，服用方法同前。其余治疗不变。

三诊（2016 年 4 月 12 日）：右肩关节抬举时疼痛明显减轻，夜间偶尔疼痛，寐欠佳，饮食正常，二便调。舌质紫暗，苔白腻，脉沉涩。二诊方继服，7 剂，服用方法同前。其余治疗不变。

四诊（2016 年 4 月 19 日）：右肩关节抬举时稍疼痛，右肩关节活动范围基本正常，寐差，夜间易醒，饮食正常，二便调。舌暗，苔白，脉沉细。三诊方加远志 15g，酸枣仁 30g，杜仲 15g，骨碎补 15g。7 剂，服用方法同前。其余治疗不变。

五诊（2016 年 4 月 26 日）：右肩关节活动基本正常，无明显疼痛，睡眠较前明显改善，饮食正常，二便调，舌质稍淡黯，脉沉细。四诊方继服，7 剂，用法同前。停针灸治疗，其余治疗不变。

患者未再就诊，3 个月后随访，症状消失，临床痊愈，嘱平时注意肩关节保暖，适量运动。

【按】此案患者劳动后出现右肩关节活动不利伴疼痛，查体右侧肩关节前外侧压痛，外展试验（+），由此可明确诊为肩痹。患者劳动后出现肩关节疼痛，局部经络阻滞而不通，日久不愈，气血损伤。加之年事已高，肝肾日渐不足，致不荣筋脉。夜间气血经络运行变慢，故肩部夜痛明显。患者曾有肩关节肌腱损伤、左肩关节腔积液病史，损伤日久，瘀血痹阻经脉，致左肩关节粘连，肩部活动受限明显，抬举时疼痛不适。综上可诊为瘀血阻滞之肩痹。治疗除应用活血化瘀、疏经通络之剂外，还注意扶正祛邪。陆教授选用身痛逐瘀汤为主方，活血化瘀，通络止痛。加姜黄辛散温通，既入血分又入营分，活血行气止痛。桂枝被称为上肢部引经药，能够温通经脉，通阳止痛，引诸药直达肩关节及肩臂及手指，缓解上肢部疼痛症状。葛根能解肌升阳，三药相配，调和营卫，温通经络，活血止痛，以治标。此三药是陆教授治疗颈肩痛的常用药对。全方共同起到活血化瘀、疏经通络之效，既通又荣，标本兼治。针灸选用"补肾安神通督"针法加局部"肩三穴"，调节脏腑，扶正安神，疏经利节，活血通络，配以手阳明大肠经各穴。阳气汇聚的臂臑穴，可使肩臂各脉气相通，通而不痛。《针灸甲乙经》云"寒热，颈疬适，肩臂不可举，臂臑俞主之"，说明该穴可有效改善肩关节疼痛及活动不利症状。以上穴位共用，不仅使局部经络气血得以疏通，更能调节全身气血。陆教授采用"异病同治"原则，配用自创的"痹证外用方"，并随症加减，以达活血化瘀、祛邪止痛之效。局部热敷，使药力直达病所。二诊静止时肩关节疼痛减轻，活动时疼痛较明显，表明经脉内瘀血未尽，不通则痛，故加延胡索增强活血止痛之效。四诊时近日寐差未得缓解，难以入睡，睡而易醒，故加远志、酸枣仁养心安神，以助睡眠。右肩关节疼痛明显减轻，说明瘀血渐去，下一步应补肝肾，强筋骨，故加骨碎补、杜仲补肾荣筋壮骨。五诊后诸症明显缓解，效不更方，继续治疗。

此病先期治疗以活血化瘀、疏通局部经络气血为主，待体内瘀血已去，则以养血荣筋加以维护，使筋骨得以滋养，气血得以充盛。标本兼治，既缓解不通之标，又解决不荣之本，同时在止痛的同时注重安神。痛减轻则心情舒畅，心情舒畅则肌肉松弛，有利于肩部血液循环，促进患处好转。陆教授认为，对此类患者可根据情况推拿，急性期疼痛往往可起到极大缓解作用，同时配合"耳针调平术"等多种方法综合治疗，则效果更加明显。

腰　痹

腰痹是临床常见的中老年疾患，多因腰椎间盘发生退行性改变或腰肌劳损引起，以自觉腰背、腰骶和骶髂部等疼痛为主要表现，甚或出现腿足部症状。本病有年轻化趋势。本病类似西医学的腰椎病。陆教授认为，本病的发生主要与外感、劳损或跌仆挫伤等有关。外感风寒湿邪及跌仆损伤多起病较急，导致局部气滞血瘀，不通及不平，故疼痛明显，且位置大多固定。内伤疼痛者多病势缠绵，疼痛隐隐，多伴有相应脏腑症状，临床应仔细辨别，以防误诊。其中肾虚不荣导致的腰疼临床最为多见，"有一分腰痛必有一分肾虚"，所以滋补肝肾是治疗本病内因之大法。陆教授认为，本病的病因病机与颈椎病相似，颈腰同为脊椎的组成部分，两者关系密切，临床上常两病相兼为患，故治疗本病时可采用"异病同治"之法。治疗上，陆教授多采用自创经验方"鸡血藤16味"为主方，补益肝肾，益气活血，通络止痛，并随症加减。寒邪偏盛者，加细辛、附子等温阳散寒；湿邪偏盛者，加苍术、薏苡仁等燥湿；腰痛伴胸胁胀痛不适者，加柴胡、郁金等疏肝行气止痛；腰痛日久兼见脾气亏虚者，加升麻、柴胡、白术等健脾益气。在方剂选用上，因外邪致病者，治以祛邪通络为主，独活寄生汤加减；外伤腰痛者，治以活血化瘀、通络止痛为主，身痛逐瘀汤加减；湿热腰痛者，用经验方"风湿方"加减；肾虚者，左归丸、右归丸加减。

本病中药外敷的机理与颈痹外敷大致相同。针灸治疗常用"补肾安神通督"针法，注重整体与局部相结合，"腰三穴""臀三穴"为常用组穴。"腰三穴"为肾俞、大肠俞、次髎，此三穴也是"补肾安神通督"针法的基础穴，对各种证型腰痹均有效。"臀三穴"为环跳穴、秩边穴、下秩边穴，对腰痛伴下肢症状者效果显著。运用手法时，注重辨别虚实，以虚为主者，针刺方向由下向上；实证明显者，针刺方向由上向下。

推拿时要求患者取俯卧位，以按揉、弹拨、㨰法、点穴等为主，配合腰部侧扳法、牵拉等以疏通局部经络。"耳穴调平术"在基本穴的基础上加交感、腰骶椎、腰、坐骨神经。外感或气滞血瘀者可配合"平衡刮痧术拔罐"治疗。陆教授认为，本病治疗的同时应注重预防，日常生活中要保持正确的坐姿、卧姿和行姿，注意劳逸结合，不宜久坐。长时间坐位后应注意站立休息，活动腰部及下肢。腰不可强力负重，避免腰部闪挫及外邪之气，防止房劳过频而伤肾。平时可自我按摩，敲打腰背腿，打打太极拳等，以促进腰椎病的康复。本病大部分证型预后较好，但如不注意保养，复发率较大。本病预后与颈痹相似，但要考虑与脏腑疾患引起的腰痛相鉴别。

案一：补益肝肾，活血通络治疗腰痹

梁某，女，39岁。初诊：2016年10月6日。

主诉：腰酸痛3个月，加重两天。

现病史：3个月前无明显诱因出现腰部酸痛，无臀部及双下肢麻木疼痛，未予治疗。两天前因劳累腰部酸痛加重，X片示生理曲度消失，$L_{4\sim5}$增生、椎间隙变窄。患者自诉工作性质需久坐，自觉腰部发沉，双下肢无力但不肿，晨起时较轻，活动后加重。平素饮食可，食后易腹胀，呃逆，夜寐尚佳，二便调，月经量少、有血块、色暗。舌淡暗，苔薄黄、有齿痕，脉弦细、双尺稍弦无力。

中医诊断：腰痹（肝肾不足，气滞血瘀）。

西医诊断：腰肌劳损。

治法：补益肝肾，活血通络。

处方：

（1）中药："鸡血藤16味"。5剂，每日1剂，水煎服，分早晚两次服。

（2）"痹证外用方"。3剂。

（3）针灸：每周3次。"补肾安神通督"针法。

（4）"耳针调平术"基本穴加腰骶椎、坐骨神经、交感。

（5）嘱注意腰部保暖，适量运动，劳逸结合。

二诊（2016年10月11日）：腰部疼痛减轻，双下肢仍无力，晨起时轻，活动后加重。近几日便秘，胃胀食少嗳气，寐可，小便可，舌暗有齿痕，苔薄黄，脉弦细、双尺稍弦无力。初诊方加大黄10g，厚朴15g，枳壳15g。7剂，用法同前。其余治疗同前。

三诊（2016年10月18日）：腰部疼痛消失，双下肢无力症状减轻，寐可，胃胀减轻，饭后易胃胀，食冷易呃逆，咽部有异物感，不痒不痛，大便可，小便微黄，舌暗边有齿痕，苔薄有裂纹，脉沉弦。二诊方加半夏15g。4剂，用法同前。其余治疗同前。

四诊（2016年10月22日）：无腰痛，双下肢无力症状消失，胃部稍胀，小便可，口干，大便溏，纳可，食冷易呃逆，寐安，多梦，舌色稍暗有齿痕，苔薄白有点刺，脉右沉左弦。三诊方去大黄，加白术15g。7剂，用法同前。其余治疗同前。

五诊（2016年10月29日）：腰痛基本痊愈，要求调整方剂治疗胃脘部不适。

【按】本患者因久坐导致腰部酸痛明显，结合X片可明确诊为腰痹。患者为中年女性，久病体虚，气血、肾精尚不足，无以濡养筋脉。加之久坐劳累损及腰背部筋脉，致局部气血运行不畅。经脉瘀阻，不通则痛，故腰部酸痛发沉，双下肢无力，月经量少色暗，舌淡暗等。综上可诊为肝肾不足、气滞血瘀之腰痹。治以补益肝肾，活血通络，既注意疏通局部经络气血，又兼顾补肾固本。陆教授选用经验方"鸡血藤16味"，补益肝肾，补气活血，通络止痛，解决肝肾不足、气滞血瘀之根本。根据"异病同治"原则，配用自创的"痹证外用方"热敷患处，以祛邪通络，散寒止痛。同时配合"补肾安神通督"针法补益肝肾，活血止痛。在"耳穴调平术"的基础上加腰骶椎、坐骨神经、交感等穴以增强止痛作用，多种方法合用，故效果明显。二诊时见舌苔黄，此为热象。热结津亏，致大肠传导失常，故而腹胀、便秘。加厚朴、枳壳行气除满；加大黄泄热通便。

三诊因食生冷，寒凝胃气导致呃逆。寒邪客于脾胃易生湿邪，凝聚成痰，无形之痰循经上行咽喉，故咽部如有异物感，加半夏燥湿化痰，降逆止呕。四诊时便溏，考虑脾胃虚寒，大黄大苦大寒，易伤脾胃阳气，故去大黄，加白术健脾益气。五诊腰痛基本痊愈，更换方剂，继续调理脾胃。

此患者若接受推拿治疗则效果会更好。拔罐同样可选用。

案二：散寒祛湿，通络止痛治疗腰痹

朴某，女，27岁。初诊：2013年3月7日。

主诉：腰背部疼痛1个月，加重4天。

现病史：1个月前游泳后受风出现腰背部疼痛，有酸胀感，自行服药及膏药外敷（具体不详）症状稍减轻。4天前因受凉疼痛再次加重，疼痛持续，不能缓解。就诊时仍腰背部疼痛，酸胀感明显，腰部自觉发凉，稍感乏力，睡眠欠佳，二便调。平时月经尚可。舌淡胖，苔白腻，脉沉而迟缓、尺稍弦。

中医诊断：腰痹（寒湿阻络）。

西医诊断：腰椎病。

治法：散寒祛湿，通络止痛。

处方：

（1）中药：独活寄生汤。独活15g，桑寄生20g，牛膝30g，杜仲15g，秦艽10g，桂枝10g，茯苓25g，细辛5g，防风15g，川芎10g，党参20g，甘草10g，当归15g，熟地黄25g，白芍25g。7剂，每日1剂，水煎服，分早晚两次服。

（2）针灸：每周3次。"补肾安神通督"针法加腰部华佗夹脊穴等。

（3）推拿：每周3次，以放松手法为主。①擦背部。②揉膀胱经。③拍叩法。④擦督脉和膀胱经。⑤直推背腰部。⑥点按环跳、委中、承山穴（具体操作见"形神调节按摩术"）。

（4）嘱注意腰部保暖，不要久坐久站，适量运动。

二诊（2013年3月14日）：腰部疼痛明显减轻，腰两侧仍有酸胀感，劳累后明显，腰部发凉减轻，近1周未感乏力，舌苔稍白腻，脉沉缓。初诊方加延胡索20g，用法同前。患者要求停推拿治疗。

三诊（2013年3月21日）：无明显腰痛，久坐及劳累后腰部隐痛，舌淡，苔白。二诊方加枸杞子20g，用法同前。

患者未再就诊。3个月后随访，已无腰痛。

【按】本患者为游泳受风寒出现腰背疼痛，酸胀感明显，由此可确诊为腰痹。腰部受风，外邪注于经络肌腠，滞留于腰椎筋骨，导致气血痹阻，不通则痛。加之再次感寒，寒主收引，筋脉拘急，故自觉腰背部疼痛加重，有发凉感。综上可诊为寒湿阻络之腰痹。处方选用独活寄生汤，祛风除湿通痹，兼补肝肾，又有活血之效，祛邪而不伤正，扶正而不留邪。二诊腰部症状明显缓解，故加延胡索增强活血止痛作用。三诊久坐后腰痛，考虑病程略长伤及肝肾，故加枸杞子增强补益肝肾之效。针灸采用"补肾安神通督"针法，补肾通督，舒筋通络，调理脏腑。加用腰部华佗夹脊穴，既通调全身经络，又疏通局部气血，体现了整体治疗与局部治疗相结合的原则。局部推拿可活血化瘀，舒筋活络，效果立现。三法合一，个个力专，合效必佳。

此病为外感风寒所致，可配合拔罐治疗。临床上，陆教授常用独活寄生汤加减治疗寒湿侵袭、经络阻滞型病证，对颈椎病、腰椎病、膝关节炎等关节病等均有良好效果。

案三：补肾固本，活血化瘀治疗腰痹

汪某，男，43岁。初诊：2017年7月8日。

主诉：间断腰部疼痛3年余，加重1年。

现病史：3年前无明显诱因间断腰部疼痛，伴局部酸胀感，偶见右侧下肢放射痛。外院腰椎CT示：$L_{3\sim4}$、$L_{4\sim5}$椎间盘轻度膨出，相邻硬膜囊受压，予药物口服治疗（具体用药情况不详），效果不明显。近1年症状较前加重，腰部疼痛较前明显，伴局部酸胀感，久坐及长时间站立后疼痛加剧，偶尔伴右侧下肢放射痛，时而耳鸣，手足不温，睡眠易醒，纳可，小便可，大便不成形、日1次。$L_{3\sim4}$、$L_{4\sim5}$棘突旁压痛明显，右侧直腿抬高试验弱阳性，舌淡胖，苔白腻，脉沉涩尺稍弦。

中医诊断：腰痹（肝肾亏虚，经络痹阻）。

西医诊断：腰椎病。

治法：补肾固本，活血化瘀。

处方：

（1）中药："鸡血藤16味"加白术15g，防风15g。7剂，每日1剂，水煎服，分早晚两次服。药渣加凉水再煎15分钟泡脚。

（2）针灸：每周3次，以"补肾安神通督"针法加腰夹脊穴。

（3）推拿：每周3次，以放松手法为主。①擦背部。②揉膀胱经。③拍叩法。④擦督脉和膀胱经。⑤直推背腰部。⑥点按环跳、委中、承山穴（具体操作见"形神调节按摩术"）。

（4）嘱注意腰部保暖，睡觉床板不宜过软，不要久坐久站，适量运动。

二诊（2017年7月18日）：腰痛较前减轻，局部仍有酸胀感，偶尔右侧下肢放射痛，时而耳鸣，无头晕、乏力，手足不温，舌淡胖，苔白腻，脉沉涩。初诊方加威灵仙15g，徐长卿15g。7剂，用法同前。其余治疗同前。

三诊（2017年7月25日）：症状较前明显减轻，现久坐后腰仍酸痛，腰部自觉寒凉感，位置固定，无下肢放射痛，偶而耳鸣，大便1日3～4次、不成形，舌红暗，舌体大，苔黄腻。二诊方去防风，白芍改赤芍25g，加制川乌10g。7剂，用法同前。其余治疗同前。

四诊（2017年8月1日）：偶而腰痛，无下肢放射痛，稍自汗，睡眠可，纳可，大便1日1次、不成形，舌淡暗，舌体大，苔黄腻，稍厚，脉沉滑。三诊方去肉苁蓉。7剂，用法同前。患者要求停针灸、推拿治疗。

患者未再就诊，3个月后随访，腰痛未再反复。

【按】此患者既往腰椎间盘膨出症，间断腰痛3年，由此可确诊为腰痹。患者为中年人，肾气渐衰，肝肾亏虚，此为不荣不平。加之久病耗伤，损及腰背部筋脉，致局部气血运行不畅，经脉瘀阻，不通则痛，故见腰背部疼痛。肾开窍于耳，肾气不足不能滋养清窍，气血痹阻不通无以濡养心神及四肢末端，加之肾阳衰微，四肢失于温煦，故见耳鸣、寐差、手足不温。综上可诊为肝肾亏虚、经络痹阻之腰痹。处方以经验方"鸡血藤16味"为主，滋补肝肾，活血止痛，以解决不荣、不平、不通之根本。防风性微温，为风药中润药，能缓解肢体关节疼痛，加强祛风止痛之效，对多种痹证均有疗效。加白术健脾补气祛湿，顾护脾胃之气。两药与黄芪共同组成玉屏风散，益气固表，以治标。全方共同补肾固本，活血化瘀，既通又荣又平，标本兼治。药渣煮水泡脚是陆教授临床常用方法之一，既能最大化利用药力，又能促进全身经络的循环代谢。二诊时腰背部仍有酸胀感，右下肢时有放射痛，故加威灵仙通行十二经，加徐长卿辛散温通，增强全方通经止痛作用。三诊时腰部疼痛明显减轻，下肢放射痛消失，舌红暗乃气血瘀阻之象，苔黄腻提示体内有热。防风虽能治一身之痹痛，但其散而不收，攻而不补，有升浮之性。因气滞血瘀致气血不足，再用风药恐伤及阴血，故去防风，将善于养血的白芍换为赤芍，以增强散瘀止痛之功。加制川乌温经止痛，缓解腰部酸痛感及寒凉感。四诊时患者大便不成形，故除去滑肠之功的肉苁蓉。针灸采用"补肾安神通督"针法，补肾通督，舒筋通络，调理脏腑。加腰部华佗夹脊穴，既通调全身经络，又疏通局部气血，体现了整体治疗与局部治疗相结合的原则。局部推拿能够舒缓肌肉，活血化瘀，温经散寒，舒筋活络。三法合用，个个力专，功效必佳。

　　腰为肾之府，先天禀赋不足，后天失于濡养，久病体虚，纵欲过度，以致肾精亏损，即命门虚衰是慢性腰痛的根源。"鸡血藤16味"以补益肝肾、活血化瘀为主。肾脏精气充实，筋骨得以濡养，"正气存内，邪不可干"，全身经络气血调和充盛，驱邪外出，慢性腰痛即可缓解。疼痛缓解后仍需徐徐调补以善后，以防复发。陆教授常常根据患者肾中阴阳精气偏盛偏衰情况，在常规治疗的基础上加针灸、推拿之法，增强和巩固疗效。

案四：补气活血，补肾安神通督针刺治疗腰痹

赵某，男，58岁。初诊：2016年4月12日。

主诉：腰背部疼痛10月余。

现病史：2015年6月因过度劳累和长时间吹空调出现腰背部疼痛，疼痛放射至臀部和双下肢，医院诊为腰椎间盘突出。在其他医院行针灸、推拿治疗，症状未见明显改善。现自觉长时间行走后腰背部疼痛加重，休息时减轻，纳可，大小便均正常。舌暗红，苔白腻，脉沉滑。患者拒服汤药，要求针灸治疗。

中医诊断：腰痹（气虚血瘀，肾精不足）。

西医诊断：腰椎间盘突出。

治法：补气活血，补肾安神通督。

处方：

（1）针灸：每周3次。"补肾安神通督"针法加腰夹脊穴、阿是穴、腰俞、志室、昆仑。

（2）耳针："耳穴调平术"基本穴加腰骶椎。

（3）嘱避免过于劳累和久坐，保持心情愉快，注意生活起居，加强锻炼，寒温适宜。

二诊（2016年4月19日）：腰部疼痛有所缓解，晨起时伴双侧臀后外侧疼痛明显，现配合护腰带同步进行治疗，大便略不成形，舌淡红，苔黄腻，脉缓。针灸初诊方加"臀三穴""髂三穴"。其余维持原治疗方案。

三诊（2016年4月26日）：腰背部、臀部疼痛稍有改善，双下肢小腿胀痛，自述既往患右肾囊肿，大便次数增多、1日3次、质稀，小便正常，舌淡红，苔厚腻，脉缓。二诊方加脾俞、丰隆穴。停耳针治疗。

四诊（2016年5月3日）、五诊（2016年5月10日）：两次复诊症状相似。自觉整体感觉良好，下肢胀痛、腰部隐痛减轻。现颈部酸痛，晨起更甚，一直未服西药，纳可，寐安，二便调，舌暗，苔白厚，脉沉弦。三诊方加后溪、悬钟穴。

六诊（2016年5月24日）：经过两周治疗，腰部、臀部疼痛明显改善，颈部酸痛减轻，寐可，纳可，二便正常，舌淡白，苔腻，脉弱。处方不变。

半年后电话随访，患者已愈，未再复发。

【按】本例患者以腰背部及双下肢疼痛10月余为主诉，故可明确诊断为腰痹。患者年老体衰，久病体虚，气血、肾精不足，无以濡养筋脉，此为不荣。加之久劳损及腰背部筋脉，致局部气血运行不畅，经脉瘀阻不通，"不通则痛"，故腰背部疼痛，时而牵及臀部及双下肢，活动受限，不能久坐久行，舌象亦为经脉瘀阻之象，故辨为气虚血瘀、肾精不足之腰痹。《素问·上古天真论》云："丈夫……七八，肝气衰，筋不能动；八八，天癸竭，精少，肾藏衰，形体皆极。"患者年过五旬，肾精化生不足。腰为肾之府，肾的精气不能濡养筋骨经络，加之肾气虚弱，风寒湿邪趁虚而入，气虚血瘀，血不荣筋，筋脉不舒，故腰部隐痛、背部疼痛，甚则放射至双下肢。采用"补肾安神通督"针法加阿是穴、腰夹脊穴，补益肝肾，活血止痛，调整阴阳。阿是穴是以病痛局部或病痛的反应点作为穴位的一类腧穴，既无固定位置又无固定名称，但却有着特殊疗效。唐代孙思邈在《备急千金要方》中云："有阿是之法，言人有病痛，即令捏其上，若里当其处，不问孔穴，即得便成痛处，即云阿是。灸刺借验，故云阿是穴也。"因疾病的发生与气血运行不通有关，不通则痛。《灵枢·经筋》云"以痛为输，燔针劫刺"，故阿是穴以特殊痛点为穴位，可激发气血运行，通经活络，以止疼痛。腰夹脊为经外奇穴，位于督脉与足太阳膀胱经之间，既旁通督脉，又与足太阳膀胱经经气交通，实乃督脉与足太阳两经枢纽。腰椎病的病机在于不通、不荣、不平，表现为气血阻滞，经脉不通，肾府阴阳失和。针刺腰夹脊穴能调节脏腑气血，疏通经络，调整全身阳气。腰俞为督脉穴位，腰指腰部；俞，输也。督脉气血由此穴向腰背部位输入，可疏调腰背部督脉之气血，调经活络，以治腰脊强痛等腰部病证。志室穴属足太阳膀胱经，志即志意，室即房室。此穴与肾俞并列。肾藏志，此穴乃肾气聚集之房室，故有补肾壮腰、益精填髓的功效。昆仑穴属足太阳膀胱经，五输穴之经穴，是足太阳经经气盛行之处。又因该经脉主支与分支均经过腰背部，根据"经脉所过，主治所及"的原理，昆仑穴擅调膀胱经经气，对于腰背部疾患有显著疗效。二诊时主要以腰背部疼痛放射至臀部为主，正如《灵枢·经脉》所云："腰似折，髀不可以曲。"现称其为坐骨神经痛，主要属足太阳、足少阳和经筋病证，故加陆教授经验组穴"臀三穴"，即秩边、环跳、下秩边。其中秩边穴为足太阳膀胱经穴。《针灸甲乙经·肾小肠受病发腹胀腰痛引少腹控睾第八》曰："腰痛骶寒，俯仰急难，阴痛下重（指阴器疼痛下坠）不得小便，秩边穴主之。"环跳穴属足少阳、太阳二脉之交会穴。《针灸甲乙经》云："腰胁相引痛急，髀筋瘈，胫痛不可屈伸，痹不仁，环跳主之。"足太阳膀胱经和足少阳胆经的循行路线与坐骨神经的走向相似，故临床上两穴多用于腰背部疾病，以行气活血，化瘀通络。下秩边为陆教授治疗腰腿疼痛的经验效穴。三穴相配，对风湿性或类风湿疾病、肌肉肌腱疾患所致的腰部及下肢疼痛均有良好效果。"臀三穴"是陆教授的经验组穴，为治疗各种原因所致的坐骨神经痛的主穴，对腰椎间盘突出引起的坐骨神经痛有良好效果。三诊时患者出现大便次数明显增多、质稀，提示脾胃虚弱，脾失健运，胃不能受纳水谷，清浊不分，加之湿盛，则生飧泄，故加脾俞穴，以健脾益气，渗湿止泄。下肢肿胀疼痛、舌苔厚腻为痰湿所致，湿性重着黏腻，痛有定处，故加丰隆穴。一是丰隆穴为足阳明胃经之络穴，别走于足太阴脾经，针刺丰隆穴可通调脾胃气机，使气行津布，中土得运，湿痰自化。二是根据"经脉所过，主治所及"及局部选穴原理，足阳明经多气多血，可补益后天之脾胃以养先天。丰隆穴能够疏通本经气血阻滞，通则不痛。四诊时患者晨起颈项部疼痛明显，为肝肾不足，气血亏虚，督脉空虚，筋骨"不荣"，又因外部因素所致颈部气血不畅，故加后溪、悬钟。两穴属手太阳、足少阳经，两经循行均经过颈项侧部，远近相配，可疏调颈项部经络气血，舒筋通络，活血止痛。悬钟穴属足少阳胆经，名绝骨，是八会穴之一的髓会，乃髓之精气汇聚之处。《灵枢·经脉》谓："胆足少阳之脉……是主骨所生病者，头痛颌痛……胸、胁、肋、髀、膝外至胫、绝骨、外踝前及诸节皆痛……为此诸病……以经取之。"由此可知，悬钟穴无论对颈项部还是腰背部疼痛都有良好的治疗效果。后溪穴为手太阳小肠经穴，为八脉交会穴之一，与督脉相通，具有疏通督脉经气、通经活络止痛之效，《针灸大成·八脉图并治症穴》中就提到后溪可治"腿膝背腰痛"。两穴相配，使督脉、少阳、太阳经同治，对于颈项部及腰背部疼痛可谓一举两得。耳针采用"耳穴调平术"基本穴加腰骶椎、神门，以补肝肾，强腰膝，止痹痛。针灸、耳针协同作用，多向调节，共同加强补气活血、补肾益精、通经止痛之功。

膝　痹

　　膝痹是指膝关节退行性改变或慢性积累性关节磨损导致的以膝关节软骨变性、破坏及骨质增生为主要病理特征的慢性关节病，西医又称退行性膝关节炎、老年性关节炎等，以膝关节周围肌肉酸痛、麻木、重着、屈伸不利或关节灼热、肿大等为主要表现，是临床常见病和多发病，常见于中老年人，女性多于男性。

　　陆教授认为，不荣与不通是本病的主要病机，外邪及劳损导致局部经络气血受阻而致不通，年老体衰，肝肾不足，膝痹失于濡养而致不荣，两者相互影响，但临床上以不荣病机引起的膝关节病比较常见。陆教授治疗本病多选用滋补肝肾、通经活络中药，使经络得通，肌肉筋骨得荣，从而达到治疗效果。《素问·脉要精微论》曰："膝者，筋之府也。"《素问·痿论》曰："宗筋主束骨而利关节也。"故陆教授认为，膝痹病虽然大部分病变部位在骨，但与筋肉有密不可分的联系，且中医学认为肝肾同源，筋骨同源，故治疗本病应注意肝肾同治。

陆教授治疗本病属肝肾不足型时常用自创的经验方"鸡血藤16味"进行加减；对风寒湿痹，常选用独活寄生汤或乌头汤加减；对瘀血阻滞型常选用身痛逐瘀汤加减（药物加减使用参见颈椎病、腰椎病）。同时配合中药局部外敷，以活血通络，祛风除湿，不仅能有效缓解膝关节周围肌肉韧带痉挛，还能促进局部血液循环，缓解局部肿胀疼痛，达到治疗目的。针灸常选"扶正安神通任"针法加局部穴位，使整体调节与局部治疗相结合。"膝三穴"血海、梁丘、犊鼻为陆教授局部选穴常用的经验穴。推拿以局部点按穴位、指揉法、弹拨法等放松手法为主，耳针以"耳穴调平术"基本穴加交感、膝、风溪等，多种方法并用，效果显著。

陆教授认为，本病的预防与治疗同样重要，人体与外界环境存在着联系，既对立又统一。产生矛盾和解决矛盾的过程中只有保持动态平衡，才能保证"阴阳相贯，如环无端"。正如《素问·生气通天论》所说："阴平阳秘，精神乃治。"阴阳失调导致的不荣、不通是疾病发生的基本机理。其中"不荣"即营养物质不足，导致经脉在运行过程中物质减少或功能减弱，使机体部分组织处于失于濡养状态，从而出现气虚、精亏、津液不足、阳虚、阴虚，以及脏腑组织、器官的功能不足。不荣则痛，不荣则萎，故临证时陆教授常要求患者治疗的同时选择正确的锻炼方法，按照科学的方法积极控制体重，减轻膝关节的承重，注意穿合脚的鞋子，尽量避免穿高跟鞋。同时注意膝关节的保暖，如果有原发病应积极治疗原发疾病。本病治疗及时预后较好，但如果不加注意则易复发。若长久不愈，容易导致膝关节变形甚至变生他病。

案一：滋补肝肾，通经活络治疗膝痹

林某，女，56岁，工人。初诊：2016年5月10日。

主诉：双膝关节间断疼痛不适两年，加重5个月。

现病史：两年前无明显诱因间断出现双侧膝关节疼痛，无活动障碍，未予治疗，5个月前因负重劳累后双膝关节疼痛加剧，自觉行走时双侧腘窝处有筋结感，右膝痛甚，双膝自觉发凉，腰酸软无力，医院X片诊断为双膝关节退行性病变；腰CT示腰椎间盘膨出。平素身体乏力，腰膝酸软，纳可，喜温食，多梦，大便溏，小便可。双膝无红肿。舌淡，苔薄白，脉弦尺弱。

中医诊断：膝痹（肝肾亏虚）。

西医诊断：膝关节退行性病变，腰椎间盘膨出。

治法：滋补肝肾，通经活络。

处方：

（1）中药："鸡血藤16味"加伸筋草15g，独活10g，桂枝10g。10剂，每日1剂，水煎服，分早晚两次服。

（2）针灸：每周3次。"扶正安神通任"针法加双侧"膝三穴"。

（3）"痹证外用方"热敷双膝。共5剂。

（4）嘱注意保暖，避免膝关节负重过多，适量非负重状态下运动。

二诊（2016年5月21日）：双侧膝关节疼痛稍减轻，偶有刺痛感，腰膝畏寒明显，麻稍差，纳可，便溏，舌淡，苔薄白，脉弦尺沉。初诊方加制川乌10g。7剂，用法同前。其余治疗同前。

三诊（2016年5月28日）：双侧膝关节痛减轻，右侧膝关节仍疼痛，但较前略好转，膝关节仍畏寒，腰膝酸软症较前明显减轻，稍乏力，纳可，食后脘痞，麻可，多梦，大便溏，小便可，舌淡，苔薄黄，脉稍弦沉。二诊方加延胡索15g。7剂，用法同前。其余治疗同前。

四诊（2016年6月4日）：双侧膝关节疼痛明显减轻，腰膝畏寒不明显，偶尔胸闷，舌红，苔黄白，脉稍弱尺沉。三诊方去桂枝、肉苁蓉、红花，熟地黄改生地黄，白芍改赤芍，加丹参10g。5剂，做成丸剂，巩固疗效。患者要求停外用药及针灸。

半年后随访，患者诉劳累后膝关节疼痛偶有反复，但疼痛较前明显减轻，休息后可恢复正常。无腰膝酸软等症。

【按】本患者为老年女性，膝关节间断疼痛不适两年余，且腰酸无力，结合X片和CT可明确诊为膝痹。患者久病体虚，气血不足，肝肾亏损严重。肝主筋，肾主骨，加之遇劳耗气伤精，精气不足，气血濡润失调，经脉筋骨长久失养，不荣则痛，表现为双膝疼痛不适。结合舌苔、脉象可诊为肝肾亏虚之膝痹。治以滋补肝肾，通经活络为主。陆教授选用经验方"鸡血藤16味"为主方加减，补肝肾，通经络，强筋骨，兼顾温养气血。考虑患者疼痛日久，故加伸筋草、独活增强祛湿止痛、通经活络之功。桂枝有温阳经脉、横通肢节的作用，佐桂枝以缓解关节因寒凝痹阻而导致的疼痛。针灸在"扶正安神通任"的基础上加上"膝三穴"滑利关节，既注重整体调节，又疏通局部气血。"痹证外用方"局部热敷，使药力直达病所，使局部经络气血得以疏通。二诊时腰膝畏寒明显，故加制川乌增强温经止痛作用。三诊时加延胡索，缓解腹部不适，增强止痛疗效。四诊患者便溏，已不怕冷，故去桂枝、肉苁蓉、红花、熟地黄、白芍，加丹参、赤芍、生地黄，以清热活血化瘀，改为丸剂以巩固疗效。

陆教授对一些慢性病需长期服药或煎煮汤药不方便的患者，在病情稳定后常使用丸剂巩固疗效，这样既服用方便、快捷，又药效持久且不易反复，受到广大患者的欢迎。陆教授认为，该患者若配合推拿则效果更好。虽患者病程已两年之久，但通过多维治疗，标本同治，疗效明显。

案二：祛风散寒，通经止痛治疗膝痹

李某，女，36岁，工人。初诊：2016年8月8日。

主诉：右膝关节疼痛伴活动困难1月余。

现病史：1个月前外出淋雨趟水后出现右膝关节疼痛，下蹲、站起困难，行走及上下楼梯活动不利，阴雨天症状明显加重，休息后减轻，自行予膏药外敷治疗（具体不详），症状无明显减轻。现右侧膝关节疼痛，下蹲、站起困难，行走及上下楼梯活动不利，休息及得热后缓解，自发病以来睡眠欠佳，饮食尚可，二便调。膝无肿，触之凉。

舌淡，苔白腻，脉沉紧。

中医诊断：膝痹（风寒湿痹）。

西医诊断：膝关节炎。

治法：祛风散寒，通经止痛。

处方：

（1）中药：独活寄生汤去熟地黄，加制川乌。独活 15g，桑寄生 15g，杜仲 20g，牛膝 15g，当归 15g，白芍 15g，秦艽 10g，茯苓 15g，桂枝 10g，细辛 5g，防风 15g，川芎 20g，党参 15g，甘草 10g，制川乌 10g。7剂，每日 1剂，水煎服，分早晚两次服。

（2）针灸：每周 3次。"扶正安神通任"针法加"膝三穴"。

（3）"痹证外用方" 4剂，外敷。

（4）嘱注意保暖，适量运动。

二诊（2016年 8月 15日）：右膝关节疼痛较前稍减轻，行走及上下楼梯疼痛较前减轻，睡眠欠佳，饮食正常，二便调。舌质淡，苔白腻，脉沉。初诊方加青风藤 10g，海风藤 10g，酸枣仁 30g。7剂，用法同前。患者停针灸治疗，其余治疗不变。

三诊（2016年 8月 22日）：右膝关节疼痛较前明显减轻，蹲起、上下楼梯及行走时疼痛均明显减轻，睡眠较前改善，舌淡，苔白，脉沉。二诊方继服 7剂。用法同前。其余治疗不变。

四诊（2016年 8月 29日）：右膝关节无明显疼痛，睡眠改善，舌淡，苔白，脉沉较前有力。三诊方去白芍、制川乌、羌活、青风藤、海风藤，继服 7剂，用法同前。其余治疗不变。

3个月后随访，右膝关节未再疼痛。

【按】本案患者因感寒导致右侧膝关节疼痛，活动受限，且阴雨天症状明显加重，病因明确，症状局限，由此可明确诊为膝痹。患者外感风寒湿邪较重，寒湿凝滞膝关节经络而致经络不通，不通则痛而见右膝关节疼痛。气血运行不畅，不能濡养膝关节又致不荣而见膝凉。因气血不足，心神失养，加之膝关节疼痛，形损及神，故睡眠质量欠佳。综上可诊为风寒湿痹之膝痹。陆教授以独活寄生汤为主方加减治疗，祛邪扶正，补肝肾，益气血，祛风湿，止痹痛，解决不荣不通之根本。原方去熟地黄，防其滋腻，阻碍气血运行；加制川乌祛风止痛，缓解膝关节症状，以治标。全方共同祛风散寒，通经止痛，既通又荣，标本兼治。二诊右膝关节疼痛稍好转，故加海风藤、青风藤增强散寒通经之功。海风藤、青风藤为陆教授治疗风湿痹痛的常用对药，既能祛湿散寒，疏通经络，又有活血化瘀作用，对风湿邪痹阻经络导致的关节疼痛效果明显。酸枣仁为失眠常用药，可疏肝养心安神。三诊时症状明显减轻，但证型未变，故效不更方。四诊疼痛不显，故减止痛药，留滋补肝肾药固本，以强壮肝肾，以防复发。"痹证外用方"能使药气直达病所，又有温热作用，有助于温通局部经络气血。针灸选用"扶正安神通任"针法加"膝三穴"治疗，既注重局部经络气血的疏通，又注重全身调节而安神，体现了整体治疗与局部治疗相结合。三法合用，温经止痛，效果明显。

独活寄生汤具有两个方面的作用，一是中医学认为的祛风湿、止痹痛、补肝肾、益气血功效；二是现代药理研究证实的抗炎、镇痛、扩张血管、改善微循环、调节免疫等作用。本案患者发病时间较短，治疗及时，加之年轻，经络气血旺盛，故预后较好。

案三：活血化瘀，补益肝肾治疗膝痹

梅某，女，55岁。初诊：2016年2月25日。

主诉：右侧膝关节疼痛半年，加重1周。

现病史：半年前负重走路后出现右侧膝关节疼痛，活动后及夜间疼痛明显，间断口服止疼药、外敷膏药（具体不详）治疗，疼痛稍减轻。近1周因劳累右膝关节疼痛加剧，行走、爬楼梯时刺痛明显，平素常感乏力、腰膝酸软，纳可，睡眠可，二便可。膝关节多处压痛明显，双膝关节外观无红肿。舌淡暗、边有瘀斑，苔薄白，脉沉弦尺弱。

中医诊断：膝痹（瘀血阻滞，肝肾不足）。

西医诊断：膝关节退行性病变。

治法：活血化瘀，补益肝肾。

处方：

（1）中药："鸡血藤16味"，白芍改赤芍，加威灵仙15g。7剂，每日1剂，水煎服，分早晚两次服。

（2）针灸：每周3次。"扶正安神通任"针法加"膝三穴"。

（3）"痹证外用方"热敷，共5剂。

（4）嘱避免膝关节负重，适量非负重状态下运动，注意保暖。

二诊（2016年3月3日）：右膝关节疼痛稍减轻，行走、爬楼梯时疼痛减轻，乏力、腰膝酸软症状无明显减轻，纳可，睡眠可，二便可。舌淡暗、边有瘀斑，苔薄白，脉沉弦。初诊方加伸筋草15g，制川乌10g。7剂，用法同前。其余治疗同前。

三诊（2016年3月10日）：右膝关节疼痛较前减轻，行走、爬楼梯时疼痛明显减轻，乏力、腰膝酸软症状较前改善。舌淡暗、边有瘀斑，苔薄白，脉沉弦。二诊方不变，7剂，用法同前。其余治疗同前。

四诊（2016年3月17日）：右膝关节静止状态下无明显疼痛，行走、爬楼梯时稍感疼痛，稍乏力，无腰膝酸软，近日大便溏、日1～2次，小便可，舌淡暗，苔薄白，脉沉弦。三诊方去莱菔子，加白术15g，茯苓15g，7剂，用法同前。其余治疗同前。

患者未再就诊。3个月后随访，患者诉劳累、负重后右膝关节偶而疼痛，平时基本无症状。嘱避免膝关节长时间负重，注意保暖。

【按】本案患者因负重劳动引起膝关节疼痛，活动后及夜间疼痛明显，行走、爬楼梯时刺痛明显，查体膝关节多处压痛明显，双膝关节外观无红肿，由此可明确诊为膝痹。患者年过五旬，肝肾渐亏。肝主筋，肾主骨，肝肾不足则膝部筋脉失养而发为疼痛。"腰为肾之府""膝为筋之府"，肝血、肾精不足而腰膝酸软，以上均为不荣之象。加之活动后损及膝部筋脉，致局部气血运行不畅，经脉瘀阻，不通则痛，而见右膝关节刺痛诸症。综上，结合舌脉可诊为瘀血阻滞、肝肾不足之膝痹。陆教授用"鸡血藤16味"加减治疗，补肝肾，通经络，强筋骨，兼顾温养气血，解决不荣不通之根本。考虑疼痛日久，瘀血阻滞时间较长，故白芍改为赤芍，增强活血化瘀、通经活络之效。加善行十二经络的威灵仙，祛风除湿，通利经络，对全身关节部位的疼痛特别适宜。诸药合用，活血化瘀，补益肝肾，通经活络，既荣又通，标本兼治。"痹证外用方"能使药力直达病所，对温通局部经络气血效果显著。针灸选用"扶正安神通任"针法加"膝三穴"滑利关节，既注重局部经络气血的疏通，又注重全身的调节而安神，体现了整体治疗与局部治疗相结合的原则，药后膝关节症状逐渐缓解。二诊加伸筋草，本品辛散、苦燥、温通，能祛风湿，入肝，尤善通经络，能够缓解风寒湿痹、筋脉拘挛疼痛等症。加入辛热苦燥的制川乌，驱逐寒湿，温经止痛，治疗肢体筋脉挛痛，关节屈伸不利，日久不愈。三诊时症状明显减轻，但证型未变，故效不更方。四诊时疼痛不显，故加入补脾健胃之品治疗腹部不适，继续活血化瘀，补益肝肾以固本，以防复发。

　　本患者病程较长，经久不愈，损伤肝肾，结合体征和证型，在使用活血化瘀药物的同时加上滋补肝肾之品，再加针灸和中药外敷一起，内外兼治。通过调节膝关节局部经脉气血的不通，外加滋补肝肾之品，以调节不荣及不平，通过自身的气血阴阳变化驱邪外出，使症状消失。本病治疗及时，预后较好。但如果患者不注意则易复发。若长久不愈，易导致膝关节变形甚至变生他病。日常生活中应注意膝关节的保暖，避免长时间负重。

皮肤病证

白疕

　　白疕是一种易于复发的慢性红斑鳞屑性皮肤病。《外科大成》云："白疕，肤如疹疥，色白而痒，搔起白疕。俗称蛇虱，由风邪客于皮肤、血燥不能荣养所致。"《外科证治全书》云："白疕，一名疕风，皮肤燥痒，起如疹疥而色白，搔之屑起，渐至肢体枯燥坼裂，血出痛楚，十指间皮厚而莫能搔痒。因岁金大过，至秋深燥金用事，乃得此证，多患于血虚体瘦之人。"本病以皮肤上出现红色丘疹或斑块，上覆以多层银白色鳞屑为临床特征。本病男性多于女性，北方多于南方，春冬季易发或加重，夏秋季多缓解，反复发作，迁延难愈，在自然人群中的发病率为 0.1% ~ 3%。本病相当于西医学的银屑病，目前仍是国内外皮肤科领域重点研究的疾病之一。

　　陆教授临床中发现，本病由内外因共同致病。外因涉及风、寒、湿、燥、火、毒等外邪，客于皮肤，致气血不通。内因多为饮食不调，脾胃运化失职，湿郁化热，蕴结皮肤，阴阳不平；或气郁化火，热伏营血，伤津耗气，津血不荣皮肤等。其基本病机可总结为内有蕴热，郁于血分，治疗原则为清热凉血。具体来说，急性期多为血热毒盛证，治宜清热凉血解毒；慢性期多为血燥证、血虚证，治宜清热解毒，养血润燥；后期多为血瘀证，治宜清热活血化瘀。他最常用的基础方剂是其经验专病专方"祛风止痒方"，以此化裁可用于各型白疕。临床上不仅可用于传统的湿热型皮肤病，对疾病的早期诊断和预后调护也有特殊意义；既可有效指导前瞻性治疗，阻断皮肤疾病进一步发展及复发，还可扩大清热利湿法的应用范围，提高临床疗效。

　　陆教授十分注重望诊在银屑病诊治中的重要性，强调观察舌象的同时，应结合皮损颜色综合分析，加减用药。如头部皮损急性起病者，皮损颜色红，起病快，多为火毒上攻，应注意清心肝之火，采用犀角地黄汤加减，重用水牛角；慢性迁延者，可桃红四物汤加减；皮损循肝经者，治宜清肝泻火凉血，龙胆泻肝汤加减；更年期银屑病，皮损颜色暗淡，多为阴虚火旺，治宜清心清肝，养血和血，知柏地黄丸辅以补肾活血之品加减。如伴咽喉肿痛，加板蓝根、玄参清热利咽；皮损色鲜红，加黄连、生石膏以清实热；邪热亢盛，耗伤津血，加白花蛇舌草凉血解毒；夜寐不安者，加龙骨、牡蛎、珍珠母、酸枣仁、远志、五味子等。因本病常瘙痒难耐，发作时甚为心烦，故陆教授常配合"扶正安神通任"针法，既扶正，又安神，整体调节脏腑，使正气得复，以助祛除毒邪。再配以具有清热泻火、活血化瘀等作用的刺络拔罐、刮痧，及患者随时可自行操作的耳针疗法，使治疗立体化、综合化，从而改善皮损症状。陆教授还注意嘱咐皮肤病患者注意清淡饮食，不熬夜，保持心情舒畅，温水淋浴。

案一：清热祛湿，凉血解毒治疗白疕

刘某，男，33岁，银行职员。初诊：2017年11月7日。

主诉：周身皮疹伴鳞屑3年，加重7天。

现病史：3年前因银屑病就诊于陆教授门诊，经治后痊愈。近日因工作需要出差至南方，饮食偏辣，未加注意。1周前吃完自助烤肉后，次日全身皮肤泛发点状红色皮疹，无脓痕，无渗出，患处皮肤瘙痒，上覆白色鳞屑，以头皮、四肢为甚。心烦，纳可，眠尚可，入睡晚，大便干、每日1次，小便黄。舌红，苔黄腻，脉弦滑数。

中医诊断：白疕（血热内蕴，湿毒郁遏）。

西医诊断：银屑病。

治法：清热祛湿，凉血解毒。

处方：

（1）中药："祛风止痒方"加土茯苓30g，白花蛇舌草30g。14剂，每日1剂，水煎服，分早晚两次服。

（2）刮痧、刺络拔罐：每周1次。"平衡刮痧拔罐术"加大椎、双侧肺俞，刺络放血拔罐。

（3）针灸：每周3次。"扶正安神通任"针法加百虫窝。

（4）耳针："耳穴调平术"基本穴加耳中。

（5）嘱忌辛辣油腻食物，清淡饮食，节饮食，不熬夜，保持心情舒畅，温水淋浴。

二诊（2017年11月21日）：未见新皮疹出现，周身拘紧不适感明显减轻，皮疹局部消散，脱屑减少，瘙痒缓解。纳可，二便调，舌红，苔薄白，脉弦滑。初诊方去木通、大黄，加红景天18g。14剂，用法同前。其余维持原治疗方案。

三诊（2017年12月5日）：皮疹基本消失，接近正常皮肤，舌淡红，苔薄白，脉滑。二诊方7剂，其中3剂水煎服，日1剂；4剂做丸药巩固疗效。停其他治疗。

半年后电话随访，未再复发。

【按】本案患者既往银屑病病史，饮食偏辣，又饱食后全身皮肤泛发点状红疹，上覆白色鳞屑，皮肤瘙痒，无脓痕，无渗出，由此可明确诊为白疕。患者近日生活无序，嗜食辛辣，饮食不节，暴饮暴食，致使脾胃运化失司，湿热内生，郁久化热，热伏营血，此为不通。血热内蕴，与湿相和，舌红、苔黄腻、脉弦滑数、全身皮肤泛发点状红疹均为不平之象。血热则燥化生风，肌肤失养，皮肤瘙痒，此为不荣。综上，本病诊为血热内蕴、湿毒郁遏之白疕。处以"祛风止痒方"，清热祛湿，凉血解毒。加白花蛇舌草清热解毒，土茯苓解毒利湿止痒，解决血热内蕴、湿毒郁遏之根本。配合"扶正安神通任"针灸，使人体正气得复，安神活络，扶正祛邪。百虫窝为经外奇穴，止痒要穴。同时于大椎、双侧肺俞刺络放血拔罐，以达"血出邪尽，血气复行"之效。与刮痧同用，可泄热布津，行气散瘀，宣通气机，使湿热诸外邪尽去，增强调和气血之效。二诊未见新皮疹出现，脱屑减少，瘙痒缓解，大便正常，恐攻伐太过耗伤正气，故去木通、大黄，加红景天健脾益气，活血祛湿。三诊时病情明显好转，故效不更方，变换剂型巩固疗效。

虽然本病不会威胁人的生命健康，但具有易复发、难根治的特点，给患者心理造成较大的负担。《素问·热论》云："病热少愈，食肉则复，多食则遗，此其禁也。"白疕患者素体血热，应少食辛辣发物，戒烟戒酒，避免外界刺激和干扰，调整饮食和心理，做到未病养生，防微杜渐；已病早治，防止传变；病后防复，愈后调养。树立信心，避免情绪紧张及精神创伤，保证充足睡眠以防复发。

临床上，陆教授对于各种皮肤病大多配合"平衡刮痧拔罐术"治疗，且常配合刺络。

案二：活血化瘀，疏肝通络治疗白疕

王某，女，36岁。初诊：2017年4月11日。

主诉：周身红斑伴鳞屑8年余，加重1周。

现病史：8年前无明显诱因四肢出现红疹，当地皮肤病专科医院诊为寻常型银屑病，经治疗（具体不详）后症状改善不明显。8年来就诊于全国多家医院，皮疹反复发作，迁延不愈。1周前因出差劳累，病情加重。现头皮部、面颊、躯干、四肢可见大小不等的红色斑片，上覆大量白色鳞屑，刮之有薄膜及点状出血，皮损肥厚、色暗红，以头皮和四肢为甚，肌肤甲错，平素口干，忧思多虑，纳可，夜寐欠佳，眠浅易醒，大便干、两日一行，小便正常。月经延迟，有血块。舌紫暗，舌体两侧瘀点，苔白，脉细涩。

中医诊断：白疕（气滞血瘀）。

西医诊断：银屑病。

治法：活血化瘀，疏肝通络。

处方：

（1）中药："祛风止痒方"合桃红四物汤加郁金、合欢皮、夜交藤、全蝎。

处方：木通10g，淡竹叶10g，甘草10g，生地黄25g，白鲜皮25g，栀子10g，牡丹皮15g，赤芍25g，苦参10g，荆芥10g，桔梗10g，大黄10g，蛇床子10g，防风15g，地肤子15g，紫草10g，桃仁10g，红花10g，白芍25g，川芎15g，郁金10g，合欢皮30g，夜交藤30g，全蝎10g。14剂，每日1剂，水煎服，分早晚两次服。药渣煎水沐浴。

（2）刮痧、刺络拔罐：每周1次。"平衡刮痧拔罐术"加大椎、双侧肺俞刺络放血拔罐。

（3）针灸：每周3次。"扶正安神通任"针法加"安眠三穴"。

（4）嘱忌辛辣油腻食物，节饮食，不熬夜，保持心情舒畅，温水淋浴。

二诊（2017年4月25日）：皮损处皮肤变薄，颜色转淡，瘙痒减轻，眠安，舌暗红，苔白，脉细。初诊方。14剂，用法同前，其余维持原治疗方案。

三诊（2017年5月9日）：皮损消退，未见新发红疹，周身皮肤仍留有少量红斑、鳞屑，皮肤干燥，夜寐可，舌红，苔薄白，脉细。二诊方加乌梅10g，五味子10g。14剂，用法同前，其余维持原治疗方案。

皮损消退大半，因工作需要患者返回当地，三诊方做成丸药口服，当地刮痧、拔罐，治疗4个月后，电话随访，皮损消失。嘱合理膳食，忌食辛辣、腥荤发物，放松心情，注意保暖，加强锻炼，预防感冒。

【按】本病例患者周身可见大小不等的红色斑片，上覆大量白色鳞屑，刮之有薄膜及点状出血，皮损肥厚，由此可明确诊为白疕。患者久病，毒热之邪煎熬阴血，加之平素忧思多虑，肝气郁结，气滞则血不行。劳累气虚，血行无力，导致血瘀，此为不通。皮损迁延不愈，皮损肥厚、暗红，鳞屑厚积，口干，肌肤甲错，此为不荣不平之象。舌紫暗，舌体两侧瘀点，苔白，脉细涩，证属血瘀。综上可诊为气滞血瘀之白疕。处方以经验方"祛风止痒方"合桃红四物汤为主方，活血祛瘀，养血行气，加郁金、合欢皮、夜交藤疏肝解郁，养血安神，调和气机；加全蝎搜剔络脉，松透病根，既荣又通，标本兼治。同时配合针刺，扶正安神，内调脏腑。刺络拔罐清泄热毒，宣通气机，增强调和气血、安神活络之效，使外邪尽去。药浴使余下药力直达病所，祛湿止痒。二诊未见新发皮疹，继用原方。三诊见皮肤干燥，皮损消退，此时属血燥血瘀证，故加五味子、乌梅养血滋阴润燥。后病情稳定，变换剂型巩固疗效。

本病血瘀证多由初起之血热证转化而来，为热毒煎熬阴血日久、气血瘀结所致。血瘀证贯穿银屑病静止期始终，是病理转化（发病、转归和预后）的主轴，治疗上宜凉血滋阴潜阳、活血化瘀并举，并辅以通络散结之品，使经络通畅，皮疹消退，疾病向愈。白疕具有反复发作的特点，患者需严格控制饮食，合理膳食，忌食辛辣、腥荤发物，戒烟酒，避免寒冷潮湿，注意保暖，预防感冒；避免情绪紧张及精神创伤，保证充足睡眠；注意清洁卫生，适度沐浴以去除鳞屑，切忌烫洗。

案三：补中益气，养血活血治疗白疕

王某，女，41岁。初诊：2017年5月11日。

主诉： 周身红斑伴鳞屑16年余，加重1个月。

现病史： 16年前无明显诱因背部出现散在丘疹，其上覆有银白色鳞屑，瘙痒明显。就诊于当地医院，诊为寻常型银屑病，曾口服甲氨蝶呤片及静脉输液（具体用药不详）等治疗，皮损明显减少，鳞屑减少，瘙痒减轻。16年间病情反复，迁延不愈，近1个月无明显原因皮损增多，全身散在淡红色斑块，其上敷有细薄鳞屑，背部皮损严重，鳞屑干燥，皮损处无瘢，无潮红，关节无疼痛。既往月经周期20～23天，经行量多、色淡红、无血块。体型偏瘦，面色萎黄，伴神疲乏力，畏寒肢冷，咽干口燥，大便软不成形，小便正常。舌淡红、边有齿痕，苔薄白，脉细。

中医诊断： 白疕（气血两虚）。

西医诊断： 寻常型银屑病。

治法： 补中益气，养血活血。

处方：

（1）黄芪桂枝五物汤加味。

处方：黄芪30g，桂枝10g，白芍25g，生姜10g，大枣6枚，党参20g，当归15g，茯苓25g，白术15g，川芎15g，鸡血藤30g，葛根15g，炙甘草10g。14剂，每日1剂，水煎服，分早晚两次服。药渣煎水沐浴。

（2）针灸：每周 3 次。"扶正安神通任"针法。

（3）耳针："耳穴调平术"基本穴加枕、肾上腺。

（4）嘱忌辛辣油腻食物，清淡饮食，不熬夜，保持心情舒畅，温水淋浴。

二诊（2017 年 5 月 25 日）：鳞屑较前减少，瘙痒无明显缓解，睡眠差，易醒多梦，大便稍成形，余无不适。舌淡红、边有齿痕，苔薄白，脉细。初诊方加夜交藤 30g，徐长卿 15g。14 剂，用法同前，其余维持原治疗方案。

三诊（2017 年 6 月 8 日）：全身皮疹变薄，以背部皮疹消退明显，瘙痒明显减轻，大便成形、每日一行。平素腰酸，畏寒肢冷，舌淡红，苔薄白，脉沉细。二诊方去葛根，加杜仲 15g，红景天 18g。14 剂，用法同前，其余维持原治疗方案。

四诊（2017 年 6 月 22 日）：全身皮疹消退明显，瘙痒减轻，腰酸明显改善，睡眠可，二便调。舌淡红，苔薄白，脉沉细。三诊方 14 剂，其中 10 剂水煎服，日 1 剂；4 剂做丸药，巩固疗效。停其他治疗。

半年后随访，病情稳定，未见复发。

【按】本病例患者全身散在淡红色斑块，其上敷有细薄鳞屑，背部皮损严重，鳞屑干燥，皮损处无瘢，无潮红，关节无疼痛，经免疫抑制剂治疗好转，但反复发作，由此可明确诊断为白疕。患者为高三教师，工作压力较大，平素劳累繁忙，劳则伤脾，脾气虚弱，冲任不固，经血失于统摄，故月经先期，经量多，且淋沥日久；气随血脱，故面色萎黄，神疲乏力，大便软不成形；血不荣经脉，肌肤失养，故皮疹色淡；浸润较轻，皮肤干燥脱屑，瘙痒剧烈，此为不荣。《素问·调经论》曰："血气失和，百病乃变化而生。"患者病程日久，气血双亏，病情反复缠绵，而发为此病。"久病必虚""久病必瘀"，劳累气虚，血行无力，导致血瘀，此为不通。口苦咽干，为阴阳失衡、气血失和不平之象。综合舌苔、脉象，可诊为气血两虚之白疕。处方以黄芪桂枝五物汤为主方，益气摄血，养血荣肤，兼以活血。方中重用黄芪，其味甘性温，补益诸虚，功善补气升阳，解决血虚气弱之根本。党参、茯苓、白术、炙甘草，四药合成四君子汤，健脾益气，以助脾胃化生气血，充养肌肤，调理冲任。葛根升发脾胃清阳之气而生津，托毒外出以止痒。当归养血和血。鸡血藤味苦甘，性温，活血补血，通络止痛，瘀去络通而不伤血。川芎活血行气，使补而不滞，滋而不腻，血行风自灭，以治标。诸药合用，补中益气，养血活血，既荣又通，标本兼治。针灸以"扶正安神通任"针法通经养血，宣畅气机，扶正安神，内调脏腑，增强补益气血、安神活络之效。同时配合耳针疗法，患者可随时自行治疗，以缓解皮肤瘙痒症状。药浴将余下药力直达病所而止痒。二诊时鳞屑减少，寐差，易醒多梦，故加夜交藤养心安神，通利经络；加徐长卿养血祛风通络。三诊自觉平素腰酸、肢冷，故去辛凉之葛根，加杜仲、红景天益气活血，补益肝肾，强壮筋骨。四诊诸症明显好转，效不更方，变换剂型巩固疗效。

凡素体虚弱，气血不足；或脾胃虚弱，气血化源不足；或血分蕴热，耗伤气血；或白疕日久，大量脱屑，耗伤营血，气随血脱均会引起气血两虚证的发生。对此类久治不愈的皮肤病，尤其要注意脾胃气机的升降出入，药物多用保护脾胃、醒脾悦脾、辛润清和之品，以荣养肌肤为宜。慎用温燥、苦寒、攻伐之品。对皮肤干燥、鲜红、脱屑为主要表现者，以辛润之，开腠理，致津液，畅气机。加强健康宣教，持续跟进指导。嘱患者虚邪贼风，避之有时，防止各种感染，包括上呼吸道感染、皮肤感染等；做到饮食有节，起居有常，戒除烟酒；慎食生冷、辛辣、油腻、腥发动风之品，正确护理皮肤。过敏体质者，应避免摄入可疑的致敏食物。

湿　疮

　　湿疮是一种由多种内外因素引起的过敏性炎症性皮肤病，以多形性皮损、对称分布、易于渗出、自觉瘙痒、反复发作和慢性化为临床特征。本病男女老幼皆可罹患，以先天禀赋不耐者为多。一般分为急性、亚急性和慢性三类。中医古代文献无湿疮之名，一般根据发病部位、皮损特点而有不同的名称。侵淫遍体、滋水较多者，称浸淫疮；以丘疹为主者，称血风疮或栗疮；发于耳部者，称旋耳疮；发于乳头者，称乳头风；发于手部者，称㿠疮；发于脐部者，称脐疮；发于阴囊者，称肾囊风或绣球风；发于四肢弯曲部者，称四弯风；发于婴儿者，称奶癣或胎症疮。本病相当于西医学的湿疹。

　　陆教授认为，本病对皮肤有多形性损害，常伴有剧烈瘙痒，有渗出倾向，治疗不当常会反复发作，缠绵难愈。其中，急性湿疹以湿热证和风湿热证居多，亚急性湿疹多为脾虚湿蕴证，慢性湿疹多为血虚风燥证。从分期比例看，慢性湿疹占比最高。陆教授认为，外感湿邪和内蕴湿浊是湿疹发病的基本病因病机，乃湿热蕴结皮肤、气血不通不荣而致。治疗上以清热祛风除湿为法，最常用的基础方剂是其经验专病专方"祛风止痒方"，临床以此加减，辨证后用于各型湿疮。若湿疹急性期或来势凶猛，久而不愈者合龙胆泻肝汤加减；发病较缓或脾虚湿盛者合参苓白术散加减；以瘙痒、皮损粗糙、干燥脱屑为主症的慢性湿疹者合当归补血汤加减。患者如伴有乏力，加黄芪、红景天；伴脱屑加当归；湿浊重者，加半夏、茯苓；痰湿重者，加砂仁、陈皮等；湿浊困脾者，加厚朴、白术、薏苡仁等；剧烈瘙痒难以入睡或半夜痒醒者，加生龙骨、煅牡蛎等。对于皮肤病，西医多采用激素或免疫抑制剂治疗，虽可暂时缓解症状，但长期使用会出现副作用及药物依赖，停用激素后往往会出现反弹，导致病情加重。与西医相比，中医治疗湿疮具有独特优势。中医采用辨证论治，针对疾病的病因病机及个体差异而确立治法方药，通过中药内服，配合针灸、刺络、拔罐、药浴等方法，治愈率高，复发率低。陆教授认为，湿疹发病后应注意保持皮损处清洁，不能搔挠，以免继发感染。避免过度劳累，不能过食有强烈刺激性的食物，如辣椒、海鲜等，不熬夜，保持心情舒畅，温水淋浴等。

案一：清热祛湿，透疹止痒治疗湿疮

　　刘某，女，30岁，教师。初诊：2015年3月5日。

　　主诉：全身多发皮疹伴瘙痒两天，加重1天。

　　现病史：3天前外出吃螃蟹，昨日清晨自觉皮肤瘙痒剧烈，自行购买氟轻松乳膏外用，未见明显缓解。今日晨起瘙痒更甚，周身皮肤可见红色小丘疹散在，四肢可见散在小水疱，基底潮红，糜烂流水，面红口苦，咽干，心烦，体温38.6°C，纳食一般，形

体稍胖，因瘙痒影响睡眠，大便正常，小便黄。舌红，苔黄腻，脉弦滑数。

中医诊断：湿疮（湿热侵淫）。

西医诊断：急性湿疹。

治法：清热祛湿，透疹止痒。

处方：

（1）中药："祛风止痒方"加龙胆泻肝汤。

处方：木通10g，淡竹叶10g，甘草10g，生地黄25g，白鲜皮25g，栀子10g，牡丹皮15g，赤芍25g，苦参10g，荆芥10g，桔梗10g，大黄10g，蛇床子10g，防风15g，地肤子15g，紫草10g，龙胆10g，黄芩25g，车前子20g，泽泻15g，当归15g，柴胡10g。7剂，每日1剂，水煎服，分早晚两次服。药渣煎水沐浴。

（2）刮痧、刺络拔罐：每周1次。"平衡刮痧拔罐术"加大椎、双侧肺俞刺络放血拔罐。

（3）嘱忌辛辣油腻食物，节饮食，清淡饮食，不熬夜，保持心情舒畅，温水淋浴。

二诊（2015年3月12日）：症状大为改善，皮疹基本消失，服中药汤剂后胃部稍觉不适，纳可，眠安，大便稀溏、日1～2行，小便正常。舌红，苔黄，脉弦滑。"祛风止痒方"去木通、大黄、苦参，加白术15g。7剂，用法同前，其余维持原治疗方案。

1个月后电话随访，告愈。

【按】本案患者服海鲜后周身皮肤见红色小丘疹散在，四肢部见散在小水疱，基底潮红，糜烂，渗出，瘙痒剧烈，影响睡眠，由此可明确诊为湿疮。患者素体肥胖，饮食不节，脾胃受损，气机升降失司，此为不通。水湿内生，蕴而化热，湿热郁于腠理肌肤而致，此为不容。面红、口苦、心烦、发热为湿热相搏不平之表现。综上，可诊为湿热侵淫之湿疮。处以"祛风止痒方"加龙胆泻肝汤加减，清热祛湿，透疹止痒，顾护脾胃，标本兼顾，既通又荣。急性湿疹的剧烈瘙痒可导致患者情绪不稳，甚至抑郁或焦虑，影响睡眠，故使用透疹止痒药，以助安神。配合针灸，扶正安神，内调脏腑。刺络拔罐清泄实热，助汤药扶正通络，宣通气机，使外邪尽去。大椎放血泄热，肺俞放血，调和营卫。药浴将余下药力直达病所，祛湿止痒。二诊时皮疹基本消失，但胃部不适，大便稀溏，恐攻伐太过，故去木通、大黄、苦参，加白术健脾益气，顾护脾胃，祛邪而无伤正之虞。

急性湿疹以湿热证和风湿热证居多，"急则治其标，缓则治其本"。急性期要以祛邪为主，在辨证的基础上选择合适的药物，妥善配伍，缩短病程。剧烈瘙痒极易影响患者情绪，故要注意多与患者沟通，使患者保持良好心态。切不可一见症状减轻就停药，应避免再次复发，迁延形成慢性疾病。

案二：清热凉血，健脾利湿治疗湿疮

史某，女，50岁。初诊：2017年10月30日。

主诉：四肢多发皮疹伴瘙痒3个月。

现病史：3个月前在足疗店泡脚后双侧足底出现红疹、水疱，因家务繁多未予重视。瘙痒甚时自行涂抹皮炎康后症状缓解，但反复发作。现双侧足底内侧、右侧脚踝处、双侧手掌内侧皮肤增厚，触碰即痒，皮损处色鲜红、边界清、有少量渗出结痂，皮肤干燥。平素汗多，乏力，纳可，眠安，大便稀溏、每日 1～2 行，小便正常。舌暗红，苔黄黑厚，脉弦滑。

中医诊断：湿疮（脾虚湿蕴）。

西医诊断：湿疹。

治法：清热凉血，健脾利湿。

处方：

（1）中药："祛风止痒方"加胃苓汤。

处方：木通 10g，淡竹叶 10g，甘草 10g，生地黄 25g，白鲜皮 25g，栀子 10g，牡丹皮 15g，赤芍 25g，苦参 10g，荆芥 10g，桔梗 10g，大黄 10g，蛇床子 10g，防风 15g，地肤子 15g，紫草 10g，白术 15g，泽泻 15g，猪苓 15g，茯苓 25g，桂枝 10g，厚朴 15g，陈皮 15g，苍术 10g。7 剂，每日 1 剂，水煎服，分早晚两次服。

（2）刮痧、刺络拔罐：每周 1 次。"平衡刮痧拔罐术"加大椎、双侧肺俞刺络放血拔罐，刮委中、血海。

（3）针灸：每周 3 次。"扶正安神通任"针法加百虫窝、梁丘、内庭。

（4）耳针："耳穴调平术"基本穴加耳中。

（5）嘱忌食用辛辣、油腻之品，保持心情舒畅，节饮食，勿用热水长时间泡脚。

二诊（2017 年 11 月 6 日）：双侧手掌皮损面积缩小、脱屑减少，双足底及脚踝处皮损色红、脱屑减少，皮肤无干裂、时感瘙痒。服药后小便多，大便正常、每日两次，舌暗红、边有齿痕，苔白腻，脉弦滑。初诊方加白花蛇舌草 30g，土茯苓 30g，怀牛膝 30g。14 剂，用法同前，其余维持原治疗方案。

三诊（2017 年 11 月 20 日）：自诉病情稳定，无新发湿疹。双手掌皮损无脱屑、无瘙痒，脚踝处皮肤肥厚减轻，右侧足底轻度干燥脱屑，左侧足底无瘙痒、无脱屑。纳可，眠安，二便调。舌暗淡、边有齿痕，苔白微腻，脉弦滑。二诊方去紫草，加当归 15g，白芍 25g。7 剂，用法同前，其余维持原治疗方案。

四诊（2017 年 11 月 27 日）：自诉病情稳定，无新发湿疹。纳可，眠安，二便调。舌暗红、边有齿痕，苔白，脉弦滑。三诊方 4 剂，做成丸剂内服，巩固治疗 1 个月。

半年后随访，病情稳定，未见复发。

【按】本案患者泡脚后双侧足底出现水疱，瘙痒剧烈，外用激素类药物病情反复，皮损面积扩大至脚踝、手掌，皮损处色鲜红、边界清、有渗出结痂，皮肤干燥，蜕皮增厚，瘙痒，由此可明确诊为湿疮。双足底红疹伴瘙痒，起疱流水多为湿热蕴结肌表之象。湿性黏滞，与热相合，故病程缠绵，病难痊愈。湿浊困脾，脾主运化水湿，输布津液，喜燥恶湿，脾胃运化失职，水液失于输布，此为不通。水湿内盛，流于肌肤，故见渗出之不平之象。日久易损伤阴液，皮肤失于濡养，故出现干燥脱屑之不荣之象。大便稀溏、乏力、多汗、舌暗红、苔黄黑厚、脉弦滑均为脾虚失运表现。综上可诊为脾虚湿蕴之湿疮。处以"祛风止痒方"加胃苓汤清热凉血，健脾利湿。配合"扶正安神通任"针法扶正安神，内调脏腑，改善机体的血液循环；疏通经络，促进皮肤组织的新陈代谢；调节免疫，祛邪外出，促进湿疹痊愈，既扶正通络又安神。百虫窝为经外奇穴，止痒要穴。梁丘为足阳明胃经郄穴，郄穴是各经经气汇聚之地，针刺该穴能够调节脾胃经气，从而调整脾胃运化功能。内庭为足阳明胃经荥穴，"荥主身热"，故通过泻其多余阳气，达到清热健脾之目的。配合刮痧、刺络拔罐清泄实热，除常规选背俞穴外，下肢足底脚踝处湿疹加委中、血海刮痧，以助汤药扶正通络，清热止痒，健脾祛湿。耳针调平，患者发病时自行按揉可立即止痒。二诊时皮损面积缩小，脱屑减少，小便增多，故加白花蛇舌草、土茯苓清热利湿解毒；加怀牛膝引经下行。三诊时病情得到控制，无脱屑，无瘙痒，病情稳定，故去紫草，加当归、白芍滋阴养血，收敛养阴，促进皮损愈合。四诊病情稳定，效不更方，变换剂型巩固疗效。

湿疹的亚急性期或慢性期往往由急性期反复发作，久治不愈发展而成。湿疹患者中慢性湿疹所占比例最高。在急性期或既往治疗中，患者往往服过苦寒类药物，导致脾胃虚弱。对此，治疗的始终应顾护脾胃之气。先期针药并施，辅以刮痧、刺络拔罐、耳穴等效果明显，后期可改服丸剂加以巩固。要嘱患者少食寒凉、辛辣食物，勿贪凉，要节制饮食，保持心情舒畅，戒烟酒，洗澡不宜过勤，水温不宜过高等，养成良好的生活习惯，避免复发。

案三：健脾除湿，清热解毒治疗湿疮

蔡某，女，5岁。初诊：2017年3月7日。

主诉：面部红色皮疹两周。

现病史：两周前外感后颜面部出现散在鲜红色皮疹及小水疱，皮疹致密，伴瘙痒感。家长于药店购买外用药膏（具体成分不详）涂于患儿颜面部，皮疹时有好转，反复发作。症见患儿面部皮肤多发皮疹及小水疱、色鲜红，颜面部少量糜烂、偶有渗液，伴瘙痒感，夜间痒甚，影响睡眠。食纳差，小便黄，大便干、1～2日一行。舌红，苔黄腻，脉数。

中医诊断：湿疮（湿热壅盛）。

西医诊断：湿疹。

治法：健脾除湿，清热解毒。

处方：

（1）中药："祛风止痒方"1/3剂量加白术5g。4剂，每日1剂，水煎服，分早晚两次服。

（2）刮痧、拔罐疗法1次。"平衡刮痧拔罐术"。

（3）教会家长捏脊疗法。嘱捏脊8次，每日早晚各1次。

（4）嘱家长勿让患儿进食辛腥发散之品，避风寒，勿用热水洗脸，尽量勿搔抓皮肤。

二诊（2017年3月11日）：颜面部皮疹颜色变暗，皮损渗出减少，皮肤趋于干燥，瘙痒感明显减轻，饮食、睡眠尚可，二便可，舌淡红，苔薄黄，脉数。初诊方去防风，加藿香6g。共4剂，用法同前，其余维持原治疗方案。

三诊（2017年3月16日）：颜面部皮肤无新发皮疹，皮损完全消失，无瘙痒感，纳可，眠安，二便可，舌淡红，苔薄白，脉略数。二诊方去紫草、白鲜皮，加黄芪10g，丹参5g。7剂，用法同前，其余维持原治疗方案。

3个月后随访，患儿家属述病情稳定，未见复发。

【按】本案患者为幼儿，外感后出现颜面部鲜红色皮疹及小水疱，有搔痕和渗出倾向，并伴瘙痒感，影响睡眠，症状顽固，反复发作，由此可明确诊为湿疮。患儿素体禀赋不足，"脏腑娇嫩，形气未充，脾常不足"，平素或因冷暖不知，饮食不节，食积助热等损伤脾胃。脾之运化功能失常，此为脾之脉络不通。脾主运化水湿，加之复感外邪，内外之邪充于腠理。小儿体质较弱，卫气不固，腠理开泄，湿热之邪侵淫肌肤，内不得疏泄，外不得透达，此为不荣不平，风湿热侵淫肌肤而发病。患儿平素纳差、便干、小便黄、舌红、苔黄腻、脉数均为脾胃湿热蕴结之表现，综上可诊为湿热壅盛之湿疮。处以"祛风止痒方"为主方，清利湿热，凉血解毒。加白术健脾利湿，解决不通、不荣、不平之根本。考虑小儿湿疹的病损部位相对表浅，故配合"平衡刮痧拔罐术"平和脏腑，调和气血，并在背部运用捏脊疗法，刺激脏腑腧穴，疏通经络，调整阴阳，畅其气机，化生气血，安其脏腑，扶正以振奋脾阳，调理脾胃。二诊时皮肤趋于干燥，皮疹颜色变暗，皮损渗出减少，瘙痒感明显减轻，故停用防风。为固护脾胃，酌加芳香化湿之藿香健脾化湿。三诊时无新发皮疹，皮损完全消失，二便调，故去寒凉之紫草、白鲜皮，以防止过用苦寒而伤正气，加黄芪固护卫气，加丹参取"一味好丹参，功同四物汤"之意，既养血凉血，又可活血。

小儿湿疹是临床比较常见且发病率较高的皮肤病。《外科正宗·奶癣》载："因儿在胎中，母食五辛，父餐炙煿，遗热与儿，生后头面遍身发为奶癣，流滋成片，睡卧不安，瘙痒不绝。"小儿湿疹的患儿多为1岁以内的哺乳儿，由于母亲妊娠期或哺乳期过食辛辣刺激或荤腥动风之物，伤及脾胃，致患儿脾失健运，湿热内蕴。故母亲在妊娠期及哺乳期尤要注意清淡饮食。本病病程长短不一，常反复发作，缠绵难愈，严重影响患儿的身体健康和生活质量，往往遇热、遇湿而加重。因此，对于本病"三分治疗，七分护理"十分必要。医者需对家长强调家庭护理的重要性，遵循"四时欲得小儿安，常要三分饥与寒"，确保饮食与冷暖对湿疮的治疗起到正面作用。嘱哺乳期母亲或患儿清淡饮食，避免食用易致敏食物，暂停食用海鲜及辛辣刺激之品；保持室内环境，注意通风；注意皮肤清洁，忌用碱性大的肥皂或洗浴用品；避免小儿搔抓患处；所选衣物、被褥宜为纯棉、柔软材质，衣物宜宽松，养成良好的生活习惯，避免复发。

肺风粉刺

肺风粉刺是一种毛囊、皮脂腺的慢性炎症性皮肤病，因典型皮损能挤出白色半透明状粉汁，故称之为粉刺。《医宗金鉴·外科心法要诀·肺风粉刺》云："此证由肺经血热而成，每发于面鼻，起碎疙瘩，形如黍屑，色赤肿痛，破出白粉汁，日久皆成白屑，形如黍米白屑，宜内服枇杷清肺饮，外敷颠倒散。"本病以皮肤散在性粉刺、丘疹、脓疱、结节及囊肿，伴皮脂溢出为临床特征，好发于颜面、胸部、背部，多见于青春期男女，相当于西医学的痤疮。

　　陆教授发现，临床上痤疮患者几乎全为青年人，虽无明显自觉症状，但却对患者的身心健康造成损害。青年人素体阳盛，饮食上偏嗜辛辣或肥甘厚腻之品。脾胃受损，生湿积热而不平；或久居湿地，居处潮湿，冒雨涉水，以致湿邪侵入体内而不通；内外相引，易病湿热，故痤疮患者多为脾胃湿热证。治疗多以清热祛风除湿为法。陆教授最常用的方剂是其经验皮肤病专方"祛风止痒方"，以此加减化裁用于各型肺风粉刺（痤疮）。对于因寒凝血瘀兼见月经紊乱的女性患者则用经验方"调经方"加减治疗；实热之体、实火之证、津液未伤患者用龙胆泻肝汤加减治疗；肺胃热盛，偶用枇杷清肺饮加减治疗。患者若见舌体淡白、舌苔黄、皮损色淡红或鲜红，多为素体脾虚，初感湿热外邪，此时加厚朴、陈皮以清热健脾除湿；若见舌红、苔黄，则为实热证，皮损色鲜红，多见于疾病中期，加黄连、生石膏以清实热；皮损为红紫斑，为实热证后期，邪热亢盛，耗伤津血，加金银花、白花蛇舌草等凉血解毒；瘙痒甚为外感风邪或血虚风燥，加蝉蜕；疼痛剧烈者，加乌药；夜寐不安者，加生龙骨、牡蛎、夜交藤、酸枣仁等。陆教授常结合十二经脉在皮肤中的所主，根据皮损发生部位确定其所属的经络脏腑，根据经络所主部位选用相应的引经药，引药直达病所，使用药更加准确。如发于口唇四周加白芷、石膏；发于前额加黄连、细辛；发于面颊加柴胡、青皮、桂枝、升麻；发于鼻部加苍术、白芍；发于下颌部加知母、黄芩等。陆教授认为，此病多发病日久，缠绵难愈，故治疗常常辅以针灸扶正安神通任、刺络拔罐清泄实热，宣通气机，通经活络，调和气血，使风湿热诸邪尽去。他鼓励患者，本病是可以治愈的，嘱咐患者少食辛辣、油腻食物，节制饮食，保持心情舒畅，避免熬夜，日常生活中注意面部护理，温水洗面，切勿滥用护肤品。

案一：健脾燥湿，祛风清热治疗肺风粉刺

刘某，男，19岁。初诊：2017年10月26日。

主诉：面部丘疹半年。

现病史：半年前无明显诱因前额、面颊部散在分布丘疹、粉刺、脓疱，皮色稍红，轻微痒痛，可见散在色素沉着，面部油腻，自觉皮肤烧灼感。半月前受风后面部粉刺增多，肩颈部酸痛难忍，于附近中医门诊口服中药汤剂治疗（具体用药不详），症状改善不明显。口干口苦，寐差，眠浅，多梦易醒，纳少，嗜食辛辣，大便质黏、不成形、日1～2行，小便调。舌红、齿痕，苔黄厚腻，脉滑数。

中医诊断：肺风粉刺（脾胃湿热蕴结）。

西医诊断：痤疮。

治法：健脾燥湿，祛风清热。

处方：

（1）中药："祛风止痒方"加红景天18g。7剂，每日1剂，水煎服，分早晚两次服。

（2）刮痧拔罐：每周1次。"平衡刮痧拔罐术"加大椎、双侧肺俞刺络放血拔罐。

（3）嘱忌食辛辣、油腻之品，节饮食，保持心情舒畅。

二诊（2017年11月2日）：自觉面部痒痛好转，未见新发痤疮，面部痤疮灼热感减轻，寐差，易醒，肩颈酸痛，食欲较前改善，大便1日1～4行、时不成形，小便调。舌红、齿痕，苔薄黄，脉弦细。初诊方红景天加至30g。7剂，用法同前，其余维持原治疗方案。

三诊（2017年11月9日）：面部痤疮明显缓解，渐见平坦，额头部痤疮好转不明显，洗面后自觉灼热感，肩颈部轻微酸痛，大便正常、一日一行，小便可。舌淡红，苔黄，脉滑。二诊方去生地黄、大黄、竹叶，加土茯苓15g。14剂，用法同前。其余维持原治疗方案。

四诊（2017年11月23日）：自觉痤疮渐近平坦，现面部尚遗留痘痕、不光滑，舌淡红，苔薄白，脉滑。三诊方7剂，其中3剂水煎服，日1剂；4剂做丸药，巩固疗效。继续刮痧、拔罐治疗，每周1次。嘱日常生活中注意面部护理，温水洗面，忌滥用护肤品。

后患者每周1次至门诊刮痧、拔罐治疗，4周后，面部光洁，未留痘痕。

【按】此案患者为青少年男性，皮损位于前额、面颊部，散在分布丘疹、粉刺、脓疱等多形性皮损，皮色稍红，并可见散在色素沉着，面部油腻，无鳞屑，无渗出，无剧烈瘙痒，由此可明确诊为肺风粉刺。患者嗜食辛辣之品，致脾胃积热。脾胃清气不升，面部失于濡养，毛囊失于宣泄，此为不荣。浊气上升，壅滞气血，不能上荣于头面，故面干而有烧灼感。脾失健运，糟粕排出体外受阻，故大便质黏、不成形。脾主运化，喜燥恶湿，痰湿内生，凝滞皮肤而发为粉刺，此为不通。复感外感风邪，肺气郁闭，毒邪在体内蓄积，上蒸于头面，粉刺加重，此为不平。风寒之邪侵袭肩颈，故肩部拘急酸痛。平素口干口苦，寐差眠浅，多梦易醒，纳少，大便质黏、不成形，舌红，齿痕，苔黄厚腻，脉滑数均为脾胃湿热蕴结、复感风邪之表现，综上，本病可辨为脾胃湿热蕴结之肺风粉刺。处以"祛风止痒方"为主方，清热利湿，祛风止痒，解决不通不荣之根本。加红景天补益脾肺之气，配合刺络拔罐，清泄实热，助汤药扶正通络。其中，大椎穴为诸阳经与督脉的交汇之处，刺激大椎可达宣通阳气、除湿泄热之功。背俞穴为脏腑之气输注之处，选用肺俞穴泄热布津，行气散瘀。另配合拔罐宣通气机，调和气血，安神活络，使风湿热诸外邪尽去。二诊时诸症好转，胃中积滞去，食欲增强，但大便增多且质软不成形，提示湿热之邪尚在，故原方加大红景天药量，以扶助正气。三诊时大便正常，若继续原剂量恐攻伐太过，耗伤正气，故去生地黄、大黄、竹叶，加土茯苓增强清热解毒、健脾除湿之力，又通利关节，缓解肩颈疼痛。四诊诸症明显好转，效不更方，变换剂型，巩固疗效。

此型痤疮多见于青少年，先期治疗以健脾清热的中药汤剂内服，辅以刮痧及刺络拔罐效果更佳，后期可用刮痧、刺络拔罐巩固疗效。

案二：温阳散寒，活血化瘀治疗肺风粉刺

张某，女，26岁，职员。初诊：2016年1月9日。

主诉：面部丘疹两年。

现病史：两年前无明显诱因颜面部出现暗褐色丘疹，以口唇多见。丘疹轻微刺痛、不痒、色暗红。平素嗳气，纳差，手足不温，因工作需要经常熬夜，睡眠质量尚可。月经周期 40～50 天一行，经期首日少腹冷痛，月经色略黑、少量血块，之后月经色红、量正常，腹痛缓解。大便两日一行、质干，小便正常。舌紫暗，舌体两侧有瘀点，苔白，脉涩。

中医诊断：肺风粉刺（寒凝血瘀）。

西医诊断：痤疮。

治法：温阳散寒，活血化瘀。

处方：

（1）中药："调经方"加天香正气散。

处方：小茴香 10g，炮姜 10g，延胡索 25g，五灵脂 10g，没药 10g，川芎 15g，当归 15g，蒲黄 10g，桂枝 10g，赤芍 25g，刘寄奴 15g，香附 15g，陈皮 15g，乌药 10g，苏叶 15g。7 剂，每日 1 剂，水煎服，分早晚两次服。

（2）刺络拔罐 1 次。取穴大椎、双侧肺俞、膈俞。

（3）嘱忌食用寒凉、辛辣、油腻之品。

二诊（2016 年 1 月 15 日）：面部丘疹缓解，自觉无痛感，无痒感，嗳气减少，进食量增多，月经延期 4 日未至，乳房胀痛，烦躁易怒，肢冷，乏力，眠安，大便两日一行、质干，小便正常。舌稍暗、尖红、苔黄，脉浮数。初诊方加益母草 10g，大黄 6g。14 剂，用法同前。其余维持原治疗方案。

三诊（2016 年 1 月 28 日）：面部丘疹明显缓解，未见新发痤疮，自觉无痛感，无痒感，上周月经至，少量血块，轻微腰痛，行经 6 日、量正常、无腹痛、色红。嗳气，纳可，眠浅，二便调。舌红，苔黄腻，脉滑数。二诊方加合欢花 30g，杜仲 15g。14 剂，用法同前。其余维持原治疗方案。

四诊（2016 年 2 月 10 日）：面部丘疹消退，二便正常，舌脉如常。三诊方做成丸剂内服，巩固治疗 1 个月。

半年后随访，病情稳定，未见复发。

【按】此案患者为青年女性，颜面部见暗褐色丘疹，以口唇为多，色暗红，轻微刺痛，不痒，未见渗出，未见皮屑，未见出血点，由此可诊为肺风粉刺。患者长期肢冷，素体阳虚，不能正常化阴。阴邪集聚，更伤阳气，影响气血的正常运行，此为不荣，表现在肌肤则为暗褐色粉刺。久之形成瘀血，导致月经周期紊乱、痛经。舌紫暗、舌体两侧有瘀点、苔白、脉涩均为寒凝血瘀不通之表现。综上可诊为寒凝血瘀之肺风粉刺。处以经验方"调经方"加天香正气散为主方，温阳散寒，活血化瘀，解决不荣之根本。"调经方"原为陆教授专为调理月经病而设，用于此，在于病机相同，体现了陆教授主张的"依证选方"。同时配合刺络拔罐清泄实热，助汤药扶正通络，拔罐可宣通气机，调和气血，安神活络，使风湿热诸外邪尽去。二诊时寒凝血瘀，致胞宫血脉不能按时充盈，故经血不能应时而下，引起月经后期，予益母草活血调经，祛瘀通经止痛。胃肠燥热，津枯肠道失润，故大便干结难下，药用大黄泄热通便。三诊患者伴腰部酸痛、尺脉不足之肾虚征象，故加杜仲益精气，坚筋骨；加合欢花解郁安神，活血祛瘀。四诊诸症明显好转，效不更方，变换剂型，巩固疗效。

此型肺风粉刺多见于青年女性。女为阴之体，血为本，怕寒。患者一身血瘀寒重之象，面部粉刺已不是热证所致，而是寒凝血瘀所致，因此，不能再用寒凉药为主的"祛风止痒方"治疗，而要用温阳散寒、活血化瘀之剂治疗。寒去血行则症消。先期治疗针药并施，辅以刮痧及刺络拔罐效果明显，后期可服丸剂巩固疗效，加强锻炼进行维护。同时嘱患者少食寒凉、辛辣之品，勿贪凉，节制饮食，保持心情舒畅，避免熬夜，平常注意面部护理，温水洗面，切勿滥用护肤品。

案三：清热利湿散结治疗肺风粉刺

董某，男，18岁，学生。初诊：2017年12月9日。

主诉：面部丘疹6个月，加重1周。

现病史：半年前无明显诱因前额及双颊部出现丘疹、粉刺，未予重视及治疗，后皮损逐渐增多，发为脓疱，每于食辛辣之物后加重。在当地医院治疗后（具体用药不详）疗效不佳。症见前额、面颊部散在丘疹、白头粉刺、脓疱，皮疹色红，面颊有散在色素沉着，自觉轻微痒痛，部分有触痛。口渴喜饮，多痰，纳可，眠安，小便稍黄，大便秘结、3～4天1次。舌红，苔黄厚，脉滑数。

中医诊断：肺风粉刺（肺胃热盛）。

西医诊断：痤疮。

治法：清热利湿散结。

处方：

（1）中药：枇杷清肺饮合茵陈蒿汤。

处方：枇杷叶15g，桑白皮15g，黄芩20g，夏枯草10g，连翘10g，金银花25g，赤芍20g，丹参15g，茵陈15g，栀子10g，大黄10g。7剂，每日1剂，水煎服，分早晚两次服。

（2）刮痧拔罐1次。"平衡刮痧拔罐术"加大椎、双侧肺俞、膈俞刺络放血拔罐。

（3）嘱忌食寒凉、辛辣、油腻之品及甜食。避免熬夜，按时休息，保持大便通畅，清水洁面。

二诊（2017年12月16日）：颜面部皮疹部分消退，未见新发皮疹，痒痛感减轻，大便每日一行、稍溏，小便正常。舌红，苔黄，脉滑数。初诊方去黄芩、金银花、栀子，加山药20g，白术15g。14剂，用法同前。其余维持原治疗方案。

三诊（2017年12月30日）：颜面部丘疹基本消退，未见新发皮疹，纳可，眠安，二便调。舌红，苔薄黄，脉滑。患者因寒假欲返回家乡，故将二诊方做成丸剂，巩固治疗1个月。

3个月后随访，病情稳定，未见复发。

【按】本案患者为青年男性，前额及双颊部多发丘疹、白头粉刺、脓疱，皮损色红，自觉轻微痒痛，部分有触痛，未见渗出，未见皮屑，未见出血点，由此可诊为肺风粉刺。患者平素喜食肥甘厚味及辛辣之物，致湿热内生，郁而化热，大肠积热积湿故便秘，此为不通。肺与大肠相表里，肺主皮毛，湿热熏蒸于上，肺胃热盛，发于面部则为丘疹、粉刺、脓疱，此为不荣。湿热困阻中焦，脾失健运，脾不运化水湿而生痰，痰热搏结，气血不畅而为瘀，痰瘀热结，此为不平。口渴喜饮、小便稍黄、大便秘结均为肺胃热盛不通不荣之表现。综上可诊为肺胃热盛之肺风粉刺。处方以枇杷清肺饮为主方，疏风清肺，泄热解毒。方中枇杷叶、桑白皮入肺、胃经，能够清泻肺热，和胃降气。桑白皮还可泻肺利水，使肺火从小便引出。夏枯草、赤芍、金银花清热泻火解毒；丹参善清血分之热；赤芍凉血活血，以解不通；黄芩清热燥湿；配以茵陈蒿汤增强清热利湿散结之功。诸药合用，泻肺火，清胃火，利湿热，既荣又通又平，标本兼治。佐以刺络拔罐清泄实热。大椎穴属督脉，与诸阳经交汇，刺激该穴能激发全身阳气，除湿泄热。肺俞为肺脏之气输注之处，"肺主皮毛"，对肺俞进行刺络放血拔罐能疏风清肺止痒。膈俞为八会穴之血会，"治风先治血，血行风自灭"，刺络该穴能使风湿热诸外邪尽随血去。三穴相配，泄热疏风，活血行气，缓解肌肤痒痛之症。配合拔罐宣通气机，调节阴阳，平和脏腑，调和气血。诸法合用，肺脾兼顾，内外同调，标本兼治。二诊时诸症好转，大便正常，继续原剂量恐攻伐太过耗伤正气，故去黄芩、金银花、栀子，加山药、白术固护脾胃。三诊时基本痊愈，变换剂型，巩固疗效。

　　痤疮就体质而言，可分为两类：偏阳质者，多伴下利，大便偏臭，口干尿黄，皮疹颜色较鲜红，以丘疹、脓疱为主，面部油脂分泌旺盛。对此陆教授常选"祛风止痒方"为主治疗。偏阴质者相对少见，皮疹颜色发暗，疮头深陷不出，可有丘疹、结节、脓疱甚至窦道，女性患者多怕冷，手脚冰凉，常月经量少，月经周期较长或闭经。治疗宜固本健脾，同时注意保持良好的生活习惯。

瘾　疹

　　瘾疹是一种皮肤出现红色或苍白风团，时隐时现的瘙痒性、过敏性皮肤病。《医宗金鉴·外科心法要诀》云："此证俗名鬼饭疙瘩，由汗出受风，或露卧乘凉，风邪多中表虚之人。"本病以皮肤上出现瘙痒性风团、发无定处、骤起骤退、消退后不留任何痕迹为临床特征。一年四季均可发病，老幼都可罹患，有 15%～20% 的人一生中发生过本病。本病临床可分为急性和慢性，急性者骤发速愈，慢性者可反复发作。中医古代文献又称风疙瘩、风疹块、风疹等。本病相当于西医学的荨麻疹。陆教授认为，本病病因病机相对复杂，有范围广、易反复、迁延难愈的特点，严重影响患者的生活质量。瘾疹临证分型较多，临床中以风热犯表证多见，且易反复发作。此型有明显的季节性，夏秋高发，多因风热邪气侵袭而发病。风邪性开泄，易致腠理疏松，气血阻遏不通而发为风团。由于风邪善行数变，易于走窜，故皮疹出现于身体各处。热邪其性炎上，易伤脉络，迫血行于脉络之外而成不通之瘀血，皮疹多呈红色。

　　陆教授认为，瘾疹之风热犯表证虽以外邪侵袭为主，但素体虚弱是不可忽视的重要因素。患者平素体虚，气血不足，或久病耗伤气血，气虚则卫外不固，肌肤腠理开阖失度，外感之邪气易循经侵袭机体，使肌肤气血郁滞而发病。血虚不荣则生内风，外感风邪引动内风，内外相合更易发病。

　　本病治以疏风清热、凉血止痒为主，辅以养血活血等法。陆教授临床常用的方剂为其经验方"祛风止痒方"，并随症加减。风热起病者多合消风散、银翘散，血虚风燥者多合用当归饮子，营卫不和者酌加桂枝汤。因本病瘙痒剧烈，发作时甚为心烦，故常配合"扶正安神通任"针法，以改善机体的血液循环，疏通经络，促进皮肤组织的新陈代谢，调节免疫，驱邪外出，扶正通络又安神，使正气得复。再配以具有清热泻火、活血化瘀等作用的刺络拔罐、放血疗法、刮痧疗法等，使治疗立体化、综合化，显著改善皮损症状。

陆教授认为，本病与其他皮肤病一样，病变部位在皮肤腠理，病因病机万变不离其宗，与风、湿、燥、火有关。只要辨证准确，随症加减用药，综合治疗，一般预后良好。因本病与过敏体质有关，故需找到过敏源，避免接触诱发因素，如花粉、灰尘、动物皮屑、汽油、油漆、杀虫剂、农药、煤气等，忌食易引起过敏的食物，如鱼、虾、蟹、贝类、牛肉、牛奶、酒类等。同时，避免精神刺激和过度劳累，加强体质锻炼，养成良好的作息习惯，增强免疫力。

案一：疏风清热，凉血止痒治疗瘾疹

岳某，男，63岁。初诊：2016年7月9日。

主诉：遍身疹出1周。

现病史：1周前受风后遍身疹出、色红灼热、呈风团状，自觉瘙痒难耐，搔抓后出血，未觉疼痛。面赤身热，口渴欲饮，唇周反复水肿，上唇自觉发硬。纳可，小便黄，大便偏干、1～2日一行，眠差，梦多，醒后不易入睡。舌红，苔黄，脉浮数。

中医诊断：瘾疹（风热犯表）。

西医诊断：荨麻疹。

治法：疏风清热，凉血止痒。

处方：

（1）中药："祛风止痒方"。7剂，每日1剂，水煎服，分早晚两次服。

（2）刮痧拔罐：每周1次。"平衡刮痧拔罐术"加大椎、双侧肺俞刺络放血拔罐。

（3）嘱忌食辛辣油腻之品，避风，清淡饮食，不熬夜，保持心情舒畅，温水淋浴。

二诊（2016年7月16日）：经治未出新疹，瘙痒减轻，色较前略暗，溃破处可见血痂形成，身热及面赤缓解，仍觉口干，唇周肿胀症消。纳可，眠仍欠佳，小便调，大便稍干、日行一次。舌红，苔薄黄，脉数。初诊方加丹参15g，酸枣仁30g，白术15g，红景天18g。14剂，用法同前，其余维持原治疗方案。

三诊（2016年7月30日）：瘙痒缓解，皮色如常，稍觉口干，纳可，眠较前安，偶见多梦，小便调，大便质软，舌红苔薄，脉滑。二诊方去大黄，加远志15g，五味子10g。14剂，用法同前。其余维持原治疗方案。

四诊（2016年8月13日）：自觉疹愈，偶觉口干，纳可，眠安，二便调，舌红，苔薄，脉滑。三诊方加陈皮15g制成丸剂，继续刮痧拔罐治疗，每周1次。

随访半年，患者后因胆结石入院治疗，出院后服中药调理，瘾疹未见复发。

【按】本案患者感受风邪后遍身疹出、色红灼热、呈风团状，且瘙痒难忍，由此可明确诊断为瘾疹。患者身热面赤，大便偏干，此为脾胃湿热复感火热时邪，属不通为患。皮疹色红灼热，瘙痒难耐，口渴欲饮，小便色黄，可见一派热象，属实证，乃阴阳失衡，气血失和，此为不平。不通不平同时为患，使患者表现出风热犯表之症。处方以"祛风止痒方"为主，疏风清热，凉血止痒，另外配合刮痧、刺络拔罐等，急则治标。二诊仍口干、眠差，故加酸枣仁养血安神，生津止渴；加白术、红景天健脾益气，提高免疫力；加丹参活血，血行风自去。三诊病情平稳，诸症好转，仅眠不佳，故加五味子补益心肾，宁心安神，配合酸枣仁，酸收心气，不致心神涣散。远志苦辛，能开心气，宁心安神，交通心肾。三药两收一开，收放结合而调神。四诊偶见口干，佐以陈皮理气健脾，改为丸剂继服巩固疗效。

　　风热犯表型瘾疹多见于夏季，每因患者素体虚弱或脾胃湿热复感风邪而发病，临床使用具有清热祛湿、疏风止痒功效的中药标本兼治，辅以刮痧、拔罐、刺络、放血等有助于加速疾病康复并巩固疗效。需要注意的是，要嘱咐患者忌食辛辣、油腻之品，避风，切忌搔挠，以免局部皮损加重。

　　案二：养血润燥，祛风止痒治疗瘾疹

　　陈某，女，68岁。初诊：2016年10月11日。

　　主诉：胸背、上肢风团反复发作1年余。

　　现病史：1年前因食海鲜后胸背部及上肢皮肤出现散在红色团块，瘙痒甚。近1年间反复发作，时隐时现，常因寒凉、触碰等诱发。皮疹色暗淡红，皮肤干燥，瘙痒明显，夜间尤甚，平素神疲乏力，纳尚可，眠欠安，小便调，大便时干、两日一行。舌红，少苔，脉弦细。

　　中医诊断：瘾疹（血虚风燥）。

　　西医诊断：荨麻疹。

　　治法：养血润燥，祛风止痒。

　　处方：

　　（1）中药："祛风止痒方"合当归饮子加减。

　　处方：木通10g，淡竹叶10g，甘草10g，生地黄25g，白鲜皮25g，栀子10g，牡丹皮15g，赤芍25g，苦参10g，荆芥10g，桔梗10g，大黄10g，蛇床子10g，防风15g，地肤子15g，紫草10g，当归10g，川芎15g，白蒺藜10g，黄芪30g。7剂，每日1剂，水煎服，分早晚两次服。

　　（2）针灸：每周3次。"扶正安神通任"针法加百虫窝、血海。

　　（3）刮痧拔罐：每周1次。"平衡刮痧拔罐术"加大椎、双侧肺俞刺络放血拔罐。

　　（4）耳针："耳穴调平术"基本穴加肺、肾上腺、皮质下。

　　（5）嘱忌食寒凉、辛辣、油腻、腥膻之品，避风寒，禁搔挠，少触碰。

　　二诊（2016年10月18日）：未见新疹再发，胸背部及上肢仍有散在团块、色暗红，皮肤干燥，瘙痒甚，纳可，眠因夜间瘙痒加重故较差，二便调，舌红少苔，脉弦细。初诊方蛇床子加至15g，加浮萍15g，桃仁15g。14剂，用法同前。其余维持原治疗方案。

　　三诊（2016年11月1日）：诸症明显减轻，胸背及上肢红疹基本消退，破溃处结痂，瘙痒不明显，眠较前佳，仍觉乏力，二便调，舌红少苔，脉弦细。仍用二诊方。14剂，用法同前。其余维持原治疗方案。

四诊（2016年11月17日）：经服药及治疗诸症基本消失，仅患处较正常皮肤颜色稍红，质地稍硬，二便调，舌红苔薄，脉弦细。三诊方制成丸剂内服，巩固治疗1个月。

半年后随访，病情稳定，未见复发。

【按】此案患者为老年女性，食海鲜后诱发胸背部及上肢散在红色团块，每因寒凉、搔挠等诱发，由此可诊为瘾疹。患者既病1年有余，时隐时现，瘙痒难耐，夜间尤甚，皮肤干燥，此为血虚风燥证的典型表现。气血不足则疹色淡，冷热刺激均可诱发，加之津液亏少，肌肤失养，故皮肤干燥。此为不荣。大便时干、舌红少苔、脉弦细乃一派阴虚内热表现，为阴阳失衡，脏腑失和，此为不平。综上可诊为血虚风燥之瘾疹。处方以皮肤病经验方"祛风止痒方"为基础合当归饮子加减，养血润燥，祛风止痒。佐以"扶正安神通任"针灸治疗，扶正安神，内调脏腑，宣畅气机。百虫窝为经外奇穴、止痒要穴。血海可调血祛风除湿，配合"平衡刮痧拔罐术""耳穴调平术"以增强调和气血、安神活络之效。在大椎、肺俞进行刺络放血拔罐，可行气散瘀，通经养血。大椎穴为诸阳经与督脉的交汇之处，刺激大椎可宣通阳气，除湿泄热。背俞穴为脏腑之气输注之处，与肺俞穴共同泄热布津，行气散瘀。二诊病情未见明显好转，但未见新疹，考虑初诊治疗已遏制病势，但因患病日久而未获速效，故加用活血祛瘀、透疹止痒的浮萍、桃仁，以增强疗效。三诊病情得到控制，趋于好转，效不更方，巩固疗效。四诊病证基本痊愈，改用丸剂继服，嘱注意饮食起居，以免复发。

荨麻疹的发生原因是多方面的，血虚风燥证乃因虚而致病，多为瘾疹日久、治疗太过耗伤阴血，气血两虚，机体失常，风邪客表，阴虚生风而发为本病。陆教授治疗本病先期针药并治，佐以刺络拔罐透邪达表而治其标；后期改服丸剂，增强体质固其本，另嘱注意饮食起居调护，避免复发。

案三：疏肝解郁，清热祛风治疗瘾疹

王某，女，27岁，职员。初诊：2018年4月24日。

主诉：四肢风团反复发作半年余。

现病史：半年前无明显诱因四肢出现散在红色风团，瘙痒甚，无脱屑。近半年风团时隐时现，反复发作，瘙痒甚，每于情绪紧张或生气后加重。平素易怒，纳差，自觉口苦，偶见两胁胀痛，胸痛，入睡困难，月经周期40～45天一行，经前乳房胀痛，月经色红，大便干、2～3日一行，小便正常。舌淡，苔薄白，脉弦。

中医诊断：瘾疹（肝郁风湿）。

西医诊断：荨麻疹。

治法：疏肝解郁，清热祛风。

处方：

（1）中药："祛风止痒方"合逍遥散加酸枣仁。

处方：木通10g，淡竹叶10g，甘草10g，生地黄25g，白鲜皮25g，栀子10g，牡丹皮 15g，赤芍 25g，苦参 10g，荆芥 10g，桔梗 10g，大黄 10g，蛇床子 10g，防风 15g，地肤子 15g，紫草 10g，柴胡 10g，当归 15g，白芍 25g，薄荷 10g，炙甘草 10g，茯苓 20g，炒白术 15g，酸枣仁 30g。7 剂，每日 1 剂，水煎服，分早晚两次服。

（2）针灸：每周 3 次。"扶正安神通任"针法。

（3）刮痧拔罐：每周 1 次。"平衡刮痧拔罐术"加心俞、肝俞刺络放血拔罐。

（4）嘱忌食寒凉、辛辣、油腻、腥膻之品，避风寒，禁搔挠，少触碰。

二诊（2018 年 5 月 1 日）：风团减少，瘙痒减轻，睡眠好转，偶而胸痛，大便每日一行。舌淡，苔白，脉弦。初诊方加丹参 15g。14 剂，用法同前。其余维持原治疗方案。

三诊（2018 年 5 月 15 日）：风团明显减少，偶而瘙痒，近两周未胸痛，情绪明显好转，5 月 1 日月经至，经前乳房未疼痛，月经量可，色红无血块，经期 5 日，纳可，眠安，二便调，舌淡红，苔白，脉弦细。二诊方加牛蒡子 15g。7 剂，用法同前。其余维持原治疗方案。

四诊（2018 年 5 月 22 日）：经服药及治疗，诸症基本消失，纳可，眠安，二便调，舌淡红，苔白，脉弦细。三诊方制成丸剂内服，巩固治疗 3 个月。

半年后随访，病情稳定，未见复发。

【按】此案患者为青年女性，四肢部红色风团时隐时现，瘙痒甚，未见渗出，未见皮屑，未见出血点，反复发作，由此可诊为瘾疹。肝为藏血之脏，体阴而用阳，故四肢风团每于情绪紧张或生气后加重。肝木失于条达，肝体不得濡养，致肝郁血虚，血虚肌肤失养，故发为瘾疹，此为不荣。肝喜条达恶抑郁，肝失疏泄，气机受阻，则见性情易怒，胸闷胁胀。肝气郁结，气血运行不畅，冲任失调，故月经后期，此为不通。肝郁可致脾虚，脾气失于运化，则水谷不化，而见大便干、2～3 日一行。胃气失和，而致肝胃不和，故纳差。肝郁化火，蕴热日久，故口苦，实为阴阳失衡，气血失和，此为不平。综上可诊为肝郁风湿之瘾疹。处方以经验方"祛风止痒方"合逍遥散为主方，以疏肝解郁，清热祛风，解决肝郁之根本。加酸枣仁养心安神，改善睡眠状况，以治标。诸药合用，清热除湿止痒，疏肝解郁安神，既荣又通又平，标本兼治。本病瘙痒难耐，反复发作，故佐以"扶正安神通任"针法扶助正气，驱邪外出以止痒，调理脏腑，镇静安神。于心俞、肝俞行刺络拔罐之法以疏肝养血，宣畅气机，增强调和气血、安神活络之效。二诊时症状略有好转，偶而胸痛，为肝郁气滞、血瘀心脉所致，故加丹参活血祛瘀，以解不通。三诊时症状明显好转，偶而瘙痒，故加牛蒡子加强疏风清热止痒之功。四诊基本痊愈，效不更方，改丸剂继服，同时嘱其注意饮食起居，以免复发。

情志抑郁、紧张或思虑太过，加之肝脾损伤可产生内风和内湿。《灵枢·百病始生》云："风雨寒热，不得虚，邪不能独伤人……此必因虚邪之风，与其身形，两虚相得，乃客其形。"内风乃瘾疹发生的内因，风、湿、热邪均属外因。内因是瘾疹发生的基础，外因是条件，外因通过内因而起作用。情志抑郁不舒，肝气郁结，气机阻滞，化生内风，复感风邪，故而发为瘾疹。肝郁日久，化生内热，加之风热邪气所乘，亦可发瘾疹。思虑太过，脾气郁滞，脾失运化，影响五谷精微的输布而酿生内湿，加之受风湿外邪，而发为瘾疹。因此，治疗瘾疹等皮肤疾患需仔细询问病史，因七情内伤太过可致病，故采用除清热祛风之法外，尚需嘱患者调畅情志，形与神俱。皮肤病患者心理健康与生理健康同等重要，故应保持良好的心理精神状态，克服紧张、焦虑、抑郁等负面情绪，抑制不良心理因素，主动适应环境。治疗中酌加调畅情志之品，使人体内之气平和，正气充足，御敌有力，可达到事半功倍的效果。

其他疾病 ～⊙

风湿病

　　风湿病是一组侵犯关节、骨骼、肌肉、血管及有关软组织或结缔组织为主的疾病，其中多数为自身免疫性疾病。发病多较隐蔽而缓慢，病程较长，且大多具有遗传倾向，是门诊经常遇到的病种之一。陆教授认为，本病病因以风、寒、湿、热等外邪侵袭为主，素体亏虚则会加重病情，同时也与饮食不节有关。本病属中医学"痹病"范畴。

　　本病为本虚标实之证。风、寒、湿、热、痰、瘀等病邪滞留机体导致经络不通，不通则痛。素体虚弱，加之内生痰浊、瘀血、水湿相互影响，肌肉、关节失于濡养，不荣则痛。久病耗气伤血，肝肾亏虚，不荣筋骨，又感外邪而发病，所以多虚实错杂。陆教授治疗本病多用攻补兼施之法，使经络得通，肌肉筋骨得荣。他最常用的方剂是经验专病专方"风湿方""鸡血藤16味"及"痹证外用方"。药物多选威灵仙、秦艽、独活、薏苡仁等祛风除湿；桂枝、附子、制川乌温经止痛；鸡血藤、川牛膝、红花、川芎、水蛭、地龙等活血通络，以治不通；甘草、黄芪、白术等益气扶正；熟地黄、当归养血荣筋，以治不荣；骨碎补、杜仲、桑寄生、肉苁蓉、淫羊藿等补益肝肾，以治不平。临床根据风、寒、湿、热的多少加减用药。陆教授认为，此病多因长年累月积病而发，故常配合"扶正安神通任"或"补肾安神通督"针法加针刺局部穴位治疗，以助药力且安神定志。同时，配合耳针、推拿、刮痧、拔罐等外治法，诸法合用，对症施治，事半功倍。

案一：通络散寒，除湿祛风治疗风湿病

　　程某，女，20岁。初诊：2011年11月5日。

　　主诉：四肢小关节疼痛肿胀4年，加重两天。

　　现病史：近4年来每遇寒冷天气、季节变化及遇凉水，四肢小关节疼痛肿胀，夏日亦发，无明显诱因，晨僵。曾因角膜炎查体，诊为免疫性疾病，查类风湿因子阴性，曾服西药未见明显效果。前晚手指关节疼痛肿胀再次加重，特来诊。X线曾提示手指关节骨质疏松，纳可，食后可见胃痛，近日多梦易醒，二便调。四肢关节无畸形，双手指关节稍肿，活动受限，局部压痛。舌淡红，少苔，脉弦滑弱。

　　中医诊断：骨痹（寒湿闭阻）。

　　西医诊断：风湿病。

　　治法：通络散寒，除湿祛风。

　　处方：

（1）中药："风湿方"减金银花。14剂，每日1剂，水煎服，分早晚两次服用。药渣外敷患处。

（2）针灸：每周3次。"扶正安神通任"针法加疼痛局部阿是穴。

（3）嘱避免劳累，避风寒，不沾凉水，适度锻炼，增强免疫力。

二诊（2011年11月19日）：自述不服药关节肿胀会自行消失，不定时另一处关节出现肿胀，有时因压力大或精神紧张也出现，服药后则未复发，眠可，二便调，纳可，食后偶见胃疼，有热感。舌淡红，苔薄白、有点刺，脉滑。初诊方加麦冬20g，煅瓦楞子15g，海螵蛸15g。14剂，用法同前，其余治疗方案不变。

三诊（2011年12月3日）：四肢小关节肿胀减轻明显，1周前角膜溃破，某医院诊为免疫缺陷，经治好转未痊愈。左侧肩颈部僵硬，腰部脊柱两侧僵硬疼痛。纳可，寐安，二便调，脉微弦。二诊方加杜仲15g，蒲公英20g。14剂，用法同前。

四诊（2011年12月17日）：自诉无明显不适，寐差多梦，纳可，二便调，今日夜寐稍长，舌淡红，苔薄白，脉滑。三诊方7剂，做水丸，服3个月。

半年后随访，关节疼痛未再发作。

【按】此案患者为年轻女性，四肢关节疼痛肿胀间作，遇寒发作，有免疫缺陷体质基础，由此可诊为风湿病。陆教授说，临床有一部分人风湿四项检查虽然正常，但根据症状也可诊为风湿病，不要太依赖西医检查，要临证诊断。对中医而言，西医检查只是辅助手段，临床要通过四诊合参确诊。本患者患病4年，病久多虚，气血运行失衡，血滞为瘀，津停为痰，邪痹经脉，脉道阻滞。关节肌肉长期劳损紧张，遇凉可突发局部经脉痹阻，从而影响机体气血运行而发病，此为不通之象。患者冬夏季均因凉发病，舌淡红、少苔、脉弦滑弱为明显寒象表现。综上可辨为寒湿闭阻之骨痹。处方以经验方"风湿方"为主，除湿散寒，祛风通络，解决不通之根本。因患者寒湿为患，无热象，故去寒凉之金银花。药渣外用，使药力直达病所。针灸助汤药扶正通络安神，辅以局部阿是穴，最大程度缓解四肢局部疼痛。二诊时疼痛减轻，自诉胃部有灼热感，疑初诊方太热而伤胃阴，故予麦冬滋阴清胃热，煅瓦楞子、海螵蛸抑酸止痛。三诊诸症明显减轻，仍眼部、肩背腰脊不适，故加杜仲补肝肾，强筋骨；加蒲公英疗溃解毒，清肝明目。四诊未诉疼痛，遂改丸药久服，巩固疗效。

此型风湿病多见于青年，新发症轻者可用"痹证外用方"热敷、药汁泡手脚急治其标。发病中期，可针药并施，配合药渣泡脚，效果更好。后期可适度锻炼，生活调养，增强免疫力，以防复发。老年性风湿病的治疗以针药为主，用药注意增加滋补肝肾之品，再配合热敷。因风湿病患者多骨质疏松，所以慎用推拿，可配合刮痧拔罐。本病活动期不宜推拿，刮痧拔罐效佳。

案二：益气活血，通络除痹治疗风湿病

杨某，女，51岁。初诊：2017年4月18日。

主诉：双腕指关节、双膝关节酸痛3个月。

现病史：3个月前因办丧事，用凉水连续洗碗两小时后双手及腕关节酸痛，晨起胀感明显，上下楼时双膝关节酸痛明显。某医院诊为类风湿关节炎，予西药治疗。服药1

周后，面部瘙痒明显，后服中药（具体不详）1个月，疼痛未见改善。现双腕及十指关节酸痛，双膝关节自觉时热时凉，下楼疼痛，后背易出汗，胃脘胀满不适，自觉口干口苦，易怒，纳可，小便黄，夜尿频，大便干燥、日1次。寐浅易醒，醒后可复眠。已停经。腕、手、膝关节未见明显变形，指关节稍大，无红肿热。舌尖红，苔腻稍黄，脉弦滑。

中医诊断：骨痹（风湿热痹兼肝郁）。

西医诊断：类风湿关节炎。

治法：清热除湿通络，疏肝止痛。

处方：

（1）中药："风湿方"合柴胡疏肝散加丹参15g，砂仁10g。14剂，日1剂，水煎服，分早晚两次服。药渣外敷患处。

（2）针灸：每周3次。"扶正安神通任"针法加局部疼痛阿是穴。

（3）刮痧拔罐：每周1次，"平衡刮痧拔罐术"。

（4）嘱避免劳累，避风寒，适当锻炼。

二诊（2017年5月4日）：诸症有所改善，昨夜睡眠中感觉自膝盖外侧放射疼痛至腰部，活动时疼痛加重，胃部症状缓解，小便黄，纳可，寐可，眼睛干涩模糊，近半个月双肘和耳郭发痒。舌紫暗，苔白薄，脉细滑。"鸡血藤16味"加秦艽15g，威灵仙15g，桂枝10g，制川乌20g。7剂，用法同前。其余治疗不变。

三诊（2017年5月11日）：诸症明显改善，取坐位时尾骨疼痛，运动时膝盖疼痛，已停服西药。双肘发痒，眼睛干涩，纳可，寐可，小便黄，大便调。舌紫暗，苔白腻。二诊方去骨碎补，加钩藤20g。9剂，用法同前。其余治疗不变。

四诊（2017年5月20日）：诸症有所缓解，眼干涩缓解，仍双膝活动不利，腰膝酸软，双肘发痒，因受凉右侧肩部疼痛，纳可，寐可，二便调。久站后右腿发麻，脉沉滑。下腹部按则疼痛。追问患者有剖宫产史。三诊方制川乌加至30g。7剂，用法同前。其余治疗不变。

五诊（2017年5月27日）：关节痛已不明显。四诊方4剂，做水丸巩固疗效。停其他治疗。

3个月后随访，周身关节无明显疼痛。

【按】此患者为中年女性，手、膝、腕关节痛，晨僵，屈伸不利，医院已诊为类风湿关节炎，由此可明确诊为骨痹。患者长期操持家务，关节肌肉劳损，又因长时间着凉水，寒湿之邪直入关节。日久化热，湿热滞留关节肌肉，痹阻气血经脉，经脉不通而发为本病。加之平时情绪急躁易怒，此乃肝失条达，疏泄不利，血行不畅，痹阻经脉，不通则痛。小便黄、舌尖红、苔黄腻、脉弦滑均为湿热表现。综上可诊为风湿热痹兼肝郁之骨痹。处以陆教授经验方"风湿方"为主，祛风清热，散寒除湿，通络止痛，解决风湿热邪痹阻经络之根本。加柴胡疏肝行气，活血止痛；加丹参、砂仁增强活血化瘀、化湿行气之效，以治标。诸药合用，清热除湿，通络止痛，疏肝解郁，标本兼治。药渣外用，使药力直达病所。针灸助汤药扶正通络安神，又调理脏腑。辅穴选阿是穴，能最大程度缓解关节疼痛等局部症状。二诊时症状减轻，考虑为慢性痛证，故缓则治其本。该病日久，气血运行失衡，血滞为瘀，津停为痰，邪痹经脉，脉道阻滞，故改用经验方"鸡血藤16味"补气活血，滋补肝肾以治本，加秦艽、威灵仙、桂枝、制川乌加强温阳通络、祛风除湿止痛之力以治标。标本兼治，疗效确定。三诊诸症明显减轻，上方继用。因眼干涩，故去温性骨碎补，加钩藤平肝清热明目。四诊肢体活动不利，肩部受凉后疼痛间作，故加大制川乌用量，增强祛寒湿、散风邪、温经止痛作用。经治患者逐渐痊愈，故改服丸剂稳定疗效。

四诊将制川乌调至30g，此为陆教授治疗痹病痛甚时所用剂量，偶尔剂量还会大些。大剂量制川乌用法参考"常用剂量灵活"部分。

案三：益气活血，除湿通络治疗风湿病

张某，女，57岁。初诊：2014年8月2日。

主诉：双膝关节疼痛6年，加重1个月。

现病史：6年前无明显诱因引起双膝关节疼痛，自觉双下肢发烫，下午加重，自行热水泡脚后缓解，伴腹胀，食欲不振，恶寒，西医诊为风湿病。平时自己服西药维持。1个月前因暴雨道路积水，涉水回家，第二天自觉双下肢沉重，左上肢抬起困难，双膝关节刺痛，夜间尤甚，伴全身酸痛，腹胀，食欲差，周身乏力，大便黏腻、每天2～3次，小便正常，眠差。查体：双膝关节压痛，活动受限。四肢关节消瘦，未见变形，无红肿热。舌暗，苔白腻，脉沉涩。

中医诊断：骨痹（气虚血瘀湿滞）。

西医诊断：风湿病。

治法：益气活血，除湿通络。

处方：

（1）中药："鸡血藤16味"合四君子汤，去熟地黄、菟丝子、杜仲，加威灵仙、秦艽、徐长卿。

处方：生黄芪30g，鸡血藤30g，当归15g，白芍25g，川芎15g，牛膝30g，桃仁15g，红花12g，骨碎补15g，淫羊藿15g，肉苁蓉15g，地龙15g，莱菔子15g，党参20g，白术15g，茯苓25g，甘草10g，威灵仙15g，秦艽15g，徐长卿15g。14剂，每日1剂，水煎服，分早晚两次服。

（2）针灸：每周3次。"扶正安神通任"针法加"膝三穴"、膝阳关、委中。

（3）刮痧拔罐：每周1次。"平衡刮痧拔罐术"。

（4）"痹证外用方"，14剂，热敷双膝。

（5）嘱避免劳累，避风寒湿，禁止负重，适当锻炼。

二诊（2014年8月16日）：诸症有所改善，双膝关节夜间疼痛减轻，周身乏力，纳差，食欲较前好转，腹胀间作，寐差。大便黏腻、每天1次，舌暗，苔白腻，脉细涩。初诊方去淫羊藿，加延胡索20g，木香10g，酒大黄10g。14剂，用法同前，其余治疗方案不变。

三诊（2014年8月30日）：诸症明显改善，全身轻松，可以上下楼，活动后仍膝关节疼痛。纳可，腹胀间作，寐可，小便可，大便黏腻、每天1次，舌淡暗，苔白腻，脉细滑。二诊方去肉苁蓉、酒大黄，加炒苏子15g，生大黄6g。14剂，用法同前。其余治疗方案不变。

四诊（2014年9月13日）：症状进一步改善，未诉周身酸痛，活动膝关节疼痛间作，腹胀明显缓解，纳可，大便稍稀，舌淡暗，苔薄白，脉沉细。三诊方去生大黄。14剂，用法同前，停刮痧拔罐，其余治疗方案不变。

五诊（2014年9月27日）：未诉周身酸痛，傍晚能下楼户外活动，未再腹胀，纳可，大便正常，眠佳，舌淡暗，苔薄白，脉沉细。患者要求四诊方做水丸，巩固治疗。

3个月后随访，周身疼痛未发作。

【按】此患者为中年女性，膝关节疼痛间作6年，刺痛，昼轻夜重，屈伸不利，活动受限，西医诊为风湿病，现复发，由此可明确诊为骨痹。患者年过五旬，体虚，气血不足而见周身乏力。气虚无以推动血液运行，加之患者长期操持家务，关节肌肉劳损瘦削，因涉水复感寒湿之邪，直入关节，寒湿滞留关节肌肉，郁久化热，痹阻气血，经脉不通不荣，而发痹病。病证日久，由经络累及脏腑，脾胃运化功能失常，脾湿渐生，而见腹胀、食欲差、便溏。综上可辨为气虚血瘀湿滞之骨痹。处以陆教授经验方"鸡血藤16味"为主，补气活血，补肾益精强体，解决不通不荣之根本。患者无腰膝酸软等肾虚表现，故去熟地黄、菟丝子、杜仲，以防滋腻太过影响化湿。合四君子汤益气健脾，补气化湿。加威灵仙、秦艽、徐长卿祛风除湿止痛，以治标。全方共同益气活血，除湿止痛，既荣又通，标本兼治。"痹证外用方"热敷患处，可祛风除痹，舒筋通络止痛，使药气直达病所。《济生方·痹》云："皆因体虚，腠理空疏，受风寒湿气而成痹也。"患者痹证日久，正气亏虚，加之久病情绪焦虑不安，甚则影响日常生活，故采用"扶正安神通任"针法扶正安神通络，内调脏腑。辅穴选用足阳明胆经腧穴膝阳关，此穴是膝关节气血下行的必经之地，临近膝关节，"腧穴所在，主治所在"，配合足太阳膀胱经委中穴，共奏舒筋通络止痛之功。刮痧拔罐可活血化瘀，清热祛湿。二诊时疼痛减轻，无肾虚症状，故去淫羊藿；乏力、纳差、腹胀便黏，脾虚症状明显，故加延胡索活血行气止痛；加木香醒脾行气，使补而不滞；加酒大黄缓调肠胃，以防泻之太过伤脾。三诊诸症明显减轻，胃肠功能差，大便黏腻，去肉苁蓉、酒大黄，加炒苏子、生大黄以增通便利湿之力。四诊患者活动自如，疼痛缓解，大便正常，故去生大黄。之后病情逐渐痊愈，改丸剂稳定疗效。

患者未服安神药而睡眠好转，是瘀血所致夜间关节疼痛所致，痛消则夜寐自安。湿证难治是因湿性黏腻，缠缠绵绵，特别是附着于关节经络之痰湿尤甚，治疗需多法共用，合力专攻，方可见效。威灵仙、秦艽、徐长卿、制川乌、细辛是陆教授用于感受风寒湿邪引起疼痛的常用止痛药。

慢性疲劳综合征

慢性疲劳综合征是以长期疲劳为突出表现，同时或伴有低热、头痛、肌肉关节痛、失眠和多种精神症状的证候群，体检和实验室检查一般正常，多因精神压力、不良生活习惯、脑和体力过度劳累及病毒感染等引起。陆教授认为，慢性疲劳综合征（即亚健康）虽说中医经典医籍没有明确其内涵，但其应包括在"未病"概念之中，属"虚劳"范畴。《黄帝内经》所提的"未病"不是无病，也不是症状明显的大病，而是阴阳、气血、脏腑不平所表现的一系列复杂、不适或者容易转归的精神状态和轻微表现。病因多为精神压力、不良生活习惯、脑力或体力过度劳累、情志不遂等，可导致脏腑功能失调、气血运行失衡、阴阳不平，甚至内生五邪或正气耗伤。这种亚健康状态向疾病方向转化为自发过程，向健康方向转化需逆水行舟。中医学认为，"精气神"正常是健康的表现，因此，养精、补气、安神为治疗原则。

陆教授强调应对心、肝、脾、肾进行轻微调整，临床常用的安神药如酸枣仁、合欢皮、茯神、远志、石菖蒲、郁金、栀子、牡丹皮等；疏肝药如柴胡、香附、延胡索、川芎、合欢花、枳壳等；健脾理气药如党参、黄芪、白术、山药、红景天、砂仁、陈皮、香附、佛手、香橼等；补肾药如枸杞子、黄精、杜仲、肉苁蓉、石斛、墨旱莲、女贞子、肉桂等。陆教授认为，亚健康出现的症状多而杂，但就诊时症状都不严重，虽主症常变，但往往与劳累、肝郁有关，同时可伴脾虚或肝肾阴虚症状。因此，选方应随症状而变。陆教授治疗慢性疲劳综合征多选疏肝补气方为主，通补兼施。伴心慌胸闷，合用"胸痹方"或丹参饮；平素情绪急躁易怒，合用柴胡疏肝散；头晕沉、寐差加天麻、决明子；腰膝酸软加杜仲、姜黄、牛膝等。他认为，此病多为慢性轻微心身性疾病，可配合"扶正安神通任"针法以助药力，且能安神。该病一般经过治疗和患者的自我调整，恢复都较理想。

案一：调肝疏郁，活血散结治疗慢性疲劳综合征

杨某，女，52岁。初诊：2015年12月29日。

主诉：气短5年余。

现病史：平素工作压力较大，5年来常觉气短，胸闷憋气，咽中如有物阻，常欲提气，欲哈欠，偶觉腹胀，自诉打哈欠后舒服。平素易累，常易着急，醒后自觉右手掌、指发胀，握拳乏力，腰膝酸软，无汗，纳尚可，寐可，二便尚调，偶尔便溏。常自服芪参益气滴丸，天转凉后上述症状尤甚，畏寒，偶觉身重，胸部偶痛。不适症状经休息后均可自行缓解。停经两年。舌暗有齿痕，苔白微腻，脉沉弦。

中医诊断：虚劳（肝脾不调，痰气互结）。

西医诊断：慢性疲劳综合征。

治法：调肝疏郁，活血散结。

处方：

（1）中药：柴胡疏肝散合"胸痹方"，去檀香，加牛膝。

处方：丹参15g，砂仁10g，麦冬20g，五味子15g，党参20g，瓜蒌15g，半夏15g，枳实10g，桂枝10g，生地黄25g，柴胡10g，白芍25g，炙甘草10g，川芎15g，香附15g，陈皮15g，牛膝30g。7剂，每日1剂，水煎服，分早晚两次服，睡前药渣再煎泡脚。

（2）针灸：每周 3 次。"扶正安神通任"针法。

（3）耳针："耳穴调平术"基本穴加内肺、耳背脾、耳背肾。

（4）嘱避免劳累，调节心情，积极锻炼、按时睡觉。

二诊（2016 年 1 月 5 日）：气短、哈欠、腹胀明显好转，仍胃胀，手胀，右手关节触痛，右肩痛，向后转臂痛加重，身重，纳可，寐尚可，偶尔半夜醒，稍后即睡，自觉腰部凉感，晨起腰部僵硬，二便调，舌暗、边有齿痕，苔白腻，脉沉弦、细弱。初诊方加杜仲 15g，姜黄 15g。10 剂，用法如前。其余治疗维持原方案。

三诊（2016 年 1 月 16 日）：气短较前明显好转，右肩痛减轻，晚饭后胃脘胀满，晨起右手胀闷不适，自我按揉活动后好转，但关节痛，晨起腰有板状感，运动后缓解，夜寐浅，大便好，舌暗略有齿痕，苔少，脉弦稍无力。二诊方加鸡血藤 30g，白术 15g。7 剂，用法如前。其余治疗维持原方案。

四诊（2016 年 1 月 23 日）：无明显气短，自觉神疲易累，右手晨胀，食欲改善，食后脘痞胀满。眠浅不易入睡，大便一日一行、不成形，小便可，舌暗淡，苔白，脉细数无力。处方："鸡血藤 16 味"加半夏 30g，厚朴 15g，桂枝 10g，瓜蒌皮 20g，薤白 10g。14 剂，用法如前。其余治疗维持原方案。

五诊（2016 年 2 月 6 日）：气短、胸闷憋气明显好转，自我调节情绪后腹胀无，手胀无，偶尔腰膝酸软，畏寒、身重、胸痛消失。舌淡红，苔白，脉细力弱。四诊方不变，7 剂，其中 3 剂内服，4 剂做水丸巩固。针灸 3 次。

3 个月后随访，气短症状偶有发作，无其他不适。

【按】此案患者为中年女性，气短，胸闷憋气，工作压力大，乏力，易急，寐觉醒后不解困，症状虽多但整体表现不重，经休息又可缓解，可视为疲劳状态，由此可诊为慢性疲劳综合征。因无汗出、盗汗、阴虚发热症状，故不考虑围绝经期综合征。患者工作压力大，劳神过度，劳伤心脾，心神失养则寐不解困。脾虚气血生化无源，脏腑经络失养故易困倦乏力。再之肝肾阴虚，阴不荣筋，故筋骨酸软无力。此为不荣之象。平素急躁易怒，易致肝气郁结不舒，肝失疏泄，肺胃失和，气机郁滞，津液凝聚成痰，痰气互结故胸闷憋气、咽中如有物阻。气血运行不畅，气滞血瘀，经络不通，不通则痛，故腹胀、手胀、胸痛。结合舌脉，可诊为肝脾不调、痰气互结之虚劳。陆教授以柴胡疏肝散为主方，疏肝行气安神，活血止痛，加经验方"胸痹方"活血散结，行气养阴，以治胸闷憋气。去檀香以防辛散太过，太耗心气；加牛膝强筋骨，补肝肾，活血通经，以治标。诸药合用，疏肝行气，活血散结，既通又荣，标本兼治。药渣泡脚，使药力直达病所，舒缓情绪，缓解疲劳。针灸、耳针助汤药既扶正安神，又通调脏腑，补气活血。二诊时气短、乏力症状好转，自觉腰部凉感，晨起腰部僵硬，故加杜仲补肝肾，强腰脊；加姜黄活血行气，通络止痛。三诊右手胀痛间作，纳差，胃脘胀满，故加鸡血藤活血化瘀，通络止痛；加白术健脾和胃补气。四诊仍乏力，饮食量渐多，食后脘痞胀满，大便不成形，考虑病久脾虚，改用经验方"鸡血藤 16 味"益气健脾，滋补肝肾。加半夏、厚朴健脾下气，重用半夏又可安神助眠；加桂枝、瓜蒌皮、薤白宽胸通阳散结，桂枝还可温经通脉。五诊诸症明显缓解，效不更方，改用丸剂，配合针灸继续巩固治疗。整个治疗过程不离理气活血，调肝健脾。

此型慢性疲劳综合征多见于中老年，治疗常针药并施，用药多以补为主，通补兼施。针灸、推拿对于治疗具有积极效应。此外心理干预也有积极效果。此患者如能配合"形神调节按摩术"，则效果会更好。半夏用到30g治失眠是陆教授的经验用量。

案二：平肝健脾，镇静安神治疗慢性疲劳综合征

康某，男，31岁。初诊：2017年4月22日。

主诉：乏力、失眠、头晕、耳鸣间作1年余。

现病史：1年来乏力、失眠、头晕、耳鸣间作，自觉脖子偏粗，怕热，较易出汗，口苦口干，春秋季口腔溃疡严重，偶患扁桃体炎。自诉血压偏高10个月，血压波动于160～180/80～90mmHg，即刻血压120/80mmHg。高脂血症1年余，未坚持吃药降压，纳可，寐不安，多梦，大便多日行1次。诸症每于劳累后出现或加重，休息后缓解。舌绛、体胖大、有裂纹，苔少，脉沉弦。

中医诊断：虚劳（肝脾不调，肝肾阴虚）。

西医诊断：慢性疲劳综合征。

治法：平肝健脾，镇静安神。

处方：

（1）中药："枕清眠安汤"加杜仲15g，桑叶60g，荷叶30g。7剂，每日1剂，水煎服，分早晚两次服，睡前药渣泡脚。

（2）针灸：每周3次。"扶正安神通任"针法。

（3）耳针："耳穴调平术"基本穴加心、皮质下。

（4）嘱避免劳累及风寒，调节起居，节房事，加强锻炼，减肥。

二诊（2017年4月29日）：头晕减轻，偶尔头痛，口苦减轻。口腔溃疡较前好转，血压波动在160～130/80～90mmHg，纳可，多梦，大便溏结不调，小便可，舌偏淡尖红、胖大齿痕，苔少，脉沉弦。导赤散合天麻钩藤饮。

处方：木通10g，竹叶10g，甘草10g，生地黄25g，天麻10g，钩藤30g，石决明15g，枳壳10g，杜仲15g，桑寄生10g，牛膝30g，黄芩20g，夜交藤30g，茯神25g，益母草15g。14剂。用法如前。其余治疗维持原方案。

三诊（2017年5月13日）：血压145/90mmHg，头晕，夜间尤甚，咽喉自觉发干，渴欲饮水，偶觉头胀，小便黄，大便调，纳可，寐可，昨晚熬夜凌晨2:00入睡，早上8:00醒。舌淡红、中有裂痕，苔薄白，脉弦缓。二诊方加川芎15g，白芍25g，决明子15g。7剂，用法如前。其余治疗维持原方案。

四诊（2017年5月20日）：仍头晕，咽痛，时而黄痰易咳，口干，纳可，二便调，寐可，多梦、心烦，恶热，血压140/100mmHg。舌淡红、舌体胖大、苔薄白，边有齿痕，左脉弦缓，右脉滑。三诊方加龟板10g，珍珠母30g。7剂，用法如前。其余治疗维持原方案。

五诊（2017年5月27日）：咽痛消失，晨起白痰多易咳，仍头晕，今晨起困倦、乏力，时而口苦、心烦，纳可，寐安，小便黄，大便调。舌胖大、红，苔薄白，脉沉缓。补中益气汤加味。

处方：黄芪 30g，白术 15g，陈皮 15g，升麻 10g，党参 20g，甘草 10g，当归 10g，黄芩 25g，杜仲 15g，天麻 15g，钩藤 30g，生地黄 25g，菊花 10g，白芍 25g，茯神 20g。7 剂，用法如前。其余治疗维持原方案。

1 个月后随访，症状缓解，困倦、乏力明显改善，睡眠好转，偶尔头晕多梦，无口苦，二便调。患者自己按五诊方取药做水丸，继续服用。3 个月后再次随访，诸症基本消失。

【按】此案患者为青年男性，失眠、头晕、耳鸣间作 1 年余，经常自觉疲乏，休息后稍缓解，既往高血压病、高脂血症病史，未服药物，自我饮食调控。患者虽症多，但每症都不突出且不甚，每于劳累后诸症加重，休息后缓解。由此可诊为慢性疲劳综合征。患者既往高血压病史，肝阳上亢，风阳偏盛，故头晕、耳鸣。形体偏胖，平时过食肥甘厚味，加之肝旺乘脾，脾胃功能失职，生痰生湿，日久化生内热，郁热上扰心神，故失眠多梦。心脾积热，故口舌生疮。热结津亏，肠道失润故便秘。因房劳不节，肾精亏虚，肾气不足，不荣腰肌，故腰膝酸软、乏力、汗出，此为不荣不平。结合舌脉可辨证为肝脾不调、肝肾阴虚之虚劳。处以陆教授经验方"枕清眠安汤"为主，平肝健脾，镇静安神，解决肝脾不调之根本。加大剂量桑叶清肝，荷叶健脾疏肝，共用又可减肥。杜仲补肾强腰，降压，以治标。诸药合用可滋补肝肾，平肝健脾，镇静安神，既通又荣又平，标本兼治。药渣泡脚，使药力通达全身，缓解疲劳。针灸及耳针助汤药扶正通络安神，内调脏腑，平衡阴阳。二诊时头晕、口苦减轻，口腔溃疡稍好转，血压平稳，头痛间作，多梦、大便溏结不调，舌尖红，脉弦。此乃心经火热，肝旺热盛，改导赤散合天麻钩藤饮引热下行，平肝潜阳。三诊见头晕头胀，夜间尤甚，咽喉自觉发干，渴欲饮水，小便黄，此乃热象加重，为血瘀不荣咽喉，脑络血瘀气滞不通，故加川芎活血行气，白芍养阴柔肝，决明子清肝止晕通便。四诊诸症无明显改善，仍多梦，心烦，恶热，故加龟板、珍珠母滋阴降火，镇静安神。五诊咽痛消失，未诉耳鸣，头晕、困倦、乏力仍间作，偶有白痰，二便调，舌胖大，脉沉缓。考虑日久脾虚湿困，改处方为补中益气汤健运中州，加黄芩清热，杜仲补肝肾降压，天麻、钩藤平肝息风，生地黄、菊花、白芍平肝清热滋阴，茯神安神。后随访诸症好转，上方改为丸剂口服 3 个月，病愈。

此型慢性疲劳综合征可见于任何年龄，以形体肥胖者多见。对此陆教授常常针药并施，用药多以调为主，补泻兼施。乐观的心态、适当的锻炼、合理的饮食是健康体魄的关键。临证陆教授常使用杜仲降压。现代药理研究显示，杜仲有很好的降压效果。同时常常大剂量桑叶、荷叶共用减肥（可参照药对内容）。

案三：补气通络安神治疗慢性疲劳综合征

周某，女，47 岁。初诊：2016 年 4 月 19 日。

主诉：气短乏力 1 年余，加重两周。

现病史：1 年前工作劳累后出现气短乏力，休息后缓解，之后偶尔发作。两周前自觉气短乏力加重，心悸，心中自觉空荡感，疲劳后头痛，无胸闷胸痛。近 1 周醒后汗出，颈背腰不适，畏风，口干咽干，不渴，喉中有痰，纳可，稍食凉即不适，右脚发麻，夜寐多梦，二便调，月经量少，色暗，持续1周，周期多提前5天，可见血块，前一两日稍有腹部重坠感。心情稳定。舌暗，有齿痕，脉弦细略滑。

中医诊断：虚劳（气虚血瘀证）。

西医诊断：慢性疲劳综合征。

治法：补气活血，调和营卫。

处方：

（1）中药：补中益气汤合桂枝加葛根汤加味。

处方：黄芪30g，白术15g，陈皮15g，升麻10g，党参20g，甘草10g，当归10g，桂枝10g，甘草10g，白芍25g，葛根15g，酸枣仁30g，远志15g，木香10g，煅牡蛎50g。7剂，每日1剂，水煎服，分早晚两次服。睡前药渣泡脚。

（2）针灸：每周3次。"扶正安神通任"针法。

（3）耳针："耳穴调平术"基本穴加内肺、耳背脾、耳背肾。

（4）嘱避免劳累，避风寒，加强锻炼。

二诊（2016年4月28日）：诸症有所缓解，盗汗较前减轻，仍气短乏力，胸闷，善太息，恶风寒，口鼻干，有痰难咳，纳可，多梦，醒后乏力不想起床。大便溏，小便调，舌暗，苔白边有齿痕，脉弦细稍沉。初诊方加丹参15g，瓜蒌皮20g。10剂，用法如前。其余治疗维持原方案。

三诊（2016年5月10日）：诸症缓解，偶发短气、乏力，眠差，夜间小腿抽搐，盗汗缓解，咽干，有时牙痛，舌紫暗，苔少，脉弦细稍沉。"胸痹方"合补中益气汤加酸枣仁、首乌藤。

处方：黄芪30g，白术15g，陈皮15g，升麻10g，党参20g，甘草10g，当归10g，丹参15g，檀香10g，砂仁10g，麦冬20g，五味子15g，党参20g，瓜蒌15g，半夏15g，枳实10g，桂枝10g，生地黄25g，酸枣仁30g，首乌藤30g。7剂，用法如前。其余治疗维持原方案。

四诊（2016年5月17日）：咽部有异物不适感，心前区不适伴全身无力感，自觉心跳较慢，活动后可改善，口干，纳可，寐差，眠浅，多梦，白日易困倦，以下午明显，易出汗，盗汗，大便1日1次、有时不成形，舌红，苔黄腻。"鸡血藤16味"加丹参15g，砂仁10g，瓜蒌皮20g。7剂，用法如前。其余治疗维持原方案。

五诊（2016年5月24日）：仍咽部有异物感，口干、乏力缓解明显，心前区无明显不适，盗汗，汗出较多，无其他不适。纳可，大便正常，眠浅，多梦，舌暗，苔黄腻、齿痕、尖有点刺，脉细滑。四诊方加煅牡蛎30g。7剂，用法如前。其余治疗维持原方案。

六诊（2016年6月1日）：咽部异物感减轻，口干、乏力好转明显，易醒、盗汗好转，大便正常，小腿肚偶见掣痛，昨日身痒，怀疑旧病湿疹要复发。舌暗，苔黄稍腻，脉细稍滑。五诊方加白鲜皮25g，地肤子15g。7剂。用法如前。其余治疗维持原方案。

七诊（2016年6月7日）：稍乏力，梦多，余无明显不适。心情稳定。改丸剂巩固治疗。六诊方去白鲜皮、地肤子。4剂做水丸。停其他治疗。

半年后随访，精神状态可，无明显不适。

【按】此案患者症状多而杂，虽有部分更年期症状，但月经尚可，心情稳定，休息后诸症可缓解，此为劳累过度引起，故诊为慢性疲劳综合征。患者长期劳累，因劳致虚，日久耗伤气血，气血亏虚故气短乏力、月经量少。气虚不固则月经提前，经期持续1周。气虚营卫不和则汗出。气虚不化津，加之肝肾阴渐亏，不荣咽道，故口干、咽干；心气虚故心悸。气血虚损，失于运化，气虚不能推动血液运行，经络通路内空虚，四肢筋脉不得荣养，不荣则麻，故右脚麻木。气虚血运不畅，血脉瘀阻，可见月经色暗、有血块。此为不通。综上，结合舌暗有齿痕，脉弦细，可诊为气虚血瘀之虚劳。陆教授以补中益气汤合桂枝加葛根汤益气活血，调和营卫，解决不荣之根本。加酸枣仁、远志增强安神之力以助眠。木香行气宽中以调气。大剂量煅牡蛎收敛固涩，以止汗，且软坚散结祛痰，以治标。诸药合用，补气养血，活血通络，调和营卫，既通又荣，标本兼治。药渣泡脚，使剩余药力通达全身，舒缓疲劳。针灸及耳针助汤药扶正通络，内调脏腑，又安神。针药并施，形神兼治，内外并调。二诊盗汗有所缓解，仍短气乏力，胸闷，有痰难咳，脉弦细稍沉，此乃痰湿中阻，故加丹参活血化瘀；加瓜蒌皮宽胸理气化痰，疏通胸阳。三诊盗汗缓解，仍短气乏力，眠差，夜间小腿抽搐，考虑心神失养，痰湿气滞于胸中，故改方为"胸痹方"合补中益气汤，活血散结，益气养阴。加酸枣仁养心益肝安神，加首乌藤养血安神止痛。四诊见心前区不适，乏力，自觉心跳较慢，此乃心脉失养；盗汗为气阴两虚，气不固涩，故用"鸡血藤16味"补气活血，补肾益精；加丹参、砂仁、瓜蒌皮活血宽胸理气。五诊盗汗较多，加煅牡蛎敛阴止汗，软坚散结。六诊时身痒，故加白鲜皮、地肤子祛风清热，燥湿止痒。七诊痒止，故去白鲜皮、地肤子，余药改为丸剂，巩固治疗3个月。

此型慢性疲劳综合征症状变化多，需多关注细节，随时换方，有的放矢，方能缓解病痛。

不孕不育

不孕指女子婚后两年以上未采取任何避孕措施，性生活正常而没有成功妊娠。不孕困扰着很多年轻家庭。陆教授认为，不孕的辨证必须把握一些关键问题。调理之前必须明确阻碍受孕的因素，即诊断明确，不仅外感寒邪、痰瘀阻滞、情志失调、气郁血滞、湿壅胞脉等可导致不孕，肾气不足、脾胃虚弱、气血虚少、冲任失司、不荣不平也会导致不孕。虽然病因复杂，但主要为本虚标实，肾虚是基本病因。在此基础上可兼肝郁、血瘀、痰湿和痰瘀互结等。陆教授治疗本病不拘泥于补肾固本之法，多辨证论治，随病证变化灵活选药组方。常用的补肾药如熟地黄、杜仲、巴戟天、当归、山萸肉、菟丝子、枸杞子、女贞子等；疏肝行气药如柴胡、香附、延胡索、川芎、合欢花、枳壳、川楝子等；健脾理气药如党参、黄芪、白术、山药、红景天等；祛湿化痰药如砂仁、陈皮、茯苓、瓜蒌、佛手、香橼等；理血调经药如赤芍、白芍、牡丹皮、益母草、乌药、炮姜、红花、牛膝、桃仁、丹参、月季花等。方剂根据辨证常选用左归饮、右归饮、五子衍宗丸、柴胡疏肝散、丹栀逍遥散和经验方"温胆安神汤""调经方"等。治疗常配合"扶正安神通任"或"补肾安神通督"针法疏通经络，调畅气机，调理脏腑，既助药力，又安神宁心，调畅情志。实证者则配合刮痧拔罐。不孕症病因复杂，与社会、环境、心理等诸多因素有关。

不育指夫妇同居两年以上，均未采取避孕措施，而无生育，女方检查正常，男方检查异常的男科疾病。陆教授认为，男性的生精功能是脏腑、气血、经络功能协调的综合表现，任何一个环节出现异常都可能影响精子的生成及活性，导致男子不育。其病因多为先天禀赋不足，心胆气虚，肝血不足或房事过度，久病劳倦而致不荣不平；以及饮食不节，嗜食肥甘，情志失常，胆虚肝旺，下焦湿热，灼伤精宫等而致不通。治疗本病，陆教授不拘泥传统的补肾固本之法，而是随病证变化灵活选药组方。常用的补肾药如巴戟天、肉桂、熟地黄、杜仲、菟丝子、枸杞子、益智仁、阳起石、鹿角霜、龟板胶、蜂房等；疏肝行气药如柴胡、香附、郁金、川楝子、牡丹皮、乌药等；健脾理气药如党参、黄芪、白术、山药、炙甘草等；祛湿利水药如茯苓、瓜蒌、泽泻、木通、车前子等。不育的病机与不孕相似，故方剂的选用与治法类似于不孕。如果患者生殖系统没有明显外伤，且在适合的生育年龄，通过正确的辨证治疗，治愈率是很高的。

案一：补肾健脾，理气活血化痰治疗不孕

王某，女，30岁。初诊：2016年6月7日。

主诉：婚后两年未孕。

现病史：患者婚后两年未孕，半年前某社区医院检查示：促卵泡激素5.72mIU/mL，促黄体生成素5.83mIU/mL。现自觉易疲劳，易受惊，食欲欠佳，食后易腹胀，稍食生冷则腹泻。白天精神欠佳，头部时而昏蒙，时而胸闷、心悸，深呼吸胸中有烧灼感，易汗出，口渴喜饮，口时苦。月经周期提前3～5天，经期7日，伴腹坠胀和腰酸，月经色暗有血块，经前乳房胀痛，右侧腹部至腹股沟处有时稍紧痛，可自行缓解。二便调。寐差，多噩梦，醒后有疲惫感。舌暗，苔黄略干，脉沉细无力稍滑。

中医诊断：不孕（脾肾气虚，痰瘀互结）。

西医诊断：不孕症。

治法：补肾健脾，理气活血化痰。

处方：

（1）中药："温胆安神汤"去钩藤、五味子，加杜仲15g，刘寄奴15g。10剂，每日1剂，水煎服，分早晚两次服，睡前药渣泡脚。

（2）针灸：每周3次。"扶正安神通任"针法。

（3）嘱不能熬夜，合理饮食，适当锻炼，避免劳累，保持心情舒畅。

二诊（2016年6月16日）：汗出较多，纳差，腹胀缓解，便可，寐差，醒后疲惫感，白天精神状态改善，口干不欲饮，偶尔心悸。舌暗红，苔白腻，口中黏腻，脉沉细无力稍滑。"归脾安神汤"去生龙骨、生牡蛎，加半夏15g，杜仲15g，刘寄奴15g。8剂。用法同前。其余治疗同前。

三诊（2016 年 6 月 25 日）：症状减轻，汗出仍多，纳差，无腹胀，口黏腻，大便一日一行，小便黄，四肢凉。舌淡紫有齿痕，苔薄白，脉沉滑弱。二诊方去酸枣仁，加菟丝子 15g，山茱萸 15g。14 剂，用法同前。其余治疗同前。

四诊（2016 年 7 月 9 日）：症状减轻，稍感乏力，汗出较多，纳呆，寐可，6 月 29 日月经来潮，本次月经正常、色暗红，大便一日一行，小便黄，稍咽干，眼干涩。舌暗红，有齿痕，脉滑。三诊方加煅牡蛎 30g，黄芩 20g。10 剂，用法同前。其余治疗同前。

五诊（2016 年 7 月 21 日）：自述腿部酸痛，乏力，早晨醒后，脚后跟痛，出汗多，纳呆，二便调，寐可，咳嗽，咽痒，咳黄黏痰。舌红，苔白厚，脉滑。左归饮合玉屏风散加减。

处方：熟地黄 25g，山药 20g，枸杞子 20g，山茱萸 15g，知母 10g，牡丹皮 10g，泽泻 15g，茯神 10g，黄芪 30g，白术 15g，防风 10g，百部 15g，白前 15g，紫菀 10g，陈皮 15g。14 剂，用法同前。其余治疗同前。

六诊（2016 年 8 月 4 日）：症状缓解，汗出较多，纳时差，二便可，咳嗽，口干，不苦，咳少量黄痰，7 月 25 日月经来潮，此次经期提前两日，量较上次多，色稍红。舌暗有齿痕，苔白，脉弦滑。五诊方加煅牡蛎 50g。10 剂，用法同前。其余治疗同前。

七诊（2016 年 8 月 16 日）：诸症缓解，近两日偶尔小腹不适感，汗出稍多，偶尔咳嗽，咳少量黄白痰，寐可，舌红，苔稍黄腻，脉弦。六诊方 7 剂，用法同前。其余治疗同前。

3 个月后随访，已怀孕两个月。

【按】此案患者为孕龄妇女，婚后两年未孕，经前乳房胀痛，行经期间伴小腹坠胀及腰酸，右腹部疼痛，结合检查结果，可诊为不孕症。患者平素纳差、腹胀、腹泻，此为脾胃虚弱之象。脾虚气血生化乏源，冲任失司，不荣不平，故而不孕。脾虚不能生气，气虚则乏力、汗出。脾失健运，痰湿内生，湿久化热，痰热交结，上扰神明，则易受惊，寐差，多噩梦，醒后有疲惫感，头时昏蒙。热久伤阴，津不荣咽道，故舌干、口渴喜饮。月经有块且色暗、舌暗为血行不畅。综上可辨为脾肾气虚、痰瘀互结之不孕症。处以陆教授经验方"温胆安神汤"化痰理气，平肝安神，解决气虚痰瘀之本。加杜仲补肝肾，强腰膝；加刘寄奴破血通经，散瘀止痛，诸药合用，补肾健脾，理气化痰，活血止痛，既通又荣又平，标本兼治。去寒性钩藤、酸收之性五味子，以防阻碍气血生成。二诊汗多，纳差，醒后疲惫感，舌暗红，苔白腻，口黏，为脾失健运，痰湿中阻；口干不欲饮，考虑无阴虚之患；寐差，乃心神失养，故改经验方"归脾安神汤"调理心脾，益气补血，疏肝定神。加半夏燥湿化痰，加杜仲补肝肾之本，加刘寄奴散瘀通经，去生龙骨、生牡蛎以防酸敛留寇。三诊诸症减轻，睡眠好转，故去安神之酸枣仁；汗出仍多，纳差，口黏腻，舌淡苔薄白，边有齿痕为脾虚，故继续平补脾胃。四肢发凉，故兼以补肾。菟丝子味辛，能补肾阳；山茱萸性温，可补肾固精。四诊诸症进一步减轻，仍汗出，故加煅牡蛎滋阴敛汗；稍咽干，加苦寒之黄芩，清热燥湿坚阴。五诊仍汗出稍多，未诉疲乏，自述腿部酸痛，脚后跟稍感不适，咳嗽，咽痒，咳黄黏痰，故予左归饮加泽泻滋补肝肾，兼顾强筋；加知母、茯神滋阴安神；玉屏风益气固表止汗；百部、白前、紫菀、陈皮利咽止咳化痰；牡丹皮清热活血化瘀。六诊症状进一步缓解，仍汗出较多，但肺系症状较前缓解，故加大剂量煅牡蛎以增敛汗之力。七诊效不更方。

对于不孕症患者，应以整体调节内环境，使之脏腑功能正常、阴阳平衡，建立一个适于受孕的内环境为目的。同时，需加强心理疏导，避免焦躁情绪，不要急于求成。饮食方面也应调理得当，少吃辛辣油腻及腌制之品，不喝含咖啡因的饮料。同时适当户外锻炼，房事有节合时，如此方可成孕。

案二：温阳散寒，行气活血治疗不孕

李某，女，36 岁。初诊：2014 年 3 月 8 日。

主诉：婚后 5 年未孕，月经量少 1 年。

现病史：婚后 5 年因工作未孕，平素怕冷，1 年前外出受凉后出现月经量减少，行经 2～3 天，第 1 天小腹胀，色暗，有少量血块，月经周期较准，行经期间腰部酸痛，某医院检查示子宫内膜偏薄，未系统服药治疗。现欲受孕来诊。症见面色淡暗，自诉性欲淡漠，腹胀间作，纳差，尿偏黄，便溏不爽，纳可，睡眠稍轻浅。舌暗红，苔淡白，脉细涩、沉取无力。

中医诊断：不孕（阳虚寒凝血瘀）。

西医诊断：不孕症。

治法：温阳散寒，行气活血。

处方：

（1）中药："调经方"加细辛 5g，益母草 15g。14 剂，每日 1 剂，水煎服，分早晚两次服。药渣热敷小腹或加水煎煮 15 分钟泡脚。

（2）针灸：每周 3 次。"扶正安神通任"针法。

（3）嘱调畅情志，合理饮食，适当锻炼，避免劳累及熬夜。

二诊（2014 年 3 月 22 日）：自觉精神好转，本次月经周期 11 号开始，行经 3 天，血块减少，无不适。近期每天下午 5 时左右胸口部有烧灼不适，空腹感，食纳正常，大便溏，易乏力，夜寐尚可，时有多梦，劳动后易腰酸，舌尖稍红，苔薄白，脉右弱滑左脉弦。初诊方去刘寄奴，加黄芪 20g，煅瓦楞子 15g，海螵蛸 15g。14 剂，用法同前。针灸同前。

三诊（2014 年 4 月 12 日）：患者因外出停药 1 周。两天前月经来潮，月经量少，行经仅 1 天，行经小腹胀，无腹痛，经色初暗后正常，血块量减，腰酸。现纳差，便秘，有排不尽感，时有口臭。追问得知，因工作近期饮食不规律，聚会偏多，情绪起伏不定，入睡困难，舌暗红，苔白腻，脉弦。二诊方去五灵脂、蒲黄，加大黄 10g，柴胡 10g。14 剂，用法同前。针灸同前。嘱务必按时就诊，饮食清淡，减少社交，调节情绪。

四诊（2014 年 4 月 26 日）：患者严格遵医嘱，服药后饮食好转，口内无异味，没有反酸、烧心等症，上腹胀闷间作，小腹无不适，偶尔腰酸，大便成形、每日 1～2 次，寐可，舌暗红，苔薄白，脉弦细。三诊方去煅瓦楞子、海螵蛸、大黄，加杜仲 15g。14 剂，用法同前。针灸同前。

五诊（2014 年 5 月 10 日）：症状明显减轻，无腹胀，5 月 5 日月经来潮，本次月经正常，色稍暗红后正常，行经 4 天。夜寐可，大便一日一行，小便稍黄。舌淡暗，苔薄白，脉沉细。四诊方黄芪加至 40g。14 剂，用法同前。针灸同前。

六诊（2014 年 5 月 24 日）：未诉明显不适，体力充沛，纳可，寐安，二便正常，舌红，苔薄白，脉沉缓。五诊方去细辛，继续 14 剂，用法同前。针灸同前。

3 个月后随访，已怀孕。

【按】此案患者为孕龄妇女，未采取避孕措施，配偶生育功能正常，婚后 5 年未怀孕，由此可明确诊为不孕症。患者素体阳虚怕冷，加之受凉后寒凝血脉，冲任阻滞不通，导致行经期间腰部酸痛，月经量减少，有血块。婚后久不受孕，性欲淡漠，腰部酸痛，大便溏，此为脾肾阳虚表现，为不荣不平。综上，结合舌脉，可诊为阳虚寒凝血瘀之不孕。处以"调经方"为主方，活血化瘀，温经散寒，理气止痛，解决不荣不通之根本。加细辛通彻上下，连属表里而散寒；益母草活血调经，以治标。诸药合用，温阳散寒，行气活血散瘀，既荣又通又平，标本兼治。药渣泡脚，使剩余药力从足通达全身。配合"扶正安神通任"针法疏通经络，调理脏腑，既助药力，又安神宁心。二诊时月经血块减少，行经 3 日，故去刘寄奴减缓破血之力，加黄芪益气补血；因反酸、烧心，故加煅瓦楞子、海螵蛸抑酸和胃。三诊患者未严格遵医嘱，也未及时就医，导致病情加重，纳差，伴便秘，口中异味。因无腹痛，故去五灵脂、蒲黄，加大黄清热通腑，柴胡疏肝行气。嘱患者务必按时就诊，务必重视饮食、情绪。四诊因遵医嘱服药饮食好转，大便成形，故去煅瓦楞子、海螵蛸、大黄；偶尔腰酸，故加杜仲补肾强腰。五诊诸症明显减轻，行经 4 天，考虑有形之血不能速生，故黄芪加量补气生血。六诊未诉明显不适，故去小毒之细辛，继服 14 剂巩固疗效。

严格遵从医嘱是治疗取得效果的首要因素，不孕症患者也不例外。不孕症患者需清淡饮食，适当锻炼，适量社交活动，不能熬夜。此外必要的心理疏导十分重要，有助于避免焦躁情绪的产生。

案三：疏肝健脾，补肾安神治疗不育

李某，男，38 岁。初诊：2018 年 12 月 8 日。

主诉：两年不育。

现病史：自述想要二胎，但两年不育，西医检查精子活力差。平时工作压力大，寐不佳，多梦，纳尚可，乏力。平素略腹泻，大便不成形。欲过性生活但质量差，硬度、时间、精量均不佳，总觉有心无力。高脂血症病史，未服药，形体偏胖。舌红，苔薄微黄，脉弦滑无力。

中医诊断：不育（肝脾不和）。

西医诊断：不育症。

治法：疏肝健脾，补肾安神。

处方：

（1）中药："枕清眠安汤"加陈皮 15g，防风 15g，杜仲 15g。5 剂，每日 1 剂，水煎服，分早晚两次服，睡前药渣泡脚。

（2）针灸：每周 3 次。"扶正安神通任"针法。

（3）耳针："耳穴调平术"基本穴加内生殖器、腰骶椎、垂体。

（4）嘱避免劳累，调畅情志，加强锻炼。

二诊（2018年12月13日）：便溏，日1次，尿可，夜尿1～2次，易醒多梦，偶尔心悸，纳可。舌红，苔薄黄，脉弦滑无力。"归脾安神汤"加沉香曲6g，生地黄25g，去珍珠母。14剂，用法同前。其余治疗方案不变。

三诊（2018年12月29日）：易醒、多梦改善，大便见好，全身轻松。舌稍暗边红，苔薄，脉弦力弱。二诊方黄芪改为50g。14剂。两日1剂，用法同前。其余治疗方案不变。

四诊（2019年1月26日）：诸症减轻，因工作未能及时就诊，期间在他处按三诊方取10剂自服。近几日夜寐偶梦醒，舌稍暗边红，苔薄，脉弦力稍弱。三诊方不变。14剂，两日1剂，用法同前。其余治疗方案不变。

五诊（2019年2月26日）：因过年，停药及针灸。自述易饿，大便一日一行，偏稀，夜寐偶醒1次。四诊方不变。14剂，两日1剂，用法同前。

3个月后随诊，其妻怀孕。

【按】此案患者为已婚已育男性，自述想要二胎，但两年不育，西医检查精子活动性差，由此可明确诊为不育症。患者平时工作压力大，易致肝气郁结，气郁日久化热，热扰心神，故不寐。肝旺乘脾，脾失健运，气机升降不调，清浊不分，故腹泻、大便不成形。形体偏胖，血脂偏高，懒于运动，乃痰湿内蕴，日久致宗筋不固。舌红、苔薄微黄、脉弦滑为痰湿化热表现。综上可明确诊为肝脾不和之不育。陆教授以经验方"枕清眠安汤"为主方平肝健脾，镇静安神，解决肝郁脾虚之根本。加杜仲补肝肾健体；加陈皮、防风组成痛泻要方，调和肝脾，祛湿止泻，以治腹泻，以治标。诸药合用，疏肝健脾，补肾安神，标本兼治。上方5剂乃投石问路。二诊大便仍不成形，频次正常，夜尿1～2次，易醒多梦，有心悸现象，舌红，苔薄边红，考虑患者为青壮年，肾气正盛，脾虚缠绵，故改用"归脾安神汤"调补心脾，加沉香曲疏肝和胃化滞，生地黄清热；减珍珠母寒凉之品以缓泻。三诊诸症明显好转，仍乏力，效不更方，加大黄芪剂量以补气。药渣泡脚，可缓解疲劳。配合针灸、耳针安神平衡阴阳，调理脏腑。四诊、五诊症状继续缓解，效不更方。

陆教授强调，临证时如疾病向愈，可效不更方；病情稳定，可少喝汤剂，改两日1剂；病情波动时，1日1剂；如无不适，可改丸剂巩固疗效。

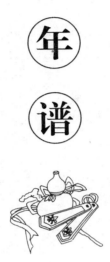

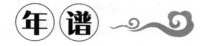

年谱

　　1951年9月30日　出生于北京市东城区干面胡同，祖籍浙江海宁。父陆宗华，母左景成（左宗棠的曾孙女）。

　　1958年9月　入原中国建筑工程部附属小学学习，曾担任少先队大队委。

　　1962年9月　随父母到长春，就读于长春市朝阳区富锦路小学，曾担任少先队大队长、区级三好学生、优秀毕业生。

　　1964年9月　考入吉林省实验中学，曾担任副大队长。

　　1967年　在长春第一汽车制造厂底盘车间学工4个月。

　　1969年1月　作为知识青年到吉林省敦化县大蒲柴河公社柳树河大队插队，被评为县级先进知青。

　　1972年1月　到敦化县精神病院从事护理工作，同时在当地名医李吉瑞指导下学习中医，为患者进行针灸治疗。

　　1973年5月　受医院派遣参加延边卫生局举办的为期1年的医学影像培训班，在延边精神病院学习理疗技术。

　　1975年3月　负责筹建敦化县传染病院。

　　1976年4月　调入吉林省敦化县卫生防疫站，为敦化县爱国卫生委员会工作人员。

　　1976年6月　参加敦化县卫校中医班的学习。

　　1977年　考入白求恩医科大学中医系。

　　1978年1月　入学长春中医学院（现长春中医药大学），成为"文革"后第一批五年制大学生，先后担任组长、学生委员、副班长等，先后3次被评为三好学生。

　　1979年　大学期间，针对某些中药品种供不应求问题在《吉林中医药》发表了第一篇论文——《关于中药代用品的简述》。

　　1982年　考入天津中医学院（现天津中医药大学，下同），为中医基础理论硕士研究生，任82级研究生班班长、学生会研究生部部长，师从杨锦堂教授攻读《伤寒论》。

　　1985年4月　加入中国共产党。

　　1985年7月　在天津中医学院中医基础理论教研室任教。同时任82级2班的班主任。

　　1986年9月　赴沈阳参加卫生部主办的为期1年半的中医涉外人员日语师资班。任天津中医学院国际学院日语班教员，为学校接待日本外宾的主要负责人。

　　1987年　被评为天津中医学院优秀共产党员。

　　1986年9月至1988年11月　参加中国科学院心理所心理学函授大学医学心理学

专业学习。

　　1988 年 1 月　晋升为天津中医学院中医基础理论教研室讲师，同年开始担任专业日语教学。在天津中医学院附属门诊部针灸科与天津市老年病医院理疗康复科出诊。

　　1989 年 4 月　在《天津中医药》杂志发表《综合疗法治疗失眠症》，开始总结针药兼施综合立体治疗的经验。

　　1990 年 4 月　考取日本世川医学奖学金，在日本东海大学精神科学教室师从白仓克之先生（后担任日本心身医学会会长）学习心身医学。

　　1990 年 7 月　出席在东京举行的第六届国际中医学会，发表《中医治疗的现代化》论文。

　　1990 年 11 月　在《日本神奈川神经精神会志》发表第一篇日语论文——《围绕抑郁状态的生活事件的研究》。

　　1991 年　从日本回国，在国内率先开展脑电 α 波生物反馈的治疗观察。

　　1992 年　参与完成《中国按摩奇术》的拍摄制作。

　　1992 年 11 月　第一部译著——《当代心身疗法》由天津科技翻译出版公司出版。

　　1993 年　发表《形神合一论的临床应用》，开展安神调形研究。

　　1993 年 10 月　出席在东京举行的第三届国际生物行为自我调节和健康大会，发表《失眠的生物反馈和药物治疗》与《心身疾患的综合治疗》两篇论文，首次向世界介绍在中国开展脑电 α 波生物反馈研究的情况。

　　任天津中医学院中医诊断教研室副主任（主持工作）。参加石学敏院士主编的《中医纲目》编写，负责颈椎病、足跟痛、痴呆部分。该书 1997 年获天津市科技著作二等奖。参加石学敏院士主编的《中国针灸奇术》编写，负责内科针灸部分。该书 1998 年获天津市卫生局科技进步三等奖。

　　1993 年　承担天津市卫生局课题——《抗痴呆 1 号治疗老年人脑功能不全的临床观察》。

　　1994 年 7 月　中医诊断课程通过天津市教委专家组检查，为天津中医学院第一门市级优秀课程。

　　1995 年　《关于脑电生物反馈治疗失眠》的论文入选美国 SPRINGERCHBSH 出版社出版的《生物自我调节》一书。

　　1995 年 4 月　主译的《孕产妇生活全书（译著）》由天津科技出版社出版。

　　1995 年 5 月　主编的《中医鼻病大全》由天津科技出版社出版。

　　1995 年 11 月　晋升为天津中医学院中医诊断教研室副教授。

　　1996 年 3 月　作为副主编编写的《中医实验诊断学》由南开大学出版社出版。这是全国第一本关于中医实验诊断的专著，开创了中医诊断实验研究的先河，为学校建立中医实验诊断室及临床技能训练室提供了理论及技术支持。

　　1996 年　发表论文《论神与诊神》，提出以形察神。

　　1996 年　发明的"医疗保健背心"获国家专利。此为首个专利。

　　1996 年 7 月　经过半年的德语强化，公派赴德国明斯特市天津中医学院欧洲中心授课与医疗。在天津中医学院任教期间，承担国际学院德语班教学，为学校接待德国外宾主要负责人。

1997年　发明的"智力开发仪的控制装置"获国家专利。

1997年3月　当选为中华中医药学会内科分会临床诊断专业委员会副主任委员。

1997年9月　任天津中医学院中医系副主任。11月当选为天津中医药学会理事，基础理论专业委员会副主任委员。任硕士研究生导师（先后培养44名硕士研究生）。

1997年　承担天津市教委课题——《中医诊断学教学内容教学体系改革的战略研究》。

1998年8月　再次赴德从事医疗与教学。

1998年　在《针刺研究》第4期发表《单用肘髎穴治疗周围性面瘫》。

1998年　发明的"健美保健鞋"获国家专利。

1998年9月　《试论整体诊断和综合优化治疗》《论情志疾病诊情与治情》《束骨穴的临床应用体会》3篇论文入选天津第二届国际中医学术交流会议论文集。

1999年　任副主编的《新编中西医结合全书·内科》由山西科学技术出版社出版。

1999年　在《辽宁中医杂志》发表《形神调节按摩术》，标志着推拿调神的形成。

1999年　在《中医教育》发表《整体互动式强化教学法在中医诊断教学中的应用》；在《天津中医学院学报》发表《强化教学与互动式教学》，对中医教学经验进行系统总结。

2000年9月　任天津中医学院研究生处副处长，主持工作。任期内成功申报中医一级学科博士点，使学院博士点从3个跃进到12个。

2000年11月　晋升为教授。

2001年10月　当选为中华中医药学会内科分会委员。

2002年1月　参加由华夏出版社出版的《现代中医临床备要丛书·方剂学》的编写，任副主编。

2002年2月　参加由中国中医药出版社出版的《张景岳医学全书》《尤在泾医学全书》的编写，任副主编。

2002年5月　在《天津中医》发表《抗痴呆1号治疗老年人脑功能不全的临床观察》，总结出临床常用的痴呆醒神方。

2002年6月　主编的《中医临床诊断全书》由天津科技出版社出版。该书2003年获中华中医药学会学术著作三等奖。

2002年7月　参加由天津科技出版社出版的《百方精解》的编写，任副主编。同年10月任该书主审，由天津科技出版社出版。

2002年9月　参加由中国中医药出版社出版的"十一五"规划教材《中医诊断学》的编写，任编委。

2002年　在日本《养生与保健》杂志连续3期发表了《头颈部的保健按摩》《胸腹部的保健按摩》《腰背部的保健按摩》。

2002年12月　在《中医药通报》发表《扶正安神通任法在疑难病中的应用》，预示此针法的理论及应用成熟。

2003年6月　参加由华夏出版社出版的《温病、伤寒、金匮经典速览》的编写，任副主编。在《天津中医学院学报》发表《"司揣内外"与中医诊断思维特点》。

2003年9月　任天津中医学院医疗系主任，在张伯礼校长带领下从事中医大学生医疗基本技能实训课程体系建设，强化中医大学生的动手能力（该项目2009年获教育部教学成果一等奖），组织仲景学会开展师承教育与院校教育相结合的探讨（2007年仲景学会被评为天津市学生社团标兵）。

2003年11月　作为学科带头人的《中医诊断学》成为天津市级精品课程。

2003年　在《天津中医学院学报》上发表《脉图简单判读》。

2004年4月　在上海举行的全国辨证论治研讨会上发表《心脑血管系统疾病舌脉客观化互动式神经网络辨证诊疗系统的研制》《SARS病因病机及辨证分型与"三不"病机的研究》，第一次提出"三不病机"概念。

2004年　出版第一部电化教材——《常见内科疾病的推拿治疗》。

2004年4月　在《天津中医学院学报》发表《师承教育在现代中医教育中的意义与实施》，对师承教育与院校教育相结合进行探讨。

2004年6月　成为天津中医学院博士研究生指导教师（先后培养博士研究生22名）。

2004年7月　参与天津科技出版社出版的全国首部中医实训教材——《中医大学生诊疗基本技能》的编写，任副主编。

2004年9月　出席第4届中国天津国际中医学术交流会议，《脉象简化判别标准的研究》《耳穴调平法刍议》入选会议论文。首次提出耳穴调平法。

2005年4月　参与由天津科学技术出版社出版的《儿童健脑益智营养宝典——儿童健康美食丛书》的编写。

2005年12月　当选为天津中西医结合学会诊断专业委员会主任委员，主持召开天津市第一届中西医结合诊断学术交流会，发表《脉象判定标准》等多篇论文。2005年取得《脉象教学考试仪》的国家发明专利。

2006年3月　主持拍摄的中华医学会视听教材——《针灸推拿治疗失眠》《减肥的针灸推拿治疗》由中华医学电子音像出版社出版。

2006年4月　主编的《临床常见百病精治》由天津科技出版社出版。参加由科学出版社出版的全国高等中医药院校实习指导丛书《临床技能操作规范》的编写，任副主编。

2006年6月　任国家中医药管理局中医师资格认证中心命审题专家。在《天津中医药》发表《中医脉象教学考试仪及相关标准研究》。

2006年7月　当选为中华中医药学会诊断分会常委、副秘书长。在《中国中医药报》发表《天津中医药大学开展七站式实训考试》的文章。

2006年9月　在《天津中医药大学学报》发表《创新求发展，科研促教学·重视学生动手能力培养，提高中诊教学水平》一文。

2006 年 10 月　出席中国天津第 5 届国际中医药学术研讨会，主持基础理论分会场，发表《关于舌脉诊研究若干问题探讨》《浅谈中医对情绪的调控》《寸关尺定位考》《五位一体综合疗法对失眠症的治疗》等多篇论文。

2006 年 12 月　参与由高等教育出版社出版的全国高校对外教育规划教材《中医诊断学（中英双语）》的编写，任副主编。

2006 年　主持天津市应用基础及前沿技术研究计划——《常见脉象脉图参数的标准化研究》，2009 年通过鉴定，达到国际领先水平。

2006 年　主持国家中医药管理局项目《高稳定性三维显像中医脉诊仪的研究》。

2007 年 1 月　参与由科学出版社出版的"十一五"规划教材《中医诊断学（案例版）》的编写，任副主编。

参加由中国中医药出版社出版的新世纪创新教材《中医诊断学（研究生用）》的编写，任副主编。

2007 年 1 月　参与申报教育部"高等学校特色专业建设——中医学"成功，列第三位。

2007 年 2 月　参与由华夏出版社出版的《按病索方》与《传世名方》的编写，任副主编。

2007 年 3 月　主持拍摄的中华医学会视听教材《刮痧、走罐和刺络拔罐》和《颈腰椎病的针灸推拿治疗》由中华医学电子音像出版社出版。

2007 年 8 月　参与由科学出版社出版的"十一五"规划教材《中医诊断实验方法学》的编写，任副主编。

参与由中国中医药出版社出版的《医学读书记》（清·尤在泾）的校注。

2007 年 9 月　主持拍摄的卫生部医学视听教材《常见妇科疾病的推拿治疗》由人民卫生电子音像出版社出版。

2008 年 1 月　出席在香港举行的第 1 届国际医学生物特征学术研讨会（MEDICAL BIOMETRICS ICMB），发表《脉象生物信息特征的采集与辨别》。

2008 年 3 月　主持拍摄的中华医学会视听教材《脉诊》由中华医学电子音像出版社出版（2009 年获中华医学会电视教材二等奖）。

2008 年 4 月　由学生整理的经验《寸脉之浮经验浅析——左寸浮主心悸右寸浮主外感》一文在《辽宁中医药大学学报》发表。

2008 年 9 月　参与由上海科学技术出版社出版的《中医诊断学研究思路与方法》的编写，任副主编。

2008 年 10 月　任天津中医药学会常务理事、基础理论专业员会主任委员。

2008 年　发明的"中医脉象仪"获国家专利。

2009 年　与他人共同成功申报天津市科委面上项目《慢性湿疹舌脉客观化辨证诊疗系统的研究和应用》。

2009 年　指导博士研究生开展天津市科委面上项目《中医客观化健康体检的基础研究》。

2009 年 9 月　任天津中医药大学中医药工程学院院长，主持多种中医诊疗教学仪器的开发。指导学生完成的"中医证候模拟人"获全国大学生挑战杯竞赛二等奖；组织拍摄的《脉诊》获中华医学会电视教材二等奖。被评为校级优秀教师。

2009 年　主持的《中医大学生技能实训课程体系建设》获天津中医药大学教学改革成果二等奖。

2010 年　主持天津市科委重点项目《重大疾病中医客观化疗效评价理论与方法》。

2010 年　作为学术骨干参与国家"973"项目《中医原创思维与健康状态识别方法体系研究》。

2010 年 4 月　在《天津中医药》发表《中医"三不"病机研究》一文，第一次系统阐述"三不"病机学说。

2010 年 5 月　成功申报《国家级精品课程——中医临床技能实训》，列第三位。

2010 年 6 月　被评为天津市老龄教育先进工作者。

2010 年 7 月　任中华中医药学会诊断分会副主任委员。

主编"十一五"国家级规划教材《中医诊断学技能实训》。

2010 年 11 月　获天津中医药大学精诚合一园丁奖。

2011 年 3 月　当选为天津市中医药学会第六届理事会常务理事。

2011 年 4 月　与他人共同主编的《护士健康枕边书》由中国中医药出版社出版。原卫生部副部长、国家中医药管理局局长王国强任名誉主编。

2011 年 7 月　主持开发的舌象采集仪、脉象采集仪获国家医疗器械注册。任中国中西医结合学会诊断专业委员会常委。当选为第二届中国中西医结合学会诊断分会常务委员。被聘为国家中医药管理局中医师资格认证中心命审题专家。获天津中医药大学优秀共产党员称号。

2011 年 8 月　主持国家自然科学基金《中医脉图形成及影响因素研究》。获天津市科普活动先进个人称号。参与由中国中医药出版社出版的中医药行业高等教育"十二五"规划教材《中医诊断学》的编写，任编委。

2011 年 9 月　获 2010 年度天津市社会科学普及活动优秀者。

2012 年 2 月　获天津市科学技术进步奖。

2012 年 11 月　当选为中国生物医学工程学会中医药工程分会第五届委员会副主任委员。

2012 年 12 月　当选为海峡两岸医药卫生交流协会中医药专家委员会常务委员。

2013 年 2 月　当选为天津市中西医结合学会第五届理事会理事。

2013 年 3 月　被聘为国家中医药管理局中医药文化科普巡讲团巡讲专家。

2013 年 5 月　在《健康报》发表《中医四诊仪标准化建设迫在眉睫》一文。

2014 年 12 月　被聘为中华中医药学会科学技术奖励评审专家。当选为世界中医药学会联合会（以下简称世中联）标准化建设委员会第二届理事会常务理事，世中联中医健康管理专业委员会第一届理事会常务理事。

2015 年 5 月　当选为世中联中医诊疗仪器专业委员会第一届理事会会长。

2016 年 4 月　《陆小左教授补肾安神通督针法探析》在《吉林中医药》发表，体现此针法的成熟。《中医诊疗仪器的发展与思考》在《环球中医药》发表。

2016 年 5 月　受天津市武清区卫计委委托，陆小左名中医工作室在泉达医院成立。

2016 年 6 月　当选为世中联中药煎药机国际联盟第一届理事会副理事长。

2016 年 9 月　从天津中医药大学退休。

2016 年 11 月　当选为中国中医药信息研究会中医诊断信息分会第一届理事会顾问。

2017 年 4 月　当选为中华中医药学会健康管理基地专家委员会委员。

2017 年 6 月　荣获《科学中国人》杂志社的科学中国人 2016 年度人物。

2017 年 10 月　《陆小左教授应用"过敏方"治疗皮肤病经验撷萃》在《中医药学报》发表。

2017 年 11 月　当选为天津市中医药学会第五届中医基础理论专业委员会名誉主任委员。

2018 年 5 月　被聘为上海中医药大学国家重点研发计划"中医智能舌诊系统的开发"项目指导专家。

2018 年 7 月　被聘为中华中医药学会中医诊断学会顾问。当选为中国中西医结合学会第四届委员会常委。

2018 年 12 月　为中华中医药学会"全民中医健康指数研究"专家组成员。获 2018 年中国产学研合作创新成果奖二等奖。

2019 年 4 月　续聘为国家中医药管理局中医师资格认证中心命审题专家。

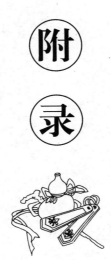

附1 陆小左教授学术思想传承

"泻南补北安神"针法与九六针法

一、"泻南补北安神"针法

"扶正安神通任"针法是恩师在多年临床实践的基础上总结、创立的一种针灸疗法。笔者在陆老师"扶正安神通任"针法理论的基础上，自创"泻南补北安神"针法治疗失眠，取得了非常好的疗效。

（一）失眠释义

失眠，《难经》名为"不寐"，《黄帝内经》名为"不得卧""目不瞑""不得眠"。《素问·口问》曰："阴者主夜，夜者卧……阴气盛则目瞑，阴气尽而阳气盛，则寤矣。"其为人体的正常睡眠阐释了理论基础。中医学认为，睡眠是阴阳之气的相互调达，心肾相交。根据"天人合一"理论，阳不入阴、水火失济就会引起不易入睡，即失眠。正所谓"阴气自静而之动则寤者，病在阳不交阴也"。主要表现为睡眠时间不足、深度不够，轻者入睡困难，或寐而不酣，时寐时醒，或醒后不能再寐，重者彻夜不寐。顽固性失眠与心理因素密切相关，晚上睡眠障碍，白天精力不足，疲劳感强，严重影响人的生活，从而产生较大的心理负担。有的患者会出现紧张、焦虑、过度担忧等不良情绪，甚至抑郁。如此使失眠加重，形成恶性循环。与继发性失眠相比，顽固性失眠治疗难度更大。

（二）"泻南补北安神"针法的理论基础

1. 调节阴阳　中医学认为，不寐总的病机为阴阳失调。《灵枢·大惑论》曰："卫气不得于入阴，常留于阳，留于阳则阳气满，阳气满则阳跷盛；不得入于阴则阴气虚，故目不瞑矣。"《格致余论》云："人之有生，心为火居上，肾为水居下，水能升而火能降，一升一降，无有穷已，故生意存焉。"其阐释了失眠总的机理。中医学认为，人体之阴阳，心居上属火为阳，肾居下属水为阴。正常情况下，心火下降，温煦肾水，使肾水不寒。肾水上升，制约心火，使心火不亢。心肾的动态平衡关系即"水火既济"。由于心火下降而交于肾水，肾水上升而上济心火，故使心肾两脏的水火、升降处于动态平衡、协调状态。如果失去平衡，形成水火不济、阳亢而无制的状态，就会心阳亢于上，火扰心神，出现以失眠为主症的"心肾不交"，也称"水火失济"。

《灵枢·邪客》云："卫气者……昼日行于阳，夜行于阴……行于阳则阳气盛，阳气盛则阳跷陷，不得入于阴，阴虚故目不瞑。"并提出针对失眠应采取相应的治疗原则，即"补其不足，泻其有余，调其虚实，以通其道……阴阳已通，其卧立至"，故治则上遵此理论，"泻南补北"，以调节人体阴阳。

　　2. 安神定志　《景岳全书》云："寐本乎阴，神其主也，神安则寐，神不安则不寐。"又云："真阴精血不足，阴阳不交，而神有不安其室耳。"提出正常睡眠的根本在于神，阴阳相交，神居形内。清·唐容川在《血证论》中云："寐者，神返舍，息归根之谓也。"提出睡眠乃神入形。不寐即神不入形，需安神调形。刘兵等认为："肾藏精，精舍志。"肾为先天之本，肾精虚损，导致不能藏精舍神，就会引起失眠。正如《难经》所言："人之安睡，神归心，魄归肺，魂归肝，意归脾，志藏肾，五脏各安其位而寝。"提出五神安舍于五脏乃睡眠之本质所在，强调治疗失眠需先安神。马哲认为，老年人由于体质虚，营血亏，肌肉枯，气道闭而导致昼不精，夜不瞑。针灸配伍选用足三里、三阴交、四神聪、神门、安眠、心俞、肾俞等穴位有助于安神定志，交通心肾，从而达到促进睡眠的目的。另外，王富春教授独创"镇静安神针法"，即"天地人才"配穴针刺法，选取四神聪、神门、三阴交，并根据子午流注开穴法，取申时给患者针刺治疗，达到了调节阴阳、镇静安神之效。对失眠的治疗，《灵枢·本神》曰："凡刺之法，先必本于神。"中医学认为，元神主宰人体一切生命动和精神意识思维，是人身诸神之源、众神之首，正所谓"得神者昌，失神者亡"。所以睡眠的关键在于神，治疗失眠，必须调神。安神穴大多集中在头部。头为调神安神之机枢，正如孙思邈在《备急千金要方》所述："头者，身之元首，人神之所注。"故治疗失眠重在头部取穴，以镇静安神。另外，心主神志，佐以心经、心包经穴位可调心安神，达到治疗失眠的目的。

　　在治则上遵循《灵枢》理论，"用针之要，在于知调阴与阳。调阴与阳，精气乃光，合形与气，使神内藏"。阴阳失调，阳气不得入阴，多因禀赋不足，或长期思虑劳倦，或房劳过度，或久病肾精耗竭，水不济火，阳火独亢于上，肾阴匮乏于下，最终导致阳气不得入阴，扰动心神，心神不得安宁，神不安则夜不寐。此乃"安神"理论。

　　3. "泻南补北安神"针法临床释义　泻南：选用内关、大陵、神门穴。补北：选用太溪、复溜、照海穴。安神：选用百会、四神聪、印堂、神庭、风池、三阴交、太冲、血海穴。

　　（1）泻南穴：内关为手厥阴心包经之络穴。《针灸甲乙经》云："心澹澹而善惊恐，心悲，内关主之。"应用络穴可以治疗本经脏腑所生病证，能够疏通阴阳气血，具有安神益智、宁神养息的作用。大陵为心包经原穴，可以泻火祛湿，清心除烦，宁心安神，并有补益心气之功效。神门为心经原穴，为心与神志病证之要穴，具有静心安神、通经理气功效，主治健忘、失眠等神志疾病。三穴共用，宁心安神，是临床针刺治疗失眠的首选要穴。

　　（2）补北穴：太溪为肾经原穴，《针灸甲乙经》曰："热病烦心，足寒清，多汗。"太溪穴可滋阴补肾安神。复溜属足少阴肾经经（金）穴，可补肾滋阴安神。照海为足少阴肾经腧穴，为八脉交会之穴，通阴跷，可通络于脑，濡养头目，并与睡眠息息相关，针刺照海可补肾安神。三穴共用，共奏滋阴、补肾、安神之功。

（3）安神穴：百会位于颠顶，入络于脑，为诸阳之会，百脉之宗，是各经脏气会聚之处，可补益精髓，定神调神。四神聪位于百会前、后、左、右各开1寸处，共四个穴位。《圣惠方》云："头风目眩，狂乱风痫。"四神聪可清脑安神，治疗眩晕、失眠诸症。印堂位于眉心，有宁心、醒脑、安神之功。神庭属督脉，在头部，当前发际正中直上0.5寸，可清头散风，镇静安神。四穴共用，清利头目，醒脑安神。

风池为足少阳胆经之穴，是少阳经、阳维脉的交会穴，可疏散风热，调理气机，清利头目，定惊安神。太冲为足厥阴肝经原穴，可疏肝理气活血。三阴交为足太阴脾经、足少阴肾经、足厥阴肝经交会之处，可健脾养血，调肝补肾，益气安神。血海为脾经所生之血的聚集处，可化血为气，理气活血。四穴共用，共佐安神通经之效。

临床上，在"泻南补北安神"针法的基础上辨证加减穴位，可调节阴阳，安神定志。该法操作简单，疗效明显，可酌情采用。

二、九六针法

恩师陆小左教授根据多年临床经验提出了中医通路系统和"三不"病机学说。

中医通路系统由内外通路系统和体内通路系统两部分构成。内外通路系统由水谷通路、水液通路和外气通路三部分组成，体内通路系统由经络系统、血脉系统、三焦系统和脑神经系统四部分组成。每个通路系统中运行着不同的精微物质，以维持人体正常的生理活动。若通路系统中运行的精微物质发生了病理变化，人体则会出现"不通""不平""不荣"的病机改变，即"三不"病机，进而表现出不同的临床症状。九六针法就是基于"三不"病机理论而研发出的针法。

九六针法又称阴阳针法，是根据《周易》理论——九阳、六阴之说，即以1、3、5、7、9为阳数、奇数；以2、4、6、8、10为阴数、偶数，选其中九六两数为基数，借鉴九六补泻手法，在"三不"病机理论基础之上，结合多年临床经验，将九阳、六阴之数用于围刺当中，以治疗疾病。

（一）九六针法的理论基础

《素问·宝命全形论》认为，"人生有形，不离阴阳"。人的组织结构，从四肢到脏腑，从经络到气血，皆离不开阴阳。《素问·阴阳应象大论》曰："阴胜则阳病，阳胜则阴病。"《素问·至真要大论》曰："谨察阴阳所在而调之，以平为期。"可见，"调和阴阳"是医生诊察疾病、分析病机、指导临床施针、用药的最高行为准则。

围刺法是以病变部位为中心，进行一层或多层包围性针刺。针刺较为浮浅，主要针刺局部络脉、皮部，以达到调和气血、疏通经络、化瘀止痛的作用，使皮肤经脉荣而不痛，通而不痛。虽然围刺法在临床应用得极为广泛，但对围刺的针数及捻转补泻之数并没有明确记载。九六针法即根据《黄帝内经》及《易经》理论，将九阳六阴之数引入围刺之中，用于各种痛证及疑难病证，以"阴者阳之，阳者阴之"为治则，达到"阴平阳秘"的治疗目的。

（二）九六针法之方义

《灵枢·九针十二原》曰："虚实之要，九针最妙，补泻之时，以针为之。"其阐述了补泻手法在针灸治疗疾病中的重要性。九六针法注重补泻手法，围刺痛点或局部病灶区。九针者，周八央一；六针者，周五央一，行捻转补泻。补法，拇指向前，食指向后，捻九下或九的倍数。泻法，拇指向后，食指向前，捻六下或六的倍数，具体倍数视病情轻重而定。虚则补之，实则泻之。补其气血，泻其瘀邪，达到"以平为期"，阴阳平衡。

（三）验案举隅

案一：偏头痛

张某，男，36岁。初诊时间：2014年6月9日。

患者偏头痛半年余，右侧尤甚，伴耳鸣，遇劳加重。最近两天因工作忙碌，压力大，出现偏头痛，右侧耳尖正对处痛甚。舌红、边有点刺，苔黄腻，脉弦数，左关弦甚。

诊断：偏头痛（肝胆火旺）。

针刺：右侧痛点行九六针法之六阴之数，捻转泻法24下；配伍风池、百会、四神聪、太阳诸穴，行针40分钟。佐以督脉、膀胱经、两胁肋刮痧拔罐。1周后复诊，自述第1次针灸后头痛至今未犯，因近期出差，担心复发，故扎针巩固1次。

分析：偏头痛是一种常见的慢性神经血管性疾患，发病机制尚不十分清楚。此患者偏头痛为肝胆火旺所致。火为阳邪，阳者阴之，故用九六针法之六阴之数，捻转泻法。风池穴祛风利胆，百会、四神聪醒脑止痛，太阳清理头目，督脉、膀胱经、两胁肋刮痧拔罐祛瘀排毒，疏肝降火。诸穴合用，共奏清利肝胆止痛之功。

案二：痛风

李某，男，35岁。初诊时间：2014年5月7日。

患者患痛风5年余，尿酸值均在500μmol/L以上（正常值149～416μmol/L）。两天前与朋友聚餐，吃海鲜，喝啤酒，导致痛风复发。症见双膝红肿胀痛，左膝外膝眼处痛甚，由家人搀扶至诊室。舌红，苔黄腻，脉滑数。

诊断：痛风。

针刺：左膝外膝眼痛处，行九六针法之六阴之数，捻转泻法36下。配伍风市、膝阳关、膝关、鹤顶、阳陵泉、阴陵泉、悬钟、太溪、昆仑、太冲诸穴，行针40分钟。

2014年5月10日二诊：可自行到二楼诊室，肿胀疼痛程度明显减轻，继续针灸治疗。

2014年5月12日三诊：双膝几乎不疼痛，肿胀已消，巩固1次而愈。

分析：痛风是由单钠尿酸盐（MSU）沉积所致的晶体相关性关节病，与嘌呤代谢紊乱和（或）尿酸排泄减少所致的高尿酸血症直接相关。痛风红肿疼痛属阳，阳者阴之，故用九六针法之六阴之数，捻转泻法。配伍风市祛风通络，膝阳关、膝关、鹤顶、阳陵泉、阴陵泉在膝盖近端取穴，具有活血通经之效；悬钟、太溪、昆仑、太冲远端取穴，可疏通经络，疏肝补肾。诸穴佐助九六针法，共奏活血祛瘀、通络止痛之功。

案三：腱鞘囊肿

杨某，女，64 岁。初诊日期：2014 年 5 月 7 日。

患者近期过于劳累，两天前发现左手腕横纹中点处出现黄豆粒大小的软骨性腱鞘囊肿，无红肿，按压痛。

诊断：腱鞘囊肿。

针刺：在病灶囊肿处行九六针法，周围八针行捻转补法 27 下，中央一针行捻转泻法 18 下。配伍合谷、阳池、外关、曲池，行针 40 分钟。

2014 月 5 月 10 日二诊：腱鞘囊肿缩小多半，继续九六针法治疗。

2014 年 5 月 12 日三诊：腱鞘囊肿几乎消失，针灸巩固 1 次。

2014 年 5 月 14 日四诊：腱鞘囊肿已经消失，痊愈。

分析：腱鞘囊肿属中医学"筋结""筋痹""筋聚""筋瘤"范畴，多由患部关节过度活动、劳伤经筋所致。加之邪气所居，郁滞运化不畅，气血阻滞，血不荣筋，夹痰夹瘀凝结，从而使关节周围组织发生黏液性病变。劳伤经筋，气血不荣，故采用周围八针捻转补法补益气血，改善局部血运。邪气瘀滞，夹痰夹瘀凝结，故中央一针捻转泻法去除阴邪瘀滞，以去瘀生新。佐以合谷、阳池、外关、曲池，共奏疏通经络、行气活血之功。

案四：硬皮病

李某，女，6 岁。初诊时间：2011 年 10 月 19 日。

患者 4 岁时发现头顶左侧，百会稍左前方有一块直径 1cm 左右的硬皮，伴局部脱发。发现此病后就诊于全国多家医院，均建议保守治疗，未予药物。最近病情加重，经朋友介绍来诊。症见头顶左前方有一硬皮，伴凹陷，局部脱发，不痛不痒。

诊断：硬皮病。

针灸：围绕硬皮局部行九六针法，周围八针行捻转补法 36 下，中央一针行捻转泻法 24 下，行针 40 分钟。另予六味地黄丸，配合捏脊。嘱家长回家后每天点揉血海、阴陵泉、足三里、三阴交、丰隆、太溪等穴，每周 3 次，10 次为 1 个疗程。治疗 5 次后，硬皮部分脱发减轻，病灶面积略显减小。1 个疗程后，硬皮面积缩小到直径不到 0.5cm。至 2012 年 1 月 31 日，局部几乎不脱发，硬皮面积直径约 0.2cm 左右。之后每周减至针刺治疗 1 次。至 2013 年 7 月 1 日，硬皮部位基本痊愈，脱发亦长出。

分析：硬皮病是一种以皮肤炎性、变性、增厚和纤维化进而硬化和萎缩为特征的结缔组织病，可引起多系统损害。中医学认为，红肿热痛皆为阳证，阴疽、硬皮病等为阴证。周围八针捻转补法补益气血，改善局部血运；中央一针捻转泻法去除病灶阴邪，去瘀生新。硬皮病多因先天肾气不足、后天脾胃虚弱所致，故予六味地黄丸补先天肾阴，捏脊调理脾胃功能，点揉血海活血祛瘀，足三里、三阴交可健脾和胃，丰隆可化痰，阴陵泉可祛湿，太溪可补肾。诸穴合用，共奏健脾补肾、活血祛瘀之功。

案五：带状疱疹后遗神经痛

张某，女，50 岁。初诊时间：2011 年 11 月 16 日。

患者两周前右手手背及上臂外侧发现带状疱疹，疼痛剧烈，就诊于某三甲医院，口服中药，配合拔罐、激光治疗。另服西药泛昔洛韦。2011 年 11 月 15 日，疱疹基本结痂，但留有后遗神经痛。右肩部、腋窝部、手前臂外侧正中疼痛，痛不可碰，晚上痛甚，不能入睡。经朋友介绍来诊。症见右上臂外侧有带状疱疹结痂痕迹。

诊断：带状疱疹后遗神经痛。

针灸：围绕结痂痛处行九六针法之九阳之数，捻转补法 36 下。另配伍肩贞、肩髎、肩髃、臂臑、曲池、手三里、外关、合谷穴。阿是穴拔罐。

2011 年 11 月 19 日二诊：自述疼痛大为缓解，晚上已能安然入睡。继续巩固，针刺拔罐。

2011 年 11 月 23 日三诊：疼痛几乎消失，仅前臂疱疹严重处略有痛感。继续针灸巩固治疗 1 次而愈。

分析：带状疱疹是由水痘 – 带状疱疹病毒感染引起的常见病毒性皮肤病。前期若误诊或未及时正确治疗，滞留在体内的病毒会侵蚀破坏神经，引起带状疱疹后遗神经痛。带状疱疹多因免疫力低下所致，后遗神经痛中医辨证为素体亏虚，导致经络失养，不荣则痛，故用九六针法之九阳之数，捻转补法。肩贞、肩髎、肩髃、臂臑局部取穴，舒筋活络；曲池、手三里、外关、合谷远端循经取穴，通络止痛；佐以阿是穴痛处拔罐，祛瘀排毒。诸穴合用，共奏行气活血、通络止痛之效。

疼痛中医多分为"不通则痛""不荣则痛"。"不通"即经络不通，多为外邪侵袭、气血瘀滞所致，"实则泻之"，故用六阴之数泻其邪气。经络是运行气血的通道，经络不通，气血不行，故局部不荣，不荣则痛，"虚则补之"，故用九阳之数补其气血。虚则补之，实则泻之，补其气血，泻其瘀邪，以达阴阳平衡。

（吴喜庆）

从"扶正安神通任"理论到"点、线、面"推拿套路

大家都知道，中医推拿有广泛的适用性，无论是内科杂病还是骨伤、筋伤都可应用。但由于各种原因，应用推拿治疗内科疾患的越来越少。很多人都知道对于筋伤引起的颈、肩、腰、腿痛等采用推拿治疗效果较佳，但有些人因害怕推拿带来的疼痛不适而拒绝或并非完全愿意接受此种方法。从这一点讲，就要求我们推拿医师要设法改变手法，让患者从心里乐于接受这种方法。正如《医宗金鉴》所言："法之所施，使患者不知其苦，方称为手法也。"

十几年前我带教时发现，虽然学生已掌握某些推拿手法，但临床却不知道如何配合使用，教科书上也没有讲过。如何系统地将这种配合合理安排，让学生轻易掌握，曾经困扰着我。受恩师针法理论的启发，我逐步摸索整理出一套"点、线、面"推拿套路，并用于临床，不断总结使用至今。此套路就连惧怕疼痛的人也乐于接受，适应人群广

泛，特别是少儿、老人和外国友人。此套路教给学生后，学生豁然开朗，能很快掌握推拿治疗疾病的方法。

一、何为"点、线、面"

"点、线、面"是推拿治病全过程的有关部位、范围、力度、手法选择以及相关认识的高度概括。其源于经络学说中的腧穴、经络、皮部的概念。初步可理解为腧穴是一点，是脏腑经络气血转输出入的部分。经络是线，是气血运行的通道，"内属脏腑，外络肢节"，将人体内外连成一个有机整体。皮部是经络在体表皮肤的分区，以面的形式存在。

1."点" "点"是穴位，无论是正经穴、奇穴还是阿是穴，推拿应用时又可认为是某痛点、阳性反应点、某筋结、指定关节、某段肌腱甚或某小片肌肉等小范围部位。因参照物的不同，此点可大可小，只要是痛处都可"以痛为俞"。从西医学的角度观察，每个俞穴由表及里各层组织都有丰富的神经末梢、神经丛或神经束，而容易出现病变的痛点、反应点、筋结、肌腱、关节等也是神经分布较多的地方。对这些点进行刺激可以输注气血，通营卫，溢奇邪，正如《备急千金要方》所说："凡孔穴在身，皆是脏腑营卫血脉流通，表里往来，各有所主。"

2."线" "线"是经络气血运行的通道，是由"点"连接而成的。其循行线上的组织存在着相对丰富的血管、淋巴管，所分布的大部分与周围的神经分布基本一致。推拿应用"线"还包括较长的条索状物或某段肌肉的某长方区域（如斜方肌肩颈部分）甚或整块肌（如胸锁乳突肌、竖脊肌、股直肌等）。对这些"线"进行刺激可疏通经络，调整阴阳，改善内环境，传导感应，改善肌力，舒缓紧张。

3."面" "面"是皮部，由无数个点和线组成，是经络在体表的分区。经脉呈线分布，络脉呈网状分布，皮部则是面的划分，是络脉分布区。推拿上的"面"可扩展为一个更大的区域，如某肌的某区域或全部，大腿前部或后部，甚或整个后背，也可缩小为菱形肌这个面，甚或指腹这个面。相对而言，它比"点"和"线"的区域要广。脏腑疾病可通过经络反映到皮部这个面上，外部邪气首先侵犯到面上，通过经络传递到脏腑。治疗皮部可影响经络及脏腑，因此外治法与皮部这个面关系最大。广泛刺激这个面，不仅可放松相对应的多块肌肉，也可通过线、点传入脏腑，从而调整脏腑功能。

由上可知，点、线、面三者在应用中互为联系，互为作用，缺一不可。

二、"点、线、面"的临床应用

在实际操作中，"点、线、面"并非分得那么清晰，只是一个相对模糊而不确定的一个代名词。点可以是面，面可以是点也可以是线。因参照物不同，所以叫法不同。如背部竖脊肌相对整个腰背来说是线甚或是点，但相对于运行其上面的膀胱经来说则是个面。再如背部的某个痛点，对背而言是点，如果该痛点面积稍大，相对俞穴而言就是个面。颈或背部竖脊肌上的条索状物，对竖脊肌这条线而言又是一点，对颈或背这个面而言又是线等等。由此可见，这里所言的"点、线、面"不要用常规思维去理解，不要拘泥其本身概念，要灵活理解，灵活运用。这样临床应用时才不会因认识不足而影响治疗效果。

"点、线、面"不仅是推拿部位、范围，还是力度、手法等的概括。应用时，推拿顺序应按"面→线→点→线→面"进行。此顺序要平衡，应遵循"以平为期"的原则。

推拿的部位都是在"点、线、面"上，而力度即手法刺激大小的要求，根据部位的不同也不尽相同。临床操作时，"面"上多用搓、揉、擦、拿、摩、拍等较为柔和的放松手法；在"线"上多用推、拿、弹拔、擦、抹、抖、拔伸、牵引等力度稍重的手法；在"点"上多用点、按、捏、啄、振、拿、定点复位等力较为渗透、更大的手法。中国中医药出版社出版的七版教材《推拿手法学》强调，"手法强度的控制要在遵循先轻后重、由重转轻、最后结束手法的原则"。1997年人民卫生出版社出版的《苏氏推拿与临床》强调，"每次手法治疗及整个疗程中，手法的辨证施用都要循序渐进，即开始时手法温和，强度由小到大，直到最大强度，治疗结束前再由大慢慢减弱，直到最后停止，使患者从开始到结束有一个适应过程，而无任何不适及痛苦"。为此，在"面"上应长时间用轻柔较小的力度，以放松患处周围的肌肉为主。这样一方面可防止病痛范围向外发展，达到"治未病"的目的；另一方面也有"近病远治"之意。这样做患者很容易接受，而且也能为进一步治疗打好基础，为进入线上施术做好准备。如果此处用力不当，肌肉则会处于更紧张状态，不能放松，并有可能出现患者拒绝继续治疗或不配合的情况，甚或发生医源性损伤。正如《理瀹骈文》所云，推拿时"手势不可过重，令患者难受"。

"线"上的手法力度较"面"上稍重，但也要在患者能轻松接受下进行。时间要比"面"上短，以理筋弹拔手法为主，由轻到重。只有经络通了，患者才不会再痛，所谓"通则不痛"。

"点"上的手法一般较少，需在短时间内由轻到重地完成。此时往往力度是治疗中最大的，做前要向患者说明，争取患者最大限度地配合。用力要恰到好处，既要达到治疗目的，又不要使患者产生恐惧心理。为了使患者始终处于放松状态，可在"线""点"上做手法时不断加入一些轻柔放松的手法，以安抚肌肉，使之松弛。做完"点"上操作，再回到"线"上，重复以上操作，最后在"面"上结束治疗。

西医学研究发现，推拿的效果与手法刺激量有很大关系。刺激量的大小不仅是指用力大小，还包括操作速度、频率与持续刺激时间等。手法在操作速度、频率变化方面往往变化不大，关键在于力的大小与持续时间不易掌握。因此，刺激量可粗略地认为与力的大小和持续时间呈正比，即刺激量≈力的大小 × 持续时间。因为"点、线、面"手法套路要求力度为患者能够忍受，因此不可能太大，所以只有增加时间，才能达到一定的刺激量，才能取得治疗效果。这也体现了以"调"为主的手法要求。这也为应用"点、线、面"手法提供了理论依据。每次推拿时间应在半小时以上，个别大夫为了创收，有意缩短治疗时间，加大推拿力度，全然不顾患者的痛苦。这样不仅会增加医疗风险，还会令患者惧怕推拿治疗，使医生失去患者。

从上可知，为患者施术时，先要在患周的面上由远及近用轻柔放松手法，力度可渐大，让患者有充分时间放松肌肉。在线上由远及近寻找并弹拨条索状物或循经疏筋按摩时，力度也可渐大。循经时，可点揉必要穴位或痛点等，力量也要由轻到重，放松此处后再做快速的力度较大的定点复位、拔伸、点按等，放松后再回到线上施术，用理筋等手法达到筋回槽、肌肉松之目的，最后再在面上放松，结束操作。单次治疗中，如果从时间上划分，要以面为主，点、线为辅。如从力度、治疗效果来说，应点、线为主，面为辅。面上的手法除有治疗作用外，更重要的是放松，为点、线服务，使在点、线上的手法更易操作，效果更佳。点、线是面的目的，线是点、面的枢纽，面服务于点、线，三者相辅相成，主次分明。正如夏禹铸在《推拿代药赋》中所云："寒热温平，药之四性，推拿揉掐，性与药同。用推即是用药，不明何可乱推。"他指出，推拿处方中要明确手法的君臣关系，其中主治手法针对的是病灶，多为君法，须重点学习，掌握使用。反之，如搓抖、拍、揉、擦等放松辅助手法，临床多配合主治手法，以放松肢体肌肉，减少推拿后的不适感，相当于臣法。因此，主治的手法较为单一，是在点上使用，辅助放松手法则多样，多在线、面上使用，应用在线、面上的时间远大于点上的时间。

三、由"扶正安神通任"到"点、线、面"的形成

陆教授应用"扶正安神通任"法治疗慢性病和疑难病时笔者观察到，他把安神放在首位。除选穴体现安神之外，小刺激量的针刺方法也体现出安神。同时，从见到患者开始，到患者离开诊室，陆教授在语言或行为上都能体现安神之法。比如患者就诊时用心倾听，用正能量回答患者问题，向患者说明病因、发病规律及预防措施，针灸时采用语言引导暗示等方法，安抚患者情绪，争取患者的信任及配合。对待患者，始终"耐心、细致、微笑、主动"，全然没有教授的架子，更不会冷落患者，因此很多患者都愿找他看病。

陆教授的言行影响着每一位学生，诊室的气氛非常轻松、和谐，带有一种融融的暖意。陆教授他常跟学生讲："现在患者大都因各种原因贻误病情，影响了最佳治疗时间。加上社会上的某些不良风气，患者或多或少存在一定的障碍，不信任大夫或抱着试试看的态度。因此，取得患者信任与配合是治疗成功的第一步，其中安神特别重要。"他还强调，采用小刺激的方法在治疗前期很重要，并非每穴都要得气。随着治疗的深入，在患者能够承受的情况下逐步增加刺激量，也带有安神的意味。我跟随陆教授学习期间，深刻感受到这一点的重要性，也认识到造成患者普遍存有的这种心理与医者不无关系。因此我每次施术前，特别是对新患者都要先谈心，做一番说明、鼓励的思想工作，让患者愿意接受该治疗。治疗过程中，先在面上做轻柔、广泛的放松手法，询问患者感受，或与患者交谈，转移注意力，使其处于完全放松状态，感受到医者一直在关注他（她），为下一步继续治疗奠定基础。研究证实，从神经生理学的角度看，缓和、轻微的连续刺激有兴奋周围神经、抑制中枢神经的作用，此时副交感神经处于优势，可活跃兴奋脏器的生理功能。这说明，在面上大范围、长时间采用轻柔手法进行放松是补法的一种，是基础，是安神与扶正的共同体现。

任脉是阴脉之海行于前正中线，联系着各脏腑。推拿时循经治疗无论是脏腑疾患还是筋伤疾患都是最常用的。为了扩大治疗范围，笔者将"通任"扩展为"通络"（包括各种经脉），这样应用起来就不再局限于胸腹部了，可以用于全身。

经络是气血运行的通道，联络内外，有行气血、营阴阳、濡筋骨、利关节的作用。经络不通，气血不行，不通则痛，会出现皮、肉、筋、脉及关节失养而萎缩不用或五脏不荣、六腑不运等病态。调整经络、气血、脏腑功能就是通过手法作用于经络系统来完成的。因为推拿施治时，一方面运用各种手法在人体体表"推穴道、走经络"（点、线）进行间接治疗，另一面在脏腑或患处投影（点、面）的相应体表部位施以手法，这样有直接的治疗作用。局部手法刺激不仅对受术部位的经络、气血和脏腑病证能起到直接治疗作用，还可激发经穴乃至整个经络系统的特异作用，使其作用传至所属脏腑及所过之处的组织器官等，从而恢复其正常的生理功能。如推拿胃经，可促进人体气血的生成；推拿肝经可疏肝理气，调理气机；推拿心经可养心安神；推拿膀胱经，上可缓解颈背头痛，下可治腰痛等。可以说，在经络这条线上施术是推拿手法治疗疾病的关键，也是重点，运用得如何直接影响治疗结果。这也陆教授通任治法治本的关键。

点按穴位或痛点可通经止痛，调理脏腑，平衡阴阳。有研究发现，穴位刺激，对脏器功能具有双向调节作用。如使用不同的力点按刺激足三里穴，可使胃肠运动快的减慢、慢的加快；弹拨松解筋结或关节定点复位可通经活络，疏通气血而止痛；对陈伤、旧伤及久痹引起深层组织的顽痛点或因劳损引起的筋结等，穴位刺激可提高痛阈值，从而减轻疼痛，或采用疼痛转移法，达到以痛止痛的效果。因此，选准点治疗是最终治愈的关键。患者的疼痛消失了，自然神也就安了。这就是由"扶正安神通任"针法到"点、线、面"推拿套路形成的过程。

四、"点、线、面"理论的延伸

由上可知，"点、线、面"在临床的应用顺序为"面→线→点→线→面"，其理论根源对应于"皮部→经络→俞穴→经络→皮部"。就力度而言，单次治疗对应的是"小→中→大→中→小"；疗程为"轻→中→重→中→轻"；渗透深度为"浅→中→深→中→浅"；表里属性为"表→半表半里→里→半表半里→表"；施术时间为"长→中→短→中→长"；补泻手法为"补→平补平泻→泻→平补平泻→补"。在手法选择方面，单次主要手法为"放松→疏筋→点按复位→理筋→放松"；疗程进展的手法为"放松安抚→理筋治疗→复位治疗→理筋治疗→放松安抚"；机体功能活动状态为"抑制→中→兴奋→中→抑制"等（见附表1）。

应用"点、线、面"时不要拘泥其概念，要灵活运用。手法轻，轻到什么程度为轻？重，重到什么时候为重？时间长，多长为长？时间短，多短为短？这些模糊概念要灵活掌握。临证时要根据患者年龄、体质、性别的不同，灵活选用。青年人肌肉发达，骨骼坚实，刺激量可大一些；老年人肌肉松弛、骨骼松脆，以及妇女、儿童施术时刺激量要小一些。通常经过几次治疗，患者的耐受力会逐渐加大，对此施术力度应随之加大。也就是说，力度、时间、手法选择要因人而异，根据每个人的耐受情况和治疗进展而定。

附表1　点、线、面对应表

次序	施术范围	理论根源	力度			表里属性	施术时间	手法补泻	主要手法		机体状态
			单次	疗程	渗透深度				单次	疗程	
↓	面	皮部	小	轻	浅	表	长	补	放松	放松	抑制
	线	经络	中	中	中	半表半里	中	平补平泻	疏筋	治疗、放松	中
	点	俞穴	大	重	深	里	短	泻	点按、复位	治疗	兴奋
	线	经络	中	中	中	半表半里	中	平补平泻	理筋	治疗、放松	中
	面	皮部	小	轻	浅	表	长	补	放松	放松	抑制

（张伟）

陆小左教授的针刺手法

　　中医为人类抵抗各种疾病起到了积极作用，历史上涌现出无数中医大家。天津中医药大学陆小左教授（博士生导师、主任医师）经过50年的临床和科研，通过数十万的病例，总结形成了独具特色的中医治疗经验。我能够成为陆老师的硕士研究生，随其侍诊，聆听其谆谆教导十分荣幸，也深深体会到了陆老师神奇的临床疗效。陆老师诊病常常针药并施，形神兼治，疗效显著。陆老师擅长治疗各种慢性病，并善用针灸，每次半天门诊都要针刺50～60人次，有时还会更多。

　　陆老师的针灸之所以能取得满意疗效，关键在于他独特的进针方法。其特点是进针柔和，用力绵绵不断，疼痛感较小，患者能够接受。陆老师说，自古武术是强身健体的一种方法，一名好的中医师首先要拥有健康的体魄，武术应是一门必修课。晨起习练太极拳、太极剑是陆老师每天的必修课，虽已是古稀之年，但他身体非常硬朗。陆老师的一举一动看似柔和，却内力刚强，正所谓外柔内刚。因此，为患者针灸看似缓慢，但是刺激极小，甚至患者没有感觉时便已完成进针。进针后他很少行针，有时甚至不行针，酸麻胀针感适中。陆老师对待患者和蔼可亲，患者没有任何拘束感。临证时他经常采用针灸配合中药进行治疗，并适当选取一些具有安神作用的中药和穴位。因患者长时间经受病痛折磨，心理压力大，往往就诊时精神紧张。神经、肌肉、皮肤的放松和紧张与精神状态密切相关。心情舒畅，则肝气调达，气血流通顺畅，皮肤、肌肉松弛。因此，适当安神有助于缓解患者的紧张情绪，利于疾病恢复。

　　陆老师进针一般是拇指和食指持针，中指护针。当针尖与皮肤接触前，首先用食指尖轻触皮肤然后进针，这样可最大程度地减少进针刺激，缓解疼痛，提高舒适感。此前我认为进针速度快可以减轻疼痛，但患者仍经常言痛。后来我在自己身上的曲池、合谷和足三里穴上进行快速进针和缓慢进针比较，以体会痛感的强弱。结果发现，缓慢进针的感觉比较舒适，刺激更小。

临床常会遇到肌肉紧张的患者，会出现针尖无法刺进皮肤的情况。陆老师我说是指力不够。此后我每次下课回宿舍一有时间就不停地在卫生纸上练习进针。练习过程中，我细心体会持针姿势和持针力度。每每见到老师进针动作柔和连贯，如行云流水一般很是羡慕。但我练习时，动作柔和则达不到进针力度，手指用力又感觉动作僵硬。我就问老师其中的原因，老师说，持针既要保持手指、手腕、手臂甚至全身放松，也要有一定的力度，保证能够进针。正所谓松而不懈，紧而不僵，要注意放松和用力的比例平衡。陆老师还说，手指如果过于用力就僵了，虽然有利于进针，但手指的敏感度在进针时就降低了，不利于体会进针后是否得气，并且患者会感觉不舒适。《标幽赋》里说："轻滑慢而未来，沉涩紧而已至……气之至也，如鱼吞钩饵之浮沉；气未至也，如闲处幽堂之深邃。"进针过程中感觉沉、紧、涩，就是得气；感觉清、滑、润，就是没有得气，没有得气就没有效果。进针时，要体会手指仿佛在水中滑动之感。因个体差异，进针速度的快慢，以及这些感觉的强弱要因人而异。进针时要保持手臂放松，以便随时调整进针速度。《标幽赋》里还说："先详多少之宜，次察应至之气……气速至而速效，气迟至而不治。"也就是说，得气迅速则见效快，得气缓慢则见效慢。

陆老师说，进针手感只有不断练习，细心体会，才会有所领悟。我认为，陆老师每天早晨习练太极，太极本身就是外柔内刚，刚柔相济，可以放松肌肉关节，增强手指灵敏度。我虽然没有练过太极，但在北京学习时跟随已故著名意拳大师王玉芳老师学过两年意拳。意拳要求习练中精神放松，全身松而不懈，紧而不僵。其功法与陆老师的针法要领有异曲同工之妙，因此我结合意拳功法要领练习进针。经过一段时间练习，我的进针动作比较自然、灵活、熟练了。因为我已考取了中医执业医师证，所以老师为患者进行针灸治疗时就让我一同操作，老师针头部和胸腹部，我针四肢。患者反映我进步很大，进针跟老师相似。老师经常嘱咐我，要学会与患者进行沟通，使患者保持心情舒畅，这样不仅有助于进针，患者也更容易得气，治疗效果更好。此后，我问诊时特别注意自己的态度和语气，不断提高语言交流技巧。直至今日，虽已离开老师6年，但老师的谆谆教导时时在耳边萦绕。

（张长连）

为人　为师　为医

我从2005年开始师从陆教授6年，读他的硕士和博士。6年间，我从陆教授身上学到了很多很多，老师从为人、为师、为医等多个方面给了我非常多的教导和启示，深深地影响着我现在的工作和生活，我想这些宝贵的资源将来会继续引领我不断前进。在此我想列举其中部分内容与大家分享。

一、临床"看病"实则"看人"

病不能单独存在，而是以人为载体，故而"看病"要重视其载体，也就是要重视"看人"。"看人"要注重的一点是：人本身是一个整体，人与自然环境和社会环境也是一个整体。跟师学习过程中，陆教授常说："临床治病千万不能头痛医头、脚痛医脚，要注意人是一个整体，看病要善用整体观。"陆教授的谆谆教诲我常记心中，并应用到我现在的临床康复工作当中。众所周知，临床康复功能评估为先，而功能评估的原理和框架源自世界卫生组织2001年提出的《国际功能、残疾和健康分类》（ICF）。ICF着重关注人身体本身及环境因素的影响，陆教授时时倡导并应用的整体观念正是现今康复医学的重要理念。

二、注重"人形"与"人心"

此处的"人形"是指人身体本身，"人心"是指人的心理或情绪状态。临床诊病要注重两者的结合，既要围绕疾病分析人身体本身的生理、病理变化，也要关注患者的心理或情绪状态，因为两者之间存在着千丝万缕的联系，关注其中的联系，以此寻求诊疗线索，一定会事半功倍。以慢性疼痛康复为例，长久的疼痛常会引起患者情绪焦虑，焦虑可在一定程度上放大疼痛症状，两者互为影响，易形成恶性循环。康复诊疗中如能将两方面问题兼顾解决，则疗效就会加倍。这一体会来自陆教授提出的"形神合一"理论，它是我目前康复诊疗中不断完善自身临床思维的重要内容。

三、修炼自身，方能长久

认识陆教授的人都知道，陆教授待人和善，患者见着心安，学生见着亲切，同事见着心近。我师从陆教授多年，从未见过他有任何不安的情绪，时时都是心平气和的状态，着实让人敬佩。陆教授的这种状态深深影响着我，从离开学校进入工作岗位，我深深地体会到情绪的把控、平和状态的保持是为人、为师、为医非常重要的基本素养，只有不断修炼，不断进步，方能长久。

（丁然）

不为良相，便为良医

我在懵懂中踏入中医药院校，直到本科毕业，我对于中医的了解仍只限于书本，临床对我来说根本就是天方夜谭。因为自知不能即时胜任医生工作，再三权衡后我选择了继续学习，而这个决定改变了我的人生——我得到了跟随陆老师学习的机会。

中医最终看的是疗效，能够为患者解决疾病困扰是中医最朴素、最根本的任务。而疗效一定要通过临床才能体现出来，所以陆老师重视临床，也要求学生随诊临床。

中医是门高深的学问，大部分中医学生跟当初的我一样，做起题来有模有样，一接触临床便心慌心悸全出来了。因为不能将理论与临床有效地联系起来，故只知道基础理论而不会看病。虽然背了很多方剂，缺不知道怎么用。所谓"学过中医"也只是纸上谈兵。陆老师并不会考你懂多少理论，而是把人直接放到临床，让你去看、去感受，从实践中领悟中医的内容，把理论与实践真正联系在一起。陆老师医术精湛，知识广博，能够将中医内治外治融会贯通，并对西医各科的诊断标准和检测指标了然于心，使从西医转诊患者也能进行中医治疗。

多年来，我看到陆老师诊治疾病，疗效显著。透过陆老师的品格，我看到了中医的神奇。这种教育是榜样的力量，让我有了理想，有了追求，我怀着对中医的尊重和热爱，行走在探索发扬中医的路上。

名医中的名不光是医术，更是人品和德行。陆老师对患者耐心和善的态度始终令我心生敬佩，那不是一两例的心血来潮，而是陆老师骨子里的一种身为医者的自然流露。

记得一次周末患者众多，门诊熙熙攘攘，一位患者反复找我确认打印好的方剂单。面对后面排队焦急等待打方子的患者，我实在没了耐性，语气强硬地把患者打发出诊室。下班后我还发牢骚抱怨这个患者，自认为有理，便壮着胆子问老师，这样处理对不对。陆老师一贯淡淡笑意地说，他是患者，凡是得病的人情绪与常人不同，没必要跟患者争执。老师说的云淡风轻，我却羞愧难当。但瞬间我明白了，老师的好脾气并不是个性使然，而是深刻理解患者的处境后才能产生的，是与患者情绪完全不同层次的接纳和包容。患病的人由于躯体不适，本就焦虑，就诊时已经不是正常心态。若医者再言辞不慎，难免会发生矛盾。社会交往中的你进我退原则，并不完全适用医者与患者的关系。有了陆老师的以身作则，整个门诊的学生对待患者更加亲切温暖，医患更像老朋友。把体谅患者作为医患交往的前提，这是陆老师并未宣之于口却始终坚守并践行着的原则。

我曾看见陆老师凭借高超的医术，绝妙化解可能发生的医患矛盾。来者是一对三十多岁的夫妻，女子一到门诊就说，听说中医摸脉就能看病，要看看这儿有名的医生灵不灵验。我反复解释，先记录病历，凭病历就诊是陆老师门诊正常的诊疗流程，但女子态度强硬，不配合问诊，最终二人没记病历便坐在了陆老师的对面。陆老师询问病历情况，女子说不用记，直接给她诊脉就行。老师凭着几十年的临床经验，立刻了解了情势，态度谦和地进行脉诊和舌诊，不多问一句，直接开方。这回轮到女子疑惑了，她拦住陆老师，询问自己究竟是什么病，怎么就直接开方了呢？老师笑笑说，你不是月经不调么？给你开个调理月经的方子，调调身体状态就好了。整个诊疗过程没有对症状情况的询问，只靠舌脉就诊出了病，这让女患者惊喜不已，连忙说，对对，我就是月经不好。她又赶忙拉着自己的丈夫请陆老师看。在旁的学生一脸惊愕。怎么做到的？快到下班时间了，大家找陆老师询问今天的神奇诊疗。陆老师笑笑说，那就是月经不调的脉，你们以后有机会在妇科坐几年诊也能摸出来。大家恍然大悟，对老师更是崇拜有加。

有一次，因要给治疗室的患者进行针灸治疗，老师起身离开诊室。几名未到看病顺序的初诊患者急切拦住陆老师询问自己的病情，老师只凭望诊，仅几秒钟的时间便说出了患者的病证，一位是甲状腺疾病，另一位是咽炎，并笑着安慰患者不要着急，等给其他患者针灸治疗结束就回来为他们诊治。这些患者都看过西医，对毫无交流只看一眼便诊断出自己不适的老中医征服了，眼里流露出钦佩和治疗的信心。何止是患者，就连实习生们也是瞪大了眼睛面面相觑。我们知道陆老师医术厉害，但亲眼瞧着、亲耳听着如此迅速而又精准的诊断，还是觉得神乎，一股自豪感油然而生，没有比能跟着这样的老中医学习更令人兴奋的事情了。

中医入门易，精深难，要想成为名医，天分，悟性，努力，胆识，热爱，恒心，还要再加几十年的积累总结，缺一不可。老中医这个"老"字，说的不是年龄，而是积累足够的临床诊疗经验，经验丰富且善于总结，只有如此，才能达到看似神奇的诊疗效果。陆老师脚踏实地的临床，一坚持就是几十年。

自跟随陆老师以来，同门劝他最多的就是要他多注意休息。而在我毕业之时，老师仍然坚持每天门诊，从不间断。要知道，诊疗是很消耗体力的，有时就连我们这些青壮年也难以坚持，而老师却数十年如一日的视作平常。陆老师踏踏实实地临床只求多看一个患者，多救一分疾苦，名利从不是他关心的话题。做为一名医生，治病救人才是天职，这是老师用行动教给我们的道理。纵观古今，凡成就医道者，人品皆为上乘。人的品行决定着人生的高度和广度。没有高尚的德行，纵有高超医术也仅是个技工，成就不了大医之道。

古人云：不为良相，便为良医。前者为国，后者为民，两者并提是因为有着共通之处。两者皆为为他而非为己，论及志向，良相与良医无别。陆老师便是践行良医之人，不仅医术精湛，更是医德高尚，无私为他，这是多少人学也学不来的胸怀。有陆老师这样的中医，是天津人民之幸，也是我这样的中医学子之幸。榜样就在眼前，何苦他求。

现正值"新冠"疫情期间，在这次抗疫之中，中医充分发挥了自己的优势，起到了举足轻重的作用。2003 年的"非典"、今年的"新冠"都充分说明中医具有强大的生命力。

中医越学越深奥，它不仅是治疗手段，而且在诊疗体系中蕴含着丰富的哲理。中医不仅是一门医技，更是一种文化、一种哲学。一名好中医，往往是中国哲学的践行者。中医不仅传承医术，更指导人们活着的道理、做人的道理，告知人在天地之间该如何处理人与人、人与自然的关系。

选择了中医，以后当什么样的医生，是亲切一点的还是厉害一点的？有人认为，医生应该严厉些，免得被认为好欺负，给自己惹来更多的麻烦。有人认为医生应冷淡客观，让患者明白医患之间有界限，并不是随便能够跨越的。我认为，作为医者，临证中保护自己应该是第一位的，只有保护好自己，才能更好地为人民的健康服务。这是从医生自身的角度出发。从对待患者的角度出发，既然选择了做中医人，当什么样的医生，从陆老师那里便能得到启示。先想一想你或家人生病了要找医生，想找什么样的医生？如此答案就清晰了。跟随陆老师学习，不仅让我了解了中医的博大精深，更让我感受到了大医的眼界和胸怀，再多的书本也比不上这样真切的认识和体会。作为一名医者，合格的医术是基本要求，要想在医学上有所建树，品行很重要。陆老师在医术上，几十年的经验可供我们研习；在医德医风上，一言一行、一举一动为我们做出了表率，回答了什么是一个医者应有的品质，什么是一名医者最高的追求。

（秦彩红）

附2 陆小左教授学生名录

名中医工作室

姓　名	跟诊时间
范金伍　吴文静　贾铁壮　刘菲菲	2017 年
王　强　张　伟	
毕红尧　康丽广　高　飞　李　权	2020 年

博士研究生

姓　名	入学时间	毕业时间
石　强	2004 年 9 月	2007 年 7 月
阚湘苓	2004 年 9 月	2008 年 7 月
周霞继　金镇尚（留学生）	2005 年 9 月	2008 年 7 月
田淑霞　王淑慧（留学生）	2006 年 9 月	2009 年 7 月
胡广芹　蔡品秀（留学生）	2007 年 9 月	2010 年 7 月
吴喜庆　刘洪宇　曹修亮	2009 年 9 月	2012 年 7 月
伍喜良　秦彩红　曹宏梅　张红梅	2010 年 9 月	2013 年 7 月
陈广涛	2011 年 9 月	2015 年 6 月
李　甜　于渐慧	2012 年 9 月	2015 年 7 月
王得力	2013 年 9 月	2016 年 7 月
周德英	2013 年 9 月	2017 年 12 月
丁　然　董玉舒	2014 年 9 月	2017 年 7 月

硕士研究生

姓　名	入学时间	毕业时间
阚湘苓	1998 年 9 月	2001 年 7 月
刘晋平　李秀满	1999 年 9 月	2002 年 7 月
宓余强　赵松雪	2000 年 9 月	2003 年 7 月
周霞继　武重阳	2001 年 9 月	2004 年 7 月
伍喜良　江妙津　元启祥	2002 年 9 月	2005 年 7 月
李　园　刘　玥	2003 年 9 月	2006 年 7 月
胡广芹　张　丽　张少卓	2004 年 9 月	2007 年 7 月

秦彩红　曹宏梅	2005 年 9 月	2008 年 7 月
吴喜庆　董文军　史丽萍	2006 年 9 月	2009 年 7 月
刘　强　李　鸿	2007 年 9 月	2010 年 7 月
贾金梅　王　勇	2008 年 9 月	2011 年 7 月
张海芳　徐　妍　张慧宇　史建建 祁建松	2009 年 9 月	2012 年 7 月
刘三洪　张　伟　李　静	2010 年 9 月	2013 年 7 月
丁　然　王　赛　谢月敏	2011 年 9 月	2014 年 7 月
景婷婷　宋伟庆　刘雪梅	2012 年 9 月	2015 年 7 月
朱　琳　张长连	2013 年 9 月	2016 年 7 月
温　蕾　李智惠　杨斯涵　王晓程	2014 年 9 月	2017 年 7 月

传统师承徒弟

姓　名	拜师时间	出师时间
韩　宗	2011 年 8 月	2014 年 8 月
张金钟	2015 年 2 月	2018 年 8 月
林文俊	2016 年 2 月	2019 年 8 月
周亚男　杨小龙	2018 年 8 月	
边　锋　白　蓓	2020 年 5 月	

本校跟诊学生

姓　名	开始跟诊时间
李树茂　马子元	1993 年 9 月
张　伟　李　静	1998 年 8 月
张　玮	2002 年 10 月
顾夏娜　王　婷　刘　强	2003 年 4 月
欧黎黎　吴海涛	2004 年 5 月
蔡春茜　邓丽娥	2005 年 6 月
刘三洪　颜田赅　唐昭荣　刘　伟 郭　追	2006 年 3 月
马银杰　李　岩	2007 年 5 月
宋伟庆　贾　文　谭桥秀　徐中艳 蔡文婷　唐冬梅	2008 年 7 月
张远龙　尹中雅　王桂英　李　姿 李　萌	2009 年 10 月
郑师强　徐　浪　邹　勇　赵　祥 张　新　葛宝健　罗肇炯	2010 年 10 月

韩一豪	敬　征	魏泽华		2011 年 5 月
赵　京	赵义胜	孙宗洋		2012 年 5 月
唐文仲	舒建平			2013 年 5 月
李培豪	李汶航	陈锦英	曾佳昕	2014 年 5 月
王　颖	张强强	柯卓然		
苏莞云	王佳怡	王一藤	贾易臻	2015 年 5 月
陈敏娇	孙玉文			
何朝凯	冯命佳	刘　源	肖隆灏	2016 年 5 月
黄惠鑫	白雪冬	邱嘉玮	刘　欢	
沈金梦	文　越	钱星羽	刘俊凯	
邱　霖	李泉仪			
王兴阳	张岚亭	白若琨	张红喜	2017 年 5 月
赵宵溢	蒋　智	高　宁	娄瑞麟	
陈泽铭	姜尚华	耿　晨	王若楠	
张云飞				
沙福慧	姜星羽	张馨予	白育红	2018 年 5 月
李济廷	贾　琼	王海祥	陈俊庆	
李　樊	杨欣雅	石佳欣	韩英倩	
刘　港	李家正	董钰格	张珑耀	2019 年 5 月
付进杰	王馨悦	肖欣昂	吴钰涵	
冯甲鸿				

西学中学生

姓名				跟诊时间
李宝娟	张秋红	王彦红	董凤菊	2018 年 6 月
赵　强				

　　一晃，我从大学开始跟诊至今的陆老师已近 70 岁，我也跟随其学习了 22 年。虽说每年学生们都给老师过生日，但从未提起老师岁数，老师在学生心中总是那么平易近人，那么和蔼可亲。直到 2018 年的生日会上突然有位师妹提起老师已 67 岁了，如何庆祝老师七十大寿时，这才引起大家的共鸣：老师毫无保留地教授我们知识，我们应该如何回馈老师呢？经过热烈讨论，大家一致认为，把老师的学术思想及临床经验写出来出版发行，让更多的同道分享老师的一瓣心香，把他的学术经验推广、发扬光大就是对他最好的报答。老师的名中医工作室所在的天津市武清泉达医院院长刘洪宇（也是同门）第一时间听到这个消息后，立即与我联系，说她和名中医工作室人员也要参加。

　　于是作为"陆战队"大师兄的我便自然而然地担起了组织编写这本书的责任。随后，我就开始构思写作框架。2019 年年初，新学期刚开始，我便发动临床的学生们搜集陆老师的学术资料，整理陆老师的临床病案，并结合我 20 多年的跟诊笔记，写出了本书的大纲，在中国中医药出版社张立军、韩燕编辑及陆老师的帮助下不断进行完善。6 月底，同门们积极参与，编写任务很容易分配了下去，有很多外地的同门听说后对未能参与编写表示遗憾。8 月 4 日第一次编委会召开，大家系统梳理和完善了老师的学术思想，并对写作细节进行了热烈讨论和修改，最后达成共识，确定了编写的总体思想。针对编写中发现的问题，12 月 1 日又召开了第二次编委会，目的是解决编写过程中存在的问题，再次统一思想。后经我和各编委多次沟通和修改，并经陆老师亲自审阅，经过近两年的编写，2020年6月本书终于定稿。

　　值得提出的是，正在紧张编写之时遇到了全球性的"新冠"疫情，我们有6位编委一直在抗疫一线。为了不耽误进度，他们利用出仓休息时间抓紧编写，并高质量、按时完成了编写任务。

　　回过头来看书稿，虽然不能将陆老师的全部经验都反映出来，但老师临证思路之明确、用药之巧变、治法之灵活亦可见经验之丰富了。这些经验是老师临床实践的不断总结，看似信手拈来，却头头是道，法度谨严，神化无迹。要达到这样的境界，非几十年之功力而不可。老师的临床经验与那些滞于前人纸上谈兵、依葫芦画瓢者，自不可同日而语，这也是本书的价值所在。

　　本书能顺利出版，全靠各位编委的鼎力支持，刚刚师承入门的周亚男、杨小龙在后勤方面做了大量工作，天津中医药大学临床实习的王海祥、冯甲鸿、娄瑞麟、张红喜、刘源、刘俊凯、张珑耀、李家正、肖隆灏、陈泽铭等十几名在校生帮助收集整理了陆老师的资料及大量病例。在此对他们的付出一并表示感谢。

张伟
2021年1月

策划编辑 韩 燕
责任编辑 韩 燕
责任印制 刘 衍

陆小左教授从事中医临床及带教近50年，在中医药继承与创新方面积累了十分丰富的经验。他在理论上提出"三不"病机，丰富了中医病机理论；在临床治疗方面提出了"针药并施，多维治疗""形神并调，内外兼治"；在针灸治疗方面提出了"扶正安神通任""补肾安神通督"两大针法和多组经验组穴；总结出以"鸡血藤16味""止咳方"等为代表的18个经典经验方和常用经方、时方，以及一些中药的临床活用。临床上他能熟练运用中药、针灸、推拿、刮痧、拔罐、耳针等多种中医药传统技能，是一位多才多能的中医大家。

本书由其硕士、博士研究生及名中医工作室人员共同完成，客观反映了陆小左教授的学术理论和治疗经验。

读中医药书，走健康之路
扫一扫 关注中国中医药出版社系列微信

中医出版
(zhongyichuban)

悦读中医
(ydzhongyi)

袋鼠医学
(daishuyixue)

ISBN 978-7-5132-6491-4

9 787513 264914 >

定价：88.00元